CONGRÈS
MÉDICO-CHIRURGICAL

DE

FRANCE.

1re SESSION

TENUE À ROUEN

Du 30 Septembre au 5 Octobre 1863.

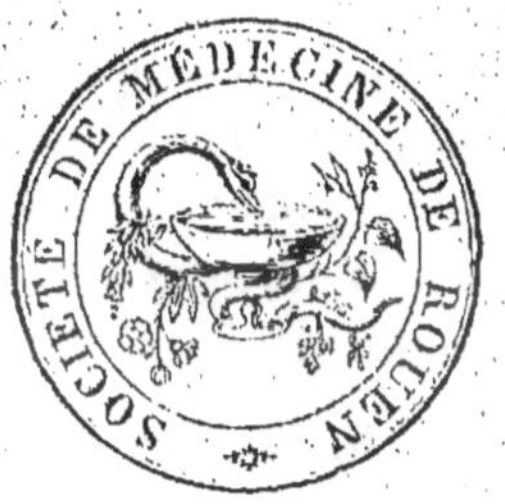

PARIS

J.-B. BAILLIÈRE ET FILS

LIBRAIRES DE L'ACADÉMIE IMPÉRIALE DE MÉDECINE

Rue Hautefeuille, 19.

Londres	Madrid	New-York
HIPP. BAILLIÈRE.	C. BAILLY-BAILLIÈRE.	BAILLIÈRE BROTHERS.

LEIPZIG, E. JUNG-TREUTTEL, 10, QUERSTRASSE.

—

1863

UNION MÉDICALE

DE LA

SEINE-INFÉRIEURE

JOURNAL

DE LA SOCIÉTÉ DE MÉDECINE

DE ROUEN.

***

Le prix du Journal l'*Union médicale de la Seine-Inférieure* est de

SIX FRANCS CINQUANTE CENTIMES

pour les médecins de la ville de Rouen et pour ceux du département de la Seine-Inférieure ou autre.

Le prix n'est pas plus élevé pour le dehors que pour la ville, parce que les médecins qui ne résident pas à Rouen sont priés, pour éviter le prix du recouvrement, de bien vouloir adresser *franco,* par la poste, le montant de l'abonnement,

Six Francs cinquante Centimes

à M. le Trésorier de la Société de Médecine de Rouen, à l'hôtel des Sociétés savantes, rue Saint-Lô.

Tout abonnement doit commencer au 1er janvier de l'année courante.

***

CONGRÈS

MÉDICO-CHIRURGICAL

DE FRANCE.

—

1re Session tenue à Rouen.

Rouen. — Imp. H. Boissel, successeur de A. Péron, rue de la Vicomté, 55.

CONGRÈS

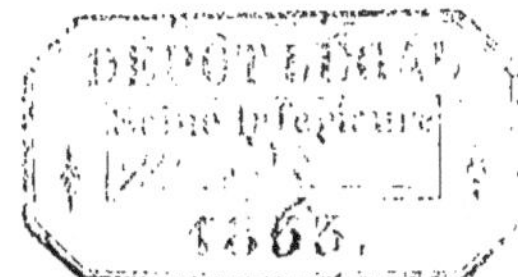

MÉDICO-CHIRURGICAL

DE

FRANCE

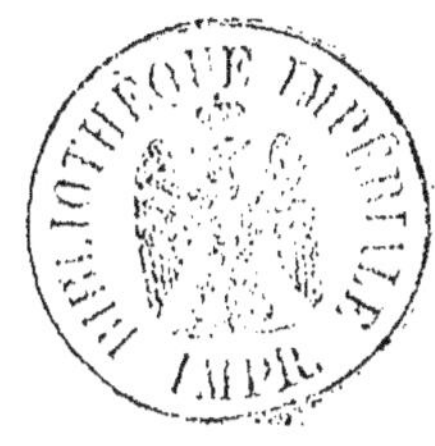

Ire SESSION

TENUE A ROUEN

Du 30 septembre au 3 octobre 1863.

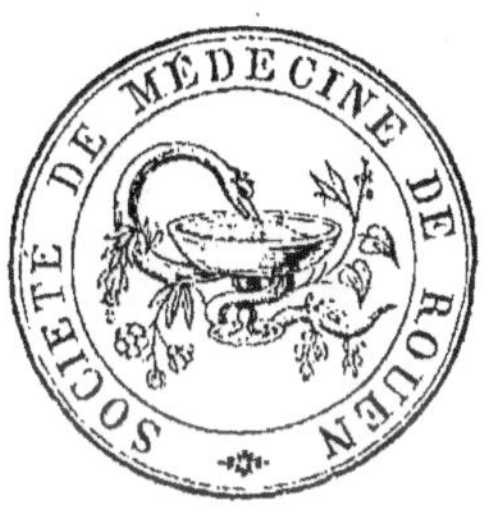

PARIS

J.-B. BAILLIÈRE et FILS

LIBRAIRES DE L'ACADÉMIE IMPÉRIALE DE MÉDECINE

Rue Hautefeuille, 19.

Londres	Madrid	New-York
Hipp. BAILLIÈRE.	C. BAILLY-BAILLIÈRE.	BAILLIÈRE BROTHERS.

LEIPZIG, E. JUNG-TREUTTEL, 10, QUERSTRASSE.

1863

CONGRÈS MÉDICO-CHIRURGICAL

DE

ROUEN.

L A Société de médecine de Rouen n'a pas jugé que sa tâche finît avec la clôture du Congrès; elle s'est considérée comme tenue de marquer le passage de l'œuvre accomplie par un recueil qui reproduirait les travaux qui ont été présentés dans cette réunion. En même temps qu'elle s'acquitte ainsi d'une dette de reconnaissance envers ceux qui ont bien voulu se rendre à son appel, elle fixe un point de comparaison pour ceux qui voudront désormais suivre son exemple.

Chacun a pu constater dans le Congrès l'expression d'un grand fait, de ce qu'on pourrait appeler le principe du Congrès, la confraternité scientifique dans les différentes parties du corps médical de la France. Il n'est pas indifférent de conserver le souvenir de cette première manifestation et de montrer par ce qu'elle a produit les fruits qu'elle peut porter à l'avenir. C'est un appui donné au développement de l'esprit du Congrès, c'est l'enseignement d'une première épreuve aussi profitable par ses imperfections que par ses succès.

Le Congrès médico-chirurgical commença à Rouen le 30 septembre 1863, à deux heures du soir, sous la présidence de M. le Dr Duchesne, président de la Société de Médecine. M. Duchesne ouvrit la séance par un discours où il retraçait succinctement l'origine et le développement de l'idée du Congrès, et où il remercia tout le corps médical de l'empressement avec lequel il s'était rendu à l'invitation de la Société qu'il préside :

MES CHERS COLLÈGUES,

Avant de commencer vos travaux, permettez moi de vous dire en quelques mots les motifs de cette convocation.

L'idée première d'une réunion médicale purement scientifique est née dans une assemblée de l'Association des médecins du département.

Cette idée féconde trouva de suite un écho parmi nous, et la Société de Médecine, en la prenant sous son patronage, montra une fois de plus combien les intérêts du Corps médical lui sont chers.

Déjà elle avait eu l'honneur de fonder l'Association des Médecins de la Seine-Inférieure; il ne lui restait plus qu'à payer son tribut à la science, en convoquant le premier Congrès médico-chirurgical de France.

Toutefois, cette entreprise était entourée d'écueils, car il ne suffit pas d'avoir émis une idée nouvelle, il faut encore la faire accepter et la faire passer dans le domaine public.

Quel serait l'accueil fait à notre projet par le Corps médical?

Quelle serait l'opinion de la presse?

Possédions-nous des moyens assez puissants pour tenter cet essai?

Toutes ces questions nous furent soumises, et après un examen sérieux, nous persévérâmes dans notre première résolution ; d'ailleurs, nous comptions sur les sympathies de nos confrères, sur leur désintéressement, sur leur amour pour la science.

Votre présence ici, Messieurs, est la meilleure preuve que nous avions raison d'y compter !

Quel était le but de notre convocation ?

Nous voulions fournir à chacun le moyen de faire connaître ses travaux.

Nous voulions provoquer une noble émulation entre tous les médecins de France.

Nous voulions, enfin, mettre les intelligences en présence, et amener un rapprochement entre tous les membres épars du Corps médical.

Tels étaient les motifs de notre Congrès ; l'avenir nous apprendra si nous avons rempli le programme que nous nous proposions.

Si, plus tard, les autres villes de France viennent à imiter notre exemple ; si chaque année une semblable convocation nous rassemble de nouveau, dans une confraternelle réunion, nous dirons que nos soins n'ont pas été inutiles, que notre idée a porté ses fruits, que le but auquel nous visions est atteint, et nous serons heureux de penser que ce résultat est dû à l'initiative de la Société de Médecine de Rouen.

Depuis longtemps déjà, le monde savant nous avait devancé dans cette voie de progrès ; la ville de Chambéry voyait naguère dans ses murs la 30° réunion du Congrès scientifique.

Quel était le rôle de la médecine dans cette docte assemblée ? Elle y occupait une place, il est vrai, et chaque année elle y déléguait quelques-uns de ses représentants ; mais il y a loin d'une réunion de savants à un Congrès purement médical ; dans l'un, la médecine y est seulement admise ; dans l'autre, elle y est tout entière, elle est là sur son terrain, et elle peut s'y développer tout à son aise.

Un homme des plus distingués dans la presse et dans la science, M. Amédée Latour, nous avait, lui aussi, montré l'exemple, et des milliers d'adhérents avaient répondu à son appel.

Pour nous notre rôle est plus modeste ; que quelques-uns de nos confrères se soient rendus à notre convocation, nous nous estimons heureux et nous les remercions sincèrement ; car ici il ne s'agit plus d'intérêts professionnels, il s'agit au contraire de questions purement scientifiques, de motifs entièrement désintéressés.

Aussi je ne saurai donner assez d'éloges à ceux de nos confrères qui, pour se rendre au milieu de nous, sont venus de tous les points de la France, et n'ont pas craint de quitter leurs occupations et d'entreprendre un voyage long et fatigant. Ce n'est que chez des Médecins que l'on peut rencontrer autant d'abnégation ! car, dans cette circonstance, quel peut être le mobile de leur conduite ? Ce n'est certes pas l'intérêt, c'est sans contredit l'amour de leur art et de l'humanité.

Dois-je vous entretenir des obstacles que nous avons rencontrés dans l'exécution de notre projet, de quelques abstentions qui nous ont été pénibles, de certaines oppositions auxquelles nous étions loin de nous attendre? Non, Messieurs, car le succès est venu couronner nos efforts, et devant le succès tout s'efface et tout s'oublie.

Il me reste maintenant un devoir bien doux à remplir, c'est celui de remercier les Sociétés savantes de notre ville dont je vois ici les représentants; leur présence à notre réunion est une preuve de la solidarité qui unit entre eux tous les corps savants, et un témoignage de haute estime dont nous sentons toute la valeur.

Mais comment remercier les Sociétés médicales de Paris et des départements, de l'honneur qu'elles nous ont fait en se faisant représenter à notre Congrès ?

L'une d'elles surtout, en nous déléguant son président, a acquis des droits ineffaçables à notre estime et à notre reconnaissance.

Mais je n'abuserai pas plus longtemps de votre attention. Le rôle de la Société de Médecine est terminé.

Vous allez, Messieurs, avoir à constituer votre Bureau définitif, vos voix se porteront de préférence sur ceux de vos confrères dont vous avez déjà pu apprécier le caractère ferme et impartial.

Avant de quitter ce fauteuil, permettez moi de vous remercier, au nom de la Société de Médecine, de l'accueil sympathique que vous avez fait à son projet; ce sera toujours pour elle un titre de gloire d'avoir provoqué la première un tel concours de médecins aussi honorables, aussi distingués.

Après la lecture de ce discours, l'assemblée fut invitée à procéder à l'organisation d'un bureau destiné à fonctionner pendant toute la durée du Congrès. M. le Dr Giraldès demanda alors que, pour éviter la perte d'un temps précieux, le bureau de la Société de Médecine fût maintenu comme bureau du Congrès; mais quoique cette proposition ait été sanctionnée par la majorité, l'élection du président fut mise immédiatement au scrutin, sur l'insistance de M. Duchesne. M. Giraldès fut nommé et remplaça au fauteuil le président de la Société de Médecine. On nomma ensuite par la même voie quatre vice-présidents, qui furent : MM. Duchesne, Morel, Verneuil et Maire. Puis, un secrétaire et deux secrétaires-adjoints furent désignés à l'unanimité, sans scrutin : le secrétaire fut M. le Dr Bouteiller, les secrétaires-adjoints, MM. les Drs A. Laurent et Douvre.

On commença ensuite immédiatement les lectures.

Nous ne croyons pas devoir suivre ici pas à pas, séance par séance, la marche du Congrès; ce ne serait guère qu'une énumération aride de travaux qui se sont succédé sans avoir de liaison entre eux. Il nous paraît plus avantageux de chercher à retracer, sous quelques traits généraux, la physionomie du Congrès, en avouant franchement ce qu'il a eu de défectueux à côté du succès, afin que cette première tentative puisse être un enseignement en même temps qu'un encouragement.

La composition du Congrès se révéla immédiatement aussi brillante qu'on pouvait le désirer. La première séance réunit plus de cent personnes, appartenant toutes au corps médical, à l'exception des présidents des Sociétés savantes de Rouen invitées par la Société de médecine. Outre les médecins de la ville et du département, ainsi qu'un nombre d'étudiants de l'Ecole de Médecine, l'assemblée comptait dans ses rangs de nombreux confrères agrégés de la Faculté, médecins des hôpitaux et autres représentants de la jeunesse active et laborieuse de Paris, de cette avant-garde de la science, également ardente à rechercher la vérité et à la propager. La province y trouvait des noms tels que ceux de MM. Dubreuilh, président de la Société de Médecine de Bordeaux; Trollier, professeur à l'Ecole de Médecine d'Alger; Goyrand, d'Aix; Viennois, de Lyon; Liégard, de Caen; Poyet, de Feurs; etc., etc. Le corps médical de l'armée y avait aussi ses représentants.

La durée du Congrès avait été fixée à quatre jours, et le nombre des séances à huit; il parut impossible aux organisateurs de dépasser cette limite. Ce fut cependant bientôt reconnu comme insuffisant.

La Société de Médecine de Rouen avait fait appel à tout le corps médical de la France; d'innombrables adhésions et l'annonce de 70 communications témoignèrent de l'importance de l'idée. Mais ce nombre imposant de travaux créait des difficultés, résultant du court espace de temps dans lequel il fallait distribuer la lecture de tous ces mémoires. C'est là ce qui a le plus pesé sur le Congrès et qui lui a enlevé ce qui donne peut-être le plus de vie et de relief à ces réunions, une part suffisante à la discussion. La difficulté ne pouvait être vaincue qu'en faisant un choix parmi les travaux annoncés, ou en prolongeant la durée du Congrès. Les exigences de la profession médicale rendaient ce dernier parti impossible, et la Société de Médecine ne s'est pas crue autorisée à accepter le premier.

De là, convenons-en, une certaine monotonie malgré la variété des sujets, mais qui cependant n'a pas un moment détourné l'attention de l'auditoire, monotonie qui trouvait du reste un correctif dans cette circonstance que cet auditoire se renouvelait en partie à chaque séance. Cette insuffisance du temps, relativement au nombre des communications, a eu un inconvénient plus grave et qui a produit de vifs regrets. Des travaux envoyés pour être lus en l'absence de leurs auteurs ont dû être remis aux dernières séances; or, les membres présents ayant presque toujours pris le pas jusqu'aux derniers moments, force a été de priver le Congrès de la lecture d'un certain nombre de mémoires très remarquables. Que les auteurs qui pourraient se croire victimes de l'oubli ou d'une appréciation désavantageuse, connaissent bien le motif qui a tenu leurs travaux à l'écart, et que les organisateurs futurs de réunions semblables évitent avec soin cet écueil, s'ils ne veulent pas blesser des susceptibilités légitimes et se priver de travaux précieux.

Nous avons dit que la discussion n'avait pas eu une part suffisante dans le Congrès, elle n'a pas cependant été nulle, complètement étouffée; il a été loisible à chacun de faire ses observations et ses objections; mais la discussion restreinte spontanément par ceux-là mêmes qui la soulevaient, n'a pas pris autant de corps que nous l'eussions désiré.

Nous ne parlerons pas non plus de quelques légers incidents qui ont troublé momentanément la marche régulière du Congrès, mais qui, loin d'en compromettre la dignité, auront servi à prouver que le corps médical tient au respect de ses principes et de ses membres, et qu'il sait infliger la sévérité de son jugement aux actes qui portent atteinte à ce respect.

À la fin du Congrès, M. le Dr Dubreuilh prit la parole au nom de la Société de Médecine de Bordeaux qu'il représentait, et au nom de toutes les Sociétés de Médecine de France, pour remercier la Société de Médecine de Rouen de l'accueil cordial qu'elle a fait à tous ses invités.

MESSIEURS,

Aimant la science par goût et par devoir, j'aurais pu augmenter le nombre de vos lectures par quelque travail original sur un point de la science obstétricale, sujet de mes études de prédilection. Je n'ai pas assez compté sur la bienveillante libéralité du Bureau qui a admis des travaux qui n'étaient pas annoncés d'avance.

Messieurs, en ma qualité de président et délégué d'une des Sociétés de Médecine les plus anciennes et les plus éloignées de cette sympathique cité, qu'il me soit permis au moins à la fin de ce Congrès de prendre la parole, et de remercier la Société de Médecine de Rouen du bienveillant accueil qu'elle a fait à ses invités.

Si les actifs et intelligents organisateurs de cette grande solennité scientifique appelée à produire une immense et salutaire impression sur le Corps médical de France ont éprouvé quelque difficulté au début, ils doivent aujourd'hui être fiers de leur œuvre.

A leur appel, les médecins dévoués au culte de la science ont abandonné leurs clients, leurs hospices, leur famille, et sont accourus d'un grand nombre de départements pour concourir par leurs travaux ou leur présence à l'éclat de ces premières grandes assises de la science médicale.

Que de Congrès, Messieurs, ont eu dans ces derniers temps plus de retentissement et ont été moins utiles à l'humanité! Les diverses questions qui intéressent la santé ou le bien-être des individus et des populations, les nouveaux procédés qui peuvent augmenter nos moyens d'investigation, les principales altérations qui portent atteinte à l'organisme, ont été au sein du Congrès de Rouen le sujet d'études importantes.

Il s'est occupé de l'enfance, ce temps de faiblesse et de pleurs, avec autant d'intérêt que des causes de la dégénérescence dans la race, qui touchent aux plus délicates questions d'économie sociale.

Ce n'est pas sans émotion que nous allons nous éloigner de ce Corps médical de Rouen, si hospitalier.

Les souvenirs historiques et le charme archéologique des monuments de cette noble capitale de la vieille Normandie ne seront pas les seuls que nous emporterons; nous garderons surtout, Messieurs, les souvenirs du cœur et de nos travaux pour les transmettre au Corps médical de nos départements, et aussi à la Société impériale de Médecine de Bordeaux que je suis fier de représenter parmi vous.

M. le Président du Congrès donne ensuite lecture d'une lettre signée par MM. Vingtrinier et Leudet fils, demandant qu'une Commission soit nommée pour préparer les voies et moyens d'un second Congrès, l'une des années suivantes, dans une autre ville de France. Après cette lecture, on nomme à l'unanimité une Commission composée de la Commission organisatrice du premier Congrès, dont faisaient partie :

MM. H. Duchesne,
   J. Bouteiller,
   A. Laurent,
   Morel,
   L. Duménil,
   Bulard,

et des deux signataires de la lettre, MM. Vingtrinier et Leudet fils.

La Commission pourra, en outre, s'adjoindre tel médecin résidant, ou des autres départements qu'elle jugera convenable.

M. Giraldès prend ensuite la parole et prononce un discours dans lequel, après avoir résumé les travaux du Congrès, il manifeste l'espérance que d'autres villes suivront l'exemple donné par la Société de Médecine de Rouen, et marcheront dans cette nouvelle voie de progrès que cette institution ouvre aux sciences médicales.

Voici, du reste, le texte entier de ce discours :

MESSIEURS ET TRÈS CHERS CONFRÈRES,

Nous terminons aujourd'hui les travaux du Congrès médico-chirurgical, réuni pour la première fois cette année dans la vieille capitale de la Normandie.

A cette assemblée nombreuse, à ces assises médicales, convoquées par l'heureuse initiative de la Société de Médecine de Rouen, ont pris part des médecins venus des points les plus éloignés de l'Empire. Votre empressement à répondre à l'appel de la savante Compagnie justifie l'opportunité et l'utilité de cette réunion.

Deux cent cinquante confrères ont participé aux travaux du Congrès.

Cinquante-deux communications ou Mémoires sur la médecine,

la chirurgie, la philosophie médicale, ont été soumis à votre appréciation.

Quelques-uns de ces travaux, riches de faits, d'une grande érudition, d'une exécution brillante et hardie, dénotent chez leurs auteurs des qualités éminentes, des connaissances profondes et une pratique étendue. Vous en signaler quelques-uns serait être injuste envers les autres.

Honneur donc à la Société de Médecine de cette antique cité !

Honneur aux confrères dont l'initiative et les efforts ont largement contribué à l'accomplissement de cette œuvre, toute d'utilité professionnelle : *la réunion d'un Congrès médico-chirurgical.*

La réunion d'un Congrès médico-chirurgical est un progrès et un précédent heureusement établi.

Parmi les nombreux confrères réunis dans cette enceinte, vous avez vivement regretté, Messieurs, de ne point reconnaître quelques-unes de ces grandes illustrations, de ces grandes renommées professionnelles dont la position élevée, vaillamment et noblement acquise, commande le respect et indique aux générations nouvelles le but qu'elles peuvent atteindre, et, pour y arriver, les voies qu'elles doivent parcourir.

Mais il est temps de clore nos travaux ; espérons que désormais les grandes villes de l'Empire réuniront des assemblées analogues, et contribueront ainsi au progrès et à l'avancement des institutions et de la profession médicales.

N'oublions pas que c'est par le concours incessant de telles réunions que se font jour les aspirations généreuses et élevées ; c'est par leurs concours encore, plutôt que par des moyens légaux, qu'on parviendra à chasser de nos rangs ces traitants de la médecine, qui, cachés derrière un diplôme, exploitent impunément la société et déshonorent la profession.

Les assemblées scientifiques, les congrès professionnels sont passés comme un usage commun dans la savante Allemagne et même dans la fière Angleterre. C'est au milieu de ces réunions que se fait cette communion de pensées, cet échange d'idées, cette vulgarisation des connaissances et des faits nouveaux qui réalisent un véritable progrès.

Espérons donc, Messieurs, que le corps médical, si riche en illustrations, n'abdiquera pas par son isolement la mission scientifique et professionnelle à laquelle il est appelé, et que l'impulsion donnée dans cette grande cité s'étendra plus loin.

Je ne veux pas vous retenir plus longtemps ; mais, en terminant, j'ai un devoir à remplir : je crois être l'interprète de nos confrères des autres départements en remerciant publiquement nos confrères de Rouen pour l'accueil gracieux qu'ils nous ont fait. Pour moi,

Messieurs, j'ai envers vous un devoir à remplir, mais ce devoir m'est bien doux ; c'est de vous remercier du plus profond de mon âme pour la marque d'honneur et de bienveillance que vous avez bien voulu m'accorder en m'appelant à diriger vos travaux.

La clôture du Congrès médico-chirurgical de Rouen a été prononcée le 3 octobre, à dix heures et demie du soir.

LISTE

DES

TRAVAUX DU CONGRÈS.

1ro *Séance.* — *Le 30 septembre 1863.*

1. — DE LA CIRCULATION NERVEUSE, par M. le Dr Maire, du Havre.
2. — UN CAS DE RÉSECTION DU GENOU, par M. le Dr Verneuil, de Paris.
3. — DU MOYEN LE PLUS SUR D'OPÉRER LA CATARACTE SÉNILE, par M. le Dr Wecker, de Paris.
4. — DE L'APHONIE ALBUMINEUSE. — Présentation d'un Laryngoscope, par M. le Dr Fauvel, de Paris.
5. — DE LA KELOTOMIE DANS LE CAS DE CHOLÉRA HERNIAIRE, par M. le Dr Goyrand, d'Aix (Provence).

2° *Séance.* — *Le même jour.*

6. — DE LA LITHOTRITIE, par M. R. Leroy-d'Etiolles, de Paris.
7. — DE L'EMPLOI DES ENDUITS IMPERMÉABLES CONTRE L'INFLAM-MATION, par M. le Dr de Robert de Latour, de Paris.
8. — SYPHILIS CONTRACTÉE PAR LES OUVRIERS VERRIERS, par M. le Dr Viennois, de Lyon.
9. — DE LA DIATHÈSE URIQUE, par M. le Dr Auguste Mercier, de Paris.
10. — DE LA FÈVE DU CALABAR, par M. le Dr Giraldès, de Paris.

3 *Séance.* — *Le 1er octobre.*

11. — DE LA DIVULSION DES EPIPHYSES, par M. le Dr Foucher, de Paris.

4e Séance. — Le même jour.

5e Séance. — Le 2 octobre.

31. — DE LA CAUTÉRISATION ÉLECTRIQUE, par M. le Dr de Séré, chirurgien de la garde impériale.

32. — DE LA DÉGÉNÉRESCENCE DANS L'ESPÈCE HUMAINE, DU GOITRE ET DU CRÉTINISME, par M. le Dr Morel, de Rouen.

33. — DE LA VALEUR DES ÉCRITS DES ALIÉNÉS AU POINT DE VUE DE LA SÉMÉIOLOGIE ET DE LA MÉDECINE LÉGALE, par M. le Dr Marcé, de Paris.

6e Séance. — Le même jour.

34. — DES POLYPES DU LARYNX. — PRÉSENTATION D'UN SERRE-NŒUD RECOURBÉ, par M. le Dr Moura-Bourouillon, de Paris.

35. — ÉPIDÉMIE DE FIÈVRE TYPHOÏDE A ROUEN, par M. le Dr Paul Levasseur, de Rouen (Saint-Sever).

36. — DIAGNOSTIC DE LA LUXATION DU FÉMUR CHEZ LES JEUNES ENFANTS, par M. Fortin fils, d'Évreux, étudiant à Paris.

37. — DES INJECTIONS DE NITRATE D'ARGENT DANS LES CAVERNES PULMONAIRES, par M. le Dr Gourdin, de Paris.

38. — DE LA CURABILITÉ DES TUBERCULES PULMONAIRES, par M. le Dr Desnos, de Paris.

39. — EFFICACITÉ DU TRAITEMENT DES AFFECTIONS PULMONAIRES PAR LES RESPIRATIONS DE POUSSIÈRES D'EAUX SULFUREUSES, par M. le Dr Bourgeois, de Pierrefonds.

40. — CONSIDÉRATIONS SUR QUELQUES OPÉRATIONS CHIRURGICALES, par M. le Dr Bouteiller, de Rouen.

7e Séance. — Le 3 octobre.

41. — DE LA PRÉSENCE DES GAZ DANS LE SYSTÈME CIRCULATOIRE DES FEMMES EN COUCHES, par M. le Dr Hervieux, de Paris.

42. — DES ADHÉRENCES DE LA PLÈVRE, par M. le Dr L. Duménil, de Rouen.

43. — DU GOITRE ENDÉMIQUE, par M. le Dr Vingtrinier, de Rouen.

44. — DE L'OPÉRATION DU STRABISME, par M. le Dr Meyer, de Paris.

45. — DES EAUX DE BAGNOLES, par M. le Dr Bignon, de Bagnoles.

46. — DE LA DIARRHÉE CHOLÉRIFORME DES ENFANTS, par M. le Dr H. Duchesne, de Rouen.

47. — DE LA LOI DE PRODUCTION DES SEXES, par M. Georges Pennetier, étudiant en médecine à Rouen.

48. — OCCLUSION DE LA BOUCHE PAR SUITE D'ULCÈRES SCORBUTIQUES, par M. le Dr Deswatines, d'Eu.

8ᵉ Séance. — Le même jour.

49. — Appareil pour douches et bains de vapeur, par M. le Dʳ
Grout, de Rouen.
50. — Des occlusions des intestins par les calculs biliaires,
par M. Duchaussoy, de Paris.
51. — Des indications dans le traitement des maladies nerveuses, par M. le Dʳ A. Laurent, de Rouen.
52. — De la confraternité médicale, pièce de vers, par M. le Dʳ
Avenel, de Rouen.

Si la Commission du Congrès se trouve dans l'impossibilité
de suivre un ordre méthodique quelconque dans l'impression
des travaux ci-après, on le doit au retard apporté par certains membres du Congrès dans le dépôt de leur manuscrit.

CIRCULATION NERVEUSE,

PAR M. LE Dr MAIRE,
Du Havre.

Le mémoire de M. le Dr Maire commence par des considérations anatomiques et physiologiques qui forment deux chapitres très étendus.

L'auteur, abordant ensuite les déductions physiologiques, passe en revue toutes les théories anciennes et toutes les théories modernes.

Il continue ainsi :

Nous apportons deux sortes de preuves à l'appui de notre théorie de la circulation nerveuse, les unes directes, les autres indirectes ou analogiques.

Au point de vue anatomique, la circulation du sang comprend un organe d'impulsion, le cœur ; un organe de rénovation, le poumon, et des organes conducteurs, les vaisseaux. Ceux-ci sont de trois ordres : les artères, vaisseaux à sang rouge, qui portent le sang à toutes les parties du corps ; les veines ou vaisseaux à sang noir qui le rapportent à l'organe d'impulsion et de rénovation, et enfin les lymphatiques ou vaisseaux à sang blanc, qui apportent le chyle et la lymphe dans les vaisseaux de retour.

. . . .

De l'intimité de nos tissus aux vaisseaux de retour, tel est en deux mots le trajet du fluide sanguin *afférent.*

Comparons de suite la marche de son analogue, le fluide nerveux de la vie organique, que nous appelons aussi fluide afférent, parce qu'il apporte, lui aussi, l'aliment de la circulation nerveuse.

Comme les lymphatiques, les radicules nerveuses de ce système prennent naissance, dans l'intimité de nos tissus, aux dernières ramifications des artères dont elles suivent si scrupuleusement les divisions, que Sœmmering en avait fait le nerf spécial de ces vaisseaux. De minutieuses dissections ont même montré ce nerf traversant les parois artérielles et se trouvant ainsi en contact direct avec le sang où il va puiser l'aliment des nerfs.

Tous nos tissus, tous nos organes, tous les liquides sécrétés proviennent du sang ; pourquoi l'élément nerveux serait-il exception à cette loi générale? Interrompez l'abord du sang artériel, et l'innervation cesse ; rétablissez le cours du sang, elle reparaît. La syncope n'entraîne-t-elle pas l'anesthésie, comme la ligature des artères d'un membre l'affaiblissement de la sensibilité (1)?

Il résulte pour nous de ces quelques faits, autour desquels il nous serait facile d'en grouper bien d'autres, que le sang artériel, que l'on appelait déjà le stimulant des nerfs, est la source de l'agent nerveux, que c'est dans son sein que les radicules sympathiques puisent l'impondérable appelé fluide nerveux, que nous avons appelé ailleurs électro-nerveux, que l'on appellera Ozone si l'on veut, de même que les radicules chylifères puisent dans la pâte alimentaire les matériaux du sang.

Que faut-il de plus probant, en ce moment du moins, pour accepter cette origine du chyle nerveux? passez moi cette expression.

Mais nous avons indiqué une autre source du sang blanc; existe-t-il ici quelque chose d'analogue? Je crois fermement pour ma part, sans pouvoir le démontrer physiquement, que lors de la désagrégation de la molécule que la vie a usée, il y a départ, séparation des éléments qui la constituaient à l'état de tissu vivant, et si les lymphatiques sont chargés d'absorber sous le nom de lymphe l'élément matériel réduit et dissocié, je ne vois que le système nerveux dont

(1) M. Demarquay vient d'appeler l'attention des médecins sur l'insensibilité qui accompagne la période extrême du croup, et qui permet de pratiquer la trachéotomie, presque sans douleur pour le malade.

Nous nous rendons compte de ce fait en disant : l'asphyxie imminente est caractérisée par la suspension de l'hématose, c'est-à-dire par la non rénovation du sang ; or, si le sang n'est plus aéré, s'il ne contient plus d'oxygène libre, où les radicules nerveuses pourront-elles puiser l'aliment nerveux? Le sang noir est toxique pour les organes à sang rouge, a dit Bichat ; à mon sens, il n'est nuisible que parce qu'il ne peut plus entretenir l'innervation.

Voyez ce qui se passe dans le choléra asiatique ! L'hématose imparfaite ne fournit aux organes qu'un sang à peine renouvelé ; d'où la diminution des fluides calorifique et nerveux. Il y a bien encore quelques irradiations du fluide centrifuge, caractérisées par des crampes musculaires, mais ces derniers efforts de la circulation nerveuse qui s'éteint vont bientôt faire place à une insensibilité qui accuse la non-rénovation du fluide immatériel le plus important à l'entretien de la vie.

Encore une citation : Liebig appelle les globules du sang « des porteurs d'oxigène » déversant, à leur passage dans les capillaires, ce gaz sur les produits engendrés par la mutation des tissus et les brûlant en totalité ou en partie, mais ne contribuant en rien à la nutrition et remplissant leur fonction sans sacrifier leur individualité.

nous parlons qui puisse s'approprier l'élément immatériel qui lui donnait la vie.

Selon Reil, il existe à l'extrémité périphérique des nerfs une atmosphère nerveuse identique à l'atmosphère des corps électrisés; ainsi deux sources au fluide nerveux organique, comme il y a deux sources à son analogue.

Quant à la disposition anatomique des nerfs ganglionnaires, c'est le même tracé du même architecte : cordons nombreux et déliés, moins organisés que les nerfs sensibles et moteurs, anastomoses fréquentes, puis plexus, puis ganglions gris où la continuité des tubes se perd, sauf quelques-uns qui traversent la matière grise sans s'altérer sensiblement, puis leur réunion définitive en deux troncs qui marchent comme leurs analogues au-devant de la colonne épinière et vont communiquer avec les filets de retour à la moelle, non directement avec les centres, mais près de ceux-ci. Car là encore nous retrouvons cette sage précaution de la nature, qui n'a pas voulu brusquer le mélange de deux fluides placés à des degrés divers de vitalité.

Ainsi le fluide nerveux à l'état rudimentaire, le chyle nerveux, vous m'avez passé cette expression, absorbé par les sortes de houppes qui terminent les conducteurs nerveux, chemine en remontant vers les troncs vertébraux ; mais avant d'y arriver et en y arrivant, ce fluide a passé à travers des plexus et des ganglions nombreux. Quel peut être l'office de ces petits corps dont Bichat était tenté de faire autant de petits cerveaux isolés, autant de barrières élevées entre les deux vies. Un ganglion est considéré comme une petite glande, c'est-à-dire comme un organe élaborateur ; et, en effet, dans ces milliers de contours qu'y décrivent les filets vasculaires ou nerveux, que pouvons-nous voir autre chose qu'un moyen d'élaboration, d'animalisation du fluide électro-nerveux ou sanguin? Pour nous, leur rôle est tout tracé ; non-seulement nous expliquons leur raison d'être, mais nous ajoutons qu'ils étaient indispensables.

Il est vrai que ce rôle n'est pas toujours uniquement élaborateur, il est aussi collecteur et parfois producteur; nous y reviendrons.

Mais les filets nerveux sympathiques ne s'anastomosent pas seulement entre eux, ils s'unissent encore à quelques cordons de la vie de relation, ils se confondent notamment dans les plexus thoracoabdominaux avec les nerfs pneumo-gastriques. Cette disposition est surtout remarquable dans le plexus solaire où s'établit entre les deux vies une relation dont nous apprécierons bientôt l'importance et les résultats.

Arrivé au tronc des sympathiques, le courant nerveux se dirige par chacun des filets communiquants et va rejoindre le faisceau

2

postérieur de la moelle, après avoir subi dans les cordons de retour et dans le ganglion placé sur le trajet de chacune des racines postérieures des nerfs spinaux une dernière mixtion.

Si vous avez suivi avec soin le trajet de cette première fraction de la circulation nerveuse, vous avez dû être frappés de l'analogie, je devrais dire, de la similitude des deux circulations ; et peut-être aurez-vous fait comme moi, cette réflexion : comment se fait-il que personne ne l'ait, que je sache, jamais signalée?

Encore un mot sur ce système nerveux organique : tout afférent qu'il est, le fluide qu'il contient, n'apporte cependant rien d'appréciable aux centres nerveux ; il ne leur transmet, à l'état normal au moins, aucune impression ; pourquoi ?

Pour les motifs que voici : d'abord ce fluide vital est encore à l'état naissant, c'est-à-dire peu animalisé, peu spiritualisé, devrais-je dire, peu apte conséquemment à un rôle essentiellement vital ; ensuite il ne communique pas directement avec les centres, il n'y communique que par les filets postérieurs de la moelle ou filets de retour, conséquemment d'une manière indirecte ; ajoutez à cela qu'il n'y a qu'une partie minime des racines postérieures qui s'abouchent avec les cordons spinaux postérieurs, et que la plus grande partie va se perdre dans les cornes de la substance grise centrale. Quoi d'étonnant alors que les impressions transmises par ces nerfs ne soient pas ordinairement perçues du Moi. Et d'ailleurs beaucoup d'impressions organiques ou vitales même, ai-je dit ailleurs, arrivent au cerveau qui seul s'en réserve l'appréciation.

Il est toutefois certains états morbides où les impressions organiques sont vivement senties. Il arrive ici quelque chose d'analogue à ce que M. Flourens a constaté pour les tendons. Ceux-ci, parfaitement insensibles à l'état normal, deviennent très douloureux quand ils sont enflammés.

Le propre de l'inflammation, en effet, est d'appeler à elle les fluides; or, puisque le sang est la source où puisent les nerfs, n'est-il pas rationnel de penser que le fluide nerveux sécrété en plus grande quantité sur le point phlogosé, en même temps qu'il sera plus animalisé, va franchir la barrière qui le sépare des centres et dénoncer la souffrance de l'organe malade ?

Etudions maintenant la disposition anatomique des nerfs chargés de transmettre le fluide nerveux immergent, ou de retour, autrement des nerfs de la sensibilité, et comparons-les avec leur analogue, le système veineux.

Semblables aux vaisseaux lymphatiques, les veines dont l'organisation anatomique est plus avancée que celle des premiers et l'est moins que celle des artères, prennent également naissance dans l'intimité de nos tissus, en se continuant d'une manière plus ou moins directe avec ces dernières. Plus nombreux que celles-ci, ces vaisseaux se réunissent en canaux de moins en moins déliés, de plus en plus volumineux, et suivant à des distances en général rapprochées le trajet des artères, ils viennent en dernier résultat constituer un vaisseau principal, la veine cave inférieure qui remonte au-devant de la colonne vertébrale pour aller s'aboucher aux cavités droites du cœur, lesquelles reçoivent un autre vaisseau analogue qui contient le sang des parties supérieures du corps.

Leur rôle physiologique est de ramener au centre, pour être soumis à la revivification pulmonaire, le sang usé par la nutrition et celui non consommé dans cet acte. Je ne tiens aucun compte en ce moment des modifications que le foie a pu lui faire subir.

Ainsi, de l'extrémité terminale des artères aux plus petites des cavités du cœur et de là à l'organe réparateur, telle est la marche anatomique et physiologique du système veineux.

Comparons-lui maintenant le système nerveux de retour, ou immergent ou sensitif.

Comme lui il s'étend de l'extrémité périphérique des nerfs moteurs aux plus petits des lobes encéphaliques, organe collecteur et réparateur, s'il n'est aussi organe générateur.

Je sais très bien que, quoiqu'en ait dit Burdach, cette communication directe des nerfs moteurs et sensibles n'est rien moins que démontrée anatomiquement. L'on conviendra cependant qu'elle est plus que probable, car je ne sais par quelle autre voie on ferait mouvoir le fluide nerveux. Les expériences sur l'éthérisation, celles pratiquées en vue de prouver la sensibilité récurrente le démontrent d'ailleurs suffisamment.

Ainsi, des derniers ramuscules moteurs naissent les premiers radicules sensibles, au sein même de ces tissus où s'opèrent les actes encore si obscurs de la nutrition.

Réunis bientôt en cordons accolés pour les nerfs spinaux, au nerf moteur, distincts de leur congénère pour les nerfs sensoriaux, ils remontent dans la gaîne commune vers la moelle épinière, et ne se séparent du nerf moteur qu'au trou de conjugaison des vertèbres, d'où ils vont en partie se confondre avec les filets postérieurs de la moelle, dont à eux seuls ils constituent la moitié. Ce faisceau, à son tour, va rejoindre le cervelet et le cerveau dans des proportions différentes déjà indiquées.

Ce système de nerfs est parcouru par le fluide de retour ou sensitif, ou immergent ou encore centripète, et celui-ci provient du fluide moteur non consommé ou usé par la motricité, l'innervation, la nutrition, et en général dans ces actes de chimie vivante qui échappent à l'observation.

A-t-il une autre origine analogue à celle que nous avons indiquée pour les nerfs du sympathique ? Puisque nous en sommes aux preuves analogiques, nous pourrions rappeler que Magendie a démontré que les veines jouissent d'une action absorbante analogue à celle des lymphatiques, et que conséquemment les fibrilles nerveuses organiques et sensibles doivent puiser à une double source.

Quoi qu'il en soit, ce fluide sensitif remonte dans les nerfs de ce nom en suivant le cours du sang dans les veines, et suivant une marche opposée à celle du sang artériel et du fluide nerveux moteur.

Au moment d'arriver au ganglion intervertébral, il reçoit le fluide moins animalisé du grand sympathique ; c'est dans le ganglion dont nous parlons que ce mélange paraît se compléter ; la racine postérieure verse dans la substance grise centrale et dans ses faisceaux postérieurs ce même fluide nerveux.

Nous négligeons en ce moment cette portion de fluide qui se perd dans la substance grise centrale, pour ne nous occuper que de celle qui remonte vers les centres, en suivant les cordons postérieurs ou sensitifs de la moelle jusqu'au cervelet, aux tubercules quadrijumeaux et au cerveau.

Là encore, c'est dans la substance grise que les filets sensitifs viennent se fondre et disparaître aux yeux de l'anatomiste. M. Foville prétend les avoir suivis jusqu'à cette division terminale. Ce serait donc en dernier résultat dans cette substance grise des centres que s'opérerait le passage du fluide nerveux des fibres sensibles aux fibres motrices, au milieu de ce lacis d'innombrables vaisseaux, ainsi que l'a démontré M. N Guillot, dans cette sorte de bouillie nerveuse, où les radicules des nerfs puisent une nouvelle activité dans le sang que nous savons être le réceptacle de l'aliment régénérateur du système.

La substance nerveuse grise paraît en effet être aux nerfs ce que le parenchyme pulmonaire est au sang ; c'est leur organe rénovateur, c'est leur poumon !

Dans cette progression de l'agent sensible, on a retrouvé, sans qu'il soit nécessaire d'y insister davantage, la marche centripète du sang veineux.

Voyons maintenant la route centrifuge qu'il va tenir, et comparons encore les deux systèmes artériel et moteur.

Le sang pour être régénéré a été porté dans un organe distinct de l'organe central, tandis que le fluide nerveux s'est régénéré dans son organe central lui-même.

Mais ne retrouvons-nous pas ici cette loi générale de rapprochement, de condensation, de réunion des diverses parties de l'un en opposition avec la séparation des diverses parties de l'autre? Les nerfs en sont-ils par là plus souvent réunis dans une enveloppe commune quand les artères et les veines sont isolées? Quoi d'étonnant, dès lors, que les centres subissent la loi commune de l'ensemble du système! Il y aurait défaut d'harmonie, au contraire, s'il en avait été autrement, et cette désharmonie n'est pas dans les œuvres de la nature.

Nous avons laissé le système veineux ou parenchyme du poumon repris par ce qu'on appelle improprement les veines pulmonaires; il est rapporté aux cavités gauches du cœur d'où part la plus grosse des artères, l'artère aorte, qui descend au-devant de la colonne vertébrale, à côté de la veine cave, et est chargée dans ses divisions de plus en plus ténues, de plus en plus nombreuses, de porter le sang artériel à toutes les parties du corps où il doit pourvoir aux nutritions, sécrétions et calorifications.

Le fluide nerveux moteur ou centrifuge ou afférent, régénéré dans le parenchyme gris des centres, descend par les cordons antérieurs de la moelle, — analogue de l'artère aorte; — ceux-ci le dirigent dans les racines antérieures chargées de le distribuer aux muscles dont il doit réveiller l'irritabilité en même temps qu'il va porter l'innervation, c'est-à-dire la vie, à toutes les parties du corps avec lesquelles il se trouve en rapport, et coopérer activement, en se fondant dans une sorte de pulpe nerveuse, trame originelle de nos tissus organiques, à ces actes de physiologie occulte dont nous avons parlé; tandis que la portion non consommée dans ces opérations secrètes ou celle qu'elles ont mise à nu, reprise là par les fibrilles sensibles analogues aux veinules, ici par les filets du grand sympathique analogues aux lymphatiques, est rapportée par le torrent circulatoire de retour vers les centres.

Pour nous résumer, l'appareil de la circulation du sang comprend un organe central composé de quatre cavités, deux grandes et deux petites, et trois ordres de vaisseaux : les afférents ou lymphatiques, les immergents ou veineux, et les émergents ou artériels.

Ainsi, l'appareil de la circulation du fluide nerveux comprend : un organe central composé de quatre lobes, deux grands et deux petits, et de trois ordres de nerfs : les afférents ou organiques, les immergents ou sensibles et les émergents ou moteurs.

L'origine du sang est dans le chyle, et l'origine du fluide nerveux dans le sang.

La rénovation du sang est dans l'oxygène de l'air; celle du fluide nerveux, dans un impondérable de ce même air atmosphérique contenu dans le sang.

D'après cela, le sang blanc, puisé dans le chyle animalisé par son passage à travers de nombreux ganglions, vient former deux cordons ante-rachidiens qui s'unissent aux vaisseaux de retour près des centres.

Le fluide nerveux organique, puisé dans le sang, animalisé par son passage à travers de nombreux ganglions, vient former deux cordons ante-rachidiens qui s'unissent aux cordons de retour non loin des centres.

Le sang chassé du cœur y revient par les veines après avoir accompli les actes physiologiques des sécrétions et des nutritions.

Le fluide nerveux lancé par le cerveau dans les cordons moteurs y revient par les cordons sensitifs, après avoir accompli les actes de l'innervation auxquels il est destiné.

Le trajet est le même dans l'un et l'autre système ; ainsi la disposition anatomique est identique ; donc il existe une circulation nerveuse comme il existe une circulation sanguine, et nous pouvons en appeler de la connaissance de l'une à la réalité de l'existence de l'autre.

Pour rendre plus sensible cette ressemblance anatomique et physiologique, j'ai placé en regard, dans le tableau suivant, les traits analogiques les plus saillants.

CIRCULATIONS.

SANGUINE.	NERVEUSE.
Trois ordres de vaisseaux lymphatiques, veines, artères ou afférents immergents et émergents, sang blanc, noir ou rouge.	Trois ordres de nerfs organiques, sensitifs, moteurs ou afférents, immergents et émergents, fluide organique, sensible ou moteur.
Plexus et ganglions sur le trajet des vaisseaux afférents, animalisation inférieure des fluides qu'ils contiennent.	Plexus et ganglions sur le trajet des nerfs afférents ; animalisation inférieure des fluides dont ils sont les conducteurs.
Leur réunion en deux canaux anté-vertébraux, s'unissant aux vaisseaux immergents des centres.	Leur réunion en deux cordons anté-vertébraux, s'unissant aux nerfs immergents près des centres.
Un centre composé de quatre cavités, deux grandes et deux petites.	Un centre composé de quatre lobes, deux gros et deux petits.
Un gros vaisseau immergent et un émergent, placés l'un près de l'autre devant la colonne épinière et partant des centres, ou y arrivant ou les suppléant chez les espèces inférieures.	Un gros cordon immergent et un émergent réunis dans la colonne épinière, et partant des centres ou y arrivant ou les suppléant chez les animaux inférieurs.
Branches de plus en plus nombreuses, émanant du vaisseau émergent et destinées à porter la vie et la nutrition à toutes les parties du corps.	Cordons de plus en plus nombreux émanant du cordon émergent et destinés à porter le mouvement et l'innervation à toutes les parties du corps.
Canaux de retour de plus en plus gros, de moins en moins nombreux, revenant de toutes les parties du corps vers le vaisseau immergent anté-rachidien, auquel il rapporte la portion de sang non-consommée par la nutrition ou celle provenant de la désassimilation.	Cordons de retour de plus en plus gros, de moins en moins nombreux, revenant de toutes les parties du corps vers le cordon immergent anté-rachidien, auquel il apporte la portion de fluide nerveux non-consommée par l'innervation et celle provenant de la désassimilation.

Fluide nutritif puisé dans les aliments, renouvelé par l'oxygène de l'air dans un organe vasculaire, le poumon.

Le cœur est le point de départ et d'arrivée du sang.

Si l'on empêche l'oxygène de l'air d'arriver au parenchyme pulmonaire, la circulation cesse.

La compression, la ligature, la section d'un vaisseau artériel d'un membre, arrêtent le cours du sang au-delà de la solution de continuité dans les parties où il se distribue.

La compression est-elle permanente ? la circulation se rétablit peu à peu par les vaisseaux collatéraux.

La compression ou la section d'une veine arrête la circulation entre le cœur et la solution de continuité.

La perte du sang affaiblit, épuise ou tue.

Le pouls sanguin bat environ 70 fois par minute.

Fluide nerveux puisé dans le sang renouvelé par l'oxygène du sang dans un organe vasculaire, la substance grise.

Le cerveau est le point d'arrivée et de départ du fluide nerveux.

Si l'on empêche l'oxygène du sang d'arriver au parenchyme gris, l'innervation cesse.

La compression, la ligature, la section d'un cordon nerveux moteur arrêtent le cours du fluide nerveux au-delà de la solution de continuité.

La compression est-elle permanente ? la circulation se rétablit momentanément au moins par recurrence.

La compression ou la section d'un nerf sensible arrête la circulation du fluide nerveux entre la solution de continuité et le cerveau.

La perte du fluide nerveux affaiblit, épuise ou tue.

Le pouls nerveux bat 300 ou 400 fois par minute.

. . . .

. . . .

La dernière partie du tableau que je viens de vous lire, contient les preuves irrécusables du mouvement d'un agent qui parcourt les cordons nerveux dans une direction donnée.

Veuillez étudier vous-mêmes un petit phénomène nerveux que vous connaissez tous, mais sur lequel vous n'avez peut-être jamais réfléchi, je veux parler de ce qui arrive lorsque le nerf cubital est comprimé au coude, ou lorsque tous les nerfs de l'avant-bras ont été comprimés par une flexion quelque peu prolongée de ce membre.

Vous étendez cet avant-bras, la main et les doigts sont parfaitement insensibles ; vous cherchez à les mouvoir, mais inutilement, à force d'efforts cependant, vous y parvenez, mais vous les mouvez sans les sentir. Déjà cependant l'engourdissement est moindre et vous constatez à la pulpe des doigts une sorte de crépitation, analogue à de petites étincelles électriques, qui semblent indiquer le passage de l'influx nerveux dans les fibrilles sensibles, puis une sensibilité bien obscure encore va remplacer cette crépitation électrique dont on n'est débarrassé que lorsque la circulation nerveuse est parfaitement rétablie.

Cette petite expérience ne vient-elle pas fournir une nouvelle preuve au trajet que nous assignons au fluide nerveux ? Remarquez que c'est le mouvement qui reparaît le premier, et que vous faites mouvoir vos doigts sous l'influence de la volonté , mais d'une volonté d'autant plus énergique que l'engourdissement est plus profond et que si vous ne vous aidiez du secours de la vue , vous n'auriez pas la conscience du mouvement exécuté.

On dira peut-être que ces phénomènes sont le résultat de la compression des vaisseaux sanguins; sans doute, la solidarité qui existe entre les deux circulations rend le phénomène quelque peu complexe, mais si la cause exerce son effet sur un seul nerf , le cubital , dans l'exemple cité, la circulation sanguine sera étrangère au phénomène qui conservera ainsi toute sa valeur.

. . . .

. . . .

Il y a une trentaine d'années, j'adressai à une Académie étrangère un Mémoire qui fut publié par ses soins, où j'établissais l'analogie qui existe entre le fluide nerveux et le fluide électrique. Mes convictions n'ont pas changé, elles se sont modifiées seulement, et je suis devenu moins affirmatif. Je me garderai d'abuser plus longtemps de votre attention, en vous en entretenant, et si je reviens un instant sur ce sujet, c'est que ces jours derniers j'ai lu dans les comptes-rendus de l'Académie des Sciences l'analyse d'un travail de M. Scoutetten, tendant à prouver ce que j'ai avancé depuis bien longtemps, qu'il existe dans le sang des courants électriques, et que cet agent si extraordinaire serait le moteur de tous les actes organiques. Soyez-en persuadés, Messieurs, là est la solution du grand problème de la vie. L'agent physique, qui engendre le mouvement à l'aide d'une machine électrique et se transmet par des conducteurs métalliques, sans tenir compte du temps et de l'espace, est, sinon le même, au moins l'analogue de celui qui imprime la vie et transmet le mouvement, à l'aide de conducteurs nerveux, dans la machine organisée. L'électricité a dit à peine le premier mot des merveilles qu'elle réserve à nos successeurs. Elle n'est pas seulement appelée à transformer l'industrie, elle est encore destinée à transformer la science et la physiologie en particulier.

S'il est juste de dire qu'une théorie, pour être vraie, doit s'accommoder aux faits, de telle sorte que ce ne soit pas elle qui aille au-devant d'eux, mais bien ceux-ci qui viennent à elle, on en conviendra, celle que nous professons acquiert un tel degré de probabilité, que nous nous demandons si l'on ne va pas nous devancer dans une interprétation qui nous semble si naturelle. C'est M. Trousseau, c'est M. Piorry avec leurs oscillations, leurs trémulations nerveuses. C'est M. Collonges avec son frémissement vibratoire qu'il constate à l'aide du dynamoscope; c'est M. Burcq, qui rappelle la sensibilité avec ses armatures métalliques ; c'est M. Jacubowitz, enfin, dont le Mémoire vient d'être couronné par l'Académie des Sciences et qui, à point nommé, vient nous montrer anatomiquement une communication que l'induction nous avait permis de supposer entre l'origine et le point d'arrivée des nerfs du mouvement et ceux du sentiment.

On en conviendra, quand les faits viennent si bien s'agencer sans effort, sans calcul préalable, sans idée préconçue, il faut que le système qui les coordonne si aisément soit l'expression d'une vérité scientifique.

L'anatomie de l'arbre nerveux, les déductions physiologiques des expériences faites sur les animaux vivants et le raisonnement direct et analogique, militent en faveur de la nouvelle fonction que nous appelons circulation nerveuse.

DU MOYEN LE PLUS SUR D'OPÉRER

LA

CATARACTE SÉNILE,

PAR M. LE Dr WECKER,
De Paris.

L'opération de la cataracte n'a subi dans ces dernières années que peu de modifications, mais les progrès qu'on a faits dans cette partie de l'art de guérir n'en ont pas moins une grande importance. On est arrivé à cette conviction, que la seule méthode rationelle d'opérer la cataracte sénile consiste à l'extraire, en regardant comme dangereux et exceptionnellement applicables l'abaissement, la discision, le broiement, procédés qui n'ont pour but que de débarrasser le champ pupillaire du cristallin et laissent celui-ci dans l'œil. Si nous jetons un coup-d'œil sur les résultats comparés de ces différentes opérations, nous pourrons, Messieurs, vous paraître insister sur des faits indignes de discussion, tant la statistique met en lumière la vérité de nos assertions. Ainsi, tandis que sur 10 malades opérés par extraction, 8 recouvrent immédiatement la vue (le 9ᵉ réclame une nouvelle opération, et le 10ᵉ perd l'œil), on observe, en tenant compte des inflammations consécutives, que sur un nombre égal de malades opérés par abaissement, 5 seulement recouvrent la vue, tandis que les 5 autres la perdent irrévocablement, le plus souvent après avoir passé par d'atroces souffrances. Ne croyez pas, Messieurs, que j'exagère ; les statistiques dont je fais ici mention reposent sur des faits nombreux et sont dues à des hommes consciencieux et éclairés.

Quand je dis que l'évacuation des cristallins est aujourd'hui regardée comme un procédé opératoire de beaucoup supérieur à l'abaissement, je dois faire une restriction, et ce serait trop m'avancer que de considérer cette opinion comme généralement acceptée en France, dans ma patrie d'adoption. En effet, vous savez tous, Messieurs, qu'on pratique de préférence l'abaissement de la cataracte dans les services chirurgicaux de Paris et de la province ; mais, je vous le demande, quelle que soit l'opération que l'on ait à faire, pensez-vous que l'on puisse hésiter entre deux procédés, lorsque, sur 10 cas, le premier donne 9 succès, tandis que le second n'en donne que 5 ?

Pourquoi donc reculer devant l'extraction de la cataracte? La réponse est facile. Non-seulement l'extraction exige du chirurgien plus d'habileté que l'abaissement, mais encore elle expose plus facilement à la perte immédiate de l'organe opéré. Cet accident fait tout d'abord accuser l'opérateur d'avoir manqué de dextérité, tandis que les suites fâcheuses de l'abaissement, lorsqu'elles surviennent, n'apparaissent ordinairement qu'au bout de quelques semaines ou même de plusieurs mois. Combien il est facile alors de les attribuer à une inflammation contractée par imprudence, quoique dans le fait elles n'aient d'autre cause que la présence de la cataracte, déplacée dans l'œil, où elle joue le rôle d'un corps étranger.

Je m'estimerais heureux, Messieurs, de contribuer, pour ma part, à empêcher l'abus regrettable qu'on fait encore aujourd'hui de l'opération dangereuse de l'abaissement dans la plupart des hôpitaux de France; mais je n'insisterai pas davantage sur ce point, désireux de vous présenter un mode d'extraction qui, par sa sécurité, me semble l'emporter sur tous les autres procédés.

Lorsqu'il fut avéré que la meilleure méthode d'opérer la cataracte était l'extraction, on ne tarda pas à se convaincre que cette opération présentait d'autant plus de chances de succès qu'on arrivait à enlever le cristallin le plus complètement possible. C'est faute d'avoir tenu suffisamment compte de cette nécessité, qu'on a vu dans des cas encore trop nombreux l'extraction entraîner des suites fâcheuses: la suppuration du lambeau, l'inflammation de l'iris avec atrésie de la pupille, etc. Des masses corticales restées dans l'œil donnent lieu, en se gonflant, à une irritation qui devient la source de ces accidents. Si l'on veut mettre de son côté toutes les chances favorables, il faut s'appliquer à enlever la cataracte dans sa totalité, en contusionnant le moins possible les parties qu'elle doit traverser pour se faire jour au dehors. Or, pour arriver à ce but, il est indispensable de remplir trois conditions :

1° Donner à la section une étendue considérable ;

2° Faire cette section, de telle sorte que le cristallin n'ait à exécuter pour la traverser qu'un faible mouvement de bascule ;

3° Favoriser la sortie de la cataracte par l'excision d'une portion de l'iris.

Ces conditions, Messieurs, se trouvent remplies dans le procédé opératoire que nous allons vous exposer, et que nous désignerons sous le nom d'*extraction modifiée*, pour la distinguer de l'extraction ordinaire ou *extraction simple*.

Premier temps. — L'œil étant fixé avec des pinces, on introduit le couteau à cataracte tout près du limbe conjonctival ou dans celui-ci même, 4 millimètre au-dessous du diamètre horizontal de la cornée. On traverse la chambre antérieure parallèlement à l'iris, et l'on fait de même la contre-ponction très près du limbe conjonctival ou dans celui-ci, à 1 millimètre au-dessous du diamètre indiqué. On exécute la section en tenant, jusqu'à l'achèvement du lambeau, le couteau parallèle à l'iris. La lèvre externe de la plaie se trouve ainsi très voisine du limbe conjonctival, ou comprise dans ses limites. On trouve à procéder de cette manière un double avantage : 1° la plaie intéresse des parties de la cornée, qui sont vasculaires, et que, d'après ce que la physiologie et la pathologie nous apprennent, sont plus aptes à se cicatriser que les parties de la même membrane, qui, plus rapprochées du centre, sont pour ce motif plus éloignées des voies nutritives ; 2° en jetant un coup-d'œil sur la figure ci-jointe, vous remar-

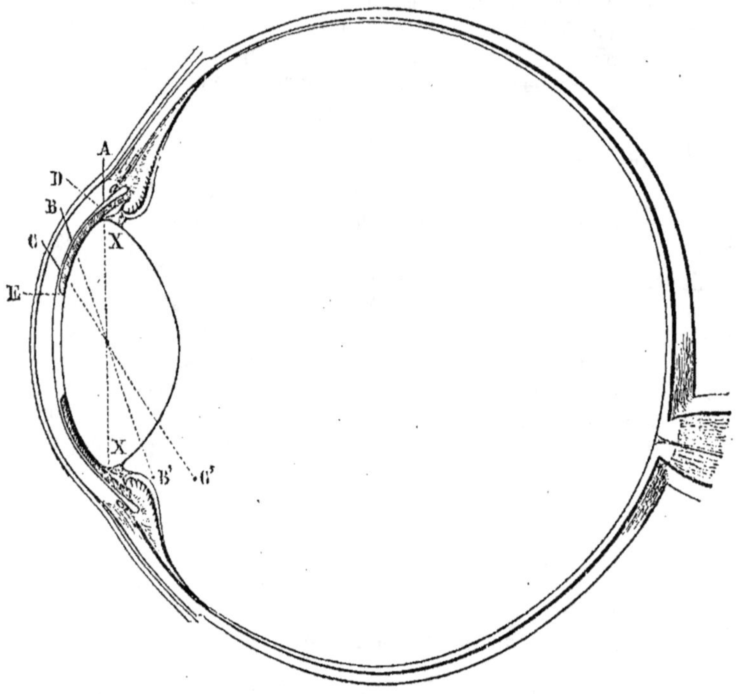

EXPLICATION DE LA FIGURE.

A. Section périphérique de la cornée. La lèvre externe se trouve placée dans le limbe conjonctival B et C, sections exécutées selon les auteurs, plus centralement ; D et E, bords de l'iris sectionné.

XX. Axe perpendiculaire du cristallin chassé en avant, après la sortie de l'humeur aqueuse ; BB' et CC' indiquent la direction dans laquelle l'axe perpendiculaire du cristallin doit se placer pendant la sortie de ce dernier.

querez, Messieurs, que plus la section est périphérique, moins il est nécessaire que l'axe vertical du cristallin s'incline en avant, lors de l'issue de la cataracte. Voyez quels avantages on peut retirer de cette précaution : d'un côté l'évacuation du cristallin en devient beaucoup plus facile ; de l'autre, le bord de cette lentille opposé à la section ne se déplace plus en arrière que d'une très faible quantité, et le corps vitré s'échappe moins facilement pendant l'ablation de la cataracte, consécutivement à la pression dont cet acte s'accompagne. Le cristallin, comme le montre la figure, vient se placer immédiatement derrière la cornée qui s'est affaissée après l'écoulement de l'humeur aqueuse, et il est indispensable de bien tenir compte de cette disposition pour comprendre les mouvements que la cataracte doit exécuter ultérieurement.

Deuxième temps. — La section terminée, on laisse au malade quelques instants de repos, après quoi l'on procède, avec des ciseaux courbes, à l'excision d'une portion assez large de l'iris, 3 ou 4 millim., que l'on saisit avec les pinces et que l'on attire en bas dans la direction d'un de ses rayons (1).

Troisième temps. — La pupille artificielle est pratiquée, on introduit alors par la plaie un petit cystitôme et l'on ouvre la capsule du cristallin, en ayant soin d'élargir cette ouverture vers la nouvelle pupille, jusqu'à 2 millim. de la section commune.

Quatrième temps. — Il consiste à faire sortir la cataracte en exerçant de haut en bas de légers frottements avec les paupières que l'on maintient entr'ouvertes pour surveiller l'issue du cristallin. Après avoir débarrassé la plaie des débris de cataracte et des petits caillots qu'elle peut contenir, et s'être assuré que le lambeau est bien appliqué, qu'il n'existe aucune hernie de l'iris, on recouvre l'œil d'un petit morceau de toile fine, puis de charpie, et l'on applique sur le tout un bandeau compressif modérément serré.

Cette méthode, Messieurs, diffère essentiellement de l'ancienne, par l'excision d'une partie de l'iris ; permettez-moi d'insister en peu de mots sur cette modification.

En 1854, M. de Greefe publia les lignes suivantes : « Si l'on avait l'idée de pratiquer toujours une pupille artificielle en haut, quelques semaines avant l'extraction de la cataracte, comme on me l'a plus d'une fois proposé, je n'aurais rien à y objecter sinon que, dans la grande majorité des cas, on prendrait une précaution superflue et souvent impraticable, à cause du séjour restreint des malades. D'un autre côté, on trouverait à défendre cette proposition en invoquant la prudence qu'elle dénote et la sécurité qu'elle offre. »

(1) Les inconvénients d'une pupille artificielle, surtout lorsqu'elle se trouve masquée par la paupière supérieure, sont de peu d'importance et peuvent à juste titre être négligés.

Remarquez, Messieurs, qu'à cette époque même, l'éminent chirurgien de Berlin faisait toujours précéder l'extraction de l'iridectomie, lorsqu'il avait affaire à un malade déjà privé d'un œil.

L'année dernière, mon ami M. le Dr Mooren a fait paraître un Mémoire sur les moyens de conjurer la suppuration de la cornée, après la kératotomie. Chez cinquante-neuf personnes affectées de cataracte, et dont l'état de santé faisait mal augurer de l'opération, il a fait précéder l'extraction de l'excision d'une partie de l'iris, qu'il pratiquait quinze jours ou trois semaines auparavant. Sur ces cinquante-neuf cas, il n'a eu que deux insuccès, ce qui donne la proportion véritablement exceptionnelle de un insuccès sur vingt-neuf cas et demi. En analysant le travail de M. Mooren dans les Annales d'oculistique, nous avons appelé l'attention sur les avantages qu'il y aurait, dans certains cas, à réunir l'iridectomie à l'extraction, en épargnant aux malades plusieurs semaines de traitement et les désagréments d'une opération préparatoire.

Il y a plusieurs mois, le professeur Jacobson (de Kœnigsberg) a publié un travail étendu sur l'opération de la cataracte combinée à l'iridectomie, opération à la suite de laquelle sur cent cas, il n'a eu à déplorer que la perte de deux yeux. Le procédé qu'il emploie, Messieurs, diffère en deux points de celui que je viens de vous exposer. Ce n'est qu'après la sortie de la cataracte que M. Jacobson excise l'iris, pour enlever les parties de cette membrane qui ont été le plus contusionnées par le passage du cristallin. Il se prive donc de l'avantage qui consiste à favoriser l'issue de la cataracte; mais, avouons-le, il évite aussi le léger inconvénient d'un épanchement de sang entre la cornée et le restant de l'iris, et ne risque pas d'être un peu gêné pour le troisième et quatrième temps de l'opération. En outre, M. Jacobson n'opère qu'après avoir chloroformisé ses malades jusqu'à une anesthésie complète. Cet habile chirurgien fait grand cas non-seulement du calme parfait qu'il procure ainsi à son malade pour le temps même que dure l'opération, mais encore de l'engourdissement dans lequel l'opéré reste plongé pendant douze ou vingt-quatre heures grâce à la quantité de vapeur de chloroforme qu'il a inspiré. Au reste, les mouvements qui ont pu survenir, une fois le bandeau compressif appliqué, n'ont pas eu de suites fâcheuses.

Quant à moi, Messieurs, je n'ai pas encore pratiqué *l'extraction modifiée* un très grand nombre de fois, et je me réserve de publier ultérieurement mes résultats, qui, j'ose l'espérer, ne différeront pas de ceux que mes compatriotes ont obtenus.

En résumé, vous voyez, Messieurs, que par ce procédé, soit que l'iridectomie précède l'extraction, soit qu'elle s'y combine, selon la méthode de M. Jacobson, on n'a eu que quatre insuccès à regretter sur cent cinquante-neuf opérations, tandis que sur un nombre égal d'extractions ordinaires et d'abaissement, le chiffre des insuccès se serait élevé à seize pour les premières et à soixante dix-neuf pour les autres.

Nous pouvons donc le répéter hardiment, *de tous les moyens d'opérer la cataracte sénile, l'extraction modifiée est le plus sûr*

Quant à savoir s'il vaut mieux pratiquer l'iridectomie quelque temps avant l'extraction, ou combiner ces deux opérations en une seule, il faut avouer que l'on trouve plusieurs avantages à procéder suivant le premier mode. Ainsi, lorsqu'on exécute l'iridectomie trois ou quatre semaines avant l'extraction, on peut tailler en haut l'échancrure que l'on fait à l'iris ce qui permet de la dissimuler sous la paupière supérieure, tandis qu'il devient très difficile de prendre cette précaution lorsqu'on fait suivre la section du lambeau de la cornée de l'excision de l'iris. De plus, en agissant ainsi, on évite l'écoulement du sang qui pourrait embarrasser le chirurgien dans la division de la capsule du cristallin. On peut ajouter enfin, que le passage de la cataracte au travers de l'échancrure iridienne est moins irritant pour les bords de cette échancrure, s'ils sont entièrement cicatrisés que s'ils ont été fraîchement sectionnés. Restent les ennuis et les anxiétés d'une double opération qui, nous devons le reconnaître, pourront donner de nombreux partisans au procédé qui réunit l'iridectomie à l'extraction.

J'arrive, Messieurs, aux conclusions.

L'extraction de la cataracte, combinée directement ou indirectement à l'iridectomie, est la seule méthode dont on puisse aujourd'hui faire choix pour opérer la cataracte sénile (cataracte dure) dans tous les cas :

1° Où le malade a perdu définitivement un œil ;

2° Où l'état de la santé, l'affaiblissement des fonctions nutritives et l'émaciation du sujet donnent à craindre un échec avec l'extraction simple.

Discussion :

M. le Dr Liégard, de Caen, ne voit pas l'avantage que l'on trouve à enlever une partie de l'iris ; il vaudrait mieux dilater la pupille. D'autre part, dit-il, si on suit le procédé de M. Wecker, on doit craindre la sortie du corps vitré.

M. le Dr Wecker répond que l'on a beau produire la dilatation artificielle, la pupille se rétrécit, aussitôt que la section de la cornée transparente est achevée. — Pendant l'opération, on n'a pas à craindre l'issue du corps vitré ; le cristallin lui-même le retient. D'ailleurs, la sortie du cristallin étant facile, on n'a pas besoin de pressions fortes pour faciliter ce temps de l'opération. Or, ce sont ordinairement, dans les autres procédés, ces pressions qui chassent le corps vitré.

APHONIE ALBUMINURIQUE;

Présentation d'un Laryngoscope,

PAR M. LE Dᵉ CHARLES FAUVEL,

De Paris.

Depuis l'application méthodique du laryngoscope à l'étude des maladies du larynx, la pathologie et la thérapeutique de cet organe ont fait d'immenses progrès ; nous ne parlerons pas ici de toutes les maladies nouvelles ou tout au moins ignorées et regardées comme très rares, aujourd'hui très bien reconnues et assez fréquentes à l'examen laryngoscopique, telles que les polypes, les végétations, la chorée, la paralysie, etc.... Nous nous bornerons à indiquer en quelques mots une lésion très curieuse du larynx que le miroir laryngien seul peut faire découvrir, c'est l'œdème-blanc, soit chronique, soit intermittent du vestibule laryngien et des cordes vocales, précédant ou suivant l'albuminurie et le plus souvent concomitant sans qu'aucun autre signe extérieur puisse faire soupçonner l'existence de la maladie dé Bright. Cet œdème se manifeste tantôt brusquement, tantôt lentement par une aphonie complète ou par une légère dysphonie. Le premier phénomène qui survient est l'enrouement ; le malade ne tousse pas, ne crache pas, n'accuse point la sensation d'un corps étranger et ne se plaint que d'une gêne légère de la respiration, d'un peu d'oppression de la poitrine ; il est obligé de faire de plus grands efforts d'inspiration, quelques jours après sa voix est éteinte, sombrée, quelquefois tout-à-fait perdue, il ne parle plus que des lèvres ; c'est inutilement que l'on emploie tous les moyens dérivatifs stimulants, contro-stimulants ou empiriques.

La cause échappe aussi bien au médecin qu'au malade, on ne trouve rien dans les antécédents qui puisse expliquer la lésion laryngée, ni syphilis, ni tubercules, ni herpétisme, ni abus du tabac, des liqueurs, ni rhumatisme, ni tumeur du voisinage comprimant la trachée, ni paralysie, en un mot, aucune affection ancienne ou récente se rattachant ou expliquant le trouble des fonctions laryngées. Les remèdes

3

spécifiques dirigés contre la syphilis augmentent en ce cas l'aphonie, l'iodure de potassium surtout, et je ne serais pas étonné que chez un malade du service de M. Ricord, que l'on fut obligé de trachéotomiser après l'administration de 0,25 centigrammes d'iodure de potassium, il ne se soit agi d'un œdème albuminurique. Ce fait m'a été raconté par M. le Dr Alfred Fournier, qui était alors l'interne de M. Ricord ; c'était un malade jeune à qui il fut ordonné, à la suite d'une laryngite, 0,25 centigrammes d'iodure de potassium à la visite du matin ; le soir, à cinq heures, la dyspnée était tellement violente qu'on fût obligé de pratiquer la trachéotomie.

Il faut donc, lorsque les remèdes spécifiques augmentent l'aphonie, se hâter de les abandonner et chercher la cause, afin d'enlever l'effet, suivant cette vieille vérité toujours neuve : *sublata causa....*

Si donc la cause est reconnue, soit par l'examen direct de l'organe, soit par l'apparition d'un gonflement œdémateux de la face, d'une bouffissure des paupières, ou d'un anasarque, un traitement approprié contre l'albuminurie pourra arrêter la marche de l'affection laryngée.

Si la maladie n'est pas diagnostiquée, elle pourra cependant disparaître en quelques jours parce qu'elle sera le résultat d'une albuminurie intermittente. Tout le monde sait combien l'affection brightique offre, surtout au début, de phénomènes intermittents.

Dans le cas contraire, à la fin de cette cruelle maladie, les intermittences disparaissent, l'altération du sang augmente de jour en jour, et l'on comprend facilement que les fonctions du larynx se trouvent de plus en plus compromises ; non-seulement la phonation est abolie, mais la respiration est entravée au point d'amener des symptômes de strangulation, d'orthopnée, d'œdème glottique, en un mot. — C'est alors qu'il faut se hâter de résoudre la question d'opportunité de la trachéotomie, et que le miroir laryngien est du plus grand secours pour fixer l'heure ultime de l'opération.

Le laryngoscope montre clairement jour par jour, heure par heure, minute par minute, les progrès souvent rapides de l'œdème. On voit toutes les parties constituantes de l'organe vocal se tuméfier les unes après les autres : d'abord les replis aryténo-épiglottiques, puis le revêtement muqueux aryténoïdien, toute la muqueuse du vestibule des cordes vocales supérieures, celle des ventricules, et enfin les cordes vocales inférieures. — Le gonflement de toutes ces parties augmentant toujours, on voit bientôt à l'examen laryngoscopique qu'il ne reste plus pour le passage, pour l'entrée de l'air, qu'une petite ouverture linéaire, sinueuse, dont les lèvres s'écartent avec la plus grande peine sous les efforts les plus violents de l'inspiration. Si le chirurgien hésite, l'*occasio præceps* est perdue, et la suffocation arrive.

J'ai pu ainsi préciser, le 16 août de cette année, le moment où il serait trop tard pour pratiquer la trachéotomie : un chirurgien très distingué des hôpitaux de Paris, appelé auprès d'un malade, M. L... d'Avesnes-Lecomte, pour pratiquer la trachéotomie, crut pouvoir remettre l'opération au lendemain soir; je le priai d'opérer le soir même. J'avais suivi jour par jour les progrès de l'occlusion mécanique du larynx et je voyais la fente glottique se rétrécir avec une effrayante rapidité. M. le Dr G. Sée, médecin de l'hôpital Beaujon, qui avait examiné le malade quatre jours auparavant, croyait que l'opération pourrait être retardée jusqu'à son retour. M. Sée partait pour trois semaines, et avait en tout cas prévenu M. Demarquay de se tenir prêt à pratiquer la trachéotomie sur ce malade.

M. L..., à dix heures du matin, le 16 août, put encore descendre seul deux étages, monter en voiture et retourner aux Champs-Elysées, dans la maison de santé du Dr Plouviez; mais le soir, à cinq heures, l'asphyxie avait fait de tels progrès, que le malade était sans connaissance.

M. Plouviez, immédiatement appelé, envoya chercher au plus vite M. Demarquay, qui fit l'opération presque sans espoir de réussite. — M. L... ne respirait plus; la face était cyanosée, bouffie, les yeux fermés et éteints, et l'on fut obligé de faire la respiration artificielle. Au bout d'un quart-d'heure d'angoisse, après l'introduction de la canule trachéale, la poitrine se souleva, le malade était sauvé, et cependant l'empoisonnement avait été lent et profond, car le lendemain il sortait encore du sang noir visqueux par la canule et la face était encore cyanosée. Aujourd'hui, le malade est guéri.

Personne ne peut nier que, sans le secours du laryngoscope, il était impossible de préciser aussi exactement l'heure de la trachéotomie.

Il en fut de même chez une malade de M. Alfred Fournier, médecin des hôpitaux de Paris; c'est l'histoire de cette malade, que je voudrais vous raconter très brièvement, qui m'a fait découvrir l'aphonie albuminurique.

Le 11 mars 1863, je suis mandé en consultation par le Dr A. Fournier, pour examiner le larynx de Mme M..., rue de la Chaussée-d'Antin.

Nous constatons un gonflement de tout le vestibule du larynx sans rougeur, sans injection, surtout autour des cordes vocales supérieures; les cordes vocales inférieures sont saines, blanches et un peu mates au lieu d'être nacrées; la voix est sourde, demi-éteinte, pas de douleurs, pas de sensation de corps étrangers dans le larynx, gêne dans la respiration, mais au niveau seulement de la région thoracique.

Nous ne trouvons rien dans les antécédents de la malade, d'une bonne santé générale habituelle, pour expliquer cet œdème, pas de signes de tuberculose ou de syphilis bien évidente; cependant nous formulons un traitement anti-vénérien, très faible, très peu d'iodure de potassium : deux jours après, l'étouffement augmentait, et des douleurs aiguës survenaient dans le larynx ; une sensation de brûlure, de déchirure au niveau de la glotte ; le laryngoscope nous fit voir que l'œdème avait augmenté ; je vis la malade trois fois encore à quelque jours d'intervalle avec M. A. Fournier, et je la perdis de vue ; lorsque j'appris un mois après que M. le professeur Trousseau, et M. le Dr G. Sée, appelés en consultation, avaient reconnu, avec M. Fournier, l'existence d'une maladie de bright chez madame M...

Telle était donc la cause de cet œdème laryngien que rien ne pouvait nous expliquer.

En même temps qu'un traitement approprié diminuait la quantité d'albumine dans les urines, la voix augmentait et la respiration s'améliorait.

Enfin Mme M... put se lever, sortir et se croire guérie ; j'examinai son larynx au laryngoscope ; tout était rentré dans l'ordre normal ; mais depuis, une nouvelle poussée albuminurique est revenue, l'œdème de la glotte est reparu, et, malgré les incisions, les débridements, les cautérisations pratiquées directement sur l'organe vocal, il a fallu faire la trachéotomie.

Aujourd'hui, le larynx est presque guéri, mais l'affection brightique fait de nouveaux progrès, et l'œdème des membres inférieurs augmente tous les jours.

J'ai vu, depuis ce fait intéressant, plusieurs malades atteints d'aphonie ou de dysphonie au milieu de la meilleure santé , sans que rien pût expliquer la cause du gonflement survenu dans le larynx.

J'essayai les urines avec l'acide nitrique, et souvent je trouvai des traces très sensibles d'albumine.

Une dernière observation très courte pour terminer :

M. B..., de Tours, cinquante ans, bonne constitution, vient me consulter le 18 juin 1863, pour une aphonie de date récente et survenue brusquement quinze jours auparavant

M. B... était sur son balcon, la tête exposée au soleil, il rentre dans son appartement, et est tout étonné de ne plus pouvoir parler. — Il consulte son médecin qui ordonne des sangsues à l'anus, du baume de Tolu. L'aphonie ne diminue pas.

M. B... n'a que la voix de chuchotement, les lèvres seules parlent chez lui, il semble que la glotte soit paralysée.

M. B... n'accuse pas de douleur à la région sous-hyoïdienne, il se plaint un peu d'oppression du côté de la poitrine ; ni gêne ni picotement dans le larynx.

Aucun signe actuel ou antérieur d'herpétisme, de rhumatisme, de tuberculose, de syphilis. M. B... ne fume pas, est très sobre ; pas de toux, pas de crachats.

J'examine le fond de la gorge, et je trouve une luette très grosse, très allongée, infiltrée. Je trouve, à l'aide du miroir laryngien, un œdème blanc considérable de tout le véstibule laryngien. J'essaie les urines, et je reconnais une grande quantité d'albumine.

Je propose au malade de consulter un médecin pour traiter son albuminurie ; il fait appeler le Dr G. Sée, à qui je montre au laryngoscope l'œdème général de l'organe vocal. Il est survenu depuis le dernier examen, en dehors de l'œdème du larynx, un peu de bouffissure des paupières inférieures.

M. le Dr G. Sée prescrit des pilules de Franck, du vin de quinquina ; pour régime, du lait, de la bière des potages dégraissés, des viandes de boucherie, du poisson, des fruits, pas de farineux, pas de pâtisseries, et une fois par semaine un bain de vapeur.

Sous l'influence de ce traitement, la marche de la maladie de Bright s'arrête, la quantité d'albumine dans les urines diminue, l'œdème du larynx disparaît, et la voix revient tout-à-fait timbrée et normale.

Aujourd'hui, M. B... est tout-à-fait guéri.

DE LA

KELOTOMIE

Dans les cas de gravité extrême des accidents généraux de l'étranglement herniaire,

PAR M. LE Dr G. GOYRAND,

D'Aix (Provence.)

Occasio præceps.

Les symptômes généraux de l'étranglement des hernies sont, souvent, de nature hyposthénique ; on y voit les forces vitales subir une dépression des plus manifestes ; ainsi, la voix s'affaiblit, la température de la peau s'abaisse, les traits s'allongent, s'amaigrissent, les yeux s'excavent. Si l'étranglement continue, le pouls devient petit, puis disparaît ; la peau se couvre d'une sueur froide, elle est comme macérée, conserve le pli qu'on y fait en la pinçant, la face et les mains se cyanosent ; une anxiété extrême se manifeste, et on voit certains malades succomber en moins de vingt-quatre heures, sans altération grave des parties herniées.

Ces accidents ont une grande ressemblance avec ceux du choléra asiatique ; aussi, depuis que le choléra a fait irruption parmi nous, quelques chirurgiens ont-ils vu dans les accidents très graves de l'étranglement une complication de choléra (Vidal, de Cassis, *Journal hebdomadaire* 1834, t. III, p. 384). M. le professeur Malgaigne a donné à ces cas le nom de *choléra herniaire* (*Revue méd.-chirur.* de Paris, t. XI, année 1852, p. 55, et t. XVI, 1854, p. 148). Je ne dis pas qu'en temps d'épidémie de choléra, l'influence épidémique ne puisse se faire sentir chez un sujet atteint d'une hernie étranglée, et qu'un vrai choléra ne puisse, alors, compliquer l'étranglement ; il paraît en avoir été ainsi chez un malade de M. Malgaigne (*Revue méd.-chirurg.*, t. XVI). En effet, dans ce cas, le quatrième jour de l'étranglement, en même temps que survint la cyanose et que le pouls disparut, la constipation qui accompagnait l'étranglement fut remplacée par des selles nombreuses de matières aqueuses et décolorées, sans que la hernie fût rentrée, et ce fait se présentait à l'hôpital Saint-Louis, au mois de juin 1854, pendant que le fléau indien ravageait Paris ; mais les deux faits de Vidal, celui qui fut observé à Genève par M. Maunoir (1852), enfin les quatre faits que j'ai rencontrés, se sont présentés dans des moments où l'influence cholérique n'existait pas, et, dans ces sept derniers cas, la constipation est restée complète tant qu'a duré l'étranglement.

Je reste donc bien convaincu que, dans ces sept cas, les accidents cholériformes n'avaient d'autre cause que l'étranglement herniaire.

Quoi qu'il en soit des causes de la gravité de ces accidents généraux, les chirurgiens n'ont pas toujours eu le courage d'entreprendre une opération qui paraissait avoir si peu de chance de succès, et, sous prétexte qu'ils ne voulaient pas compromettre l'art, tandis que, en réalité, c'était quelquefois plutôt la réputation de l'artiste qu'ils ménageaient, ils ont eu recours, pour relever les forces, à tous les excitants qui n'ont pas prolongé d'une heure la vie des pauvres malades. La question de savoir si la kélotomie doit être tentée dans ces cas d'une gravité extrême, ne peut être résolue que par l'affirmative, si on admet, avec moi, que ces accidents ont leur seule cause dans l'étranglement. Au reste, les chirurgiens qui ont eu la hardiesse d'opérer en ce cas, n'ont pas eu à s'en repentir, car, sur huit faits mentionnés plus haut, six ont été traités par l'opération et cinq ont guéri (1).

Je réunis ici les quatre faits que j'ai observés ; ils ont entre eux beaucoup de ressemblance, quelques différences les distinguent toutefois ; ainsi, dans deux cas, il n'y avait d'autre lésion que l'étranglement, ses effets immédiats et ceux du taxis, forte congestion veineuse, ecchymoses ; dans les deux autres, l'étranglement avait amené des points de gangrène, mais très limités, sur le milieu de la convexité de l'anse intestinale étranglée. Je disposerai mes quatre observations en deux groupes ; dans chaque groupe nous aurons un cas traité par le taxis et les moyens dynamiques seuls et suivi de la mort, et un autre dans lequel l'insuffisance de ces moyens étant reconnue, j'ai fait la kélotomie avec succès dans la période algide très avancée de l'étranglement. Les faits ainsi exposés me permettront, j'espère, de déduire de mon travail des conclusions inattaquables.

Voici les faits :

(1) Deux faits rapportés par Vidal ; l'un des deux malades opérés par ce chirurgien, l'autre par Bérard jeune, guéris tous les deux ; un fait rapporté par M. Maunoir, guéri ; un par M. Malgaigne, mort ; enfin deux cas qui me sont propres (voir plus bas), guéris l'un et l'autre.

§ I. HERNIES ÉTRANGLÉES AVEC ACCIDENTS GÉNÉRAUX D'UNE EXCESSIVE GRAVITÉ ; MAIS SANS COMPLICATION DE GANGRÈNE.

1re OBS. : *Hernie scrotale congénitale étranglée ; accidents modérés pendant quinze heures ; tout à coup, accidents cholériformes d'une excessive gravité qui emportent le malade en huit heures, après vingt-trois heures d'étranglement.*

M. M..., préposé en chef des octrois de la ville d'Aix, âgé de 50 ans, était atteint d'une hernie inguinale congénitale du côté gauche. En septembre 1838, cette hernie s'étrangla et je parvins à la réduire par le taxis le troisième jour.

Le 13 janvier 1840, dans un effort que fait le malade pour aller à la garde-robe, la hernie sort de nouveau ; il était trois heures du matin, le malade vomit ses derniers aliments. Pendant toute la journée les accidents sont très modérés, mais je ne puis parvenir à réduire. Quatorze heures se passent sans vomissements. A cinq heures du soir, un vomissement muqueux. Je laisse alors le malade dans un état peu alarmant, et ne le revois qu'à dix heures. Quel est mon étonnement de le trouver alors presque sans pouls, couvert d'une sueur froide, tourmenté par des vomissements fécaloïdes presque continuels! Les vomissements se sont déclarés à six heures ; il n'y a pas de hoquet. La hernie est toujours douloureuse, surtout à la pression ; le ventre n'est pas ballonné, la pression n'y détermine aucune douleur dans aucun point ; cependant l'état général est effrayant, il existe de l'oppression, une anxiété extrême, une excessive faiblesse du pouls.

J'appelle à mon aide deux de mes confrères les plus expérimentés, MM. Arnaud et Guiran ; nous n'osons tenter l'opération ; nous voudrions, avant d'y avoir recours, relever les forces du malade ; mais les excitants les plus énergiques sont sans effet. A onze heures, l'artère radiale ne bat plus, la respiration est encore plus anxieuse, la voix est tout à fait éteinte ; le malade se découvre et demande de l'air ; les membres sont froids comme le marbre ; la peau a perdu toute élasticité, elle est comme macérée ; la face et les mains sont cyanosées. Le malade expire à deux heures du matin, après trois heures d'un état algide tout à fait semblable à celui du choléra asiatique le plus intense.

A l'autopsie, nous trouvons l'intestin hernié brun et ecchymosé, mais nullement gangréné, ne présentant même pas de trace évidente d'inflammation, pas d'exsudation pseudo-membraneuse. La tunique vaginale, que forme le sac, contient une petite quantité de sérosité;

c'est son collet étroit et présentant à l'intérieur un bord mince et résistant qui étrangle l'intestin; le péritoine n'est point enflammé; l'état du sang n'a pas été noté.

Ce fait me laissa beaucoup de regrets; je disais : l'étranglement était, ici, la seule lésion locale, les accidents cholériformes n'étaient qu'une exagération des symptômes généraux de l'étranglement; l'étranglement détruit, peut-être les accidents se seraient-ils dissipés, et je me promettais bien d'opérer dorénavant tout malade qui se présenterait à moi dans de pareilles conditions.

L'occasion ne se fit pas longtemps attendre; six mois après, je rencontrai un cas semblable, que je vais raconter :

2° OBS. : *Hernie crurale étranglée, accidents cholériformes excessivement graves. Kélotomie suivie d'un succès inespéré.*

Une femme de 30 ans, habitant la commune de Trets, affectée, depuis longtemps d'une hernie crurale du côté droit, qu'elle n'avait jamais cherché à contenir, fut prise, dans la nuit du 9 au 10 juillet 1840, des accidents de l'étranglement. Ces accidents prirent une grande intensité, et mon ami, M. Fourcin, qui donnait des soins à cette femme, me fit appeler le 11. Arrivé auprès de la malade, quarante heures après le début des accidents, je la trouvai dans l'état suivant : hernie petite, très douloureuse, ventre ballonné, douloureux à la pression au-dessus de la hernie, coliques violentes, constipation complète. Les vomissements avaient été fréquents la veille, la malade avait encore vomi le matin et n'avait plus, en ce moment, que des nausées. L'état général était des plus effrayants; la peau était humide, froide, sans élasticité, le pouls filiforme, presque imperceptible, la langue froide, les yeux caves; il existait une cyanose très prononcée à la face, aux mains, aux avant-bras, une anxiété très grande, la voix était perdue.

Cet état était décourageant; cependant je déclarai sans hésitation que l'opération pouvait seule donner à cette femme quelques chances de guérison, et je la pratiquai, aidé de M. Fourcin.

La hernie est mise à découvert par une incision parallèle au pli de l'aine. Adhérences générales entre le sac et l'intestin. Ces adhérences étaient anciennes et celluleuses; par conséquent, pas de sérosité dans le sac. Je détruis, autant que possible, ces adhérences par la dissection; l'étranglement est très serré, le débridement présente des difficultés; je le dirige en haut et en dehors. L'intestin présente une teinte brune uniforme, mais conserve son élasticité. Une petite portion d'épiploon comprise dans la hernie adhère intimement à l'intestin. Un ganglion inguinal, du volume d'une petite noisette, adhère au sac, dans un point où celui-ci est confondu avec l'intestin. J'excise ce ganglion; je cherche ensuite à attirer au dehors les parties de l'intestin continu aux deux bouts de l'anse herniée; mais un des bouts, fixé par des adhérences au collet du sac ou au-dessus, résiste. Je réduis l'intestin qui forme une anse complète, mais très courte; je repousse dans le ventre avec l'intestin la portion d'épiploon qui y adhère. Les parties réduites ont de la tendance à ressortir; cependant je rapproche les bords de la plaie et je fais le pansement.

Un moment après l'opération, la malade sent ressortir l'intestin. J'enlève l'appareil, et je reconnais que, en effet, la hernie est ressortie; je réduis de nouveau, et, cette fois, j'engage le milieu d'une compresse fine entre les bords de la plaie, dans le collet du sac, et je fais un tamponnement que je fixe au moyen d'un spica assez serré. L'état cholériforme étant toujours excessivement grave, je donne une potion stimulante diffusible, et je fais appliquer de nombreux sinapismes; dans la soirée, il se fait une réaction, la malade va à la selle. Cinq jours après, je revois la femme; je la trouve convalescente. La plaie s'est cicatrisée en vingt-deux jours.

Je rapportai ces deux faits dans une lettre que j'adressai, le 9 février 1852, à M. le professeur Malgaigne, et que ce chirurgien publia dans le numéro de février de la *Revue médico-chirurgicale*. Deux nouveaux faits du même genre, non moins curieux, se sont présentés depuis à mon observation; ils formeront le second groupe que j'ai annoncé plus haut.

§ II. HERNIES ÉTRANGLÉES AVEC ACCIDENTS GÉNÉRAUX CHOLÉRIFORMES, ET UN POINT DE GANGRÈNE TRÈS LIMITÉ SUR L'INTESTIN HERNIÉ.

3ᵐᵉ OBS. : *Hernie crurale étranglée, accidents cholériformes, amenant la mort soixante heures après le début de l'étranglement. L'autopsie révèle l'existence de deux points de gangrène presque imperceptibles sur l'anse intestinale étranglée; pas de péritonite.*

Un paysan de Pertuis, âgé de cinquante-cinq ans environ, se trouvant à Fareau pour quelques jours, est pris des accidents de la hernie étranglée. Il est transporté à l'hôpital d'Aix, où il arrive le 29 juillet 1858, à neuf heures du soir. Il est assez fort pour monter dans les salles en s'appuyant sur le bras d'un infirmier. Sa hernie est étranglée depuis deux jours; la constipation est complète; les vomissements ont été fréquents le premier jour, mais il n'y en a pas eu depuis le matin. Le malade paraît ne pas souffrir beaucoup.

Le chirurgien interne reconnaît un état général grave; cependant il ne croit pas qu'il soit urgent de me faire appeler au milieu de la nuit; le malade meurt à quatre heures du matin.

Quand je viens le matin à l'hôpital pour ma visite, on me raconte ce qui s'est passé ; le malade n'a pas vomi depuis son arrivée à l'hôpital, il n'a pas eu de hoquet, mais on a vu la peau se refroidir, le pouls s'affaiblir. Le ventre était ballonné, mais on a remarqué qu'il n'avait pas été douloureux à la pression ; évidemment, le malade a succombé à l'aggravation des accidents généraux qui ont accompagné l'étranglement.

Autopsie : vingt-huit heures après la mort. Lividité aux parties déclives, abdomen volumineux, tendu

Tumeur herniaire arrondie, du volume d'une pomme de moyenne grosseur, située dans le pli de l'aine, au-dessous du ligament de Fallope ; c'est évidemment une hernie crurale ; le canal inguinal est libre ; la tumeur est assez dure et ne présente sous les doigts ni empâtement, ni crépitation emphysémateuse, la peau qui la recouvre peut être largement pincée.

A la dissection, je trouve le sac doublé d'une couche celluleuse épaisse et égale ; on le dirait épais de deux ou trois millimètres ; cependant, sur un point, je dénude par la dissection, la séreuse qui, par sa transparence, laisse voir la teinte noirâtre de son contenu. La couche qui double le sac n'a pas l'aspect adipeux qu'elle présente souvent, mais une apparence celluleuse.

Le sac contient quelques gouttes de sérosité brune et une anse d'intestin grêle complète, mais très courte, d'un brun foncé. L'anse herniée est unie au sac, et les deux moitiés de cette anse sont unies entre elles par de la lymphe coagulée. Cette adhérence, récente et faible, est facilement décollée par le doigt.

L'abdomen ouvert, je trouve l'intestin grêle distendu par des gaz, injecté au-dessus de l'étranglement, mais ne présentant nulle part, même au voisinage immédiat de la hernie, d'exsudations pseudo-membraneuses ni d'adhérences. Il n'y a pas de sérosité dans le péritoine.

Je tire, du côté du ventre, sur l'anse intestinale herniée, elle ne rentre pas ; je cherche à reconnaître le siége précis de l'étranglement ; dans ce but, j'isole de toute part le collet du sac, en divisant les tissus fibreux qui l'entourent ; l'anse herniée n'est pas dégagée pour cela, c'est le collet du sac, épaissi comme son corps, qui étrangle l'intestin.

Vers le milieu de l'anse herniée, se voient deux points d'un gris jaunâtre, où le sang ne colore plus l'intestin : ce sont de petites escarres, dont l'une serait couverte par un grain de millet et l'autre par une lentille. Le reste de l'anse n'est pas suspect de gangrène.

L'anse intestinale dégagée, nous constatons que les points qui supportaient l'action circulaire du collet du sac ne sont pas plus altérés que le reste, et que, au point de la constriction, l'intestin n'a pas été très rétréci.

Tel a été le résultat de l'autopsie. Ainsi, la péritonite, dont nous avons trouvé les traces évidentes dans la hernie (lymphe plastique établissant des adhérences récentes) n'avait pas dépassé le collet du sac. — Les deux escares imperceptibles que nous avons trouvées sur l'anse intestinale herniée ne pouvaient, par elles-mêmes, compromettre la vie. La mort n'est point expliquée par les désordres locaux ; nous avons donc, encore ici, un cas de mort qui ne peut être imputé qu'à l'aggravation des effets généraux hyposthéniques de l'étranglement intestinal, et il me reste le regret de n'avoir pas vu le malade pendant la nuit qu'il a passée à l'hôpital. La kélotomie pratiquée, même *in extremis*, aurait pu lui donner encore des chances de guérison.

Voici un autre fait qui augmente encore les regrets que me laisse celui qui précède.

4ᵉ OBS. : *Hernie crurale étranglée ; accidents généraux très graves ; opération quarante heures après le début des accidents ; petite escare à l'intestin ; réduction, bien que ce point de gangrène ait été reconnu pendant l'opération ; sortie des matières fécales par la plaie ; le cinquième jour après l'opération, guérison.*

Baptiste Ausenda, de San-Rémo (Piémont), homme de peine, 45 ans, tempérament bilieux, constitution sèche et forte, avait depuis six ans une hernie qu'il contenait au moyen d'un bandage élastique. Le ressort du brayer cassé, cet homme n'en continue pas moins son pénible métier. Le 26 août 1860, dans un effort qu'il fait pour soulever un fardeau, la hernie sort et s'étrangle. Dès ce moment, vomissements, constipation complète ; entrée à l'hôpital le 27 au soir ; frictions belladonées, glace sur la hernie, taxis sans résultat. Je vois le malade le 28 au matin, et je constate ce qui suit :

Tumeur volumineuse, semi-sphérique, dans le pli de l'aine à droite. Le pilier externe de l'anneau inguinal est en dedans et au-dessus de la tumeur. C'est une hernie crurale ; elle est douloureuse à la pression et n'est pas dure ; l'abdomen est ballonné, dur, peu douloureux à la pression. Il y a des coliques, des vomissements fréquents, une soif vive. La bouche est sèche, il y a du hoquet. Le facies porte l'empreinte de la souffrance, les yeux sont caves, la peau est refroidie, le pouls est très petit, difficile à trouver, la pointe de la langue est froide, la voix est cassée.

L'opération me paraît urgente ; le peu de dureté de la tumeur, remarquée par un de mes confrères qui assiste à la visite, ne m'en impose pas. Je l'attribue à la présence dans le sac d'une portion d'épiploon ou d'une assez grande quantité de sérosité. L'état général me fait craindre la gangrène. Je pratique l'opération sans retard, assisté de MM. les Drs Rimbaud et Chabrier.

Incision simple, oblique dans la direction du ·grand diamètre de la tumeur; couches sous-cutanées, divisées avec précaution; sac assez épais; je l'ouvre, après l'avoir pincé avec les ongles; il contient un peu de sérosité, une masse épiploïque assez volumineuse, adhérente au sac, et au-dessous de laquelle est une anse d'intestin grêle, complète, mais très courte, d'un brun foncé, sur la convexité de laquelle est une tache de la grandeur de l'ongle du petit doigt, d'un blanc jaunâtre, dont les bords regardant vers le mésentère sont dentelés, tandis que les deux autres bords sont droits et nets. Cette tache, qui tranche sur la teinte brune de l'anse intestinale, n'est point affaissée, paraît conserver la consistance des parties saines de l'intestin. Je fais deux petits débridements que je dirige, l'un en haut, l'autre en dehors et en haut, en portant le bistouri boutonné entre l'intestin et l'épiploon, parce que celui-ci adhère au collet du sac. Après m'être assuré que, à part la tache qui est évidemment une petite escare, l'intestin ne présente rien de suspect, et que l'escare intestinale est loin d'être sur le point d'être éliminée, je réduis l'intestin. L'épiploon adhérent n'est point altéré, je le laisse dans le sac, je n'ai pas de vaisseau à lier. Après la réduction de l'intestin, il s'écoule de la sérosité péritonéale un peu trouble.

Pansement. — La plaie est laissée béante; je fais un tamponnement sur l'ouverture abdominale, en appliquant des bourdonnets de charpie sur le plein d'une compresse fine que j'engage dans la plaie, vis-à-vis l'ouverture abdominale. Le pansement est soutenu par un bandage en spica, puis le malade est reporté dans son lit.

A huit heures du soir, les vomissements ont continué, pas de selle encore; vingt grammes d'huile de ricin, auxquels j'ai ajouté une goutte d'huile de croton tiglium, ont été rendus par le vomissement. Quelques gaz passent par l'anus. Au reste, le pouls s'est relevé, la peau et la langue ont repris leur chaleur normale, le ventre est bien moins ballonné, le facies est bien meilleur.

29 : Selles copieuses, ventre très souple, pouls bien développé, chaleur à la peau. (Bouillons).

30 : État très bon, ventre bien libre, retour de l'appétit; je donne quelques aliments solides, j'enlève le premier appareil, qui, pénétré de sang, est dur et gênant, et je le remplace par un appareil léger, fixé par un simple bandage triangulaire.

31 Août, 1er septembre : Rien à noter.

2 Septembre : L'appareil est pénétré d'une bouillie fécaloïde. L'épiploon que je laissai dans le sac, au moment de l'opération, et qui était encore vivant hier, est aujourd'hui mortifié, ce qui paraît être l'effet de la macération dans les matières intestinales qui remplissent la plaie. Du reste, l'état général est bon, l'abdomen est

souple et indolent, l'appétit est conservé, le malade continue à manger.

Pas d'accidents les jours suivants.

6 septembre : L'appareil est toujours pénétré de matières fécales liquides ; cependant il y a chaque jour une ou deux selles assez abondantes par l'anus ; l'appétit se soutient. L'escare épiploïque se détache entièrement le 7.

Depuis le 8, les pièces du pansement n'ont plus été souillées par les liquides stercoraux ; cependant nous avons vu s'échapper du fond de la plaie quelques gaz intestinaux, pendant les pansements, jusqu'au 13.

18 : Depuis plusieurs jours, la perforation intestinale ne laisse plus rien passer, la plaie se rétrécit rapidement. Nous n'avons pas encore permis au malade de se lever, malgré toutes ses instances, dans la crainte que quelques adhérences nécessaires ne vinssent à se rompre.

Ces jours passés, à deux reprises différentes, il y a eu des coliques assez fortes qui se sont dissipées promptement sans autre dérangement fonctionnel.

22 : Plaie très resserrée, linéaire, très belle, application d'un brayer dont la pelotte est séparée de la peau par un coussin de linge assez épais. Je permets au malade de se lever ; il se promène dans les salles.

10 Octobre : Guérison parfaite de la plaie. Le malade sort de l'hôpital.

Il y est rentré à la fin du mois avec des coliques, des vomissements, de la constipation ; accidents qui ont cédé, dès que, par des lavements et un laxatif, on a rétabli le cours des selles, et ne se sont plus reproduits.

Les *conclusions pratiques* de ce travail découlent tout naturellement des quatre faits qui en font la base ; voici ces *conclusions* :

1° Un chirurgien appelé à donner ses soins à un malade atteint d'une hernie étranglée, ne doit plus perdre de vue son malade que la hernie ne soit réduite.

2° Dès que se montrent, dans un cas d'étranglement, les accidents hyposthéniques généraux qui font le caractère essentiel des observations qui précèdent : affaiblissement du pouls et de la voix, refroidissement des extrémités et de la langue, yeux caves, anxiété, il est urgent d'opérer ; car, tant que dure la constriction de l'intestin, cause unique de ces accidents graves, tous les moyens dynamiques, même les excitants les plus puissants, restent sans effet ; le débridement peut seul prévenir une mort prochaine.

3° La gravité, même excessive de ces accidents, qui a valu à ces cas le nom de *choléra herniaire*, ne saurait contre-indiquer la kélotomie ou en motiver l'ajournement; on doit, au contraire, se hâter d'autant plus d'opérer, que les accidents sont plus menaçants.

M. le Dr Liégard, de Caen, dit qu'il n'aurait pas la même confiance que M. Goyrand, d'Aix, et qu'il n'oserait jamais réduire une partie d'intestin sur laquelle il aurait remarqué la plus petite perforation, ni même un intestin présentant la plus petite plaque gangréneuse.

—M. Goyrand non plus ne réduit pas quand il y a perforation.

DE LA

LITHOTRITIE,

PAR M. LE Dr R. LEROY-D'ETIOLLES,
De Paris.

Après avoir eu la pensée de lire dans cette réunion un chapitre inédit de mon traité dont la Société de Médecine de Rouen a bien voulu accepter la première partie, j'ai trouvé plus utile, pour la pratique, de réunir quelques observations intéressantes et d'en tirer des conclusions, plus convenable d'éviter de cette manière une sorte de ton doctrinal qui est de mise dans un traité, mais qui n'eût pas été à sa place devant une assemblée de confrères aussi distingués.

En attirant l'attention sur les accidents, d'ailleurs connus, de néphrite qui compliquent trop souvent les opérations pratiquées sur la région inférieure des voies urinaires, je me suis proposé de démontrer par quelques observations très précises, qu'on peut prévoir ces accidents et dans certains cas être assez heureux pour les conjurer.

Je prendrai d'abord pour exemple *l'influence fâcheuse des pierres du rein sur la guérison des pierres vésicales.*

Les pierres développées dans les reins et dont on ignore la présence, lorsqu'elles existent en même temps qu'un calcul vésical, sont, plus souvent qu'on ne le présume un des écueils dangereux de la lithotritie. Elles sont alors la cause d'accidents graves, malgré la prudence et la légèreté de main du chirurgien. La congestion muqueuse ou la simple rougeur qui accompagne la manœuvre même délicate des instruments, se propage alors comme une traînée de poudre jusqu'au rein, qui renferme un calcul et va y allumer une inflammation qui n'attendait qu'une étincelle pour éclater. Cette complication a deux terminaisons : ou l'hypérémie violente du rein qui s'accompagne d'accidents adynamiques pernicieux, ou la suppuration du rein, dont la terminaison est presque inévitablement funeste.

Dans le nombre d'exemples heureux que j'aurais pû communiquer à la Société, j'ai choisi la relation du fait le plus intéressant, dans le-

quel il me paraît difficile de mettre en doute la néphrite. L'esprit aurait été moins satisfait par la lecture des autres exemples, moins bien
caractérisés à cause du défaut d'autopsie qui seule peut fournir les
preuves matérielles et irréfutables de l'existence de cette complication.

C'est avec M. Rayer que j'ai observé ce fait remarquable. Un M.
T..., d'Anvers, âgé de soixante-quinze ans, très grand, très maigre,
mais vigoureux, rendait de temps à autre depuis six ans des petits
graviers d'acide urique. En juin 1864, il éprouvait tous les symptômes
rationels d'un calcul vésical, et les graviers avaient cessé de sortir
depuis dix-huit mois. En Russie, où M. T.. venait de faire un voyage
très fatiguant, il avait souffert d'une rétention d'urine, pour laquelle
on l'avait sondé, ce qui l'avait rendu très malade.

L'exploration que je pratiquai avec la sonde d'argent, quoique très
bien supportée, provoqua un accès de fièvre intense avec frisson de
deux heures, claquement de dents, les urines devinrent rares et foncées ; je donnai du sulfate de quinine dès qu'il fut possible, et les
deux accès suivants furent moins violents. Prévenu de l'extrême im-
pressionabilité du malade par ces accidents dont j'avais été assez
heureux pour atténuer les suites, j'attendis plusieurs semaines avant
de procéder à la lithotritie, et la veille de l'opération je donnai un
gramme de sulfate de quinine en six prises ; je fis une première séance
très courte, dans laquelle je saisis une pierre assez dure et grosse
comme une noix ; à peine le malade a-t-il formulé une plainte. Dans
la nuit, M. T..., qui la veille était resté debout et avait pris quelques
aliments, fut saisi d'une fièvre assez intense et d'un *frisson* tel que
son lit en était agité ; il eut des *vomissements bilieux*, la *peau devint
moite, froide, d'une teinte jaunâtre*, puis il y eut délire et *suppression
complète de la sécrétion urinaire* sans *rétention* et sans trace d'inflammation de la vessie, mais avec sensibilité à la pression dans le flanc
droit. — Je suis profondément convaincu que si dans cette circonstance,
je n'avais pas eu plus de vingt-quatre heures d'avance avec la quinine sur le premier frisson d'allure pernicieuse, le malade était enlevé
par le second accès qui heureusement a été affaibli.

M. Rayer fut appelé et trouva l'état de M. T.... si grave, qu'il
annonça qu'il succombait à une néphrite accompagnée d'accidents
pernicieux. Nous fûmes assez heureux pour voir le malade se rétablir,
et ce ne fut qu'au bout d'un mois que je fis, en présence de M. Rayer,
une seconde séance brève, facile, bien supportée. J'avais demandé
que, dès la veille, il fût donné du quinine ; le malade fut cependant
pris des mêmes accidents qu'après la première séance, mais un peu
moins graves et de moindre durée. La troisième séance put avoir lieu
ainsi qu'une autre qui terminèrent cette cure heureuse mais difficile,
car des accidents semblables aux précédents se renouvelèrent encore. Le cathétérisme exploratif et les quatre séances ont donc été

4

la cause de cinq néphrites consécutives survenues dans l'espace de dix semaines. M. Rayer frappé de cette persistance les attribua comme moi à l'existence d'un calcul retenu dans un des reins, le droit probablement.

On trouve aux pages 112, 113 et 119 de la première partie de mon traité, les dessins de calculs méconnus pendant la vie, que j'ai trouvés dans les reins à la suite d'opérations de taille et de lithotritie. Les calculs irréguliers très volumineux représentés fig. 29 et 30 remplissaient les cavités des reins d'un cultivateur de la Vendée, agé de cinquante-sept ans, mort huit jours après la troisième séance d'une lithotritie commencée dans les circonstances les plus favorables, et dont la marche ne permettait pas de douter du succès. Des accidents fébriles de forme pernicieuse et une néphrite aiguë avaient été déterminés par la présence de ces corps étrangers.

A Vichy, j'ai donné des soins à un malade de M. Alquié, l'abbé D... dont la vessie avait la forme d'une énorme poire renversée en bas, très vaste à son sommet, étroitement conique à sa base ; elle contenait un calcul ignoré depuis douze ans, malgré plusieurs investigations, et d'un volume approchant d'un œuf de dinde, un peu déprimé. L'étroitesse surprenante de la portion inférieure de la vessie empêchait de descendre, en la tenant suspendue comme en l'air, cette pierre sous laquelle les instruments passaient en la touchant un peu. C'était le cas de pratiquer la taille ; le malade ne voulut pas s'y soumettre ; M. le Dr Guillou, que j'avais appelé près du malade, et moi nous n'avons pu qu'entamer la surface du calcul malgré des tentatives multiples faites sous les yeux du Dr Alquié, inspecteur à Vichy. Nous avons pensé avoir affaire à un calcul enchatonné. L'autopsie nous a démontré que notre diagnostic, quoiqu'inexact, était fondé par cette circonstance que la pierre restait suspendue au-dessus du col de la vessie à cause de cette singulière conformation de l'organe qui la contenait ; le malade s'est éteint avec tous les symptômes d'une pyelo-néphrite ; le rein droit contenait un calcul qui baignait dans le pus.

Je me souviens avoir vu mon père opérer un M. T..., de Genève, en présence de l'honorable Dr Monod ; l'opération, redoutée par le malade, fut courte et peu douloureuse ; quatre jours après, M. T..., qui ne s'était pas alité, fut pris de frisson plusieurs fois dans la journée et la nuit ; l'urine se supprima, reparut peu à peu les jours suivants, et devint purulente ; le malade s'éteignit malgré tous les soins dont il fut entouré.

L'autopsie nous ayant été permise, je la pratiquai et je trouvai un calcul dans le rein droit qui était ramolli, noirâtre ; les calices et les bassinets remplis de pus ; le rein gauche et l'uretère étaient très injectés.

Pour me borner, voici un dernier exemple digne d'attirer l'attention, quoique je n'aie pu le compléter par l'examen nécroscopique. Il y a peu de temps, un de mes malades a été enlevé à la suite d'une troisième séance de lithotritie par un accès de fièvre pernicieuse. Il avait eu précédemment d'autres accès après deux explorations et deux séances.

Il s'agit d'un vieillard de quatre-vingts ans, habitant Ivry, qui éprouvait depuis plusieurs années tous les signes causés par une pierre vésicale ; l'urine ne laissait cependant déposer du mucus en abondance que depuis peu de temps. Un professeur de la Faculté, chirurgien savant et très habile, avait fait une exploration facile et très courte, dont cet homme n'a nullement souffert. A dater du lendemain, pendant cinq jours entiers, le malade eut plusieurs accès de fièvre avec délire, précédée de vomissements bilieux ; il ne rendit pendant ce temps que quelques gouttes d'urine foncée, dont la quantité augmenta graduellement jusqu'à redevenir normale. Le rétablissement fut long.

Un mois plus tard, appelé à l'examiner, je fis à ce vieillard une exploration d'autant plus simple, que l'accès de la vessie était très facile ; je m'assurai de l'existence de plusieurs pierres, et, prévenu que j'étais de l'accident qui avait suivi l'exploration faite avant la mienne, j'ordonnai du sulfate de quinine à la dose d'un gramme en vingt heures, des boissons chaudes, et le lit. Un frisson violent de plusieurs heures et des accidents semblables aux précédents se montrèrent dans la nuit suivante, et le calme ne reparut qu'au bout de quelques jours. J'attendis deux semaines pour faire la première séance, en donnant dès la veille du quinine au malade. Par prudence, je ne la fis durer qu'une minute et demie, pendant laquelle deux pierres, grosses comme des noisettes, furent brisées. Les accès prévus se montrèrent, mais un peu moins graves, et ne durèrent que deux jours. Un mois s'écoula entre la première et la seconde opération, précédée comme l'autre par plusieurs doses de quinine ; elle fut bien supportée, et les suites en furent peu sérieuses.

J'avais eu soin d'espacer au-delà des limites indiquées les séances, qui d'ordinaire se pratiquent à trois ou quatre jours de d'intervalle ; la troisième fut distante de la précédente par un espace de douze jours. Quoi qu'il soit probable dans l'espèce, avec l'état idiosyncrasique du malade, qu'une attente plus prolongée n'eût pas été suivie d'un résultat plus favorable, on pourrait pourtant soutenir qu'un délai plus long aurait présenté plus de chance.

Malgré le sulfate de quinine, le lendemain, dans la nuit, un frisson de plusieurs heures se déclara et fut suivi d'une fièvre intense ; un second accès de frisson survint le surlendemain, et lorsque la période de chaleur fut bien établie, le malade, très affaibli, s'assoupit, et pendant six heures on respecta ce sommeil trompeur, au réveil duquel il y avait délire, faiblesse et refroidissement des extrémités ; les excitants furent impuissants pour ranimer le malade, qui succomba le quatrième jour. Comme je l'ai dit en commençant, l'autopsie m'a été refusée.

Dupuytren avait remarqué cette complication, et dans ses cliniques sur la taille, il avait signalé cet écueil sur lequel il a échoué, alors que toutes les conditions favorables lui promettaient de traverser heureusement les chances d'une opération facile.

De ce qui précède on doit tirer les conclusions suivantes :

Quand un malade atteint de calcul vésical, devant subir la lithrotitie, aura éprouvé récemment des douleurs dans la région des reins, ce qui est loin d'être constant, dans le cas de calcul dans les reins, quand l'exploration aura été suivie d'accès précédés de frisson, on doit espacer beaucoup les séances d'opération, les faire aussi courtes que possible, et administrer du sulfate de quinine la veille, et en continuer l'administration le jour même ; donnez des infusions chaudes légèrement diaphorétiques, en ordonnant le séjour au lit pour vingt-quatre heures au moins. Si une grande prostration, ressemblant à un sommeil profond, succède à un accès de fièvre qui a débuté par du frisson, agissez alors par des excitants diffusibles, afin de ranimer le malade qui s'éteindrait infailliblement à la fin de cet accès ou au commencement d'un autre.

Dans d'autres circonstances, la néphrite apparaît aussi d'une manière imprévue à la suite de l'évacuation entière et en une seule fois de la vessie, dans le cas de rétention complète ou incomplète d'urine chez les individus qui, depuis longtemps, ne rendent qu'une portion du liquide retenu dans la vessie.

On ne trouvera pas déplacés, je pense, quelques mots d'explication à propos du mécanisme par lequel s'opère cette rétention, et comment les reins, à une période avancée de la maladie, participent à cet état pathologique et peuvent être impressionnés par ce qui se passe dans un organe aussi éloigné que la vessie.

Supposons une prostate au début d'une évolution pathologique ; le développement a surtout lieu du côté de la cavité vésicale, l'orifice du col se trouve élevé peu à peu, et la vessie qui, chez le jeune homme n'avait pas de bas-fond, chez l'adulte commence à en avoir un qui, par la suite, chez le vieillard est très prononcé. La prostate forme alors un bourrelet, une saillie, qui met obstacle à l'écoulement de l'urine, obstacle que les contractions violentes de la vessie peuvent vaincre ; au début, il y a donc lutte qui ne tarde pas à fatiguer la vessie. Chaque jour cet organe perd de son énergie, et l'évacuation du liquide n'est plus complète ; un peu d'urine commence alors à séjourner dans le bas-fond. Ce liquide qui stagne vient aussi contribuer à faire perdre à la vessie de sa force ; aussi la quantité d'urine retenue dans le réservoir augmente-t-elle, la proportion de celle rendue spontanément diminue, et les envies deviennent plus fréquentes. Il en résulte un état de demi-réplétion qui achève de faire perdre à la vessie sa puissance contractile, par cette raison que ses fibres toujours distendues, sont sans cesse en travail et ne se reposent plus, comme dans l'état normal, par des alternatives de contraction et de relâchement.

Laissant de côté l'incontinence et le catarrhe, résultats inévitables de cet état de choses, j'arrive à l'inconvénient le plus important à notre point de vue : c'est l'état maladif des reins. En effet, cette réplétion continuelle du réservoir urinaire comprime les uretères qui ne se vident que difficilement dans la vessie ; les calices et le bassinet sont baignés dans l'urine, distendus même, ce qui ne tarde pas à allumer dans les reins une inflammation chronique. Cette néphrite chronique, lorsqu'elle a plusieurs années d'existence, peut, à la suite d'une évacuation brusque et complète de l'urine retenue, prendre une forme aiguë fort grave, — ce qui peut s'expliquer par une circulation plus active, développée rapidement dans des organes longtemps soumis à un état morbide auquel on les a brusquement soustraits. Cette néphrite aiguë, causée par un retour du sang, se complique peut-être aussi d'absorption et de résorption urineuse et purulente dont l'effet à craindre est une mort très rapide.

L'expérience m'a donc démontré qu'une ancienne rétention devenue complète ou non, surtout lorsque l'urine est catarrhale et purulente, doit être traitée avec ménagement et lenteur. Je ne donne issue à l'urine que partiellement, et je mets au moins une semaine à vider complètement la vessie, me réservant de l'évacuer entièrement, et de faire des lavages alors seulement que les accidents causés par une brusque transition d'état ne sont plus à craindre. — Ici encore le sulfate de quinine réussit sinon comme anti-périodique des accès, au moins comme anti-septique, et généralement j'en ai obtenu de bons succès.

DE L'EMPLOI

DES

ENDUITS IMPERMÉABLES
CONTRE L'INFLAMMATION,

PAR M. LE D^r DE ROBERT DE LATOUR,
De Paris.

Après quelques mots relatifs à l'indifférence des corps savants pour ses travaux, l'auteur commence l'exposé de son Mémoire.

L'idée mère de cette doctrine est que chacun des éléments de la vie est à la fois un élément de maladie. La médecine a eu tort de poser ses lois en dehors de la faculté calorisatrice ; tous les systèmes qui ont vu le jour étaient viciés par la base, et ils n'ont eu d'autre résultat que d'amener le scepticisme.

« Il suffirait, dit l'auteur, pour s'élever à cette importante notion,
« de tenir compte de l'action qu'exerce le calorique sur la progres-
« sion des liquides dans les tubes d'étroits calibres ; car le fait ac-
« compli dans le monde physique, le monde organisé nous en four-
« nit l'exacte représentation. »

En vertu de la chaleur animale, le sang chemine dans les plus petits tubes circulatoires.

La fonction calorisatrice prend sa place à côté de la circulation du sang comme force dynamique de la progression du fluide dans le réseau capillaire ; il en résulte que la chaleur venant à augmenter, l'équilibre se trouve rompu ; les vaisseaux sanguins se distendent de plus en plus sous l'influence des nouvelles colonnes sanguines ; ces vaisseaux se dilatent outre mesure, ou se rompent et laissent échapper leur contenu dans la trame des tissus. C'est là l'inflammation à tous ses degrés, depuis l'injection jusqu'à la gangrène.

Ainsi donc l'exagération locale de la température organique est le caractère essentiel de l'inflammation.

Tel est le phénomène dans toute sa simplicité ; quant aux causes de l'inflammation, elles sont innombrables : les unes touchent à la constitution chimique du sang, elles produisent des phénomènes matériels variables comme les éléments dont ils dérivent.

Ainsi, par exemple, l'application sur la peau du tartre stibié, de la

moutarde, de la poudre de cantharides, donnent lieu à des phénomènes inflammatoires tout différents à cause des réactions chimiques
qui se sont accomplies au sein des tubes circulatoires entre le sang et
les agents absorbés. Cette inflammation, qui se présente avec des
caractères complexes, vous pouvez, dit M. de Robert de Latour,
la décomposer par l'expérimentation pour en saisir les divers éléments.

Ainsi, l'inflammation que vous développez si facilement chez
l'animal à sang chaud, il vous est impossible de la développer chez
l'animal à sang froid ; car chez ce dernier l'élément de cet acte morbide n'existe pas ; il faut de la chaleur, et l'animal à sang froid en est
dépourvu.

Mais pour être exempt de l'inflammation, l'animal à sang froid ne
saurait échapper aux combinaisons chimiques dont est susceptible le
sang dans ses propres vaisseaux ; l'auteur parle ici de diverses expériences faites sur les membranes de la grenouille au moyen de
l'ammoniaque et de l'eau salée.

Ces phénomènes ne peuvent être mis sur le compte de l'inflammation, puisqu'on peut les produire aussi bien dans un vase inerte que
dans les vaisseaux de l'animal. L'auteur passe ensuite aux indications
thérapeutiques ; il faut pour cela attaquer la fonction calorisatrice
dans les parties mêmes où s'est révélé le surcroît d'énergie. Ici se
place une découverte de la plus haute importance, découverte qui appartient à Foucault : c'est qu'il suffit, pour enchaîner la production
du calorique chez un animal, et le faire mourir de froid dans l'espace
de quatre à six heures, il suffit de revêtir son corps de résine ou de
tout autre agent imperméable.

L'action de l'air sur la peau est une des conditions indispensables
de la calorification.

Cette découverte donnait la solution du problème ; il ne s'agissait
plus que de trouver un topique parfaitement inoffensif pour la peau
humaine et la garantissant sûrement du contact de l'air ; le collodion
remplit assez bien toutes ces conditions.

L'emploi des enduits imperméables relève donc de la physiologie,
et cette médication se déduit logiquement, et de cette connaissance
acquise, *que l'inflammation n'est autre chose que l'exagération locale
de la chaleur organique*, et de cette notion non moins certaine *que
l'action de l'air sur la peau est un élément même de cette chaleur.*

C'est au début de l'explosion inflammatoire que l'enduit imperméable montre toute sa puissance, lorsque les tissus organiques ne
sont pas encore altérés. On peut ainsi arrêter le développement des
érysipèles, des pustules varioliques, des furoncles, des anthrax, etc.
Le docteur Marchal de Calvi rapporte qu'il est parvenu par ce moyen
à guérir quinze anthrax.

L'emploi des enduits imperméables a cela d'avantageux, qu'il ne porte aucun préjudice au reste de l'organisme ; son action est toute locale.

L'auteur cite un cas qui lui est personnel. Il avait été piqué, probablement par une guêpe, à la face palmaire du doigt indicateur ; il y fit d'abord peu d'attention, mais le lendemain les douleurs survinrent ainsi que la rougeur et un commencement de tuméfaction ; il put alors, par l'application d'une couche de collodion , arrêter les progrès de l'inflammation. Ayant à plusieurs reprises voulu détacher cet enduit, chaque fois les mêmes accidents inflammatoires se reproduisirent de nouveau, chaque fois aussi le même remède enrayait les progrès du mal.

L'enduit imperméable n'a pas moins de puissance contre les phlegmasies viscérales, pourvu que la structure anatomique ne donne pas lieu à la présence de l'air sur des surfaces autres que celles où le remède est appliqué ; ainsi dans la pneumonie , toute la surface bronchique du poumon échappe au remède qui devient impuissant. Dans les inflammations de la plèvre au contraire, l'enduit imperméable rend les plus signalés services.

Les dispositions anatomiques, dans la cavité abdominale, se prêtent bien autrement aux succès de la médication. C'est merveille, dit l'auteur, de voir ainsi disparaître l'hépatite, l'ovarite, la métrite, la péritonite, quelque activité qu'ait revêtue cette affection (excepté pour la péritonite s'accompagnant d'accidents puerpéraux).

La même exception s'applique aux érysipèles compliqués d'accidents de résorption purulente.

M. de Robert de Latour termine par quelques considérations sur la nécessité de faire servir la physiologie à la pratique de l'art , et il remercie ses confrères de Rouen d'avoir fait un appel à toutes les intelligences. Il espère que cet exemple ne sera pas perdu, et que cette solennité en amènera d'autres.

Discussion :

M. le Dr Liégard , de Caen , fait observer que l'ammoniaque dissout le sang au lieu de le coaguler, comme le prétend M. de Robert de Latour, et demande à ce dernier s'il a des faits à l'appui des opinions qu'il vient d'émettre.

M. de Robert de Latour répond qu'il a fait beaucoup d'expériences sur ce sujet et qu'il a constaté que l'ammoniaque coagule le sang. Il ajoute qu'avec l'eau salée le sang se décompose; dans un vase ou sur une grenouille, par exemple, l'eau salée produit l'effet suivant sur le sang : au bout de quelque temps, le serum gagne les parties supérieures, tandis que les globules sont précipités en bas.

Dr Giraldés

PHYSOSTIGMA VENENOSUM, BALFOUR CALABAR ORDEAL BEAN.

Congrès médico-chirurgical de Rouen.

DESCRIPTION OF PLATES.

Fig. 1. Branch with pinnately trifoliate leaves, & racemose inflorescence, showing also entire flowers with persistent & young legumes.
Fig. 2. Vexillum separated.
Fig. 3. Ala.
Fig. 4. Carina.
Fig. 5. Diadelphous stamens.
Fig. 6. Upper part of style, bearded, and with cucullate stigma.
Fig. 7. Upper part of bearded style, with stigmatic hood laid open.
Fig. 8. Calix and young legume.
Fig. 6, 7, 8. Magnified.
Fig. 9. Young legume with three ovules.

DE LA FÈVE DU CALABAR,

PAR M. LE Dr GIRALDÈS,

De Paris.

La fève du Calabar, sujet dont je vais avoir l'honneur d'entretenir l'assemblée, n'est plus une nouveauté. Dans les temps où nous vivons, les nouveautés sont rares ; ce qui est nouveau aujourd'hui, grâce à l'intervention bienfaisante de la presse scientifique, deviendra demain monnaie courante et tombera dans le domaine commun.

Depuis bientôt deux mois, les journaux de médecine se sont occupés de ce sujet, mais comme leurs récits ont été puisés à peu près à la même source, certaines erreurs ont été répétées ; c'est pourquoi j'ai pensé qu'il ne serait pas hors de propos de porter cette question devant cette assemblée, d'en résumer sommairement les points principaux, et de vous exposer les diverses phases de son évolution.

La fève du Calabar appartient à la grande famille des Légumineuses ; cette plante était complètement inconnue de nos botanistes les plus éminents, et lorsque, il y a six mois, on s'enquerrait auprès d'eux pour savoir le nom de la famille à laquelle appartient le *physostigma*, ils répondaient qu'une erreur se cachait sous ce nom et qu'ils ne connaissaient aucun végétal ainsi dénommé.

La fève du Calabar, le *physostigma venenosum*, pour la désigner par son nom scientifique, appartient au continent africain, et, comme je l'ai dit, à la famille des Légumineuses, famille déjà riche en poisons plus ou moins énergiques, tels que : le *coronilla varia*, le *lathyrus cicera*, le *lathyrus aphaca*, le *piscidia erythrina*, le *tephrosia toxicaris*, l'*ompholobium uncinatum*, le *fillæa suaveolens* ; quelques-unes de ces plantes sont employées en Afrique comme poisons d'épreuve, c'est-à-dire dans le but de découvrir la culpabilité des individus accusés de crimes graves, ou même de sorcellerie ; cet usage de soumettre les accusés à l'épreuve du poison se retrouve dans l'antiquité, et longtemps il a été mis en pratique dans l'Inde et dans la Chine ; de nos jours encore, il est employé dans les régions équatoriales de l'Afrique, et notamment sur la côte occidentale et sur la côte orientale de ce continent. Sur les rives du Gabon, le poison d'épreuve est emprunté à l'écorce d'une légumineuse décrite par MM. Guillemin et Perrotet dans la *flore de la Sénégambie*, le *fillœa suaveolens*, et sur les bords du Calabar, la graine d'une autre plante de la même famille désignée dans le pays sous le nom de *Tséré*, connue des missionnaires protestants sous le nom de *Fève d'épreuve*, est affectée aux mêmes usages.

La rivière du Calabar est située par 4° 32' latitude Nord et 8° 25' longitude Est; elle débouche dans la baie de Biafra. Les mœurs des naturels de cette région ont été décrits par le Dr Daniell de la marine anglaise, dans un Mémoire présenté à la Société Ethnologique de Londres, en 1846 (1). En parlant des diverses coutumes de l'ancien Calabar, il dit : « Le gouvernement est une monarchie despotique, généralement modérée, mais quelquefois cruelle et absolue dans ses procédés. Le roi et les principaux habitants forment ordinairement une cour de justice, devant laquelle se débattent toutes les affaires de la contrée, et devant laquelle sont traduits les individus soupçonnés d'un crime grave ; s'ils sont reconnus coupables, ils sont forcés de boire une espèce de breuvage pouvant donner rapidement la mort, breuvage fait avec les graines d'une légumineuse aquatique. On compose cette espèce d'émulsion en pilant ces graines et en les faisant macérer dans l'eau; cette macération produit une liqueur laiteuse. Le condamné, après avoir bu une certaine quantité de ce mélange, doit se promener jusqu'à ce que les effets du poison deviennent évidents; si après un laps de temps déterminé, l'accusé est assez heureux pour rejeter le poison, il est reconnu innocent et mis en pleine liberté. » En décrivant ces pratiques, le Dr Daniell n'indique même pas le nom donné par les indigènes à la graine employée pour un tel usage. C'est au révérend Waddell, missionnaire au Calabar, qu'on est redevable de renseignements précis sur les effets produits par l'usage de cette émulsion toxique; ce missionnaire nous a également appris que les indigènes donnaient le nom de *Tséré* à la légumineuse en question et il apporta à Edimbourg, en 1854, quelques graines qu'il donna au professeur Christison ; ce savant toxicologiste en fit le sujet d'un travail important qu'il communiqua à la Société royale d'Edimbourg en 1855 (2), et dans lequel il fit connaître les propriétés toxiques de la fève d'épreuve du Calabar. De son côté, le professeur Balfour, après avoir fait germer dans le Jardin botanique d'Edimbourg quelques-unes de ces graines, et après avoir comparé la plante venue à

<hr>

(1) On the natives of Old. Calabar, west cost of *Africa Journal* of Ethnolig, soc of London, vol. 1, p. 210.

(2) The monthly *Journal of Medecine*, vol. XX, 3e série, 1855, on the properties of the Ordeal-Bean of old Calabar, p. 193.

Edimbourg avec des échantillons complets que le missionnaire Baillie lui envoya du Calabar au prix de grandes difficultés, le savant professeur donna une description complète de cette légumineuse (1). Il la classa dans la section des Papillionacées, dans une nouvelle tribu appelée Eupharéolée, et dans un genre nouveau qu'il désigna sous le nom de *Physostigma*, espèce *venenosum*. La fève du Calabar, comme nous l'apprend le professeur Balfour, est une plante vivace grimpante, très robuste, qui croît dans les endroits marécageux et aux bords des rivières, peut atteindre jusqu'à cinquante pieds de hauteur et produit un légume ayant près de sept pouces de long, contenant trois graines d'une couleur chocolat de deux et demi à trois centimètres et pesant en moyenne de trois à quatre grammes. D'après le rapport de M. Waddell, la plante est détruite tous les ans par ordre du roi, après avoir mis en réserve la quantité qu'il croit suffisante pour les usages judiciaires.

Les recherches du professeur Christison ont enrichi la toxicologie d'un nouvel agent et ont ajouté à la longue liste des substances végétales vénéneuses un poison de plus. Il n'y avait certes pas matière à s'en réjouir. Par bonheur, à côté des propriétés toxiques qu'elle possède, cette graine renferme une autre propriété d'un importance majeure. L'extrait de la fève du Calabar possède la faculté d'agir sur l'appareil accommodateur de la vision, et lorsqu'une goutte est instillée entre les paupières, le muscle ciliaire se contracte, agit sur le cristallin et modifie la courbure de cette lentille. Quelque temps après l'iris subit l'influence du médicament, se contracte à son tour, et la pupille se resserre au point de paraître une toute petite ouverture au milieu du diaphragme irien. Ainsi, contrairement à l'action de l'atropine qui paralyse l'appareil accommodateur de la vision et dilate la pupille, l'extrait de fève du Calabar fait contracter cet appareil et reserrer la pupille. Cette curieuse propriété devait fournir à la thérapeutique chirurgicale une ressource précieuse, et aujourd'hui nous possédons deux agents à la faveur desquels nous pouvons paralyser ou exciter à volonté le système musculaire intrinsèque de l'œil. Cette découverte appartient au Dr Thomas R. Fraser. Ce médecin distingué, en étudiant au point de vue chimique la fève du Calabar, eut la bonne fortune de mettre la main sur un fait nouveau et d'enrichir la thérapeutique d'un agent précieux ; mais ses recherches quoique consignées dans sa *Thèse inaugurale* (2), et annoncées publiquement à la soutenance de cette thèse, le 34 juillet 1862, *in plena aula academica*, seraient peut-être passées inaperçues, si le Dr Argyll Robertson n'avait pas expérimenté sur lui-même l'agent en question, et s'il n'avait pas

(1) Transactions of Royal Society of Edimbug, vol XXII, 1860.
(2) On the characters and properies of physostigma venenosum.

fait connaître ses expériences intéressantes à la Société de Médecine et de Chirurgie d'Edimbourg, le 4 février 1863 (1). Les faits annoncés par M. Robertson firent vite du chemin, et en Angleterre, en Allemagne, en France et en Hollande, on constata presque en même temps l'exactitude des résultats avancés par l'expérimentateur écossais, et les noms si renommés et si autorisés de Bowman, Donders et Von Græffe vinrent donner à ces expériences une pleine et entière confirmation.

Les expériences instituées à Londres par M. Bowman, sur lui-même, non-seulement ont donné des résultats identiques à celles de M. Robertson, mais encore y ont ajouté quelques données de plus.

Avant de relater les faits constatés par M. Bowman, je crois qu'il est juste d'insister davantage sur les expériences de M. Robertson, comme étant les premières en date, et constituant ce que j'appelerai volontiers les *expériences princeps*.

Nous avons dit plus haut que l'extrait de la fève de Calabar avait une action directe sur l'appareil accommodateur de la vision ; la partie active de cet agent se trouve surtout dans les cotylédons ; leur enveloppe ou perisperme en renferme à peine. L'extrait employé par M. Robertson a été préparé en faisant macérer dans de l'alcool rectifié des fèves pilées, et en évaporant jusqu'à consistance sirupeuse l'extrait obtenu. On dissout ensuite dans l'eau ; trois solutions titrées à des degrés différents ont été préparées :

Solution n° 1, dont une goutte correspond à 1/4 de centigramme de poudre de fèves ;

N° 2, une goutte égale à 10 centigrammes de poudre ;

N° 3, une goutte égale à 20 centigrammes de poudre.

Après avoir préparé ces trois solutions, M. Robertson a procédé de la manière suivante : il constata, à l'aide de l'échelle de Jœger, la portée, l'étendue de sa vision ; il nota avec soin la distance du point visuel le plus rapproché et celle du point visuel le plus éloigné, après quoi il instilla entre les paupières, d'un seul côté, une goutte de la solution n° 1 ; dix minutes après cette instillation, il constata une modification très manifeste dans sa vision. Les objets éloignés n'étaient plus aussi nets, aussi distincts qu'auparavant, il fallait rapprocher le point le plus reculé pour voir les objets d'une manière distincte ; la même chose se remarquait à l'égard du point visuel le plus rapproché. Au moyen d'un verre concave, la vision a de suite été ramenée à son point normal, et les objets éloignés étaient alors aperçus aussi distinctement qu'auparavant.

Il était donc évident qu'une modification s'était opérée dans les mi-

(1) Edimb. *Medical Journal*, mars 1863, p. 860. On the Calabar Bean, as a new agent in *Ophthalmic Medecine*, p. 815. Edimb. *Medical Journal*, juin 1863, p. 1115, note on Calabar Bean.

lieux de l'œil, et que cette modification était due à l'action de l'agent employé. La pupille, dans le commencement de l'expérience, avait conservé à peu près ses dimensions normales, mais, vingt minutes après, l'action du médicament avait déterminé une contraction de l'iris et un resserrement de la pupille ; une demi-heure plus tard elle était réduite au minimum. La même expérience, dans des conditions identiques, a été faite quelques jours après avec la solution n° 2, et cette fois encore les mêmes résultats ont été observés; enfin, dans une dernière expérience, après avoir préalablement paralysé l'appareil accommodateur avec une faible solution d'atropine, on instilla entre les paupières une goutte de la solution n° 3, c'est-à-dire celle dont une goutte correspond à 20 centigrammes de poudre de fève du Calabar. Quelque temps après l'instillation . la vision, troublée par l'action de l'atropine, a été peu à peu rendue plus nette et ramenée à ce qu'elle était auparavant.

Les expériences de M. Bowman sur lui-même lui ont permis d'analyser avec précision les phénomènes produits par l'extrait de fève du Calabar sur l'appareil accommodateur de la vision, et de confirmer les résultats annoncés à Edimbourg ; il a constaté en outre que le muscle ciliaire peut se contracter inégalement, convulsivement, et déterminer ainsi des inégalités dans les courbures du cristallin, ce qui a produit chez lui des phénomènes d'astigmatisme, dans les méridiens vertical et horizontal, de l'œil.

Les essais faits par les divers observateurs, et par moi, sur une échelle assez étendue, ont démontré que l'extrait de fève du Calabar possède la curieuse propriété d'agir énergiquement sur l'appareil musculaire intrinsèque de l'œil, de déterminer, d'abord, des contractions du muscle ciliaire, et ensuite d'agir sur l'iris, de contracter la pupille et de la réduire à un point presque imperceptible ; cet état peut persister de vingt à trente heures.

Les personnes chez lesquelles la solution de fève du Calabar a été employée ont accusé d'abord une tension, un fourmillement, une espèce de gêne dans l'intérieur de l'œil ; cette gêne, cette tension étaient plus vives lorsqu'elles essayaient d'accommoder leur organe à une distance donnée, lorsque surtout elles essayaient de lire ; chez presque toutes on a constaté une modification de la vision, manifestée par un vague dans les objets perçus et par un rapprochement dans les points visuels, modifications qu'on corrigeait facilement en se servant de verres concaves ; cet état de choses démontre d'une manière évidente qu'un trouble s'est produit dans l'appareil modificateur de la vision.

Après ces données physiologiques fournies par des expériences rigoureuses, nous devons naturellement placer les résultats donnés par la clinique, et voir quelles peuvent être les applications qu'on peut faire de l'extrait de Calabar dans la pratique chirurgicale.

D'après ce que nous connaissons déjà, on peut dire que l'extrait du *physostigma venenosum* est un agent précieux destiné à prendre une place importante dans la thérapeutique des maladies oculaires. Dans des cas de mydriase rhumatismale, de mydriase par cause traumatique, l'emploi de l'extrait de fève du Calabar a donné d'excellents résultats; la vision troublée par cette grande dilatation du diaphragme irien et par un arrêt dans le jeu du muscle ciliaire, a été ramenée à sa condition normale par des applications successives de cet extrait.

Dans certains cas d'enclavement de l'iris dans une ulcération cornéenne, la contraction de l'iris, produite par l'action du médicament, a dégagé cette membrane et permis une cicatrisation de la cornée dans de meilleures conditions. Dans des cas d'adhérence de l'iris au cristallin ou à la cornée, ces adhérences ont pu être déchirées par l'action simultanée de l'atropine et de l'extrait de *physostigma*, en déterminant à volonté la contraction et la dilatation de la pupille; en provoquant ainsi ce phénomène de glissement, on a obtenu la déchirure plus ou moins complète de ces adhérences. Il m'a été donné de pouvoir constater les trois ordres de faits que je viens d'exposer.

En terminant, Messieurs, cette esquisse rapide sur l'historique et les usages thérapeutiques de la fève du Calabar, je crois de mon devoir de signaler à l'assemblée le généreux empressement du Dr Fraser à me fournir une quantité suffisante de graines pour les expériences cliniques, don d'autant plus précieux, qu'il était impossible de s'en procurer à Paris, et même difficile d'en trouver en Angleterre. Cet ingénieux expérimentateur poursuit en ce moment des recherches dans le but d'isoler la partie active du *physostigma venenosum*, l'alcaloïde peut-être; s'il parvient à ce résultat, il aura rendu un nouveau service à la thérapeutique; il sera possible alors de doser avec précision et de proportionner les solutions aux résultats qu'on veut obtenir.

Tels sont, Messieurs, les traits principaux de l'histoire de ce nouvel agent, que j'ai voulu rappeler au souvenir de quelques membres de cette assemblée, et porter à la connaissance de quelques autres. Je me suis attaché à mettre en lumière le côté qui regarde la physiologie et la thérapeutique de l'organe de la vision; j'ai omis à dessein les intéressantes recherches des professeurs Sharpey et Harley sur la physiologie, et le remarquable travail du professeur Christison sur la toxicologie; on ne saurait oublier enfin l'intéressant mémoire du Dr Fraser, mémoire dans lequel ce sujet est traité *in extenso*, soit au point de vue physiologique, soit au point de vue thérapeutique.

DE LA

DIVULSION DES EPIPHYSES,

PAR M. LE Dr FOUCHER,

De Paris.

La lésion désignée sous le nom de *décollement, disjonction, divulsion des épiphyses*, a été étudiée par un certain nombre de chirurgiens ; et cependant l'on peut dire que nos connaissances sur ce genre de maladie sont encore incomplètes, tant au point de vue anatomo-pathologique qu'au point de vue clinique. L'obscurité est même telle en cette matière, que certains auteurs ont cru pouvoir nier jusqu'à la possibilité de cette lésion. Il suffit, pour trouver la vérification de cette assertion, de parcourir rapidement les écrits publiés sur ce sujet.

Il me paraît inutile de remonter jusqu'à Hippocrate pour chercher l'indication des divulsions épiphysaires que l'on a pourtant voulu trouver dans quelques mots contenus au livre *de Articulis,* à propos des luxations du poignet.

L'on voit même la chirurgie traverser une longue suite de siècles sans qu'il soit question des décollements épiphysaires, et ce n'est que dans les écrits d'A. Paré qu'on les rencontre signalés à plusieurs reprises, tant au livre des fractures qu'au livre des luxations (Voir A. Paré, liv. XIII, XIV, édition Malgaigne). Mais il ne faut pas chercher dans le chirurgien français autre chose qu'une simple indication. On peut en dire autant de ce qu'ont écrit sur ce sujet M. A. Séverin (*de Abcessuum recondità naturà*, lib. octo, chap. VII, p. 428, 1632), et Eyssen (*Traité de ossibus infantis cognoscendis et curandis*, 1659). Ce ne sera pas non plus dans les quelques mots contenus dans Fabrice de Hilden (*Cent. V*), ni dans Verduc (*Band. et fractures*), que l'on devra chercher la connaissance des disjonctions des épiphyses.

Duverney et J.-L. Petit ont signalé cette lésion à propos des fractures du col du fémur, l'un pour nier le décollement épiphysaire en dehors d'un état morbide de l'os, l'autre pour le rattacher aux fractures. Weisse et Poupart (Acad. des Sciences, 1699), ont signalé le décollement spontané.

Mais, en 1759, Reichel publia sa dissertation sur la divulsion des épiphyses (*de Epiphysium ab ossium diaphysi deductione*). Dans tous les auteurs qui ont précédé, la possibilité de la disjonction épiphysiaire se trouve seulement mentionnée ; Reichel le premier l'a étudiée comme lésion distincte et a admis un décollement spontané et un décollement traumatique. Son travail est resté le point de départ des écrits du même genre, et quand j'aurai indiqué Bertrandi et Monteggia, dont Petit-Radel a traduit à peu près les articles dans l'Encyclopédie méthodique (T. Ier, p. 433), j'aurai mentionné tous les travaux originaux qui se rattachent à ce sujet.

Plus tard, on trouve ce sujet signalé plutôt qu'étudié çà et là dans les écrits de Paletta (*Exer. anat.*, 1820), d'A. Cooper (*Fract. art.*), dans Boyer (tom. III, p. 20), dans Dupuytren (*Leçons oral.*) ; puis l'on rencontre dans les recueils périodiques quelques observations, telles sont celles de Julia Fontenelle (*Arch. méd.*, t. X), de M. Goyrand (*Jour. hebd.*, tom. Ier, p. 170), de Valleix (Soc. anat., 1834), de M. Malgaigne (*Gaz. méd.*)

Mais la question ne se trouva reprise dogmatiquement qu'en 1834, lorsque Rognetta publia dans la *Gazette médicale* son mémoire sur la divulsion traumatique des épiphyses. Comme c'est dans ce travail qu'ont puisé la plupart des auteurs qui sont venus ensuite, je dois m'y arrêter un instant. J'ai lu, analysé, compulsé ce long mémoire, et j'y ai rencontré beaucoup de digressions qui certainement ont l'avantage d'allonger le travail, mais qui probablement auront eu l'inconvénient d'empêcher souvent le lecteur d'aller jusqu'au bout. L'on trouvera, dans ce mémoire, des détails sur l'état anatomique des épiphyses et sur leur mode d'union aux diaphyses, puis des observations très écourtées et dont pas une peut-être n'échappe à la critique ; on remarquera la facilité avec laquelle l'auteur a trié sa petite collection de faits sans avoir l'air de se préoccuper de leur véritable caractère ; l'on notera l'absence de descriptions anatomo-pathologiques, l'indication timide de quelques expériences sur le cadavre ; et au milieu d'assertions erronées ou hypothétiques, l'on découvre d'importantes vérités émanant en ligne directe de Reichel et de Bertrandi.

Heureusement qu'une publication beaucoup plus sérieuse et destinée à faire oublier complètement le Mémoire de Rognetta l'a suivi de près. En 1837, dans la *Presse médicale*, M. Guérétin fit connaître le résultat de ses recherches sur les décollements épiphysaires ; c'est sans contredit le travail le plus instructif qui existe sur ce sujet ; on y trouve l'expérimentation cadavérique marchant autant que possible de front avec l'observation clinique. Plus tard, un chirurgien distingué, M. Salmon, a cherché dans sa thèse inaugurale à éclairer quelques points restés obscurs. Il a écrit quelques pages intéressantes sur les caractères anatomo-pathologiques, et les a présentés avec plus de précision que ne l'avaient fait ses devanciers.

Après ces travaux spéciaux, je n'ai à signaler que les articles insérés dans les traités généraux de chirurgie, tels que ceux de MM. Malgaigne, Nélaton, Cruveilhier, Gerdy, le Compendium de chirurgie ; c'est sur le mémoire de Roguetta, sur celui de M. Guérétin que reposent presque toutes les assertions contenues dans ces articles. Cependant M. Malgaigne a insisté sur l'analogie qu'il faudrait établir entre les décollements épiphysaires et les fractures. M. Cruveilhier a ajouté le résultat de quelques expériences faites sur le cadavre. Je croirai avoir achevé de montrer combien il est urgent de revenir sur ce sujet, lorsque j'aurai ajouté que les auteurs du Compendium de chirurgie ont cru utile de mettre le lecteur en garde contre ce qu'ils ont écrit sur le décollement des épiphyses : « La description des lésions anatomo-pathologiques, disent-ils, est purement hypothétique ; et plus loin : « C'est avec beaucoup de circonspection qu'il faut accueillir la description que nous allons faire de cette maladie, description que nous empruntons surtout aux mémoires de MM. Rognetta et Guérétin. » Il me suffit de cette autorité importante pour légitimer les recherches que j'ai faites.

Il serait téméraire de vouloir d'abord embrasser complètement l'ensemble d'une question où il y a presque tout à faire. J'ai pensé qu'ici, comme dans presque toutes les questions de pathologie chirurgicale, c'était de l'anatomie pathologique qu'il fallait s'occuper d'abord. Mais ce point est hérissé de difficultés, parce que les observations manquent de détails, et qu'on est obligé d'avoir recours à l'expérimentation cadavérique dont quelques-uns seraient tentés de contester les résultats. Ce sont les résultats obtenus par cette expérimentation et par l'examen de quelques faits cliniques bien observés que j'ai voulu soumettre à l'appréciation des membres de cette savante réunion.

Certains auteurs ont, à l'exemple de Rognetta, admis avec une incroyable facilité la fréquence des décollements épiphysaires, et se montrent disposés à désigner sous ce titre toutes les lésions traumatiques portant sur les extrémités articulaires des jeunes sujets ; les autres ne veulent voir dans cette lésion qu'une fracture et négligent de s'en occuper autrement : c'est entre ces deux opinions extrêmes que se trouve la vérité.

Pour s'en convaincre, il faut se rappeler le mode d'union de la diaphyse et de l'épiphyse. M. P. Broca, dans son travail sur le rachitisme, a décrit d'une façon précise la relation du cartilage épiphysaire et de la diaphyse. Il a montré qu'entre le cartilage proprement dit de l'épiphyse et le tissu spongieux de la diaphyse, il existe deux couches plus ou moins épaisses, dont l'une n'est pas encore du tissu spongieux, et dont l'autre n'est déjà plus du cartilage normal. Ces deux couches, *spongoïde* et *chondroïde*, ont un aspect qui tranche sur celui de l'os et sur celui du cartilage, mais elles ne s'en continuent

5

pas moins avec l'un et avec l'autre ; leur épaisseur varie suivant l'âge, suivant l'os, et il m'eût été agréable, après avoir vérifié de tous points l'exactitude de la description de M. Broca, de pouvoir établir une relation directe entre l'épaisseur de la couche chondroïde et la facilité de la séparation de l'épiphyse, entre l'apparition du tissu osseux dans l'épiphyse et la forme du décollement ; cette relation, que la raison indique, il ne m'a pas été donné de la démontrer. Quoi qu'il en soit, la lésion traumatique dont il s'agit constituera, en tous cas, une véritable solution de continuité et non pas une simple séparation de parties contiguës.

La couche d'union de la diaphyse et de l'épiphyse n'offre pas un plan régulier, la coupe en est alternativement concave et convexe, de manière à représenter un *S* italique allongé, et à constituer une sorte d'emboîtement réciproque. Cette forme devient d'autant plus manifeste que l'on se rapproche plus de l'époque à laquelle l'épiphyse et la diaphyse vont être soudées ; à la naissance, elle est à peine appréciable et devient très apparente dès l'âge de un à deux ans, surtout pour certaines articulations, celle du coude en particulier ; il est remarquable que cette forme de la couche d'union de l'épiphyse et de la diaphyse n'est pas la même dans tous les os, et qu'elle n'a aucune relation avec celle de la surface articulaire correspondante. Ainsi, elle est très marquée à l'extrémité supérieure de l'humérus, où pourtant la surface articulaire est régulièrement convexe ; il en est de même au genou et au coude, tandis qu'à l'extrémité inférieure du radius et du tibia, la couche chondroïde se rapproche plus de la forme plane.

Ces notions anatomiques sont nécessaires à l'intelligence du mécanisme des divulsions épiphysaires, et c'est après les avoir bien constatées que j'ai cherché à prendre une idée aussi exacte que possible de la forme et des variétés de ces divulsions.

Lorsque l'on cherche à produire une solution de continuité à l'extrémité d'un os long d'un enfant, il peut arriver trois choses : ou bien l'épiphyse est séparée de la diaphyse et la surface de séparation ne présente aucune couche osseuse : c'est la *divulsion épiphysaire* proprement dit ; ou bien l'épiphyse entraîne avec elle une couche osseuse, mince, peu consistante, finement grenue : c'est la *fracture épiphysaire* ; ou bien enfin la solution de continuité se fait au sein du tissu spongieux, près de l'épiphyse : c'est la *fracture préépiphysaire*. Quelquefois, il arrive que la solution de continuité, produite d'une façon moins régulière, porte à la fois à sa surface ces trois caractères. Un fait constant, c'est que la séparation n'a jamais lieu au sein du tissu cartilagineux proprement dit. Or, en se reportant à ce qui vient d'être établi sur le mode d'union de l'épiphyse et de la diaphyse, on comprendra que, dans le premier cas, c'est la couche chondroïde qui a cédé à son point de continuité avec la couche spongoïde ; que, dans le deuxième cas, c'est la couche spongoïde qui s'est séparée du tissu spongieux.

Dans la véritable disjonction épiphysaire, la surface de la solution de continuité du côté de la diaphyse offre une forme générale convexe, sans présenter toutefois une courbure régulière, mais bien plutôt sinueuse. Les saillies et les excavations de cette courbe sinueuse sont parsemées de petites saillies et excavations secondaires, que l'on a comparées aux cotylédons du placenta, et que Haller avait déjà signalées. Sur toute la surface est étendue une couche très mince de tissu spongoïde peu résistant; du côté de l'épiphyse, les courbures sont disposées en sens inverse et leur surface offre l'aspect d'un cartilage mou, vasculaire, d'une teinte gris-rosée. — Dans le deuxième cas, la forme des surfaces de la solution de continuité est la même, mais leur aspect a changé. Du côté de l'épiphyse, on rencontre une très fine lamelle de tissu osseux spongoïde peu consistant; du côté de la diaphyse, une surface spongieuse criblée de trous. Dans la fracture préépiphysaire, toute régularité a disparu; la fracture offrant le plus souvent la direction transversale n'en présente pas moins une foule de dentelures plus ou moins considérables. Cette dernière variété est souvent incomplète, les fibres osseuses n'ayant été rompues que dans une partie de l'épaisseur de l'os.

Il est d'autant plus utile de mentionner ces trois variétés, que nos expériences nous ont montré que chacune d'elles a lieu plus ou moins facilement suivant les différents âges. Ainsi, chez les enfants de quelques mois, alors que la couche chondroïde est bien apparente, c'est elle qui cède le plus aisément, et la première variété, la véritable divulsion épiphysaire a plus de chance de se produire. Plus tard, lorsque la couche spongoïde a envahi en partie le tissu chondroïde, la fracture épiphysaire sera plus facile, tandis que la fracture préépiphysaire appartiendra de préférence aux sujets plus avancés en âge. D'une façon générale, d'un mois à un an, c'est la divulsion de l'épiphyse; d'un à quatre ou cinq ans, c'est la fracture épiphysaire, et de cinq ans à dix et au-dessus, on trouve plutôt la fracture préépiphysaire. Ces données, fournies par l'anatomie pathologique et l'expérimentation, ont une importance réelle au point de vue du diagnostic et de l'étiologie. Cependant il ne faudrait pas être trop exclusif, car souvent même dans le jeune âge les épiphyses résistent beaucoup à la divulsion; ainsi il nous est arrivé fréquemment de ployer complètement la jambe en avant et l'avant-bras en arrière, sur des cadavres d'enfants, sans produire la moindre lésion. Ces résultats surprendront peu ceux qui voudront se rappeler la laxité extrême des ligaments chez l'enfant.

Une des lésions qui accompagnent les divulsions épiphysaires et à laquelle j'attache la plus haute importance, bien qu'elle n'ait pas été suffisamment signalée, c'est le décollement du périoste. Tout le monde connaît le peu d'adhérence de cette membrane aux os chez les enfants, et c'est même là ce qui constitue, à mon avis, la cause prédisposante la plus réelle des phlegmasies du périoste dans l'enfance. J'ai vu à peu près constamment la divulsion de l'épiphyse, quel qu'en soit le siége précis, s'accompagner d'un décollement du périoste souvent assez considérable pour s'étendre jusqu'au tiers et même à la moitié de la longueur totale de l'os. Il m'a semblé que ce décollement du périoste était surtout manifeste lorsque la séparation de l'épiphyse s'était opérée sous l'influence de certaines causes. Ainsi celles qui ont lieu par traction directe ne s'accompagnent pas d'un décollement périostique étendu. Cette lésion très constante ne saurait être indifférente, et je lui attribue une grande influence sur la terminaison fatale qui a eu lieu dans le fait dont je donnerai plus loin les détails.

L'âge du sujet n'est pas la seule cause qui influe sur la fréquence et la facilité de la divulsion épiphysaire ; il faut encore tenir compte de la diversité des résultats fournis par les diverses extrémités épiphysaires et de l'état auquel est parvenu l'épiphyse.

L'un des points les moins étudiés et pourtant l'un des plus importants de l'histoire de la divulsion des épiphyses, c'est le mécanisme par lequel se produit ce genre de lésions. M. Guérétin s'est borné à l'indication des causes directes et indirectes, et M. Salmon, qui a fait de nombreuses expériences sur le cadavre, ne pose pas même la question du mécanisme. C'est un point qui m'a, au contraire, vivement préoccupé, et je pense être arrivé sous ce rapport à des résultats intéressants. Ici, comme lorsqu'il s'est agi de l'anatomie pathologique, je ne veux point entrer dans les détails des observations ; je me bornerai à énumérer dogmatiquement les faits que ces observations m'ont paru démontrer.

Je n'ai jamais pu réussir, quelque fût l'âge du sujet, à détacher une épiphyse par la simple action d'une violence exercée sur elle. Dans ce cas, l'épiphyse peut être brisée, fragmentée, mais non séparée régulièrement, et l'on devra, à mon avis, se montrer très réservé à accepter les quelques observations qui semblent établir la possibilité de ce mécanisme.

La traction suivant l'axe du membre produit quelquefois la divulsion de l'épiphyse dans le très jeune âge, mais il faut qu'elle soit énergique, et, sous ce rapport, mes expériences ne concordent pas complètement avec celles qui se trouvent relatées dans la thèse de M. Pajot sur les *lésions traumatiques que le fœtus peut éprouver pendant l'accouchement.*

A prendre les résultats indiqués par ce savant accoucheur, la force de traction nécessaire pour arracher les épiphyses humérale ou fémorale varierait entre 35 et 60 kilogr. Cette même force suffirait pour arracher tout un membre. Je n'ai jamais réussi à effectuer la moindre lésion avec une force aussi peu considérable, et, sur des cadavres

bien frais d'enfants à terme, il m'a toujours fallu dépasser 100 kilogr.
J'ai remarqué, du reste, comme on le trouve noté dans les expériences de M. Pajot, que les parties molles cèdent avant l'épiphyse.
Lorsqu'on prend des enfants de deux mois à un an, on voit s'accroître
rapidement le degré de force nécessaire, et chez les enfants d'un an,
la traction qu'il faut exercer pour arracher l'épiphyse humérale supérieure ne doit pas être moindre que 200 à 250 kilogr. Sur un enfant
de quatre ans, une traction de 350 kilogr. n'a pas produit d'arrache-
ment épiphysaire. Si l'on applique la force de traction à l'extrémité
des membres, on peut avoir une idée du degré de résistance des diverses épiphyses ; j'ai constaté que l'épiphyse humérale inférieure
cédait d'abord, puis l'épiphyse fémorale inférieure ; viennent ensuite
les épiphyses tibiale supérieure, humérale supérieure, fémorale supérieure ; dans aucun cas, les épiphyses radiale, cubitale et tibiale inférieures n'ont été arrachées. Ces faits se comprennent si l'on se rappelle les rapports des ligaments avec l'épiphyse, et si l'on veut bien
admettre que c'est par leur intermédiaire que la traction exerce son
action.

Ces résultats sont tels, qu'ils permettent d'affirmer que très rarement la traction directe agira assez énergiquement sur le vivant pour
produire la divulsion d'une épiphyse. C'était dans un autre mode
d'action qu'il fallait rechercher la cause et le mécanisme ordinaire de
la divulsion épiphysaire ; j'ai dès lors essayé les mouvements de
flexion et d'extension, et ce mode d'expérimentation m'a fourni des résultats concluants que je dois indiquer pour chaque articulation. La
flexion forcée et l'extension de la hanche et de l'épaule n'ont jamais
produit dans mes expériences le décollement des épiphyses corres-
pondantes.

Il n'en est plus de même lorsqu'on imprime ces mouvements aux
articulations du genou et du coude. L'extension forcée du genou chez
l'enfant, jusqu'à un an, produit constamment la divulsion d'une épiphyse, le plus ordinairement de celle du fémur, quelquefois de celle
du tibia ; ce même mouvement a sur le coude un résultat analogue
en ce qu'il donne lieu à peu près constamment au décollement de
l'épiphyse humérale inférieure, très exceptionnellement de l'olécrâne;
jamais l'épiphyse radiale supérieure n'a cédé.

Enfin, sur le coude-pied, l'extension forcée a produit quelquefois la
séparation de l'épiphyse tibiale inférieure, plus souvent la fracture
incomplète préépiphysaire ; quelquefois elle a été sans résultat. Il en
est de même pour le poignet, d'où il résulte que ce mouvement d'extension, qu'il faut toutefois porter très loin, peut rendre compte de
la divulsion des épiphyses fémorale et humérale inférieures et tibiale
supérieure. Il est, du reste, facile de comprendre le mode d'action de
l'extension forcée dans l'une et l'autre articulation.

La disjonction des épiphyses humérale et fémorale supérieures s'opère par un autre mécanisme. J'ai d'abord cru comme M. Guérétin, comme M. Salmon , que sur le cadavre l'on ne pouvait séparer l'épiphyse humérale supérieure de sa diaphyse; mais je n'ai pas tardé à m'apercevoir que cette séparation s'effectuait si l'on portait violemment le bras dans l'abduction forcée et la rotation en dehors; il est probable qu'alors la tête humérale prend son point d'appui sur la partie postérieure et supérieure de la cavité glénoïde, c'est encore en portant la cuisse dans l'abduction et la rotation forcée en dehors que l'on sépare l'épiphyse fémorale supérieure, et j'attribue alors une grande influence à la traction exercée par le ligament rond distendu. Par ces mouvements d'abduction et de rotation, je n'ai rien obtenu sur les articulations du pied et du poignet.

Il ne me restait plus qu'à voir les résultats produits par les mouvements de torsion et d'inflexion latérale. Le mouvement de torsion m'a paru favoriser la divulsion épiphysaire dans tous les os ; seulement il faut se rappeler que les articulations étant très lâches chez les enfants, cette torsion doit être portée très loin, c'est ainsi que j'ai pu tordre le pied de manière à lui faire exécuter un cercle complet sans produire la moindre lésion. L'inflexion latérale combinée avec la torsion m'a paru rendre assez facile les divulsions des épiphyses du genou, du pied, du poignet et du coude.

C'est par ces divers mouvements que je suis parvenu à arracher presque toutes les épiphyses des membres, et par ordre de fréquence : les épiphyses fémorale et humérale inférieures, les épiphyses tibiale supérieure et olécrânienne , les épiphyses radiale et tibiale inférieures; je ne suis point parvenu à séparer l'épiphyse radiale supérieure, même en exagérant les mouvements de pronation et de supination; si on se souvient que cette épiphyse est contenue en entier dans la cavité articulaire, on ne sera pas surpris de ce résultat.

En résumé, quelque soit le point d'un membre sur lequel agisse la violence extérieure, elle aura d'autant plus de chances, toutes choses égales d'ailleurs, de produire une divulsion épiphysaire, qu'elle portera le membre dans une position exagérée, et la position qui m'a paru la plus favorable dans la majorité des cas, c'est l'extension et l'abduction forcées combinées toujours avec la torsion ou la rotation. Je me rends compte de cette influence du mouvement de torsion par le mode d'union de la diaphyse et de l'épiphyse, mode d'union qui simule un emboîtement réciproque; comme en définitive , l'abduction et l'extension ne sont que des mouvements d'inclinaison, l'on peut dire que l'inflexion des membres dans un sens ou dans l'autre et la torsion donnent la raison des divulsions épiphysaires.

L'on comprend dès lors que, sur le vivant, l'action musculaire venant à produire ces mouvements, pourra suffire à produire le décollement de l'épiphyse ; c'est ce qui a eu lieu dans le cas suivant :

Observation : Divulsion de l'épiphyse humérale supérieure

par action musculaire. Large décollement du périoste. Suppuration. Mort.

Vincent (Léontine), âgée de treize ans, brodeuse, entre le 26 janvier à l'hôpital de la Charité.

Cette jeune fille, bien constituée, habituellement bien portante, était occupée à détacher de la muraille un métier à broder, situé au-dessus de sa tête, lorsqu'elle ressentit tout-à-coup un craquement suivi d'une vive douleur dans l'épaule gauche. La malade continua à broder malgré la douleur qu'elle éprouvait ; le lendemain, les mouvements furent plus douloureux et bientôt impossibles. Quelques jours plus tard, l'épaule fut tuméfiée et rouge ; la fièvre se déclara, et le 26 janvier l'on constatait l'état suivant : tuméfaction considérable de l'épaule et du bras gauche, avec une peau d'un rouge pâle uniforme ; l'empâtement paraît occuper toute l'épaisseur du membre ; chaleur vive des parties malades, douleur aiguë à la moindre pression, pas de déformation ni de mobilité anormale ; pas de raccourcissement ni d'allongement ; pas de fluctuation, mouvements impossibles, fièvre. On prescrit 15 sangues, cataplasmes émollients. Le 30 janvier, une incision pratiquée à la face externe du bras donne issue à une grande quantité de pus, et l'on pénètre dans un vaste foyer profond.

Le gonflement diminua, mais la suppuration continua et successivement plusieurs trajets fistuleux s'établirent ; on constata que l'extrémité supérieure de l'humérus était nécrosée. Cependant la diarrhée et tous les accidents de la fièvre hectique survinrent, et la malade succomba le 9 mars.

L'autopsie permit de constater l'existence d'un vaste foyer purulent, occupant le creux de l'aisselle et limité par le deltoïde et le grand pectoral. Au fond du foyer, l'on trouve l'humérus dont la tête a été séparée du corps au niveau de l'épiphyse. La surface de la solution de continuité du côté de l'épiphyse est concave, recouverte d'une couche osseuse légère et reçoit l'extrémité du fragment diaphysaire qui est convexe. Le fragment épiphysaire, espèce de calotte hémisphérique, est appliqué contre la cavité glénoïde par les muscles qui s'y insèrent et par la capsule articulaire. Le fragment diaphysaire est nécrosé dans son tiers supérieur, et déjà commençait le travail d'élimination. Le périoste se continuant avec l'épiphyse est décollé dans l'étendue de la moitié de la diaphyse.

Cette observation me paraît établir que l'action musculaire seule peut séparer l'épiphyse humérale supérieure, même à un âge assez avancé, et quand on songe au mode d'insertion des muscles de l'épaule, on remarquera qu'aucune autre région n'est aussi bien disposée pour favoriser ce mécanisme. Du reste, il ne s'agit pas ici d'un simple décollement, mais bien d'une véritable fracture épiphysaire. Enfin l'étendue du décollement périostique me paraît avoir été la cause des accidents qui ont entraîné la mort.

Conclusions :

1° L'épiphyse peut se séparer de la diaphyse soit traumatiquement, soit spontanément, et, dans ce dernier cas, le décollement épiphysaire n'est qu'un épiphénomène survenant dans le cours d'autres affections, celle du périoste en particulier ;

2° La divulsion épiphysaire traumatique est d'autant plus facile à produire, toutes choses égales d'ailleurs, que l'enfant est plus jeune ;

3° Le lieu de la séparation de l'épiphyse et de la diaphyse varie suivant l'âge et la cause.

Sous ce rapport, il y a trois points d'élection : 1° l'union de la couche chondroïde et de la couche spongoïde ; 2° L'union de la couche spongoïde et du tissu spongieux ; 3° le tissu spongieux lui-même ;

4° Quel que soit le siége de la lésion, elle se rattache toujours par sa nature aux solutions de continuité, aux fractures, et par le mécanisme de sa production elle se rapproche des luxations ;

5° C'est, en effet, l'exagération de certains mouvements qui est la cause efficiente la plus ordinaire des divulsions épiphysaires. L'action musculaire n'a qu'une influence secondaire ;

6° La surface de la solution de continuité est alternativement convexe et concave, et le périoste est largement décollé sur la diaphyse ;

7° Des divulsions, les unes sont intra-articulaires, les autres extra-articulaires, considération importante au point de vue du pronostic.

HYGIÈNE DE LA PREMIÈRE ENFANCE

ET DES NOUVEAU-NÉS,

OU

PUÉRICULTURE,

PAR M. LE Dr CARON,

De Paris.

M. le Dr Caron donne le nom de Puériculture à l'hygiène de la première enfance et à son éducation physique.

Il n'est pas le premier qui se soit occupé de ce sujet, mais certaines habitudes, certains préjugés sont tellement passés dans nos mœurs, que les déclamations et les paroles ne peuvent rien pour les déraciner. L'auteur a pensé que le seul moyen qui permît de réussir était de frapper l'esprit par les yeux; il s'est donc proposé de traiter le sujet qui nous occupe en matérialisant pour ainsi dire ses paroles; pour atteindre ce but, il se sert d'un petit sujet (dû à l'habileté de M. Talrick, de Paris), sur lequel on peut voir en leur place les principaux organes de l'enfant; un second sujet en bois lui sert à démontrer le mécanisme de l'habillement, tandis que le premier a pour but de faire connaître les principales lois de la physiologie : cette démonstration toute physique doit remplacer avantageusement les livres et les traités sur l'éducation des jeunes enfants, qui sont fort rarement lus par les mères ou les nourrices.

L'auteur se plaint que l'éducation des jeunes femmes soit plutôt dirigée vers les plaisirs frivoles que vers les choses utiles; elles ne savent pas être mères, elles ne réfléchissent pas que des soins plus ou moins entendus, donnés à leurs enfants, résultera pour eux la maladie ou la santé, non-seulement pour le présent, mais encore pour l'avenir.

Les mères et les nourrices ont la funeste habitude de donner le sein ou le biberon à l'enfant dès qu'il s'éveille, dès qu'il crie; de cette manière, elles lui font absorber une quantité d'aliments bien supérieure à celle dont il a réellement besoin.

Comment faire comprendre que l'estomac de l'enfant ne peut supporter une telle exagération de nourriture? Par un moyen très simple :

en montrant aux mères et aux nourrices la grandeur de l'estomac du sujet et sa capacité ainsi que ses relations avec les autres organes.

De cette alimentation exagérée résultera pour l'enfant des maladies particulières, des engorgements ganglionnaires, des dyspnées, des bronchites, des infiltrations parenchymateuses. Son estomac devient une poche inerte où s'entassent pêle-mêle des aliments de toute nature qui subissent non plus le travail de la digestion, mais qui sont soumis à des réactions chimiques et non vitales.

La jeune femme doit, pendant la gestation, observer certaines règles d'hygiène que trop souvent elle méconnaît, et cependant l'embryon est condamné à puiser dans ses organes les éléments bons ou mauvais qui lui sont présentés. Plus tard, un autre devoir lui reste à remplir c'est de nourrir elle-même le jeune être qu'elle vient de mettre au monde.

Les soins mal compris, une alimentation trop abondante ou malsaine, donnent le plus souvent lieu à la maladie scrofuleuse, qu'on devrait plutôt appeler scorphule, puisque ce mot vient de σκωρ (produit excrémentitiel). Cette affection est la conséquence forcée de la perversion plus ou moins complète et prolongée des fonctions physiologiques chez les individus qui ont été soumis à une alimentation intempestive exagérée, ou à une alimentation de mauvaise qualité.

L'éducation des nourrices et des jeunes mères ne peut se faire qu'à la longue et par les efforts persévérants de praticiens qui en auront compris toute l'importance. Le chef de l'Etat, en instituant des chaires de clinique pour les maladies de l'enfance, est entré dans cette voie du progrès ; malheureusement cet enseignement ne peut être à la portée que d'un petit nombre d'auditeurs, médecins, sages-femmes, et élèves, et il ne s'applique qu'aux maladies développées et non aux moyens de les prévenir.

MM. les Drs Vivefoy, de Rouen, et Bertillon, de Paris, appuient les idées de M. Caron. Ce dernier, qui a offert à l'Académie un travail sur *la mortalité en France des enfants d'un jour à un an*, admet comme cause fréquente de mort la mise en nourrice des enfants.

DE LA

SYPHILIS

CONTRACTÉE PAR LES OUVRIERS VERRIERS

DANS L'EXERCICE DE LEUR PROFESSION,

— PROPHYLAXIE —

PAR M. LE Dr VIENNOIS,

De Lyon.

———✦———

Je n'ai point la prétention de traiter *ex professo* une question d'hygiène née d'hier, mais seulement d'appeler un moment l'attention des médecins des ouvriers verriers sur un mode particulier de contagion de la syphilis. Je veux parler de ce mode indiqué pour la première fois par M. Rollet, en 1859 (1), et qui consiste à prendre la maladie par l'instrument de soufflage du verre appelé *canne*. Mais avant, il est nécessaire de rappeler quelques principes de syphilographie, d'autant plus nécessaire que ces principes ne sont pas répandus. Et d'abord, les accidents secondaires de la syphilis sont contagieux au même titre que les accidents primitifs. Les accidents secondaires, lorsqu'ils contagionnent, ne donnent pas des accidents secondaires d'emblée semblables à eux, mais bien l'accident primitif, le chancre infectant, absolument comme celui qui dériverait du chancre induré lui-même.

La bouche et le gosier sont le siége ordinaire de la syphilis secondaire (plaques muqueuses). Les ouvriers verriers ayant entre eux, dans l'exercice de leur profession, des rapports de bouche à bouche par l'intermédiaire de la canne, instrument qui sert à souffler le verre, c'est à la bouche du sujet vierge de vérole, sur les lèvres ou sur un point quelconque de la cavité buccale ou même sur l'amygdale, que siége l'accident transmis, c'est-à-dire l'ulcération primitive, le chancre primitif.

Le chancre primitif, le chancre induré n'apparaît pas vingt-quatre ou quarante-huit heures après la contagion, comme le chancre simple, c'est-à-dire le chancre non syphilitique ; il a au contraire ici, comme toujours, une incubation variable dont la moyenne, dans les faits les mieux observés, est de vingt-quatre jours. La syphilis, chez

____

(1) *Archives générales de Médecine*, février 1859.

les verriers, se comporte en un mot comme partout ailleurs, parce qu'en définitive, elle est une et suit une marche régulière, comme du reste, la plupart des maladies virulentes générales, la vaccine, la variole, la morve, etc. Ainsi donc, le chancre primitif apparaît à la bouche chez les verriers au bout d'une longue incubation ; cette lésion reste solitaire pendant un mois, deux mois ou plus, se cicatrise même, et alors on voit apparaître des accidents qui, au lieu d'occuper un point localisé du corps, couvrent sinon toutes les parties, au moins une certaine étendue de la peau, la poitrine, l'abdomen, la face interne des cuisses, les orifices muqueux, etc. Ces accidents, on les appelle généraux, à cause de leur multiplicité et de leur diffusion, qui font contraste avec la localisation du chancre au siége de l'inoculation ; on les appelle aussi secondaires, parce qu'ils sont toujours précédés du chancre et ne se développent à sa suite qu'après une période de temps assez régulière, qui est comme une seconde incubation.

Ces préliminaires posés, disons que les ouvriers verriers qui travaillent à la fabrication des bouteilles ne travaillent pas isolément, mais qu'ils sont réunis trois à trois, et soufflent alternativement avec la plus grande force dans un tube de fer ayant la forme d'une queue de billard, la *canne*, et cela très rapidement et sans la moindre perte de temps.

L'embouchure de la canne présente quelquefois des rugosités qui, quoique légères en apparence, peuvent déchirer les lèvres du souffleur, d'autant plus que dans la manœuvre, ceux-ci sont obligés de faire exécuter à la canne, en soufflant, un mouvement de rotation rapide qui augmente les chances de l'éraillure des lèvres, surtout lorsque les ouvriers n'ont pas travaillé depuis un certain temps, et que leurs lèvres ne sont plus *faites* au métier, comme ils disent.

Le premier qui prend la canne est ordinairement un enfant ou un tout jeune homme ; il porte le nom de *gamin* et a pour mission de retirer du four la canne chargée de verre en fusion ; il y souffle par exception, le plus ordinairement il ne souffle pas, il se contente de la passer au deuxième employé, qu'on appelle *grand garçon*, plus âgé que le premier, et qui donne à la masse du verre une forme ovoïde allongée par l'insufflation, puis sans la moindre perte de temps, le troisième et dernier employé à la fabrication du verre saisit la canne que lui tend le *grand garçon*, et, appliquant ses lèvres sur l'embouchure de celle-ci avec une très grande force, donne à la bouteille la forme définitive. Il souffle pour cela le verre qu'il tient au bout de sa canne, successivement dans trois moules ; en sortant du troisième moule, il saisit la canne de la main gauche et de la droite *pique* la bouteille, c'est-à-dire fait sur le fond, avec un instrument en fer, une dépression bien connue des buveurs et qui entre pour beaucoup dans les bénéfices des cabaretiers. La bouteille étant

piquée, elle est saisie par son fond à l'aide d'une pince en fer spéciale;
le goulot de la bouteille est reporté dans le four, car le verre quoique
rouge encore. s'est trop refroidi pour être suffisamment malléable.
Au sortir du four, l'ouvrier achève la fabrication en imprimant, à
l'aide d'un instrument nouveau en fer, l'anneau de verre qui termine
le goulot. La bouteille est terminée; toutes les manœuvres de l'ouvrier, c'est-à-dire du troisième employé, sont faites en une minute,
en moyenne; un retard quelconque empêcherait complètement la
fabrication.

Si je suis entré dans ces détails, c'est pour rendre compte des conditions que doit remplir l'embout que je propose aux ouvriers verriers
pour les préserver de la maladie (embout imaginé par un de nos
confrères de Lyon, M. le Dr Chassagny). Mais avant, voyons quelques
faits montrant la possibilité de la contagion chez les ouvriers verriers. Le premier cas observé est dû à M. Rollet; voici cette observation recueillie en 1858 :

— Antoine S..., âgé de vingt ans, contracte un chancre induré à la
verge au commencement d'avril 1858; il fixe cette date, parce que
c'est la seule fois de sa vie qu'il ait eu des rapports sexuels.

Ce chancre auquel il n'a pas porté grande attention s'est cicatrisé
seul après avoir duré assez longtemps, sans que le malade puisse rien
dire de précis à cet égard.

A la fin d'avril 1858, Antoine S... a eu une syphilide papuleuse,
dont il porte encore quelques traces aux jambes et aux cuisses; à la
même époque, le malade souffrait de la gorge, il avait aussi des
plaques excoriées sur la muqueuse des lèvres.

Le jour où M. Rollet l'a examiné (15 décembre 1858), ce malade
avait encore à gauche, sur le reflet du prépuce, moitié sur le gland,
moitié sur le prépuce, une large induration cartilagineuse, tout-à-fait
pathognomonique; adénite inguinale multiple bien marquée à gauche,
plaque muqueuse à la commissure gauche des lèvres, traces d'éruption
sur les jambes et les cuisses. Antoine S... est verrier; il travaille à
faire des bouteilles par insufflation, c'est lui qui souffle le premier dans
un tube que prennent ensuite pour y souffler à leur tour les deux malades suivants.

— Jean Jailly, âgé de vingt et un ans, verrier, soufflait dans le
même tube que le malade précédent, et immédiatement après lui.

En octobre 1858, ce malade sentit, à la face antérieure et au côté
droit de la lèvre inférieure, une nodosité dure, de la grosseur d'un
noyau de cerise; peu de temps après les ganglions sous-maxillaires
s'engorgèrent, surtout à droite; il s'est encore développé, à une
époque que le malade ne peut pas préciser, sur l'amygdale droite et sur
le pilier antérieur du voile du palais une altération à fond grisâtre.
Le 10 décembre 1858, on constate encore la présence d'une plaque
rouge, fortement indurée, sur le point signalé de la lèvre; adénite

sous-maxillaire multiple; ulcération de l'amygdale droite; rien, absolument rien aux organes génitaux.

—Fleury G..., âgé de quarante-deux ans, verrier, était troisième souffleur; c'est lui qui donnait à la bouteille sa forme définitive.

Le 10 décembre 1858, ce malade a été trouvé porteur de plusieurs ulcérations dont il fait remonter l'origine à un mois environ.

L'une de ces ulcérations est située sur la muqueuse de la lèvre inférieure, à la partie moyenne ; elle a les caractères suivants : le fond est rougeâtre et saignant, en partie recouvert par une croûte noirâtre, les bords sont irrégulièrement découpés, la surface a environ un centimètre de diamètre.

Une autre ulcération siége sur la face interne de la lèvre supérieure, le fond est grisâtre, pultacé; ses bords sont nettement découpés; elle est moins profonde que la précédente.

Une troisième ulcération affecte aussi la lèvre supérieure ; elle est grisâtre, peu étendue, pouvant à peu près loger la tête d'une épingle.

En outre, l'inspection de l'arrière-bouche laisse apercevoir une plaque muqueuse, située entre la luette et le pilier postérieur gauche du voile du palais; le fond du gosier est rouge, animé, le malade éprouve de la difficulté à avaler.

Les ganglions sous-maxillaires sont sensiblement engorgés, ceux des parties latérales du cou le sont un peu.

Fleury G... n'a rien aux organes génitaux. Il est marié et père de famille; ses enfants sont tous bien portants, mais il dit avoir communiqué son mal à sa femme; toutefois, celle-ci n'a pu être visitée.

Voilà, Messieurs, la première observation authentique de syphilis contractée par les ouvriers verriers dans l'exercice de leur profession. M. Rollet, à qui nous la devons, a vu deux des malades, Antoine S... et Jean Jailly, qui a passé vingt-cinq jours à l'hospice de l'Antiquaille à cette occasion.

Le troisième a été traité par M. Diday, qui a vérifié sur le malade l'exactitude des détails cités plus haut. Pour bien comprendre, comme le dit M. Rollet, toute la valeur de cette observation, il faut se rappeler les détails de fabrication dont je vous ai entretenus plus haut.

Antoine S... était premier souffleur ; il contracte un chancre induré en avril 1858; il a des symptômes secondaires de la gorge au mois d'août; son chancre était alors cicatrisé. En admettant qu'à cette époque il ait transmis quelque chose avec la bouche, on ne peut pas comprendre que la maladie transmise provienne d'une lésion syphilitique autre que des accidents secondaires dont il était alors porteur.

Jean Jailly, deuxième souffleur, voit se développer chez lui, en octobre, un chancre induré de la lèvre; il n'a rien aux parties génitales.

Fleury G..., troisième souffleur, contracte en décembre des accidents analogues également à la lèvre; il n'a rien aux parties génitales.

Ou bien, ajoute M. Rollet, ces deux derniers malades ont eu des chancres infectants des lèvres, provenant de la contagion de la syphilis secondaire du premier, ou bien ils les ont contractés par des rapports anormaux.

La première version a pour elle les affirmations réitérées des malades, leur moralité reconnue, le siége, la date, la nature identique de la maladie chez tous les deux, et surtout la syphilis secondaire du premier, c'est-à-dire le corps du délit.

Quant à la seconde, elle procéderait de ce système de fin de non recevoir, qui a pu avoir sa raison d'être, mais qui ne peut prévaloir contre les faits, surtout lorsqu'ils arrivent avec la force du nombre et d'une éclatante notoriété.

J'ai insisté à dessein sur cette première observation, parce qu'elle a servi de point de départ à toute la série des faits ultérieurement constatés : je serai plus bref sur les autres.

2ᵉ OBS. : En 1853, deux individus travaillaient à la verrerie de M. Lanoir, à Rive-de-Gier. Julien R., âgé de vingt-et-un ans, et son cousin R., père de famille, ouvrier.

Julien R. est employé comme *grand garçon* dans la verrerie. Julien R. était en 1853 porteur d'une vérole constitutionnelle, caractérisée par des plaques muqueuses aux amygdales, avec adénite cervicale postérieure, plaques muqueuses sur les lèvres et à l'anus.

R., *l'ouvrier*, était sain, lui, sa femme et ses enfants, lorsque quelque temps après l'apparition des plaques muqueuses de Julien R., R. *l'ouvrier* se plaignit d'avoir mal à la lèvre. Il fut examiné à cette époque par M. le Dʳ Hervier, médecin à Rive-de-Gier ; notre confrère constata la présence d'une ulcération à la lèvre inférieure, vers la commissure gauche ; cette ulcération ne tarda pas à s'accompagner d'une adénite sous-maxillaire indolente. Cette ulcération traitée par les mercuriaux a disparu en trois semaines, mais au bout de ce temps apparut une roséole syphilitique, et deux mois après un ecthyma de même nature.

Le traitement dura cinq mois. Guérison, pas de récidive. J. R., le sujet infectant, a guéri en six mois.

Ce n'est pas seulement à Lyon que de pareils faits se sont rencontrés. M. Bazin a eu l'occasion, au mois de janvier 1862, d'observer un cas analogue dont je dois la connaissance à l'obligeance de l'interne de service.

3ᵉ OBS : Hôpital Saint-Louis, pavillon Saint-Mathieu, nº 20, service de M. Bazin. — Schmidt (Jules), 15 ans, entré le 3 janvier 1862.

Employé dans une verrerie, il se sert d'une canne en fer pour souffler le verre et il prétend que dans le même établissement, il y a un garçon de dix-huit ans, affecté aussi d'un chancre à la lèvre et qui se sert de la même canne. C'est là l'étiologie qu'il nous donne pour le chancre qu'il porte à la lèvre. Questionné de toutes les manières, il ne nous a pas fait d'autres aveux. Il prétend qu'il y a cinq semaines environ, il a commencé à s'apercevoir de la présence d'une glande sous la mâchoire, du côté droit ; cette glande était du reste indolente et ne le gênait que fort peu pour la mastication. Cinq ou six jours après, il serait survenu une écorchure à la lèvre supérieure, écorchure qu'il rapporte à cette circonstance, que la canne de fer dans laquelle il soufflait était ébréchée, et il prétend, du reste, que cette canne lui avait déjà causé des écorchures à la lèvre, mais que jusqu'alors elles avaient guéri assez vite. — Depuis cinq semaines, l'écorchure a persisté et, huit jours après son apparition, la lèvre a commencé à se tuméfier ; il a appliqué sur la petite plaie, à plusieurs reprises, de la pommade camphrée.

Etat actuel. — Lèvre supérieure tuméfiée assez notablement ; vers la partie médiane, on aperçoit une croûte brunâtre, saillante, entourée d'un bourrelet rougeâtre ; à la base de la croûte on perçoit une induration marquée. — Engorgement ganglionnaire volumineux sous l'angle de la mâchoire, du côté droit ; engorgement complètement indolent, sans la moindre trace de réaction inflammatoire. — Syphilide exanthématique ; roséole occupant le tronc et les membres supérieurs, notamment la paroi antérieure du thorax et de l'abdomen. — Ulcération de la grandeur d'une pièce de 50 centimes sur chaque amygdale ; à la partie interne, ulcérations peu profondes, mais recouvertes à leur partie médiane d'une petite exsudation grisâtre ; à la périphérie, des ulcérations, un peu de rougeur et de gonflement. Pas de céphalée ; quelques douleurs vagues dans les membres inférieurs et surtout au niveau de la tubérosité antérieure du tibia ; pas d'exagération des douleurs pendant la nuit. Du reste, état général bon ; pas de réaction fébrile.

Remarques. — L'ouvrier peut, dans quelques cas, être la cause première du mal, quoi qu'il soit le dernier à se servir de la canne : supposons-le malade, il prend la canne des mains du *grand garçon*, l'imprègne de virus syphilitique et la donne ensuite à un nouvel employé pour la laisser refroidir. Mais cette canne, refroidie, est de nouveau reprise par le *gamin*, puis par le *grand garçon*, qui peuvent ainsi recevoir la maladie, bien qu'habituellement ce soit le *grand garçon* qui la donne. Je fais cette remarque au sujet de Schmidt, qui, étant plus jeune que Louis Fouquet, a pu être son *grand garçon* ; mais je n'insiste pas, manquant de détails. Ce qu'il y a de constant, c'est la transmission possible de la vérole dans l'exercice de la profession de verrier.

4° OBS. : Châlons-sur-Saône, D\u02b3 Lagrange. — Un de mes amis, M. Lépine, interne des hôpitaux de Lyon, a bien voulu demander par lettre à M. le Dʳ Lagrange, médecin de l'usine de Châlons-sur-Saône, des renseignements sur la transmission de la vérole chez les verriers de son établissement. Par une lettre du 22 septembre, M. le

Dr Lagrange a donné à M. Lépine les renseignements suivants, qui viennent corroborer tout ce que nous savons sur la question :

« Depuis huit ans que je suis médecin de la verrerie, dit M. Lagrange, je n'ai vu qu'un seul cas de la transmission de la syphilis par les cannes à souffler le verre.

« Le nommé Coilier (Henry) m'a montré sa bouche il y a deux ans et j'ai reconnu des plaques muqueuses ; j'ai averti de suite le chef de l'établissement, qui lui a fait cesser son travail, et j'ai visité la bouche des ouvriers qui travaillaient avec lui. — Un seul, le nommé Schaieder, avait une fente longitudinale sur la lèvre inférieure dont la nature ne me fut pas révélée de suite. Cependant je l'observais, et, au bout d'un certain temps, la lèvre s'indura, il eut des ganglions sous-maxillaires, et un peu plus tard des accidents secondaires manifestes. — Sa famille n'eut pas d'accidents de ce genre. — Cependant on me dit que sa femme enceinte, sous l'influence peut-être de la syphilis, est accouchée d'un enfant mort et portant des traces de maladie. — Ces gens-là ont quitté le pays, je ne les ai pas revus. — J'ai vu depuis un ouvrier atteint de pustules muqueuses dans la bouche, mais je lui ai fait cesser son travail et il n'en est rien résulté. — (Lettre du 22 septembre 1863.) »

Des faits analogues avaient été observés maintes fois par les médecins de Rive-de-Gier ; mais, sous l'influence d'une doctrine funeste, on les attribuait au mode de contagion ordinaire, c'est-à-dire aux rapports sexuels. La vérité, en effet, ne pouvait être reconnue que lorsque M. Rollet eut indiqué dans son *Mémoire des Archives* 1859 le mode particulier de contagion des accidents secondaires, accidents qui, lorsqu'ils transmettent quelque chose, ne transmettent point d'emblée des accidents secondaires comme eux, mais bien la syphilis à son commencement, c'est-à-dire le chancre, le chancre primitif, le chancre induré. Pourquoi, en effet, les verriers auraient-ils une vérole différente de celle des nourrices ou des autres vérolés ? C'est justement cette connaissance, le fondement de la doctrine nouvelle, dont l'Antiquaille à bon droit peut s'enorgueillir en voyant les services qu'elle rend tous les jours, qui a permis de démêler cette année une série de contagions, dont Philippe R..., de Givers (Rhône), a été l'occasion Plusieurs des malades étant venus se faire soigner à l'Antiquaille, je vais rappeler brièvement leur histoire.

Un nommé Philippe R... travaillait dans l'usine de M. Lanoir, à Rive-de-Gier, au commencement de 1862. Cet homme, âgé alors de vingt-neuf ans, occupait à la verrerie le poste de *grand-garçon* et était porteur de plaques muqueuses aux lèvres, qui ont été constatées par M. Nodet, interne de l'Antiquaille et auteur d'une thèse remarquable sur le chancre mixte. Philippe R... ne tarda pas à être à la verrerie l'occasion d'une sorte d'épidémie ; il est bon d'ajouter que lorsque les verriers se sentirent malades, ils l'accusèrent d'un commun accord, s'offrant à se faire visiter. Philippe R..., pour éviter ce désagrément, disparut pendant la nuit ; il inspirait à ses compagnons de travail une telle répugnance, qu'il n'a pu être reçu verrier nulle part et s'est vu contraint de changer d'état et d'aller travailler à une tuilerie où les bénéfices sont infiniment moindres, 1 fr. 50 cent. ; le verrier, au contraire, gagne de 9 ou 10 fr. par jour. Le changement d'état n'ayant pas amené une grande amélioration dans la santé de Philippe R..., il s'est décidé à entrer à l'Antiquaille le 6 mars de cette année 1863. On observe sur lui la trace d'un chancre sur le gland et celle d'anciennes éruptions syphilitiques ; il a de l'alopécie et des plaques muqueuses confluentes au gosier, sur les lèvres, à l'anus. Traitement spécifique ; il sort sans manifestations extérieures le 10 juin 1863. Voici en quelques mots l'histoire des ouvriers qu'il infecta directement ou indirectement :

Vial Jean, âgé de quarante-huit ans, né à Rive-de-Gier, verrier, n'a rien de syphilitique dans ses antécédents ; il entre à l'Antiquaille le 9 octobre 1862. Il y a quatre mois et demi, c'est-à-dire vers la fin de juin 1862, il contracte un chancre induré de l'amygdale droite, constaté par M. Diday ; il a du côté droit une adénite sous-maxillaire grosse comme un œuf de poule ; le jour de son entrée les ganglions sont encore volumineux ; un mois plus tard, roséole qui a disparu au moment de l'entrée ; aujourd'hui, plaques muqueuses, douleurs erratiques dans les jointures, au genou, au poignet. Cet homme a guéri sous l'influence d'un traitement spécifique ; il est sorti de l'Antiquaille le 14 novembre 1862.

Vial Jean était *l'ouvrier*, celui qui soufflait le dernier par conséquent ; il avait pour *grand-garçon* Philippe, qui avait alors des accidents secondaires dans la bouche.

Le second qui a été infecté est :

Vannier Claude, âgé de 23 ans, natif de Givers, profession de verrier, n'a jamais eu de maladies vénériennes, il n'a pas encore eu de rapports sexuels. Il entre à l'Antiquaille le 26 septembre 1862. Il y a six mois, vers la fin de mars, il contracta un chancre au milieu de la lèvre inférieure, dont on sent encore la cicatrice indurée ; les ganglions sous-maxillaires sont engorgés des deux côtés ; plus tard, syphilide papulo-érythémateuse, alopécie ; actuellement, plaques muqueuses au niveau des dernières molaires, à la face interne de la joue du côté droit à la pointe de la langue et à la paroi retro-pharyngienne. Il y en a eu au scrotum. Ce malade raconte que huit malades ont contracté comme lui la maladie.

Philippe avait servi de *grand-garçon* à Vannier.

Vannier sort guéri de l'Antiquaille le 4 novembre 1862.

Le troisième : Magaron Antoine, âgé de 26 ans, natif de Givers, domicilié à Rive-de-Gier, n'a eu aucune maladie vénérienne antérieure, ni autre. Il entre à l'Antiquaille le 13 octobre 1862. Il contracte au mois de février un chancre amygdalien, puis adénite retro-maxillaire très volumineuse, on en sent encore les traces ; adénite cervicale postérieure ; l'adénite inguinale est marquée actuellement et depuis six mois, plaques muqueuses très confluentes en dedans des lèvres, à la gorge ; d'autres sont groupées autour de l'anus ; pustules aux jambes et aux pieds, desquammation au scrotum. Traitement spécifique ; le malade sort sans manifestations extérieures le 2 décembre 1862.

Pendant que le premier infecté *Vial* était malade, Magaron remplaçait Vial comme *ouvrier* et se trouvait alors avoir pour *grand garçon* Philippe l'infectant. Je dois ajouter que le chancre amygdalien de Magaron fut examiné par trois médecins de Rive-de-Gier, et successivement ; le premier crut à une angine, le deuxième crut d'abord à une angine tonsillaire, proposa l'ablation des amygdales, puis, se ravisant, reconnut le chancre primitif et le cautérisa ; enfin un troisième crut à une angine simple et ordonna 6 sangsues.

Magaron changea d'atelier ne se doutant pas de la nature de sa maladie à cause de la façon exceptionnelle dont il l'avait contractée, et la transmit aux ouvriers de son nouvel atelier.

Valette Jean-Claude, trente-trois ans, natif de Rive-de-Gier, profession de verrier, pas d'antécédents, entre à l'Antiquaille le 9 octobre 1862,

Il y a quatre mois et demi, chancre induré au milieu de la lèvre inférieure, où l'on perçoit encore une induration ; adénite retro-maxillaire indolente, dureté pierreuse, ganglions de l'aine tuméfiés, engorgement moins marqué, syphilide maculeuse du dos, acné, traces de plaques muqueuses au scrotum, elles persistent à l'anus ; douleurs articulaires vagues empêchant le sommeil ; traitement mercuriel antérieur, stomatite, gengivite mercurielle, haleine fétide. L'iodure de potassium enlève les douleurs articulaires, ramène le sommeil. Ce malade sort de l'Antiquaille le 24 novembre 1862.

Vernay Jacques, quarante-trois ans, natif de Rive-de-Gier, *ouvrier*, pas d'antécédents, entre à l'Antiquaille, le 25 octobre 1862.

Il y a deux mois et demi, une ulcération au gosier ; on a voulu la lui cautériser et même enlever la luette ; adénite rétro-maxillaire gauche, un mois après, angine, éruption générale ; actuellement, plaques muqueuses de la gorge, coryza, croûtes dans le nez, céphalée nocturne ; délire, alopécie syphilitique, taches cuivrées, rougeâtres, disséminées. Il y a deux mois, la femme n'avait rien, ses neuf enfants étaient tous sains ; traitement spécifique, guérison. Sorti de l'Antiquaille le 18 novembre 1862, sans manifestations extérieures.

Tissot, vingt-et-un ans, natif de Rive-de-Gier, profession d'ouvrier verrier, pas d'antécédents syphilitiques, entre à l'Antiquaille, le 25 octobre. Traces de chancre à la lèvre, adénite rétro-maxillaire non disparue, plaques muqueuses de la gorge. Tissot a été *grand garçon* de Crozeil.

Crozeil Joseph, vingt-cinq ans, natif de Givers, verrier, domicilié à Rive-de-Gier, chez M. Lanoir; du 1er mai au 10 septembre 1862, aucun antécédent, n'a pas encore vu de femmes. Il entre à l'Antiquaille le 16 octobre.

Depuis le 14 octobre, suspension de son travail ; il a eu un chancre amygdalien sur l'amygdale droite, qui est encore un peu ulcérée au centre, avec adénite rétro-maxillaire droite ; un seul ganglion dur, indolent, volumineux, croutes dans les cheveux, adénite sous occipitale, les ganglions de l'aine sont normaux ; traces de plaques muqueuses à l'anus ; traitement spécifique. Guéri le 19 novembre 1862.

Le chancre amygdalien a été vu par le médecin de Rive-de-Gier, qui a cru à une esquinancie, puis par M. Diday, qui a reconnu un chancre induré 1er septembre ; Crozeil a contracté le mal par Tissot, et Tissot tenait le sien de Philippe.

Il y a eu d'autres ouvriers qui ont été infectés mais qui ne sont pas venus à l'Antiquaille, entr'autres Pollat, Lacombe et Germain.

On vient de voir ce qui peut se passer à la verrerie, mais la maladie dépasse l'enceinte de l'usine ; l'*ouvrier*, celui qui souffle après le *grand garçon*, c'est-à-dire après le sujet infectant, est un homme d'âge mûr, en général marié. Il rentre dans sa famille, il croit n'être pas dangereux ; il a cependant une syphilis avec manifestations contagieuses à la bouche, et là, au milieu de ses enfants, de sa femme ou des familiers, le mal peut se répandre de trois façons : 1° par les contacts directs de bouche à bouche ; 2° par l'usage d'ustensiles de ménages communs, verre, cuiller, etc., qui sont les véhicules médiats de la contagion; 3° enfin par le coït. Un mot sur la possibilité de ces divers modes de contagion.

L'individu infectant a à la bouche un accident primitif ou des accidents secondaires, rarement les deux, le chancre primitif ayant eu le temps de se cicatriser pendant la seconde incubation qui précède toujours la venue des accidents secondaires.

Le chancre de la lèvre, comme celui de l'intérieur de la cavité buccale, est contagieux et peut se transmettre directement; cependant ce n'est pas celui de la lèvre qui sera transmis le plus souvent, car étant apparent et quoique pris pour une *bouchure*, c'est-à-dire pour un bouton sans importance, il peut éveiller l'attention des enfants et surtout des grandes personnes, de la femme en particulier; dès-lors certaines précautions peuvent être prises, par exemple : de ne pas boire dans le même verre, de ne pas manger avec la même cuiller. Si le chancre est profondément caché dans la bouche, l'attention ne sera pas éveillée aussi bien et la contagion sera plus probable. Là, comme dans le premier cas, la lésion primitive enfantera une lésion primitive, et dans le point contaminé, c'est-à-dire à la bouche; mais c'est surtout lorsque le chancre ayant disparu, les accidents secondaires surviennent, que la contagion est à redouter. L'ouvrier, ignorant la gravité de sa position, croit avoir une angine simple, lorsqu'au contraire il a des plaques muqueuses contagieuses dans la bouche. On ne se méfie pas alors; les mêmes instruments d'usage domestique servent quelquefois et successivement, surtout dans les ménages pauvres, au père, à la mère, aux enfants. Bien plus, si la femme échappe à ce premier mode de contagion qui lui donnerait un chancre céphalique infectant, elle risque encore d'être contagionnée ailleurs. En effet, si le mari en est aux accidents secondaires, ces accidents peuvent éclater aux organes génitaux comme à la gorge : n'ont-ils pas pour caractères d'être généraux ! Le coït a lieu et les accidents secondaires du mari donnent à la vulve le chancre primitif classique, le chancre induré, comme ceux de la gorge du mari auraient donné un chancre induré des lèvres.

Il y a encore un moyen possible de contagion; si le sang des syphilitiques peut être contagieux, comme cela n'est plus douteux, une éraillure dans le coït n'est pas rare des deux parts, surtout de la part d'un homme atteint de plaques muqueuses aux organes génitaux, évidemment plus disposés à saigner que la peau saine quelque fine qu'on la suppose. C'est ainsi que Vernay (1), au moment où il contracte son chancre, a une femme qui se porte bien, et neuf enfants tous sains. La femme accouche de nouveau le 13 août 1862, à terme; elle a eu avant sa couche deux boutons indurés à la vulve, avec adénite bi-inguinale indolente ; au 16 octobre, jour de l'entrée de son mari à l'Antiquaille, elle a une roséole générale, papules sèches au front, plaques muqueuses aux commissures labiales, syphilide palmaire. L'enfant à deux mois, a des papules sèches au front, des plaques muqueuses à l'anus très étendues, des taches papulo-érythémateuses au pli des articulations, des rides au front, un aspect de vieillard ; il est chétif. A l'âge de trois semaines, il avait eu une éruption papuleuse sur la tête, la figure et l'anus.

Voilà un autre exemple où *l'ouvrier* devient un foyer de contagion dans sa propre famille.

Magaron infecte sa femme. Annette Magaron, née Lavie, vingt-cinq ans, mariée depuis trois ans, a eu deux enfants : un est mort à trois mois, l'autre n'a rien.

Au 16 octobre, le mari avait eu des plaques muqueuses à la verge depuis huit jours, au scrotum depuis deux mois; on se rappelle que le 13 octobre, jour de l'entrée à l'Antiquaille, Magaron a une exfoliation de la peau des bourses et par plaques.

La femme Magaron présente actuellement une syphilide papuleuse miliaire avec desquammation, syphilide palmaire, plaques muqueuses aux lèvres et aux amygdales, tubercules muqueux à la vulve, à la

____

(1) Vernay et Magaron ont infecté leur femme.

bouche ; deux indurations se sentent encore à la vulve ; les ganglions de l'aine sont volumineux ; céphalée nocturne très douloureuse.

On vient de voir qu'un ouvrier infecté peut devenir la source d'une véritable épidémie ; cela était surtout possible à une époque où les ouvriers, ignorant le mal dont ils étaient atteints, ne se méfiaient pas et ne prenaient entre eux aucune précaution. Cette année même, 1863, une sorte d'épidémie s'est produite à L*** dans le Poitou ; plusieurs ouvriers ont été infectés à peu d'intervalle par le même individu. Une des victimes est venue se faire traiter à Lyon, les autres ont été traités à l'hôpital de Niort. Je cite brièvement l'observation de cet homme, parce qu'elle montre à quelles extrémités peut se porter un chirurgien qui ignore le caractère de la maladie.

Jacques Dumaine, natif de Givers (Rhône), vingt-sept ans, entre à l'Antiquaille le 10 juin 1863. Il est atteint de plaques muqueuses à l'anus, sur les amygdales, le voile du palais et des lèvres, il a un peu d'alopécie. Il porte sur la lèvre inférieure une cicatrice d'une étendue de 2 cent. Voici ce qui s'était passé : Dumaine travaillait à la fin de l'hiver à L***, dans le Poitou, où se trouvent des fabriques de verres à bouteilles ; il était parfaitement sain, en apparence, quand il quitta l'usine pour se rendre dans une autre fabrique, département du Nord. Quinze jours s'étaient à peine écoulés, qu'il vit survenir sur la lèvre inférieure, et à gauche, une ulcération dont il trouvait les bords très durs, il lui vint en même temps une adénite sous-maxillaire. Au moment où il s'aperçut de son mal, il reçut une lettre d'un de ses camarades de L***, dans laquelle on lui disait que les ouvriers qui avaient travaillé comme lui avec un *grand garçon*, X..., étaient malades, et qu'ils étaient allés demander des soins à l'hôpital de Niort ; ce camarade avertissait Dumaine de se méfier s'il lui venait quelque chose.

Dumaine, inquiet, montre son mal de lèvre au médecin de la nouvelle verrerie où il travaillait ; le médecin n'y fit pas d'attention, regarda cela comme une bagatelle, malgré les renseignements de Dumaine, qui était fort intelligent. Ce fut alors que Dumaine, mécontent de sa visite, fut trouver un médecin de la ville, qui lui enleva, par une incision en V, une portion de la lèvre inférieure dans laquelle se trouvait circonscrite l'ulcération ; une épingle fut placée pour réunir les bords de la plaie, et quelque temps après, la cicatrisation était parfaite. Un mois et demi se passèrent, lorsqu'apparurent des accidents cutanés ; le malade vint à Lyon, entra à l'Antiquaille, et là on se convainquit que les accidents dont il était porteur étaient réellement syphilitiques. Le traitement spécifique guérit ce malade ; il sortit le 3 août 1863.

Le médecin qui avait enlevé l'ulcération de la lèvre avait cru probablement à un cancroïde, idée qu'auraient dû faire repousser la marche de la maladie et les renseignements si précis du malade.

Ce malade a été présenté par M. Rollet à la Société des Sciences médicales de Lyon (séance du 17 juin 1863), et, après discussion, il a été reconnu par tout le monde que le diagnostic porté à l'Antiquaille était exact, et qu'il s'agissait bien d'une syphilis chez un verrier, et non d'un cancroïde.

Je ferai remarquer que les ouvriers exposés sont non-seulement ceux qui font les bouteilles, mais encore ceux qui font les vitres, la gobeletterie, la topetterie, etc. Pour ne parler que de la France, il se fabrique annuellement chez nous 60 millions de kilogr. de verre à bouteille ; la gobeletterie seule occupe 70 usines et 20,000 ouvriers. On sait que la fabrication est grande dans tous les pays vinicoles, comme l'Italie, l'Espagne ; elle est surtout considérable dans les pays industriels, comme la Belgique et l'Angleterre. Pour donner une idée de la puissance de production que possède l'Angleterre, nous rappellerons, pour ce qui concerne les verres à vitre, qu'en 1851, MM. Chance frères, de Birmingham, ont fondu, sans interrompre leur fabrication, pour 5 ou 6 millions de kilogrammes de verre pouvant couvrir une surface de 92,000 mètres carrés. Si l'on réfléchit maintenant avec quelle facilité les ouvriers verriers peuvent se contaminer par l'intermédiaire de la canne ; si l'on songe à la réalité de la contagion de la syphilis secondaire, on peut voir tout de suite quels grands résultats une prophylaxie bien entendue pourrait atteindre. Cette prophylaxie consiste dans les précautions suivantes :

Il faut que les verriers soient instruits des dangers qu'ils courrent dans l'exercice de leur profession. Déjà, depuis que M. Rollet a appelé l'attention sur cette question, l'éveil s'est donné parmi les intéressés ; deux procès ont eu lieu où les sujets infectants ont été condamnés au profit des ouvriers infectés.

Il y aurait encore la visite obligatoire par un médecin de l'établissement ; cette visite, réclamée par les ouvriers eux-mêmes lors de l'espèce d'épidémie dont Philippe R... a été l'occasion, et que M. Diday a préconisée avec insistance dans divers articles de la *Gazette médicale* de Lyon, paraît éprouver des difficultés sérieuses dans l'application. On a dû songer alors à un moyen prophylactique efficace, qui peut être introduit dans la pratique sans affecter ni l'amour-propre de certains ouvriers, ni les intérêts de la fabrication Ne serait-il pas possible, par exemple, que chaque ouvrier eût son embouchure pour souffler le verre, comme les instrumentistes pour jouer de leur instrument? Un confrère fort ingénieux, de notre ville, a proposé un moyen de ce genre dont voici la figure et la description :

Description de l'appareil. (Voir la planche).

Lorsque l'appareil est monté, il ressemble à une petite sonnette en forme de clochette, fig. 1, se composant essentiellement d'un corps de cloche, fig. 2, composé lui même de deux enveloppes, fig. 4 et 5, et d'un anneau, fig. 6, qui les réunit en se vissant sur elles.

Le corps de cloche, fig. 2, a 4 centimètres de hauteur environ; il est creux à l'intérieur pour recevoir l'extrémité F de la *canne*, fig. 7, par où soufflait autrefois, sans intermédiaire, l'ouvrier verrier.

L'instrument complet se compose encore d'une embouchure en corne, fig. 3. L'embouchure est vissée sur la première enveloppe, fig. 4, du corps de cloche.

Cette embouchure en corne a deux centimètres de hauteur; elle est percée d'un canal central faisant communiquer la bouche avec l'ouverture de la canne.

L'extrémité buccale, fig. 3, représente un disque aplati, que je ne puis mieux comparer qu'à un bouton d'habit. Ce disque, fig. 3, est suivi d'un rétrécissement qui va en s'élargissant vers le corps de cloche, fig. 4, sur lequel il se visse en un point B.

Le corps de cloche lui-même, fig. 2, se compose de trois pièces : 1° une première enveloppe, fig. 4, en laiton, ayant la forme d'une cloche et dont l'ouverture T V U a 4 centimètres de diamètre. Cette première enveloppe, fig. 4, est creusée supérieurement en virole aux dépens de sa face interne, afin de permettre à l'embouchure en corne d'être vissée en ce point et, inférieurement à sa face externe, à la circonférence qui en forme la base. Cette circonférence reçoit : 2° un anneau en laiton qui, en se vissant sur la face externe de la première enveloppe, maintient en même temps la deuxième enveloppe contre la première. 3° Cette deuxième enveloppe, fig. 5, a la forme de la première, mais elle est tronquée à son sommet et représente un cône tronqué à base circulaire. Elle se compose de deux parties : d'une partie supérieure en caoutchouc, dont l'élasticité est destinée à serrer le bout de la canne; cette partie en caoutchouc a une surface beaucoup plus considérable que la portion inférieure en laiton, portion inférieure qui n'est là que pour servir de support au caoutchouc et être compris dans la rainure de l'anneau. Cet anneau, destiné à faire adhérer les deux enveloppes, forme la troisième partie du corps de cloche monté.

Le corps de cloche étant monté, on visse sur lui l'embout en corne; l'instrument est prêt maintenant : comment *l'ouvrier* va-t-il s'en servir?

L'ouvrier reçoit de la main gauche la *canne* armée du verre un peu préparé que lui présente le *grand garçon*; de la droite, *l'ouvrier* tient l'embout que je viens de décrire, et en coiffe rapidement l'extrémité de la canne; il souffle alors avec une grande vigueur. Lorsqu'il a donné au verre une certaine grosseur, il cesse de souffler pendant un instant très court pour placer le verre insufflé, mais non terminé, dans un premier moule, où il souffle toujours avec une grande vigueur, puis dans un second, enfin dans un troisième et

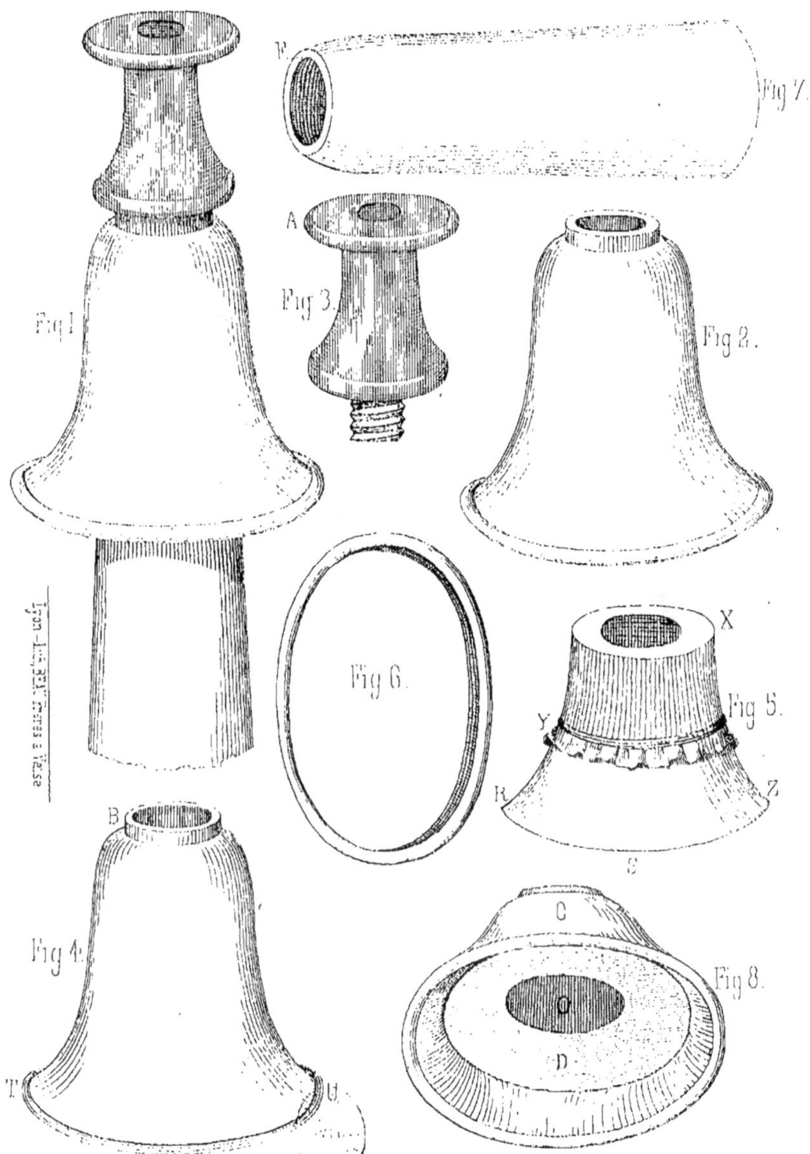

Fig. 1. Embout coiffant le bout de la canne (Vue d'ensemble).
Fig. 2. Corps de cloche comprenant les deux enveloppes et l'anneau, Fig. 6 qui les réunit.
Fig. 3. Embouchure en corne se vissant sur le corps de cloche.
Fig. 4. Première enveloppe en laiton, du corps de cloche.
Fig. 5. Deuxième enveloppe en caoutchouc formant la lame interne du corps de
cloche — XY caoutchouc, YZ anneau de laiton, supportant le caoutchouc.
Fig. 6. Anneau en laiton taillé en virole pour recevoir dans sa rainure les deux
cercles TVU et RSZ en laiton.
Fig. 7. Extrémité buccale de la canne.
Fig. 8. C. Corps de cloche, D. Disque transversal en caoutchouc, O orifice par où pénè-
tre la canne.

dernier. A ce moment, il serre l'embout avec les dents, le retient à la bouche, pique la bouteille et coupe le goulot. La bouteille a la forme qu'elle doit garder définitivement, mais l'anneau qui termine le goulot de la bouteille n'est pas fait. En cet instant, il est nécessaire que l'ouvrier reporte, à l'aide d'un instrument spécial, le col de la bouteille dans le four, afin de rendre au verre le degré de fusion suffisant pour être rendu malléable; mais avant, *l'ouvrier* a été obligé de remettre la *canne*, très chaude alors, à un employé nouveau chargé de la laisser refroidir. Cependant l'embout n'a pu suivre la *canne*; *l'ouvrier*, en abandonnant ce dernier instrument, a retenu l'embout avec ses dents : c'est avec ses dents qu'il le dégage de la *canne* et qu'il le retient à la bouche pendant qu'il achève de façonner le goulot de la bouteille avec un instrument spécial. La bouteille achevée et enlevée, l'ouvrier a les mains libres, il a à la bouche son embout qu'il saisit de la main droite, pendant que de la main gauche, il empoigne la deuxième canne que lui offre de nouveau le *grand garçon*; il recommence alors sa rapide et difficile manœuvre.

Le 27 septembre 1863, je me suis transporté à Rive-de-Gier (Loire) avec MM. les Drs Chassagny et Nodet, dans les usines que dirige avec tant d'habileté M. Raabe, et là nous avons fait essayer l'instrument. Après quelques tâtonnements, un ancien *ouvrier* infecté, Jean Jailly, celui-là même dont il est question dans l'observation de M. Rollet, est parvenu à faire une bouteille en une minute, quinze bouteilles en 15 minutes. Sans instrument, un *ouvrier* ordinaire fait soixante bouteilles à l'heure, les habiles soixante-dix, ceux d'une habileté exceptionnelle quatre-vingts : ces derniers sont fort rares.

Telle est la manière dont fonctionne l'appareil que je propose aux ouvriers verriers; pour ma part, je ne le regarde point comme un appareil définitif, ce n'est qu'un essai. Je crois que la pratique y apportera des modifications, et, à cet égard, il faudra s'en rapporter aux indications fournies par les ouvriers auxquels cet instrument est destiné; néanmoins, tel qu'il est, il pourrait rendre des services et on peut prévoir le moment peu éloigné où, profitant des conseils des ouvriers eux-mêmes, nous serons en mesure de fournir un appareil préservateur de la vérole pour les milliers d'artisans qui soufflent dans la canne.

Remarques. — Les cannes ne se ressemblent pas toutes sous le rapport de l'extrémité buccale. L'embouchure est tantôt plus ou moins cylindrique, d'autre fois en forme de fuseau, et souvent de diamètre différent. Je songeais à faire faire des moules de ces différentes extrémités de la canne afin qu'on pût modifier la forme du caoutchouc avec l'espèce de canne dont on pouvait se servir, lorsque M. Chassagny imagina une modification qui permit d'adapter son instrument à toutes les cannes quelque fût leur extrémité buccale. La modification dont je parle consiste en ceci : on enlève l'enveloppe en caoutchouc,

X, Y, fig. 5, qui forme la deuxième enveloppe du corps de cloche, et sur la circonférence supérieure de l'anneau de laiton R, S, Z, fig. 5, on place transversalement un diaphragme en caoutchouc, percé à son centre, en forme d'iris. La canne pénètre sans effort (condition essentielle) à travers cet orifice et se trouve maintenue néanmoins assez solidement par l'élasticité du caoutchouc pour permettre le soufflage sans inconvénient. J'ai fait représenter cette modification fig. 8, D.

Je crois qu'on pourrait avec avantage changer la forme de l'embouchure en cône et lui donner celle de l'extrémité de la canne elle-même, à laquelle *l'ouvrier* est habitué depuis l'adolescence. On pourrait y pratiquer une rainure circulaire qui permettrait aux incisives de la retenir à la bouche lorsqu'il en est besoin. Enfin, il serait à désirer qu'on pût trouver un moyen de faire souffler le verre par un appareil quelconque qui remplacerait la bouche et les poumons de *l'ouvrier*. Pour certaines pièces, on emploie déjà, à cet effet, le piston de Robinet, instrument aussi simple qu'ingénieux, mais qui ne dispense pas toujours le souffleur de porter la canne à sa bouche. j'appelle sur ce point l'attention des chercheurs.

En résumé :

1° La syphilis peut être contractée par les ouvriers verriers en soufflant dans l'instrument appellé *canne*. La syphilis débute alors comme dans tous les autres modes de contagion, par la maladie à son commencement, c'est-à-dire par le chancre induré ;

2° Ce chancre a nécessairement son siége sur les lèvres ou dans la cavité buccale, et, lorsqu'il est dans la cavité buccale, l'amygdale en est assez souvent le siége ;

3° Ce chancre s'accompagne d'adénite indolente sous-maxillaire, ordinairement du côté où se trouve le chancre , quelquefois des deux côtés; dans un cas elle a été sous-mentonnière ;

4° Le chancre a une incubation d'un certain nombre de jours, comme le démontre surtout l'observation de Dumaine. Cette incubation est toujours longue en elle-même, longue surtout relativement à l'évolution rapide du chancre non-syphilitique , appelé encore chancre non-induré, chancre mou, chancre simple. Cette incubation n'a rien d'exceptionnel : c'est la règle comme chez les nourrices et chez tous les autres malades ;

5° A ce chancre induré succèdent, non de suite, mais après un certain temps, de un à six mois, les accidents dits secondaires , qui se traduisent à un moment donné dans la majorité des cas, surtout par des plaques muqueuses de la bouche ou de la gorge, plaques muqueuses qui peuvent être contagieuses ;

6° Si la maladie est transmise, ces plaques, qui sont contagieuses, ne transmettent pas une plaque muqueuse, mais bien un chancre dont les bords sont indurés, chancre qui s'accompagne d'adénite indolente sous-maxillaire; la plaque muqueuse, au contraire, manque de ces deux excellents signes ;

7° La syphilis se développe chez le verrier comme chez tout le monde, mais avec cette différence que le patient ignore ordinairement la véritable nature de son mal, à cause du siége anormal qu'il occupe, et peut dans cette ignorance servir de foyer d'infection dans sa propre famille ou ailleurs ;

8° Mais avant il a pu infecter l'atelier. Nous n'avons rapporté qu'un exemple d'épidémie ; nous sommes convaincus que les médecins au courant de ce fait en retrouveront de nombreux, surtout dans les usines peu éloignées des grands centres de population, où la moralité des ouvriers est plus en danger ;

9° L'intérêt qui s'attache aux ouvriers verriers, à cause de leur nombre, de leur rude labeur et de la position sociale de beaucoup d'entre eux qui sont pères de famille, doit éveiller l'attention des médecins et de l'administration. Les médecins seront rapidement mis sur la voie pour peu qu'ils sachent interroger les malades et qu'ils connaissent la marche de la maladie ; qu'ils se gardent surtout de porter sur la lèvre l'instrument tranchant, sans tenir compte de l'induration de l'ulcère et de l'adénite indolente ; ainsi qu'au lieu de couper, ils administrent le spécifique par excellence, le mercure. Enfin, que l'administration veuille bien prendre en considération nos efforts pour faire adopter un instrument qui, s'il est rigoureusement prescrit dans chaque usine où les ouvriers soufflent tour à tour dans la canne, doit à jamais les préserver de la vérole dans l'exercice de leur profession.

M. le Dr Bouteiller, de Rouen, s'étonne que M. le Dr Viennois ait donné au chancre primitif le nom de chancre induré, et au chancre non syphilitique celui de chancre non induré. C'est amener de la confusion dans le langage reçu en syphilographie.

M. Viennois décrit la différence qu'il y a entre un chancre simple, un chancre induré et un chancre mixte.

M. Bouteiller fait remarquer que son confrère n'a pas répondu à son objection, et il maintient ce qu'il vient d'avancer.

HYGIÈNE ET MALADIES

DES

OUVRIERS VERRIERS,

PAR M. TERNISIEN,

Médecin à Foucarmont.

Sans vouloir entrer dans l'histoire de l'invention du verre, que certains auteurs font remonter aux premiers temps bibliques, nous pouvons dire néanmoins que l'usage du verre et sa fabrication remonte à une très haute antiquité dans nos environs. — Les *Commentaires de César* nous apprennent que les terrains situés entre la Seine et la Somme étaient couverts de forêts. C'est près des restes de ces vastes forêts, qui ont échappé à la destruction, qu'ont été construites les nombreuses usines de la forêt d'Eu, terre classique des verriers, selon l'expression de M. l'abbé Cochet qui, en pratiquant ses fouilles, a découvert dans les tombes d'innombrables objets en verre, comme on peut s'en assurer en visitant la belle collection du département, et celle de M. M. Thaurin.

Vous savez aussi, Messieurs, que les rois de France, au xive siècle, octroyèrent à quatre gentilshommes verriers le droit de fonder des verreries sur le comté d'Eu et d'y travailler le verre à vitre, sans pour cela déroger.

Ces détails, qui pourraient vous paraître un hors d'œuvre, vous prouveront non-seulement l'importance que l'on attachait à la fabrication du verre, mais encore et surtout, à mon avis, la volonté de soutenir, par la perspective de quelques priviléges, le courage des hommes qui se vouaient à l'exercice d'une profession aussi pénible et qui épuisait si rapidement leurs forces.

Elevé au milieu de ces établissements industriels, appelé tous les jours à visiter les nombreux ouvriers qui y sont employés, j'ai pu étudier tout ce qui les intéresse au point de vue médical et hygiénique.

Si je ne vous présente pas des vues neuves qui puissent entrer en parallèle avec les savants travaux dont vous avez entendu la lecture, je n'en aurai pas moins essayé de répondre aux inspirations humanitaires du Congrès médical, qui a appelé tous les médecins à faire connaître ce qui peut intéresser non-seulement la science, mais aussi la santé des ouvriers et l'hygiène publique.

Commençons par constater que les ouvriers qui travaillent dans les fours, à une chaleur très élevée (tellement élevée que presque toujours ils sont obligés de ne conserver qu'une simple chemise) éprouvent des sueurs très abondantes auxquelles ils doivent sans doute, en grande partie, l'avantage d'être préservés de plusieurs affections assez graves du cadre nosologique. Ainsi nous n'avons guère observé, dans l'espace de vingt-cinq ans, qu'un seul cas de fièvre typhoïde chez un ouvrier souffleur de bouteilles ; mais cet homme était d'une constitution très délicate. Il a cependant échappé à la mort, et j'attribue cet heureux résultat à la sobriété exemplaire dont il ne s'est jamais départi.

Il y a cependant une affection qui peut être très funeste à ces ouvriers : je veux parler de la pneumonie qui souvent les atteint, surtout quand ils commettent l'imprudence de quitter leur travail brusquement et de s'exposer à l'action d'un air frais ; aussi je ne les approuverai jamais d'abandonner le four au milieu de leur travail, et d'aller se coucher sous des arbres ou sur la terre, comme le conseil leur en est donné quelque part.

Une remarque que j'ai faite sur la pneumonie qui attaque les ouvriers verriers, c'est qu'elle produit une mortalité effrayante chez ceux qui se livrent habituellement à l'usage immodéré des boissons alcooliques. Je le sais, Messieurs, l'usage immodéré des boissons rend beaucoup plus graves toutes les maladies en général ; mais ici nous avons à signaler l'action particulière de l'alcool sur un sang privé de ses éléments aqueux.

Une cause occasionnelle qui peut encore faciliter le développement de la pneumonie chez les ouvriers verriers, est celle-ci : ces hommes tourmentés d'une soif inextinguible, inondés de sueur, boivent constamment et en abondance pour se désaltérer ; ils ne parviennent pas souvent à modérer leur soif, mais ils peuvent ainsi développer une phlogose du poumon qui les enlèvera rapidement.

L'action de souffler le verre, porté au rouge blanc, à travers une canne en fer qui n'est que trop bonne conductrice d'un calorique délétère, cette action, dis-je, jointe à celle de l'abus de l'alcool, entre pour beaucoup dans l'aggravation des pneumonies chez les ouvriers verriers, et cela est si vrai, que nous avons remarqué parmi les ouvriers tiseurs (ce sont ceux qui entretiennent le feu ou préparent le verre) une moins grande tendance à succomber à la maladie, quoiqu'ils ne se fassent pas faute de se livrer, beaucoup plus même que les maîtres souffleurs, à la satisfaction de leur penchant pour les boissons alcooliques.

Il nous est facile de fournir la contre-preuve du fait que j'avance. L'ouvrier souffleur, dont je vous ai parlé plus haut à propos de la fièvre typhoïde, a éprouvé, à différentes époques, quatre pneumonies, dont la dernière surtout a offert des symptômes très inquiétants; mais, comme cet homme ne prenait jamais un verre d'eau-de-vie, qu'il avait toujours soin, en terminant son travail, de se couvrir de vêtements très chauds, et qu'il prenait beaucoup de précautions dans l'ingestion des boissons fraîches, il a encore échappé aux suites de la pneumonie. Nous avons cependant cru prudent de conseiller à notre client de ne pas affronter plus longtemps des causes capables de reproduire chez lui une maladie si dangereuse. Je dois encore citer un autre ouvrier souffleur que j'ai soigné pour sa neuvième pneumonie, dont il a pu encore guérir, grâce à sa tempérance habituelle. Si mes souvenirs sont fidèles, parmi les ouvriers souffleurs, il n'y a que les deux dont je viens de vous parler qui aient survécu à la pneumonie; tous les autres, qui abusaient des liqueurs alcooliques, aussitôt qu'ils ont été affectés de pneumonie, ont succombé rapidement à la maladie.

Je ne m'arrêterai pas aux moyens de prévenir la fréquence de la pneumonie chez les ouvriers verriers en général, et les souffleurs en particulier. Vous l'avez dit avant moi, ils consistent dans certaines précautions hygiéniques obligatoires pour tous ceux en général qui travaillent dans un milieu chauffé à une température élevée. Ainsi, ils devront se couvrir, en sortant de leur travail, de vêtements plus chauds, porter de la laine sur la peau, etc. La principale précaution serait d'éviter d'une manière absolue d'abuser des boissons alcooliques.

Mais pouvons-nous nous flatter d'avoir jamais assez d'influence sur l'esprit de ces malheureux ouvriers et de réussir à les empêcher de hâter leur mort?

Quant au traitement, sobre des saignées que l'état de ces hommes me semble contre-indiquer, je donne la préférence aux boissons diaphorétiques, bourrache et autres, tartre stibié à haute dose, etc., etc.

Pour étancher leur soif et apaiser la chaleur qui les dévore, Fourcroy conseille aux ouvriers l'usage de l'oxycrat; Mérat indique comme préférable le mélange d'une cuillerée d'eau-de-vie dans un litre d'eau. C'était cette dernière boisson que les ouvriers de la verrerie de Dieppedalle employaient de préférence pour se désaltérer, comme j'ai eu l'occasion de m'en assurer par des ouvriers qui sont venus travailler dans notre verrerie de Varimpré.

Pour arriver au même but, je conseillerais un autre moyen qui, je le pense, aura votre approbation, Messieurs, et serait également de la part des clients assez favorablement accueilli, s'il n'était encore l'objet de certaines restrictions; je veux parler de l'usage du café.

Dans les houillères du Nord, nous trouvons des milliers de travailleurs dont l'extérieur annonce une santé robuste ; leur nourriture n'est pourtant ni très substantielle ni bien choisie. De la soupe au café trois ou quatre fois par jour, quelques pommes de terre, une livre de viande chaque semaine, voilà à quoi se réduit l'alimentation de l'ouvrier mineur ; il peut ainsi réduire du quart la quantité d'aliments qui serait nécessaire au maintien des forces chez d'autres individus.

Le café, dit M. de Gasparin, rend plus stables les éléments de notre organisme. On sait, d'après les travaux de Duhamel et de Flourens, qu'il s'opère constamment dans nos organes un double mouvement de composition et de décomposition moléculaires. Ce mouvement constant d'absorption et de formation de nouveaux tissus s'opère aussi bien dans le sang que dans les os et les muscles. Si donc le café ralentit ce double mouvement vital, le besoin de recomposition, et par suite d'alimentation, doit être moindre. On observe, en effet, que sous l'influence du café les produits des sécrétions sont plus aqueux, la respiration moins active et par suite les déperditions de substances absorbées moins rapides. *On a même observé, dans la même circonstance, une diminution de la chaleur animale.*

Cette dernière circonstance fait comprendre l'utilité du café dans les pays chauds, là où la température est si pénible à supporter, qu'elle semble, pour ainsi dire, user les ressorts de la vie. Nos administrations de la guerre et de la marine, qui ont fait entrer d'une manière habituelle le café dans la ration du soldat et du marin en campagne, n'ont eu qu'à se louer de cette innovation, en Afrique comme en Crimée, en Italie comme en Chine, et on en a toujours recueilli les mêmes avantages hygiéniques. Le café est la boisson des pays chauds, comme les liqueurs alcooliques sont la boisson naturelle des contrées du Nord.

A mesure qu'un homme avance en âge, le travail de décomposition augmente ; les particules phosphatiques des os sont absorbées, entraînées dans le torrent circulatoire et les molécules calcaires, ainsi charriées par le sang, finissent par oblitérer les petits vaisseaux sanguins ou capillaires. M. le Dr Petit, de Château-Thierry, est d'avis qu'il vaudrait mieux prévenir cette obstruction des vaisseaux que d'avoir à la combattre lorsqu'elle existe. De ce fait bien constaté que le café retarde le mouvement de décomposition des organes, M. Petit conclut que, par son usage habituel, la vie des hommes pourrait se prolonger au-delà de ses limites ordinaires. Il en recommande l'usage aux vieillards et ses observations tendent à prouver que son emploi serait avantageux dans le traitement des congestions cérébrales et des apoplexies.

Ces ouvriers amaigris, épuisés longtemps avant l'âge, ne sont-ils pas dans les conditions qui paraissent aux médecins que j'ai cités plus haut devoir exiger l'emploi du café pour arrêter le travail de décomposition auquel ils sont continuellement en proie?

Je conseillerais donc aux verriers, dévorés de la soif pendant leur travail, l'usage d'une infusion légère de café, dont ils pourraient user assez largement. Ce serait peut-être un moyen de les détourner de l'usage de l'eau-de-vie pendant la journée. Ce serait aussi peut-être un moyen de diminuer la fréquence des congestions cérébrales et des apoplexies, qui n'atteignent que trop ces ouvriers, aussitôt qu'ils ont renoncé à leurs occupations, et ils les abandonnent souvent de bonne heure !! L'épaississement de leur sang et les considérations physiologiques développées tout à l'heure expliquent suffisamment la tendance aux apoplexies chez les verriers.

Enfin, Messieurs, un autre moyen, pour diminuer quelque peu la soif chez ceux qui en sont plus fréquemment tourmentés, ne pourrait-il pas consister dans l'emploi de l'embout qui vous a été présenté hier par notre confrère de Lyon, M. le Dr Viennois, dans un autre but, c'est vrai, mais qui, rendu aussi peu conducteur que possible du calorique, pourrait être adapté à la canne de fer et rendre quelques services dans ces cas particuliers ?

Les ouvriers de nos verreries, qui ont plus spécialement pour mission de placer le bois à sécher dans les chambres chaudes, sont exposés à rendre des crachats colorés par la fumée que renferment ces chambres chaudes, ce qui ne laisse pas que de les effrayer plus ou moins ; mais comme ordinairement il n'en résulte rien de fâcheux, nous ne nous y arrêterons pas.

La chaleur très vive du four, jointe à la vive couleur du verre en fusion, agit particulièrement sur la vue de ces hommes, l'irrite, et souvent nous voyons la cataracte venir mettre le comble à tous leurs maux. Une des causes de cette altération de la vue pourrait être la gêne et la fatigue que les yeux éprouvent pour fixer le cordon de verre sur le goulot de la bouteille à l'entrée du four.

Je pense que, pour éviter cet inconvénient, il serait bon d'employer le moyen indiqué par notre confrère de Lyon:

M. le Dr Putégnat, de Lunéville, a adressé en 1859, à l'Académie de Médecine, un Mémoire savamment écrit sur les maladies des tailleurs de cristal de verre, et dans lequel il décrit une gingivite particulière à ces ouvriers avec exhalation d'une odeur qui empoisonne le atcliers et occasionne la perte des dents.

Nous avons eu le bonheur, tout en constatant la gingivite propre aux tailleurs de cristal, de remarquer qu'elle n'avait pas chez nos ouvriers des résultats aussi funestes. Peut-être cela tient-il à ce que nos tailleurs de verre sont moins nombreux que ceux des grandes usines de la Meurthe.

Comme le Dr Putégnat, nous avons observé chez ces ouvriers des abcès, des furoncles, des durillons à la partie postérieure et inférieure des avant-bras; il s'y produit ainsi de larges croûtes qui ont un aspect hideux, je dirai même effrayant. Cet effet est dû probablement au frottement réitéré des avant-bras contre une traverse en bois sur laquelle ils posent.

Appelé par M. le Sénateur-Préfet à faire partie d'une commission de six membres chargés de l'inspection du travail des enfants dans les manufactures, nous avons constaté un fait sur lequel nous appellerons l'attention de qui de droit.

Il s'agit de l'admission, dans les verreries où l'on confectionne la gobeletterie, d'enfants beaucoup trop jeunes, puisque nous en avons remarqué plusieurs qui n'étaient âgés que de sept à huit ans. Les enfants, dans ces verreries, sont très fréquemment placés juste à la hauteur des ouvertures par lesquelles on recueille le verre; la grande chaleur qui sort au niveau de leur visage les rend hâves et décharnés, en même temps que s'y impriment d'une manière indélébile de larges plaques rougeâtres qui leur donnent un cachet particulier. Ajoutez à cela qu'ils travaillent presque toujours en courant pendant dix à douze heures. Certes, ce sont là des causes qui sont capables de produire chez ces enfants l'étiolement, un arrêt de développement des plus préjudiciables, de fréquentes gastralgies. Les directeurs de ces établissements se trouvent toujours dans un accord complet de vues avec nous, mais ils ne peuvent pas toujours refuser à des parents nécessiteux les moyens d'augmenter un peu leurs ressources pécuniaires qui sont souvent très bornées.

M. le Dr Gourdin, de Paris, approuve l'usage du café pour les ouvriers verriers; il croit que M. Ternisien se trompe quand il avance que ces ouvriers se nourrissent mal; il a vu, au contraire, à Charleroi, qu'ils se nourrissent très bien.

M. Ternisien répond qu'il est d'accord avec M. Figuier, et que, d'ailleurs, il n'a voulu parler que de ce qui se passe dans le département de la Seine-Inférieure.

DE LA DIATHÈSE URIQUE,

PAR M. LE Dr AUGUSTE MERCIER,
De Paris.

Ce travail se trouve divisé en deux parties : la première dans laquelle l'auteur traite des causes d'un excès habituel d'acide urique dans l'économie ou diathèse urique; la seconde où il passe en revue ses effets.

§ Ier.

Après avoir exposé les principales théories qui ont été émises sur l'origine de la diathèse urique, et démontré ce qu'il croyait devoir accepter ou rejeter dans chacune d'elles, M. Aug. Mercier exprime ainsi ses propres idées :

Pour moi, la diathèse urique est le résultat d'une élaboration, d'une transformation insuffisante des aliments, de digestions dont les produits semblent trop peu animalisés pour s'assimiler à la substance de nos organes, et n'arrivent même pas à l'état d'urée dont la solubilité faciliterait l'élimination.

Comment, en effet, des digestions pénibles accompagnées d'aigreurs d'estomac, de pituites, de développement de gaz, d'éructations, de borborygmes et de flatuosités, quelquefois de vomissements, de constipations opiniâtres ou de diarrhée, donneraient-elles lieu à un chyle bien élaboré? comment ce chyle ne deviendrait-il pas nuisible aux organes qu'il parcourt et à ceux qui ont avec ceux-ci des rapports de connexion ou de sympathie fonctionnelle, telle que le foie, la rate et le pancréas? comment de tout ceci résulterait-il un chyle normal, capable de se convertir lui-même en un sang parfaitement pur?

Quelles sont les causes de ces troubles?

Le plus souvent, ce sont les aliments et les boissons qui pèchent par la quantité ou par la qualité.

Des gens affectés de goutte ou de gravelle, les uns mangent beaucoup trop, de manière à former dans l'estomac une masse volumineuse que les sécrétions gastrique, hépatique, pancréatique pénètrent difficilement, incomplétement, que les contractions péristaltiques ne meuvent et ne délayent qu'avec peine; d'autres mangent beaucoup trop souvent, ne donnent pas de repos à leurs organes digestifs, de sorte que les excitations se succédant sans interruption finissent par dégénérer en irritation maladive; d'autres mangent beaucoup trop vite et ne mâchent pas assez leurs aliments, de manière que ceux-ci, mal broyés, résistent physiquement au dissolvant gastrique, et, peu insalivés, sont mal disposés à subir leur action chimique; d'autres usent fréquemment dé mets trop réfractaires au travail digestif, ce qui produit les mêmes effets que les repas trop copieux ou trop rapprochés, et, ce qui les produit peut-être encore plus vite, c'est l'usage habituel de condiments trop excitants.

Quant aux boissons, les uns en prennent trop et délayent ainsi le fluide gastrique au point d'annuler ses propriétés; d'autres les prennent trop irritantes : vins purs et abondants, liqueurs alcooliques, absinthe, etc. J'ai remarqué que les vins blancs, les vins rouges acides, la bière et le cidre disposent aux aigreurs d'estomac d'une manière toute particulière, et je ne doute pas qu'ils ne contribuent à la fréquence de la goutte et de la gravelle dans les pays où l'on en fait largement usage. Je soupçonne aussi fortement le café qui, dit-on, précipite la digestion, mais qui, je crois bien, précipite plutôt les aliments par les contractions intestinales qu'il provoque, et ne leur donne pas le temps de subir une élaboration suffisante. D'un autre côté, l'eau et les boissons aqueuses, chaudes surtout, sont, pour beaucoup d'estomacs, dans nos régions tempérées, une cause de débilité fâcheuse.

Chez d'autres malades, ce ne sont pas les substances ingérées qu'il faut accuser. Leur régime est des mieux réglés sous tous les rapports; par suite de circonstances diverses, leurs organes digestifs sont dans un tel état qu'ils élaborent mal la petite quantité d'aliments choisis qu'on leur confie. Les personnes atteintes de gastro-entérite chronique voient très souvent, pour peu qu'elles mangent, de l'acide urique, et surtout des urates en abondance dans leur urine. Je crois que c'est particulièrement en raison d'un dérangement des fonctions digestives que certaines personnes, qui sont condamnées à rester au lit par une maladie, une fracture, etc., finissent par éprouver les douleurs de la goutte ou de la pierre.

Une circonstance qui fait méconnaître beaucoup de cas de ce genre, c'est que la débilité générale qui les accompagne ordinairement imprime aux phénomènes morbides une apparence particulière. Ce ne sont plus ces accès de goutte francs et réguliers qui se manifestent par le gonflement extrêmement douloureux des articulations des pieds et des mains et s'accompagnent d'une fièvre intense, mais c'est une douleur sourde, quelquefois sensible seulement dans les mouvements articulaires, affectant presqu'aussi souvent les grandes articulations que les petites, n'ayant pas, comme les accès de goutte bien caractérisés, des périodes dites d'augment, de stat et de diminution, durant presqu'indéfiniment tant qu'un changement de régime ou de saison ne vient pas les faire disparaître, sans phénomène critique apparent, ni du côté de la peau, ni du côté des urines, et sans réaction générale. Beaucoup de médecins qualifient ces douleurs de *rhumatismales ;* d'autres, voyant que ce n'est cependant pas le *rhumatisme* franc, les appellent *goutte rhumatismale* ou *rhumatisme goutteux.* On éviterait presque toujours l'ignorance que couvre cet accouplement de mots, si l'on portait davantage son attention sur l'appareil digestif.

Quelquefois le régime alimentaire est assez bien ordonné, les organes digestifs sont sains, mais des circonstances particulières s'opposent aux bons effets de cette harmonie. Les uns, aussitôt après leur repas, se livrent soit à une équitation rapide, soit à d'autres exercices violents qui produisent le balottement des aliments dans l'estomac et le détournement de l'influx nerveux vers d'autres points ; d'autres se mettent immédiatement à un bureau, travail qui, par l'immobilité et l'inclinaison du corps en avant, gêne les mouvements intestinaux, diminue le nombre et l'étendue de ceux de la respiration et concentrent vers le cerveau le sang et les forces. Les excès vénériens, surtout après le repas, exercent l'influence la plus funeste. Il en est de même des chagrins opiniâtres, des insomnies, des contentions d'esprit, surtout la nuit.

Eh bien ! si chacune des causes que nous venons de passer en revue peut affecter la digestion d'une manière si fâcheuse, qu'est-ce donc quand plusieurs, quand beaucoup se trouvent réunies ? Et c'est cependant ce qui a lieu le plus souvent.

§ II.

Les effets de la diathèse urique sont fort nombreux et rapportés avec détail par M. Auguste Mercier; nous ne ferons que mentionner les plus importantes :

L'augmentation de densité du sang et de là l'embarras dans la circulation, tous les signes de la plétore, la dyspnée, l'oppression, des accès d'asthme, des battements tumultueux du cœur, l'angine de poitrine, la rareté et la modification des sécrétions, la dilatation des vaisseaux, leurs flexuosités, leur état variqueux, l'altération des os et les concrétions solides.

Dire que les goutteux sont sujets aux congestions cérébrales, aux apoplexies, aux ramollissements du cerveau, serait ne répéter que ce que tout le monde connaît. Mais, ce que l'on sait beaucoup moins, c'est que les maladies de la moelle épinière sont également très fréquentes surtout dans sa région terminale, à ce point que M. Bizet y a placé le siége primordial de la goutte, regardant tous les autres symptômes comme des névroses qui en seraient la conséquence (*Nouv. cons. sur la goutte*, 1842). Assurément il y a beaucoup d'exagération dans cette assertion, mais il est certain qu'il n'est pas rare de rencontrer chez les goutteux une douleur plus ou moins vive au niveau des lombes, remontant quelquefois entre les deux épaules, s'irradiant sur le trajet des nerfs des membres correspondants, s'accompagnant de fourmillements, d'une faiblesse graduellement croissante de ces mêmes parties, et s'étendant quelquefois jusqu'aux sens del'ouïe et de la vue. Certaines paraplégies attribuées à des maladies de l'appareil urinaire ne sont, au contraire, que des maladies de la moelle épinière dont la paralysie vésicale n'est que le premier symptôme remarqué ; je pourrais citer ici quelques autres faits qui prouveraient que la maladie de la moelle épinière et celle de l'appareil urinaire étaient, non pas la conséquence l'une de l'autre, mais deux effets d'une même cause, la diathèse urique. Je ne veux pas dire pour cela qu'une altération du sang, due à la perversion ou à la désorganisation de l'appareil urinaire, ne puisse amener des altérations des centres nerveux ; je veux tout simplement faire voir que ces questions méritent d'être de nouveau et plus sérieusement étudiées.

Quoi qu'il en soit, M. Bizet rapporte onze autopsies de goutteux, et, dans toutes, il a trouvé les vaisseaux de la moelle épinière injectés, la substance grise d'une couleur rosée ou d'un rouge foncé, la substance blanche d'une rougeur comme sablée, avec ou sans ramollissement. Les vaisseaux, et principalement les veines des membranes rachidiennes, sont gorgés de sang et souvent même celles-ci sont le siége d'un épanchement abondant de sérosité, ou même de sérosité sanguinolente.

L'auteur que je viens de citer attribue ces diverses altérations à une phlogose véritablement active produite par l'abus des organes sexuels, abus qu'il regarde comme la cause première et à peu près unique de la goutte.

L'accroissement du tissu cellulaire peut atteindre jusqu'à l'obésité.

La peau est aussi affectée très fréquemment. Les diverses espèces d'éruptions connues vulgairement sous le nom de dartres, furoncles, anthrax, s'offrent très souvent chez les goutteux. L'éruption la plus fréquente et la moins signalée est le pityriasis du dos et du cuir chevelu. — Celui du dos est si commun, que, dans certains pays, on fabrique et vend publiquement des instruments pour gratter cette partie du corps. Il est à remarquer que dans ces pays l'embonpoint est en honneur et que certaines classes ne donnent aucune trève à l'estomac, tandis que le reste du corps est livré à une oisiveté absolue. Le pityriasis de la tête n'est pas moins fréquent.

M. Mercier a appelé l'attention, il y a quelques années, sur un symptôme moins connu (*Union médicale*, 1858). Sans arriver à produire des dépôts dans les organes, l'acide urique ou les urates peuvent être assez abondants pour déterminer une irritation des reins, de la vessie ou de l'urèthre, irritation d'autant plus grave qu'elle débute le plus souvent d'une manière insidieuse sous forme chronique, et qu'il est déjà trop tard pour la traiter quand on s'en aperçoit. Cette irritation est si fréquente qu'on a pris l'effet pour la cause et qu'on lui attribue la formation des concrétions uriques de l'appareil urinaire. S'il est vrai qu'on observe assez souvent des douleurs dans la région des reins en même temps que l'émission de sable ou de gravelle, il n'est pas rare non plus de rencontrer une indolence complète. L'irritation n'est donc pas alors la cause, elle n'est au contraire qu'un effet. Aussi arrive-t-il souvent qu'une émission momentanée de sable rouge ne s'accompagne d'aucun nuage muqueux dans l'urine, tandis qu'il ne manque presque jamais de s'en produire quand cette émission se prolonge.

L'irritation des reins, de la vessie et de l'urèthre peut aboutir à l'inflammation et à ses conséquences mêmes les plus graves.

Son premier effet dans cette région compliquée, c'est la rétraction du muscle qui ferme cet orifice. C'est par conséquent une dysurie, passagère d'abord, plus tard continue, aboutissant enfin à une rétention d'urine plus ou moins complète par le genre d'obstacle que M. Mercier a fait connaître sous le nom de *valvule musculaire du col de la vessie*.

Cette irritation peut encore déterminer le spasme, la contracture et la rétraction des muscles qui agissent sur la région membraneuse; mais il est rare qu'elle pénètre assez profondément dans les tissus des parois pour déterminer un rétrécissement organique de l'urèthre.

La glande prostatique s'hyperthrophie par suite, soit de la stase sanguine dans le bassin, soit de l'irritation prolongée de la région prostatique par une urine trop âcre.

Enfin, il est essentiel de connaître l'influence de la diathèse urique sur les organes de la génération; elle peut non-seulement amener l'impuissance, mais encore causer des pertes séminales. Chez la femme, un des premiers effets est la diminution ou même la suppression des menstrues.

M. Mercier se résume ainsi :

La diathèse urique existe beaucoup plus souvent qu'on ne croit, et plus on l'étudiera, plus on lui reconnaîtra des effets désastreux.

Son principal point de départ est le tube digestif, et des maladies très diverses de cet appareil peuvent lui donner naissance.

Dans le premier quart de ce siècle, on avait cru l'estomac toujours prêt à s'irriter, toujours sous le coup d'une inflammation; dans le second, on a fini par se le figurer d'une tolérance à toute épreuve, erreur non moins grande et peut-être plus dangereuse que la première. Ce n'est jamais impunément qu'on abuse de cet organe, et nous en abusons beaucoup trop. Seulement ce n'est pas toujours une surexcitation qu'on produit, c'est quelquefois une sorte d'inertie dans laquelle on le jette.

DES ULCÈRES DE L'ESTOMAC,

A LA SUITE DES ABUS ALCOOLIQUES,

PAR M. LE Dr E. LEUDET,

De Rouen.

Placé dans une localité où la population ouvrière use avec une prodigalité si fâcheuse des boissons alcooliques, j'ai recherché depuis longtemps si l'ingestion des alcooliques avait une influence réelle sur la production des ulcères simples de l'estomac; je crois aujourd'hui, après une expérience de neuf années dans le principal établissement hospitalier de la ville de Rouen, pouvoir répondre affirmativement à cette question.

Sur un total de 26 autopsies cadavériques de malades dont les antécédents ou les symptômes me permettaient d'affirmer l'abus antérieur des boissons alcooliques, j'ai rencontré dans 8 cas des ulcères simples de l'estomac à diverses périodes de leur évolution; ces ulcères étaient ou stationnaires chroniques dans l'acception classique de ce terme, ou aigus, ou déjà cicatrisés. C'est donc dans une proportion d'un peu moins d'un tiers que j'ai rencontré les ulcères de l'estomac chez les individus ayant abusé des alcooliques.

Relativement aux autres cas d'ulcère simple, la variété par origine alcoolique semble assez commune : ainsi, abstraction faite des 8 cas mentionnés plus haut, j'ai trouvé dans 20 ouvertures cadavériques (sur plus de 1,000 autopsies de malades divers morts à l'Hôtel-Dieu de 1854-1863), cette perte de substance de la muqueuse stomacale. Dans 9 de ces 20 cas, je n'ai pu remonter à la cause de la maladie, et je les désigne par conséquent sous le nom d'ulcères idiopathiques de l'estomac; 9 fois ils furent rencontrés chez des phthisiques et 5 fois chez des individus atteints de maladies organiques du cœur.

En remarquant qu'il est probable que parmi les cas d'ulcère simple de l'estomac, classés dans les dernières catégories, quelques individus avaient été, antérieurement à l'affection ultime qui a déterminé leur mort, des ivrognes de profession, le chiffre de 1/3 comme exprimant la proportionnalité des ulcères par cause alcoolique dans notre localité me semble se rapprocher autant que possible de la réalité.

Dans cette statistique, j'ai tenu compte uniquement des cas terminés par la mort, et dans lesquels l'autopsie a permis de constater la lésion stomacale ; je dois néanmoins ajouter que j'ai observé les signes certains de cette maladie chez quatre individus non décédés. Je reviendrai sur ce sujet en m'occupant du diagnostic.

Plusieurs autres lésions peuvent être rapprochées de l'ulcère simple ; en effet, dans les ouvertures de cadavres de malades ayant abusé à un haut degré des alcooliques, j'ai rencontré six fois des hypertrophies partielles mamelonnées, sessiles ou pédiculées de la muqueuse stomacale. Cette sorte de lésion peut être parfois très marquée ; ainsi, j'ai publié en 1847, dans les Bulletins de la Société anatomique, la description de l'estomac d'un buveur d'alcool, où cette lésion avait atteint un degré très prononcé ; ces hypertrophies, du volume d'un pois, existaient au nombre de plus de deux cents à la surface de la muqueuse de l'estomac. Ce qui nous importe le plus ici, ce n'est pas la présence de cette lésion, mais sa coexistence avec un ulcère simple, comme pour attester que la phlegmasie ulcéreuse, dans un point, a été hypertrophique dans l'autre, deux variétés de processus que la phlegmasie présente si souvent dans les tissus les plus variés. Cette coexistence d'un ulcère simple avec hypertrophie partielle dans un point contigu s'est présentée une fois à mon observation.

Dans un autre cas, j'ai rencontré dans l'estomac d'un ivrogne deux lésions curieuses : c'était une hypertrophie partielle sessile de la muqueuse, et dans un autre point contigu, une petite collection purulente sous-muqueuse. Je n'hésite pas, après avoir étudié ce fait et quelques autres, publiés dans la science, à rapprocher cette suppuration sous-muqueuse de l'ulcère simple et à rapporter à la gastrite alcoolique l'ulcère simple, l'hypertrophie partielle et même la gastrite phlegmoneuse sous-muqueuse que j'ai rencontrée à l'ouverture du cadavre des alcoolisés.

En parcourant les archives de la science, on trouve en effet que chaque année l'opinion analogue à la mienne tend de plus en plus à conquérir le rang de vérité démontrée. Sans compter les excellents ouvrages de Frerichs (*Klinik der Leberkrankheiten*, v. II, p. 188 et 409; d'Habershon (*Observations on diseases of the Alimentary Canal*), qui rapportent des cas d'ulcères simples de l'estomac chez des ivrognes, des faits du même genre ont été rattachés aux abus alcooliques antérieurs : par MM. Lebert (*Handbuch der Prakt. Med.*, v. I, p. 440, et *Traité d'anatomie pathologique générale*, v. II, p. 173, 1861); MM. Charcot et Vulpian (*Mémoire de la Société de Biologie de Paris*, v. 1, p. 117, 1854) ; M. Lancereaux (*Bulletin de la Société anatomique*, sér. II, v. VI, p. 217, 1861) ; M. Klob (*Bericht ueber die Plenar Versamml, des Wiener Doctor. Colleg.*, 1860. — *Canstatt's Jahresb*, 1860, v. III, p. 241).

Les autorités ne manquent donc pas en faveur de la proposition émise plus haut; quant à l'hypertrophie partielle ou générale, on n'a jamais hésité à reconnaître que fréquemment elle avait pour cause l'abus des boissons fermentées.

J'ai dit plus haut que certains cas de gastrite phlegmoneuse devaient probablement être attribués à l'alcoolisme ; cela est plus difficile à démontrer, par cette raison fort simple que les cas de ce genre sont rares et qu'ils ne se rencontrent presque jamais dégagés de complications qui permettent leur interprétation. M. Klob, que je viens de citer, et qui a puisé dans les immenses matériaux du professeur Rokitansky, de Vienne, les éléments de ses études, a décrit de curieuses maladies des glandules tubuleuses de l'estomac, qui se rencontrent chez les gens qui abusent des alcooliques : « On voit, dit-il, les glandes stomacales se dilater dans leur partie flexueuse profonde, verser du pus dans l'estomac et occasionner dans quelques cas une suppuration du tissu cellulaire sous-muqueux. » À cette description de Klob, je dois ajouter que Rokitanski, décrivant, lui aussi, l'abcès sous-muqueux de l'estomac, écrit que la muqueuse au-dessus de l'abcès se perfore de plusieurs orifices et donne lieu à la formation de petits ulcères.

Comme preuves cliniques à l'appui de ce rapprochement, j'emprunterai à l'excellent mémoire de M. Raynaud sur l'infiltration purulente sous-muqueuse de l'estomac (*Bullet. de la Société anatomique*, sér. II, vol. VI, p. 89, 1861) deux observations, l'une de M. Cornil, l'autre de M. Mayor, dans lesquelles, à côté de l'abcès sous-muqueux, on trouvait soit un ulcère simple de l'estomac dans sa période d'état, soit une cicatrice d'ancien ulcère. Ce même mémoire contient une troisième observation : c'est celle de M. Proust, dans laquelle on lit qu'une hypertrophie partielle coexistait avec une suppuration sous-muqueuse; or, notons-le, le sujet de cette observation était un charretier et appartenait, par conséquent, comme le fait remarquer M. Raynaud, à une catégorie d'individus qui n'est pas précisément connue par sa tempérance.

En résumé, chez les alcoolisés, la coïncidence d'ulcères simples avec l'hypertrophie partielle ou générale, avec la suppuration sous-muqueuse, autorise à rapporter à la même cause ces diverses lésions, c'est-à-dire à la phlegmasie consécutive, aux abus alcooliques.

Je n'ai pas, bien entendu, l'intention de rejeter d'un trait les autres causes bien connues des ulcères, comme les érosions hémorrhagiques, les embolies capillaires ; je mets de côté ces divers mécanismes qui ne peuvent expliquer les faits que j'étudie ici et je limite mes recherches aux ulcères de l'estomac causés par l'alcool.

De la forme et des caractères de l'ulcère simple de l'estomac chez les alcoolisés. — L'ulcère de l'estomac était, dans tous les cas que j'ai rencontrés chez les alcoolisés, superficiel, consistant tantôt en érosions simples, petites pertes de substance ayant plusieurs millimètres dans leur grand diamètre, correspondant à celui de l'estomac, tantôt plus étendues, ayant plusieurs centimètres de diamètre; d'autrefois, je n'ai rencontré que des cicatrices rayonnées avec adhérence au tissu cellulaire sous-muqueux épaissi. Dans aucun des cas observés par moi, l'ulcère n'avait la profondeur signalée dans les cas dits idiopathiques, et jamais je n'ai vu la destruction de toutes les tuniques ni la communication, soit avec le péritoine, soit avec un viscère creux avoisinant. Ce peu de profondeur de l'ulcère simple de l'estomac n'est pas cependant constant; ainsi, dans une observation de Habershon (*Loc. cit.*, p. 75), une hémorrhagie mortelle fut observée dans un cas d'ulcère simple de l'estomac, chez un ivrogne atteint simultanément d'une cirrhose du foie. Néanmoins, je crois, d'après ce que j'ai observé, que les ulcères de l'estomac sont en général peu profonds chez les alcoolisés, et que, dans la grande majorité des cas, l'ulcération se borne à la muqueuse et n'intéresse pas les autres tuniques.

De l'ulcère aigu de l'estomac. — Cette forme est peut-être plus commune qu'on ne le croit en général, et un excès énorme dans l'ingestion des boissons alcooliques suffit pour déterminer le développement d'ulcères aigus de l'estomac. J'ai déjà publié dans un autre travail (*Mémoire sur l'ictère développé à la suite des abus alcooliques; Mémoires de la Société de Biologie*), un cas intéressant au double point de vue de l'ictère et de l'affection stomacale (sér. III, v. II, p. 143. 1860). Je le reproduis ici presque textuellement.

OBS. 1. *Ingestion d'un verre d'alcool concentré. Ivresse de trois jours de durée; accidents gastriques sérieux, ictère consécutif, adynamie, mort, ulcères de l'estomac, atrophie aiguë du foie.* Cantais (Adolphe), âgé de trente-neuf ans, tonnelier, entré le 26 décembre 1858, à l'Hôtel-Dieu de Rouen, dans ma division, salle 1re, n° 9. C, d'une bonne santé habituelle, n'a eu qu'une maladie grave, une variole, il y a trois ans environ; depuis quelques années, il fait habituellement un grand abus des boissons alcooliques, mais n'en a jamais ressenti de graves inconvénients du côté du tube digestif ou du système nerveux. Il y a sept jours, C. prit, par erreur, un grand verre d'alcool concentré de 3/6, qu'il croyait être, dit-il, du vin blanc. Cette ingestion ne fut suivie d'aucune sensation de brûlure dans le tube digestif; il tomba presque immédiatement dans un état d'ivresse profonde qui ne dura pas moins de trois jours, et ne put donner aucun renseignement sur les symptômes qu'il présenta pendant ce laps de temps. Depuis cette époque jusqu'au jour de l'entrée, il a toujours éprouvé les mêmes accidents. Anorexie complète; impossibilité absolue de supporter aucun aliment ou aucune boisson sans les rejeter immédiatement ; vomissements aqueux et bilieux ; douleur dans le ventre, mais non limitée à l'épigastre ; l'ictère n'a été remarqué que le matin du 26 décembre.

Ce même jour, dans la soirée, je trouve C. dans l'état suivant : adynamie ; intelligence parfaite ; coloration ictérique très marquée de la peau et des muqueuses sans prurit ; diminution des vomissements ; douleur spontanée dans tout l'abdomen, augmentée par la pression à l'épigastre et au niveau de l'hypochondre droit ; pas de météorisme ; pas de selles dans la journée. C. n'avait pas de diarrhée depuis l'excès alcoolique. Le foie ne se sent pas au-dessous des fausses côtes. Langue un peu rouge humide ; soif incessante ; p. 92-96, sans chaleur de la peau (une bouteille d'eau de sedlitz, suivie de plusieurs vomissements et de 7 ou 8 selles qui n'ont rien présenté de particulier). Le 27 au matin, adynamie plus marquée ; pas de vomissements depuis la veille ; mêmes symptômes ; six sangsues à l'anus, gomme sucrée, eau albumineuse, bains ; mort le 28 décembre au matin.

Examen du cadavre, vingt-deux heures après la mort. Cerveau, poumons et cœur sains. Aucun épanchement dans le péritoine, aucune injection des divers feuillets de cette membrane séreuse. L'estomac était petit, revenu sur lui-même et présentant de nombreux plis d'ampliation dirigés dans le sens du plus grand axe du viscère ; la muqueuse était d'une teinte généralement grisâtre, un peu ardoisée, mamelonnée et épaissie, fournissant des lambeaux très petits ; sur le sommet des plis d'ampliation, mais nulle part, à leur base ou dans leur intervalle ; on remarquait au moins une vingtaine de petits ulcères, ayant 1/3 à 1 centimètre de longueur, ovoïdes à bords jaunâtres, nullement décollés, taillés à pic et n'intéressant pas toute l'épaisseur de la muqueuse ; les bords présentaient de petits caillots jaunâtres dans beaucoup d'endroits ; à leur circonférence, de nombreux vaisseaux capillaires entouraient, comme d'une auréole irisée, chacune des pertes de substance. La tunique musculaire semblait un peu épaissie. L'estomac était vide. Des ulcères analogues existaient dans le tiers inférieur de l'œsophage, et quelques-uns également dans le duodenum. Le tiers supérieur de la muqueuse de l'intestin grêle était ramolli, avec de larges plaques de vaisseaux arborisés par places ; son contenu était d'un jaune grisâtre ; dans les deux tiers inférieurs et dans la moitié supérieure du gros intestin, les matières contenues représentaient un magma noirâtre qui ne se mêlait ni à l'eau ni aux acides, mais avec l'alcool, et ne prenait nullement la couleur verdâtre, quand il était mis au contact de l'acide nitrique. La muqueuse était, dans toute cette étendue, très ramollie, mais sans ulcères. Le foie est moins volumineux au moins d'un tiers que dans l'état normal ; il est mou, décoloré par places, et présente de petits points d'une couleur légèrement jaunâtre, dans lesquels l'examen microscopique fait reconnaître quelques cellules hépatiques très granulées et beaucoup de magma amorphe.

Dans ce fait, l'anatomie pathologique, comme l'étude seméiologique, démontrent la nature aiguë de la lésion ; je rappellerai surtout la position des ulcères, exclusivement au sommet des plis d'ampliation, ce qui n'aurait pas eu lieu, suivant toute probabilité, si ces ulcères s'étaient formés successivement à la suite de débauches répétées. Cette position régulière des pertes de substance au sommet des plis n'est pas, du reste, un fait exceptionnel : Magnus Huss (*Alcoolismus chronicus*, traduction allemande de Vandem Busch, p. 5) écrit que, chez les alcoolisés, on trouve des érosions, surtout au sommet des plis saillants de la muqueuse ; auprès du pylore, on rencontre aussi des ulcères simples. Le développement des ulcères aigus est encore attesté dans mon observation par l'injection qui existait sur leurs bords ; les caillots étaient le reliquat de l'hémorrhagie gastro-intestinale qui avait peut-être été favorisée également par l'ictère aigu.

Au point de vue seméiologique, il est beaucoup plus difficile de déterminer les symptômes des ulcères aigus de l'estomac ; ce que nous observons, du reste, ici pour l'empoisonnement par les alcooliques se rencontre dans l'empoisonnement par d'autres substances, et je renverrai pour cette discussion à l'ouvrage d'Habershon ; qu'il me suffise de noter ici que l'intensité des douleurs n'est pas en rapport avec le développement rapide des ulcères : absence complète de douleurs dorsales, du point xiphoïdien ; mais par contre, susceptibilité extrême de la muqueuse stomacale, vomissements incoercibles, tels sont, avec l'adynamie, les principaux symptômes que l'on peut rencontrer. Dans une autre observation, aucun symptôme n'existe du côté de l'estomac, le malade étant atteint de cette forme de sidération extrême du système nerveux, qui apparaît après l'ingestion d'une quantité considérable d'alcool. Dans d'autres observations, le début de l'ulcère simple a été marqué par des accidents délirants, comme chez un autre de mes malades.

L'ulcère aigu de l'estomac a donc un début souvent difficile à déterminer à cause de la coexistence d'autres symptômes généraux. La gastrorrhagie, après un excès alcoolique, se rencontre et existe assez fréquemment, et permet de croire que chez les malades qui ont présenté ce symptôme, il existait au moins une érosion hémorrhagique, sinon un petit ulcère.

L'ulcère simple de l'estomac, une fois formé, peut donner lieu, chez les alcoolisés, à des accidents pendant un laps de temps très variable ; un fait curieux à cet égard est celui d'un de mes malades qui, pendant plus de vingt ans, a présenté des recrudescences nombreuses d'accidents dus à un ulcère simple de l'estomac. J'en donnerai ici un court résumé :

2° OBS.: *Ulcère simple de l'estomac, consécutif à des abus alcooliques; accidents nombreux se reproduisant pendant vingt années. Mort de tuberculisation pulmonaire.* — Herbette (Auguste), âgé de quarante-quatre ans et tailleur d'habits, est entré dix fois dans ma division à l'Hôtel-Dieu de Rouen, dans l'espace de cinq années. Dès l'âge de vingt ans, H…. a commencé à abuser des alcooliques. La maladie stomacale débuta en 1841 par des pincements à l'estomac, revenant par intervalles. En 1842, augmentation des douleurs épigastriques, vomissements d'abord aqueux, puis alimentaires et bilieux, jamais sanglants ou noirâtres. H…. continuait, malgré ces accidents, à manger et même à user des alcooliques. En 1852, l'augmentation de ces accidents force H…. à entrer à l'Hôtel-Dieu de Paris, où il est soigné par Martin Solon par des ventouses à l'épigastre et des poudres. Depuis, ces accidents ont beaucoup diminué, quoiqu'il continuât à boire de l'eau-de-vie; vers la fin de 1855, recrudescence des accidents gastriques, vomissements, éructations gazeuses; au commencement d'avril 1856, les vomissements deviennent continus et succèdent à toute ingestion alimentaire, solide et même liquide. Je constate alors une sensibilité épigastrique vive, sans aucune tumeur appréciable, une douleur vive spontanée dorsale et une autre xiphoïdienne, s'étendant par moments jusque dans l'hypochondre droit, sans aucune tuméfaction du foie. Ces vomissements se calment assez rapidement sous l'influence de la glace et de petites doses de chloroforme à l'intérieur. L'amélioration persiste pendant une année, le malade buvant de nouveau habituellement de l'eau-de-vie; mais il rentre en août 1857 atteint de nouvelles douleurs épigastriques et xiphoïdiennes, ou plutôt d'une recrudescence de ces symptômes, qui n'avaient pas disparu, simultanément un peu de diarrhée que le régime fait disparaître en deux semaines. Je constate alors les premiers signes locaux d'une tuberculisation pulmonaire. Les mêmes accidents gastriques ramènent H…. dans l'année 1860 et 1861 : dans ces deux dernières années, les vomissements eurent même plus d'intensité que les années précédentes. Vers la fin de 1861, l'affaiblissement survient quoique les vomissements deviennent de plus en plus rares; enfin, à la fin de novembre, ils cessent complètement, il ne reste par moments qu'une légère sensation de pincement à l'épigastre. Pendant le même laps de temps, les signes locaux de tuberculisation pulmonaire deviennent plus marqués; cependant, H…. tousse à peine et ne crache pas; mort le 19 février 1862.

Autopsie : Estomac plus volumineux que dans l'état normal, sans aucune lésion visible à l'extérieur; à l'intérieur, on remarquait au niveau de la valvule pylorique une dépression oblongue où la muqueuse avait disparu et était remplacée par un tissu n'ayant aucun caractère extérieur de la muqueuse. Cet ancien ulcère avait 0,04 sur

0,035 de diamètre transverse : rétrécissement de la valvule pylorique, au point de permettre à peine le passage d'une plume d'oie de calibre ordinaire : hypertrophie considérable de la couche musculeuse à ce niveau. Le reste de l'estomac présentait le même épaississement des diverses couches ; aucune trace de cancer. Cirrhose jaunâtre, légère du foie avec hypertrophie du stroma celluleux, petites cavernes dans le sommet des deux poumons, avec tubercules nombreux, les uns ramollis, les autres encore jaunâtres dans diverses parties des deux poumons. Les autres organes étaient sains.

J'ai inséré cette observation comme un exemple bien tranché de la marche chronique opposée à la forme aiguë ; ce dernier fait prouve en outre, que malgré la persistance des abus alcooliques, malgré des rechutes fréquentes et graves, l'ulcère simple de l'estomac est néanmoins susceptible de guérison. La mort est survenue chez H. par suite d'une tuberculisation pulmonaire lente ; peut-être, s'il n'avait été enlevé par une maladie intercurrente, l'affection stomacale, en raison même de la guérison de l'ulcère et de l'hypertrophie pylorique, aurait pu devenir la cause d'accidents graves et même mortels, comme nous l'avons vu dans d'autres cas et comme il en existe tant d'exemples dans la science.

Les symptômes des ulcères de l'estomac chez les alcoolisés sont les mêmes que ceux qu'on a décrit dans les ouvrages classiques en l'absence de cette cause d'irritation stomacale.

La gastrorrhagie s'observe dans le plus grand nombre des cas, et nous pouvons d'autant mieux nous en convaincre, que le vomissement de sang effrayant beaucoup les malades ne passe pas facilement inaperçu. Les hémorrhagies intestinales ont aussi une assez grande fréquence, car plusieurs malades les ont mentionnées. J'apporte dans ces questions de proportionnalité une grande réserve, par la raison que les renseignements sont souvent peu précis, la gastrorrhagie ayant eu lieu peu de temps après l'excès, par conséquent pendant un état très voisin de l'ivresse. Cette gastrorrhagie n'a, du reste, dans aucun des cas étudiés, été d'une énorme abondance ; elle s'est répétée chez plusieurs malades pendant deux ou trois jours.

Les vomissements ont été constants dans les cas observés ; ils étaient constitués, du reste, comme je viens de le dire, quelquefois par du sang, mais plus souvent par des matières aqueuses, beaucoup plus rarement par des matières bilieuses, qui cependant n'ont jamais fait absolument défaut pendant le cours de la maladie.

Les douleurs accusées par les malades ont varié beaucoup suivant l'époque de la maladie. J'ai déjà dit que dans la forme sur-aiguë, celle qui succède à une ingestion d'une énorme quantité d'eau-de-vie, on manquait de renseignements sur la douleur par suite d'une sidération extrême et de l'affaiblissement intellectuel ; quand cette sidération du système nerveux n'existe pas, la douleur épigastrique est vive, telle, que le malade offre, dans l'expression de sa douleur, beaucoup d'analogie avec les malades atteints de coliques saturnines, bien entendu sans offrir l'ensemble des autres accidents. Cette douleur existe spontanée, mais est surtout réveillée et stimulée par l'ingestion d'une boisson quelconque. Dans les cas chroniques la douleur présente le siége pathognomonique dorsal et xiphoïdien indiqué dans les auteurs; tel est le cas suivant :

3° OBS. : *Ancien ulcère simple de l'estomac cicatrisé chez un homme ayant abusé des alcooliques. Douleurs dorsales intenses pendant la période d'état de la maladie.* — Lambert (Louis-Charles), agé de cinquante-cinq ans, sommelier, n'a bu, dit-il, que d'une manière modérée de l'eau-de-vie; mais, vers l'âge de vingt à trente ans, il buvait beaucoup de vin et ne craignait pas de boire dans une journée huit à dix bouteilles de vin; à l'âge de trente ans, L. fut atteint de douleurs très vives d'estomac et de vomissements après l'ingestion alimentaire; les douleurs étaient surtout vives après les repas. Pendant près d'un an il mangea à peine d'aliments solides, ne prenait guère que des potages et éprouvait une douleur tellement intense dans la région dorsale du rachis, qu'il marchait courbé; les douleurs et les vomissements disparurent graduellement au bout d'un an, et L. cesse de marcher courbé. L. n'a pas discontinué de boire néanmoins. A l'âge de cinquante ans, hémoptysies et début d'une tuberculisation pulmonaire, pour laquelle il entre à l'Hôtel-Dieu le 6 octobre 1862 et succombe le 20 janvier 1863. A l'autopsie, outre les lésions de la tuberculisation pulmonaire et d'autres de syphilis constitutionnelle que je ne décrirai pas ici, je trouvai dans l'estomac deux cicatrices rayonnées et adhérentes d'anciens ulcères, toutes les deux le long de la petite courbure; l'une auprès du pylore, l'autre auprès du cardia; la muqueuse était, du reste, mamelonnée et hypertrophiée.

Dans ce cas, la douleur dorsale avait une intensité exceptionnelle, on aurait pu croire que les branches nerveuses étaient profondément atteintes et que la profondeur de l'ulcère dépassait l'épaisseur de la muqueuse ; néanmoins l'autopsie a prouvé qu'il n'en était rien.

Comme dans la gastrite chronique, l'ulcère simple, consécutif aux abus alcooliques, s'accompagne en général d'une altération de l'appétit, d'une nutrition insuffisante et par suite d'amaigrissement. Il faut sans doute ajouter à ces troubles cliniques une altération des fonctions chimiques; en effet, on se rappelle que Frerichs a signalé, dans les cas d'ulcère simple de l'estomac, le développement anormal de l'acide tartrique et butyrique dans la digestion des substances amylacées. Ces troubles nutritifs sont, du reste, beaucoup plus marqués dans l'ulcère simple que dans la gastrite chronique simplement hypertrophique, dont malheureusement nous observons souvent des exemples dans nos hôpitaux chez les malades adonnés à l'usage des boissons alcooliques.

Marche des ulcères de l'estomac chez les alcoolisés. — L'invasion des ulcères simples de l'estomac peut être aiguë et subite (1re obs.). Déterminé par un excès énorme d'alcool, l'ulcère peut-il apparaître d'emblée sans que le sujet n'ait déjà antérieurement, par des excès habituels, déterminé une sorte de phlegmasie chronique de l'estomac? Je ne saurais le dire; cependant, les considérations insérées plus haut, à propos de la première observation, me permettent d'affirmer que l'ulcère lui-même peut se produire très rapidement et être manifeste déjà quelques jours après un excès. Le fait suivant peut en fournir la preuve :

4e obs.: *Excès alcooliques, gastrorrhagie, et depuis trois ans symptômes d'ulcère simple de l'estomac et d'entérite.* — Lépine (Achille-Pierre), manœuvre, d'une faible santé, se nourrissait habituellement mal; il a été successivement mousse au cabotage, tireur dans les fabriques, terrassier et manœuvre. A l'âge de quinze ans, il but, dit-il, dans une journée, avec deux camarades, deux litres d'eau-de-vie. A la suite de cet énorme excès, vomissements considérables, et dans la soirée vomissements de sang constatés par les personnes qui lui donnèrent des soins. L. fut alors trois semaines malade, vomissant toujours et ne pouvant ingérer aucun aliment solide ou liquide. Depuis cette époque, L. est sujet à des douleurs stomacales fréquentes et à des dérangements intestinaux : c'est pour ce dernier accident qu'il entre le 6 août 1862 à l'Hôtel-Dieu; il sort guéri dans le milieu de septembre, conservant toujours les mêmes douleurs épigastriques.

Chez ce malade, les symptômes de la lésion stomacale ont dès le début pris un degré de gravité très marqué; dans d'autres cas, le début de l'ulcère est moins accusé (obserV. IIe,) et semble survenir dans le cours d'une gastrite chronique; je pourrais citer une observation complètement analogue chez une fille publique, âgée de vingt-sept ans, abusant depuis six ans des alcooliques et présentant depuis cette époque les signes d'une gastriste chronique; régurgitations aqueuses, perversion de l'appétit, etc., qui, à la suite d'un excès plus qu'habituel, fut atteinte d'une gastrorrhagie et offrit alors les signes d'un ulcère simple de l'estomac.

D'autrefois, il semble que l'ulcère simple, même à sa période d'état, soit presque indolent, aussi bien dans sa période initiale que dans sa période d'état; le fait suivant en est un exemple:

5e obs. : *Excès alcooliques habituels. Symptômes peu graves de gastrite chronique. Accidents de paralysie périphérique localisés. Cystite pyélo-néphrite. Mort. Ulcères simples multiples de l'estomac.* — Chantrel (Paul-François), âgé de quarante-six ans, boit avec excès depuis de longues années des alcooliques, cependant il s'enivrait à

8

peine deux fois par mois. A l'âge de quarante-deux ans, après des excès de boissons, il aurait rendu une quantité très notable de sang par la bouche et par les urines ; il buvait alors régulièrement un quart de litre d'eau-de-vie par jour et beaucoup plus les jours d'excès ; depuis cette époque, il a conservé des douleurs épigastriques légères, l'appétit a beaucoup diminué, surtout depuis six mois, et en vain a-t-il depuis lors cherché chaque jour à le réveiller en buvant une certaine quantité de vermouth ; il n'a ni vomissements ni régurgitations aqueuses. Il entre à l'Hôtel-Dieu le 12 janvier 1863 pour une augmentation de sa faiblesse musculaire ; je constate alors des troubles nerveux anesthésiques périphériques, comme on les observe si souvent dans l'alcoolisme chronique et les symptômes d'une cystite. C..... meurt le 10 mars 1863. A l'autopsie, outre les lésions de la cystite et de la pyélo-néphrite, je trouve la muqueuse de l'estomac dans l'état suivant : Le long de la petite courbure, principalement le long du pylore, existaient une dixaine d'ulcères de la grandeur d'une tête d'épingle arrondis, à bords un peu décollés et semblant intéresser toute l'épaisseur de la muqueuse. Un autre ulcère ovoïde avait presque un centimètre dans son plus grand diamètre, et présentait une légère infiltration sanguine de la face superficielle de la muqueuse ulcérée ; injection par places et hypertrophie du reste de la muqueuse.

On voit dans ce cas que les symptômes étaient peu marqués, et que quoique dans sa période d'état, rien ne pouvait faire soupçonner l'existence de l'ulcère simple.

Une fois formé, l'ulcère simple de l'estomac donne lieu en général à des symptômes appréciables pendant plusieurs mois (3ᵉ obs.) ; il expose les malades à de nombreuses récidives (2ᵉ obs.), rappelant cette succession singulière d'accidents que M. Cruveilhier a si justement rapporté à l'ulcération de la cicatrice.

Le pronostic de l'ulcère simple de l'estomac chez les alcoolisés est beaucoup moins grave qu'on ne pourrait le supposer *à priori*, même quand les malades ne discontinuent pas leurs excès alcooliques. J'ai recueilli l'observation suivante qui prouve cette curabilité des ulcères de l'estomac.

6ᵉ obs. : *Abus alcooliques. Accidents gastriques. Délirium tremens à la suite de ces excès répétés et persistants. Suicide. Ulcère simple cicatrisé de l'estomac.* — Groncour (Charles), serrurier, âgé de quarante-deux ans, est apporté délirant à l'Hôtel-Dieu, le 13 juin 1863. J'apprends par la femme du malade que G... . abuse depuis de longues années des liqueurs alcooliques, et que l'année précédente il a été atteint d'un délire identique à celui qu'il présente actuellement ; néanmoins il n'a pas discontinué les excès, il mangeait peu et vomissait rarement ; elle ne se rappelle pas qu'il ait présenté des symptômes gastriques graves ; l'accès de délirium tremens se calme quarante-huit heures après l'entrée ; mais G.... conserve des hallucinations de la vue et un délire calme de persécutions. Le 17 juin, il se suicide en se donnant des coups de couteau dans la région du cœur. On compte vingt-deux coups de couteau dans la région du cœur, trois ont pénétré dans le ventricule gauche et déterminé un épanchement de sang mortel dans le péricarde. Dans l'estomac, on trouvait à quatre centimètres du pylore, le long de la petite courbure, une cicatrice d'ulcère simple ovoïde, ayant un centimètre dans son plus grand diamètre et six millimètres dans son plus petit, le fond est constitué par la tunique celluleuse épaissie, et les bords commencent à se froncer. Plusieurs érosions hémorrhagiques existaient sur le reste de la petite courbure.

On pourrait objecter que la cicatrisation de l'ulcère de l'estomac chez les ivrognes est surtout possible quand les forces sont encore conservées, et surtout quand il n'existe pas encore de signes d'alcoolisme chronique ; il n'en est rien cependant, comme on pourra le voir dans le fait suivant :

7° OBS. : *Abus alcooliques. Delirium tremens à l'âge de trente-deux ans. Gastrorrhagie et accidents d'ulcère simple de l'estomac à quarante-quatre ans. Mort à cinquante-et-un ans de ramollissement cérébral.* — Lemaître, Charles, cordonnier, est entré huit fois à l'Hôtel-Dieu dans mon service, depuis l'âge de quarante-quatre ans jusqu'à cinquante-et-un ans ; il a commencé à boire avec excès de l'eau-de-vie à vingt-cinq ans, et cela fréquemment, ne ressentant jusqu'à trente ans que du tremblement à la suite des excès. De trente-deux à quarante-quatre ans, il aurait eu sept attaques de delirium tremens dont il donne une description exacte. Vers l'âge de quarante ans, L... a commencé à vomir des eaux le matin et souvent même ses aliments ; à quarante-sept ans, vomissements abondants après un excès, quelques-uns sont sanglants, d'autres couleurs marc de café, il entre à cette époque de nouveau à l'Hôtel-Dieu ; les vomissements, les douleurs épigastriques et dorsales se répètent beaucoup de fois de quarante-sept à quarante-neuf ans ; ils cessent alors presque complètement, ne consistant plus qu'en douleurs épigastriques sourdes ; à partir de cette époque se manifestent des symptômes de ramollissement cérébral qui causent la mort à cinquante-et-un ans, le 11 avril 1862. A l'autopsie, je constate plusieurs points de ramollissement cérébral étendu ; l'estomac, très peu volumineux, était revenu sur lui-même ; la muqueuse stomacale un peu grisâtre était épaissie ; le long de la petite courbure de l'estomac et près du pylore existait une cicatrice manifeste d'un ancien ulcère de la grandeur d'une pièce de cinquante centimes ; cette cicatrice est rayonnée autour d'un centre un peu déprimé et adhérente au tissu cellulaire sous-muqueux. Une autre cicatrice très visible également, mais beaucoup moins grande, existait sur la face postérieure, à deux centimètres de la précédente.

Le diagnostic de l'ulcère simple de l'estomac chez les alcoolisés. — Les éléments du diagnostic sont les mêmes que dans l'ulcère simple chronique, et je signalerai au premier rang les vomissements surtout sanglants, la douleur xiphoïdienne et dorsale et l'amaigrissement.

Le traitement ne comporte pas beaucoup de développements, car il n'a rien de spécial à l'alcoolisme ; dans la période aiguë, douloureuse, j'ai eu recours avec avantage aux émissions sanguines locales, à de petites doses d'opium, de chloroforme, et enfin aux vésicatoires à l'épigastre.

Conclusions : 1° L'abus des liqueurs alcooliques est une cause manifeste de l'ulcère simple de l'estomac ;

2° Cet ulcère coïncide souvent avec des hypertrophies partielles et peut même coexister avec l'infiltration purulente sous-muqueuse ; l'ulcère simple de l'estomac appartient donc chez les alcoolisés à la gastrite ;

3° L'ulcère de l'estomac dans l'alcoolisme peut être aigu et se manifester rapidement et après un excès ; d'autrefois il est chronique ;

4° Ces symptômes ne diffèrent pas de ceux de l'ulcère simple habituel ;

5° Ils sont généralement peu profonds, sans gravité immédiate, et guérissent fréquemment quand même le malade continue à user des alcooliques ou est arrivé à la période cachectique de l'alcoolisme ;

6° Le meilleur traitement à leur opposer est l'abstention des alcooliques, les antiphlogistiques locaux dans la période aiguë, l'opium et les vésicatoires à l'épigastre.

M. le Dr Liégard, de Caen, demande comment M. le Dr E. Leudet administre le chloroforme.

M. le Dr E. Leudet répond qu'il en donne de 1 à 2 grammes à l'intérieur, pendant deux ou trois jours.

ÉTUDES

SUR

BROUSSAIS ET SON SYSTÈME,

PAR M. LE Dʳ LIÉGARD,
De Caen.

M. le Dʳ Liégard a été un fervent disciple de Broussais, il a assisté et applaudi au triomphe de la doctrine physiologique, puis il a vu décroître et s'obscurcir sa gloire et sa grandeur ; de très bonne heure, il s'est rangé au nombre de ses ennemis et il a proclamé sa défaite et ses erreurs, mais il se dit sur le système de Broussais de si étranges choses, on porte sur le réformateur de si singuliers jugements que, selon notre confrère de Caen, il est utile de jeter quelque lumière au milieu de ces ténèbres.

Le laborieux investigateur n'était-il donc qu'un pauvre rêveur ? tous les praticiens de 1815 à 1830 avaient-ils des hallucinations ? Broussais avait-il le pouvoir de faire voir à ses élèves des gastrites qui n'existaient pas ? Pourquoi les meilleurs esprits étaient-ils forcés, il y a quarante ans, de se rendre à l'évidence des faits nombreux qui militaient en faveur de la doctrine physiologique ? Pourquoi ses adversaires eux-mêmes étaient-ils entraînés, comme malgré eux, à faire plus ou moins exclusivement la médecine antiphlogistique ? Pourquoi aujourd'hui est-on revenu à un ordre d'idées et à une pratique différents ? Pourquoi maintenant les succès de cette méthode thérapeutique se sont-ils évanouis ?

Telles sont les questions que pose M. le Dʳ Liégard, il trouve la réponse dans le changement de constitution médicale.

« Oui, dit-il, il y a quarante ans, les faits cliniques étaient tous en faveur de la doctrine physiologique parce que la constitution médicale était inflammatoire ; aujourd'hui la constitution médicale a changé. Non ! Broussais n'avait pas fait un beau rêve ; non ! sa doctrine n'était pas le fait de son imagination, elle était sortie naturellement des faits et des circonstances, elle était vraie alors, au moins dans ses applications ; elle est fausse maintenant parce que la nature des maladies est différente.

« Ainsi Broussais a pu, de son temps, être regardé à juste titre comme un bienfaiteur de l'humanité ! »

Pour arriver à cette conclusion, M. Liégard s'appuie sur des observations cliniques ; puis il examine la doctrine physiologique en elle-même. Il fait son procès et ne la ménage pas.

Enfin, après avoir, au double point de vue du système Broussaisien et de la constitution médicale actuelle, étudié la fièvre dite *muqueuse* et l'*esquinancie*, l'auteur du mémoire que nous résumons conclut ainsi :

« Broussais rendit à la médecine et à l'humanité un service important, en reconnaissant de bonne heure la nature inflammatoire des maladies et en forçant les médecins de son temps à traiter alors les malades par la méthode antiphlogistique, improprement appelée physiologique : mais autant il aurait pu faire du bien s'il fût resté dans la limite des faits et des observations, autant il fit de mal en voulant fonder une théorie générale qu'il prétendit élever à la hauteur d'une vérité absolue. »

COLIQUE DE PLOMB,

SA NATURE ET SON TRAITEMENT,

PAR M. LE Dr ANQUETIN,
De Valmont.

La colique de plomb est une maladie fort anciennement connue ; on la trouve décrite par Celse, Galien, Aetius, Avicennes, ainsi que par Fernel, à une époque plus rapprochée de la nôtre. Vers le milieu du XVIIIe siècle, cette affection fut observée et décrite par plusieurs médecins, mais souvent on la confondit avec d'autres maladies. En 1639, Citois traite de la colique du Poitou. Huxam, en 1624, dans le Devonshire, décrit une colique du même genre. Merat, MM. Tanquerel et Martin Solon se sont occupés du même sujet.

Tous les individus qui, dans certaines circonstances, font usage du plomb, sont plus ou moins exposés à contracter cette affection, suivant que l'absorption se fait par le poumon, par la peau ou par la muqueuse gastro-intestinale.

Les sels de plomb n'agissent qu'autant qu'ils sont absorbés, autrement leur action est toute locale ; sur l'estomac, ils donnent lieu à une gastro-entérite, mais ils ne produisent pas de coliques saturnines. Ce métal absorbé attaque le plus habituellement le système nerveux de la vie organique, plus tard le système nerveux de la vie de relation est lui-même atteint ; cette marche souffre des exceptions, et Renauldin rapporte que, sur 275 malades traités par lui, 92 n'avaient pas de coliques.

L'auteur entreprend ensuite la description des symptômes ; puis il passe au diagnostic différentiel de la colique de plomb et des autres maladies avec lesquelles on pourrait la confondre. Mais ne le suivons pas sur ce terrain, nous nous contenterons de citer les paroles suivantes qui résument les traits les plus saillants de cette affection.

« Ainsi, les symptômes les plus caractéristiques de la colique saturnine, sont les vomissements, la céphalalgie, les coliques ou mieux les douleurs de l'abdomen et la rétraction de ses parois, la constipation, le pouls lent et dur, et enfin le liseré gingival; mais tandis que plusieurs de ses symptômes peuvent varier ou manquer complètement, le dernier paraît être le signe certain de l'intoxication saturnine. »

Le trouble nerveux, suite de l'intoxication saturnine, ne détermine pas la contraction normale de la membrane musculaire des intestins, mais celle des muscles abdominaux et thoraciques, celles du diaphragme et des sphincters supérieurs et inférieurs du canal intestinal, les éructations, les hoquets, les vomissements, la rétraction, les douleurs de l'abdomen et la constipation sont les résultats de ces contractions spasmodiques. Les douleurs ont leur siége, non dans le canal intestinal, mais dans les muscles de l'abdomen, ainsi que l'électricité l'a démontré; cette opinion est celle de M. le Dr Briquet.

Quant aux autopsies, elles montrent qu'il n'y a pas d'inflammation de la muqueuse gastro-intestinale, cette maladie est donc essentiellement nerveuse.

Où se trouve le siége positif du mal ?

Pour les uns il réside dans les plexus de la portion abdominale du trisplanchnique, pour les autres c'est dans le cerveau et la moëlle épinière. Pour d'autres il existe dans les ganglions nerveux de l'abdomen et du thorax.

Le traitement fut d'abord essentiellement purgatif, puis il fut antiphlogistique ; mais, en définitive, la médication purgative a fini par être exclusivement adoptée. On a employé aussi d'autres moyens, tels que des bains sulfureux, alternant avec des bains savonneux ; des sinapismes sur l'abdomen et les extrémités inférieures; la faradisation ou l'électrisation continue.

Les moyens prophylactiques ne sont pas excessivement nombreux. On a remplacé dans certains cas le blanc de plomb par celui de zinc. On a astreint les ouvriers à porter des masques garnis d'éponges mouillées, des gants, des blouses, des pantalons imperméables. On a conseillé les gargarismes sulfuriques, les bains sulfureux , etc., etc.

DE L'URÉTRHOTOMIE

DANS LES RÉTRÉCISSEMENTS DE L'URÈTHRE,

PAR M. LE Dr BEYRAN,
De Paris.

Bien que l'uréthrotomie dans le traitement des rétrécissements de l'urèthre ait été l'objet dans ces derniers temps de nombreuses discussions, ses avantages et ses inconvénients n'ont pas été suffisamment appréciés. C'est dans le but d'élucider cette question, que M. le Dr Beyran a composé ce Mémoire, qui est le résultat de plusieurs années de pratique.

Au point de vue thérapeutique, l'auteur établit trois grandes variétés de rétrécissements :

1° Dans la première variété, le point de l'urèthre, qui est le siége du rétrécissement, n'a pas subi une transformation telle, qu'il ne puisse être dilaté par les moyens ordinaires ;

2° Dans la deuxième variété, la transformation des tissus de l'urèthre est complète. Tels sont, par exemple, les rétrécissements traumatiques cicatriciels et les rétrécissements anciens. Dans ces cas, l'uréthrotomie seule peut amener la guérison ;

3° Dans une troisième variété, on peut placer les rétrécissements qui se sont reproduits après avoir été traités longtemps, à plusieurs reprises, par la dilatation régulière. Comme moyen thérapeutique, il n'y a que l'uréthrotomie.

A propos de rétrécissements anciens cicatriciels, M. le Dr Beyran rapporte l'observation d'un malade qui lui fut confié par son confrère, M. le Dr E. Vidal, de Paris. Le sujet de l'observation était atteint de rétrécissement depuis vingt-cinq ans. Il avait été traité en 1843 par la dilatation brusque, puis par la cautérisation, mais sans aucun succès ; au contraire, son état avait été aggravé.

Au moment où il réclama les soins du Dr Beyran, il n'urinait que goutte à goutte. Après quatre jours de tentatives, une bougie filiforme en baleine finit par franchir un double obstacle ou rétrécissement placé au-devant du bulbe. Pendant plus de deux semaines, la dilatation graduelle fut essayée, mais sans qu'on pût aller au-delà de

2 millimètres. Devant l'inutilité de ces tentatives, l'uréthrotomie fut proposée et acceptée. Le méat urinaire dut tout d'abord être incisé à cause de son étroitesse. Le lendemain, avec son uréthrotome à rotation réduit à un petit diamètre, M. Beyran traversa le premier rétrécissement, qu'il incisa du premier coup d'arrière en avant. Le malade fut soumis à l'usage du sulfate de quinine. Pour le second rétrécissement, on employa la dilatation. De suite après l'opération, une sonde de 4 millimètres fut placée à demeure pendant deux jours, il n'y eut aucun accident. Le malade pouvait uriner à plein jet. Depuis l'opération, la guérison s'est maintenue.

L'auteur s'occupe ensuite des indications et des contre-indications de l'uréthrotomie.

Comme contre-indications, il signale : les phlegmasies aiguës ou chroniques de la vessie ou de ses annexes ; état général mauvais, engorgement des viscères abdominaux, et surtout de la rate, débilité du sujet.

Quant aux indications, l'uréthrotomie doit être pratiquée : lorsque l'on s'est assuré que les rétrécissements sont formés d'un tissu cicatriciel tellement dur qu'ils ne peuvent être vaincus par la dilatation, ou encore quand l'introduction d'une sonde ou d'une bougie amène chaque fois des accidents sérieux. A ce propos, l'auteur rapporte l'observation suivante, dans laquelle l'uréthrotomie conjura tous les accidents et réussit parfaitement.

Il s'agit d'un malade âgé de quarante-deux ans, porteur d'un rétrécissement de la portion libre ou spongieuse de l'urèthre. Une bougie de 1/3 de millimètre franchissait difficilement ce rétrécissement ; pendant plus d'une semaine, la dilatation fut essayée inutilement ; l'introduction d'une bougie procurait chaque fois un accès de fièvre. La scarification pratiquée d'avant en arrière, bien que moins sûre que celle d'arrière en avant, était seule possible, et c'est ce procédé qui fut employé. Immédiatement après l'opération, une sonde de 4 millimètres franchit l'obstacle et arriva sans difficulté dans la vessie, donnant issue à une grande quantité d'urine. La sonde fut laissée pendant une nuit, puis pendant vingt-quatre heures, sans provoquer d'accidents. On se servit ensuite de bougies molles, en commençant par une de 4 millimètres, pour arriver au bout d'une semaine à une bougie de 6 millimètres. Pendant une autre semaine, on introduisit une bougie d'étain tous les deux jours. Cinq mois après, la guérison ne s'était pas démentie.

Le Dr Beyran a encore pratiqué l'uréthrotomie dans les cas suivants : lorsqu'un calculeux dont on devait broyer la pierre, était atteint d'un rétrécissement qui mettait obstacle à l'introduction du brise-pierres, ou bien lorsque le méat était trop étroit. Ce débridement ne présente aucune gravité. D'ailleurs, le danger de l'opération diminue à mesure que l'on se rapproche de l'ouverture externe de l'urèthre. L'auteur fait remarquer qu'il n'est pas *partisan quand même* de l'uréthrotomie, et qu'il commence toujours par essayer la dilatation. Il préfère l'incision simple aux incisions multiples.

Il arrive ensuite aux conclusions qu'il formule de cette manière :

1° Avant de choisir tel ou tel moyen dans le traitement des rétrécissements du canal de l'urèthre, il faut distinguer à quelle variété de coarctation on a affaire :

2° Il faut commencer toujours le traitement par la dilatation qui réussit le plus souvent ;

3° L'introduction quotidienne des bougies molles dans le canal émousse la sensibilité de l'urèthre et dilate le point rétréci ;

4° Si le canal ne tolère pas le contact de ces bougies, si celles-ci provoquent des accidents nerveux ou fébriles graves, et s'il y a enfin imminence de rétention d'urine, ne pas hésiter à recourir à l'uréthrotomie. Il en est de même lorsque malgré la tolérance du canal pour les bougies, le rétrécissement reste indilatable, qu'il gêne la miction et influence fâcheusement la vessie ;

5° L'uréthrotomie présente moins d'inconvénients à la portion pénienne que dans la portion bulbeuse de l'urèthre ;

6° L'uréthrotomie interne, pratiquée d'arrière en avant, est préférable à tous les autres procédés, et il faut toujours la choisir lorsque son application est possible ;

7° L'uréthrotomie interne est préférable à l'uréthrotomie externe à laquelle il ne faut avoir recours qu'exceptionnellement, et lorsque les autres procédés sont impraticables ou inefficaces ;

8° L'uréthrotomie externe, avec ou sans conducteur, est une opération difficile et même dangereuse qu'il faut éviter, surtout lorsqu'on peut faire autrement.

NOUVELLES CONSIDÉRATIONS PRATIQUES

SUR LA

MÉNORRHAGIE

ET SES RAPPORTS AVEC L'HÉMATOCÈLE PÉRI-UTÉRINE,

PAR M. LE Dr RACIBORSKI,
De Paris.

La plupart des auteurs modernes confondent sous le nom de *métrorrhagies* toutes les hémorrhagies par les organes sexuels de la femme. C'est un abus de mots qui n'est guère en harmonie avec l'esprit d'analyse et d'examen qui caractérise notre époque. Autant vaudrait, à l'exemple des gens étrangers à la science, appeler *règles* toute apparition du *sang* par les organes sexuels, sans aucune considération de l'âge des personnes ou de leur état de santé.

D'après nos observations, on doit réserver une place à part pour les *ménorrhagies*, nom déjà proposé par quelques auteurs plus anciens, et l'appliquer exclusivement aux hémorrhagies utérines survenues en dehors de toute affection des organes sexuels, uniquement sous l'influence de l'orgasme qui accompagne l'ovulation périodique et la menstruation. Toute la différence qu'il y a entre cette dernière et la *ménorrhagie,* consiste dans l'exagération de l'orgasme vasculaire ; celui-ci, dépassant les conditions normales en force et en étendue, rend l'hémorrhagie plus abondante et occasionne même quelquefois des hémorrhagies internes dans les parties plus ou moins voisines des ovaires. Ainsi, encore une fois, au milieu de toutes les *métrorrhagies,* la *ménorrhagie* offre ce caractère fondamental, qu'elle a toujours pour point de départ le travail physiologique de l'ovulation : elle commence à une époque menstruelle et se prolonge ensuite en s'affaiblissant jusqu'à ce que l'orgasme vasculaire de l'ovulation suivante vienne l'aggraver de nouveau par une nouvelle impulsion. D'après ces considérations, il n'est pas étonnant si l'on ne rencontre d'exemples de *ménorrhagie* que pendant la période de la vie pendant laquelle s'exerce la fonction de l'ovulation. Mais, d'un autre côté, on peut en rencontrer des exemples chez de toutes jeunes filles à peine réglées où l'on ne voit guère de métrorrhagies d'une autre espèce. Tout concourt, comme nous voyons, pour légitimer une place à part à la ménorrhagie parmi les nombreuses affections des organes sexuels de la femme. Son étude ayant été négligée, on n'a pas suivi avec assez de soin ses diverses phases. Aussi ne pouvait-il pas manquer d'arriver pour la ménorrhagie ce qui est arrivé pour bien d'autres états morbides; les anneaux intermédiaires étant supprimés, on avait perdu de vue la tête, et, embarrassé ensuite de l'apparition des phénomènes antérieurs qui se présentaient en quelque sorte sans préambule et avec l'apparence d'isolement, on en fit un état morbide à part. Dans notre conviction, tout ce qu'on a décrit sous le nom *d'hématocèle péri-utérine*, n'est que la dernière phase des altérations anatomiques appartenant à la ménorrhagie; c'est l'histoire de la ménorrhagie, on peut dire décapitée. J'espère qu'il nous sera donné de pouvoir dérouler peu à peu tous ses éléments sans rompre le fil qui unit tous les détails, de manière à n'en faire en réalité qu'un seul état pathologique.

La quantité de sang que l'on perd dans la ménorrhagie varie considérablement. Il y a deux ans nous donnions nos soins à une dame qui, depuis dix-huit mois, avait déjà été traitée sans succès par plusieurs médecins, et chez qui, depuis six mois, on était obligé de recourir au tamponnement à chaque époque menstruelle.

Le sang est tantôt liquide, tantôt mêlé de caillots. Au bout de quelque temps l'économie s'affaiblit; on voit survenir de l'anémie et le sang se montre alors plus ou moins clair, quelquefois à peine coloré. Nous ne nous arrêterons pas à la description des troubles fonctionnels et des phénomènes physiques que l'on observe du côté du cœur, des poumons, du cerveau et des gros vaisseaux, car ces symptômes appartiennent à l'anémie en général, sans distinction de cause.

L'orgasme vasculaire de l'ovulation étant très prononcé, et surtout quand il y a pour cela une prédisposition locale dans le système circulatoire, on voit quelquefois le sang faire une irruption subite dans les ovaires, dans l'intervalle des ligaments larges, etc., et y former de vrais foyers apoplectiques qui finissent dans des cas, heureusement assez rares, par se rompre dans la cavité du péritoine ou cheminent en bas jusque dans le tissu cellulaire qui entoure la portion inférieure du col de l'utérus ou dans celui qui sépare le vagin du rectum.

Nous demanderons la permission de nous arrêter un instant sur quelques détails anatomiques qu'on ne saurait trop avoir présents à l'esprit. Signalons en premier lieu la communication directe de l'intérieur des ovaires avec l'intervalle compris entre les lames qui constituent les ligaments larges. Les ovaires ne sont point fermés dans leur circonférence inférieure par la tunique fibreuse qui les enveloppe dans tout le reste de leur étendue. La tunique péritonéale descend seule en avant et en arrière pour constituer les lames des ligaments larges. Lorsqu'on ouvre l'intervalle compris entre ces lames et si l'on cherche à les séparer l'une de l'autre de bas en haut, on arrive ainsi droit sur le parenchyme de l'ovaire, où l'on rencontre à nu quelques follicules de de Graaf situés le plus près de la circonférence inférieure des ovaires. Ces follicules pourraient ainsi se vider entre les lames des ligaments larges, s'ils trouvaient un obstacle puissant pour se vider au dehors. Cette communication de l'intervalle, compris entre les ligaments larges et les ovaires, s'opère à l'aide du tissu cellulaire et de nombreux vaisseaux arrangés en plexus, tout cela accompagné de quelques fibres musculaires.

M. le Dr Richet est un de ceux qui ont donné une des plus exactes descriptions de ces plexus. D'après ce médecin distingué, les veines placées entre les ligaments larges sont pauvres en valvules et permettent facilement le reflux du sang, soit lorsqu'on pratique des injections dans la veine cave inférieure, soit après avoir exercé une pression tant soit peu forte sur les viscères abdominaux. « On voit alors, dit M. Richet, les mailles du plexus *utéro-ovarien* se gonfler, et dans quelques cas, d'une manière assez notable pour que les lames du ligament large se soulèvent et s'écartent visiblement (1). »

Une autre particularité anatomique qu'il importe de signaler, c'est le mode de terminaison des ligaments larges en bas. Les lames de ces ligaments, en se rapprochant de la portion cervicale de l'utérus, s'éloignent l'une de l'autre pour se jeter sur les organes situés sur les côtés du bassin et sur le rectum, en laissant entre elles un assez large espace rempli de tissu cellulaire, renfermant beaucoup de graisse et très vasculaire. Cet écartement repose en bas sur l'aponévrose pelvienne supérieure et se laisse explorer par le cul-de-sac vaginal à l'aide du toucher. D'après ce qui précède, on voit qu'il existe une communication bien établie entre l'intérieur des ovaires et la portion tout-à-fait basse de l'écartement des ligaments larges, voisine du col utérin et du cul-de-sac vaginal. Une pareille disposition rend facilement compte du lien qui rattache entre elles les affections de ces différentes parties. L'abondance des plexus vasculaires dans l'épaisseur des ligaments larges doit déjà faire présumer la facilité des épanchements sanguins entre ces lames sous l'influence de l'orgasme de l'ovulation tant soit peu exalté. Nous verrons par la suite, en nous occupant du diagnostic, qu'on peut arriver à constater ces épanchements dans le cours des ménorrhagies. Ils seront d'autant plus favorisés, si les vaisseaux en question sont affectés de varicocèle, ce qui, d'après la remarque de M. Richet, arriverait encore assez souvent. Dans ce cas, en effet, on n'a pas besoin d'un orgasme très prononcé pour briser les tuniques vasculaires amincies ou ramollies, et amener des foyers apoplectiques.

(1) *Traité d'anatomie médico-chirurgicale,* p. 811.

Scanzoni (1) et M. Richet (2) citent des exemples de mort occasionnée par l'irruption du sang dans l'épaisseur des ligaments larges. Dans l'observation du D⊾ Richet, le sang finit par se frayer plus tard un passage dans le vagin. L'accident n'est pas survenu, il est vrai, au moment des règles, seulement sous l'influence de la fatigue du frottage, mais rien n'empêche de supposer que la même chose aurait pu arriver sous l'influence de l'orgasme de l'ovulation, la disposition des plexus utéro-ovariens étant la même.

Enfin, on peut admettre à la rigueur la possibilité du passage du sang de l'intérieur des ovaires dans l'épaisseur des ligaments larges. Quoiqu'en dise M. le D⊾ Voisin, il n'est pas du tout démontré qu'il n'y ait que des vésicules de de Graaf, de la *circonférence supérieure*, qui seules se vascularisent et arrivent à la maturité (3). Or, en admettant que l'ovulation s'effectue dans un des fascicules inférieurs qui correspondent à l'écartement des ligaments larges, et qu'il y ait dans les parois de ce follicule une disposition nécessaire pour produire l'hémorrhagie, le sang peut très bien prendre plutôt la direction des ligaments larges que celle de la cavité du péritoine.

Les ovaires comme organes renfermant les follicules de de Graaf, doivent nécessairement se ressentir au plus haut degré de l'orgasme de l'ovulation, et devenir le plus souvent le point de départ des hémorrhagies internes qui accompagnent les époques menstruelles. Nous avons été un des premiers à démontrer que normalement l'ovulation était toujours accompagnée d'une hémorrhagie dans l'intérieur du follicule préparé à la ponte. Il y a vingt ans, nous avons fait hommage au Musée anatomique de l'Ecole de Médecine de Paris, d'une collection de pièces, accompagnées de figures coloriées, qui mettent ce fait hors de doute. On peut y suivre, tant sur les pièces appartenant à l'espèce humaine que sur celles des femelles des animaux domestiques, toutes les phases que subit le sang épanché dans l'intérieur du follicule où s'exerce la ponte. Dans une de ces pièces, on peut surprendre le secret de la nature quant à l'épanchement consécutif du sang de l'intérieur du follicule dans la cavité du péritoine ; on y aperçoit, en effet, un caillot de sang allongé, placé à cheval sur les enveloppes déchirées de l'ovaire, moitié dans la cavité du follicule ouvert et moitié en dehors, pendant librement dans la cavité du péritoine. On peut voir également dans cette collection une pièce fort intéressante qui prouve déjà à elle seule que le sang exhalé à l'intérieur du follicule pendant la ponte, accompagne l'ovule dans son passage dans les trompes, à défaut de quoi il se viderait dans la cavité du péritoine. Nous voulons parler d'un ovaire

(1) *Traité pratique des organes sexuels.*
(2) Devalz, *Thèse de Paris*, 1858.
(3) *De l'hématocèle rétro-utérine*, par le D⊾ Auguste Voisin, 1860, p. 29.

appartenant à une femme morte quelques jours après l'époque menstruelle; cet organe était recouvert de fausses membranes épaisses consécutives à une péritonite partielle d'ancienne date. Un des follicules sous-jacents étant devenu le siége de la dernière ponte, la déhiscence fut empêchée par la résistance de la cloison. Aussi le caillot qui remplisait la cavité du follicule était-il environ dix fois plus volumineux que ceux que nous avions l'habitude de rencontrer dans des cas où la déhiscence pouvait s'exercer librement; en même temps le caillot était déjà entouré d'une légère pellicule transparente représentant le rudiment d'un vrai kyste.

L'hémorrhagie folliculaire étant un fait normal de la ponte, il est facile de comprendre que dans certaines dispositions locales, telles que l'état variqueux des vaisseaux dans les parois des follicules de de Graaf, cette hémorrhagie puisse acquérir des proportions autrement considérables et donner lieu à des collections sanguines dans le cul-de-sac recto-péritonéal décrites par MM. les professeurs Nélaton, Laugier et toute leur école, sous le nom d'*hématocèle retro-utérine*.

Il est évident que nous ne pouvons que partager, sous ce rapport, l'opinion de ces savants distingués, nos travaux antérieurs ayant préparé la voie à leur théorie. Mais nous cessons d'être de l'avis de ces auteurs dès qu'ils prétendent que l'hémorrhagie de l'intérieur des follicules est l'unique source des collections sanguines qui se forment dans le bassin pendant les époques des règles. Le parenchyme lui-même des ovaires, les trompes, et surtout leurs pavillons, peuvent également, dans certaines conditions, leur donner naissance sous l'influence de l'orgasme menstruel tant soit peu exalté. Scanzoni cite l'exemple d'une jeune fille de dix-huit ans, morte subitement pendant la menstruation avec tous les signes d'une hémorrhagie interne. L'autopsie montra dans l'ovaire droit la présence d'une poche, de la grosseur d'un œuf de poule, remplie de sang coagulé dans la paroi postérieure de laquelle se trouvait une ouverture d'environ *deux centimètres et demie*, au travers de laquelle environ trois kilogrammes de sang avaient pénétré dans la cavité abdominale (1).

Plus récemment, le Dr Puech, de Montpellier, a cité d'autres observations analogues, dans lesquelles, à la suite de ménorrhagies plus ou moins foudroyantes, on avait rencontré les ovaires transformés en masses noires, imbibées de sang, s'écoulant par la déchirure à la moindre pression.

L'auteur que nous venons de citer, Scanzoni et d'autres encore, rapportent également des exemples de femmes mortes à l'époque des règles par suite d'hémorrhagies qui avaient pour point de départ les trompes. Tout le monde connaît l'importance du rôle que jouent

(1) Page 344.

les trompes dans l'ovulation, puisque c'est leur pavillon qui s'étale et s'applique strictement contre le follicule en ponte pour conduire l'ovule dans la cavité de la matrice. Cet acte important ne peut guère s'effectuer sans être accompagné d'une forte congestion active des vaisseaux. Dans cet état de choses, on comprend facilement la possibilité d'une hémorrhagie plus ou moins abondante par la membrane interne des trompes, surtout lorsque le système circulatoire de ces parties se prête à la production de ce phénomène.

Les faits de ce genre, quoique beaucoup plus rares que ceux dont nous avons parlé en dernier lieu, n'ont pas empêché certains auteurs de les ériger en principe, et prétendre qu'ils sont les seuls capables de rendre compte des dépôts sanguins qui se forment dans le cul-de-sac péritonéal à la suite de l'orgasme menstruel. M. le professeur Trousseau, dont le nom se rattache surtout à cette théorie de l'hématocèle, va jusqu'à nier la possibilité d'une hémorrhagie par la membrane interne des follicules de de Graaf. Connaissant très bien l'excellent esprit de l'illustre professeur de l'Hôtel-Dieu, nous sommes convaincu qu'il lui suffirait d'examiner la collection d'ovaires que nous avons offerte au musée d'anatomie de la Faculté de Médecine de Paris pour abandonner cette manière de voir.

Il résulte de l'exposé que nous venons de faire, que tous les organes sexuels internes qui restent sous l'influence plus ou moins directe de l'orgasme de l'ovulation, peuvent être la source des hémorrhagies aux époques menstruelles, pourvu que l'orgasme de la ponte soit exalté, et, qu'en particulier, le système circulatoire de ces différentes parties se trouve pour cela favorablement disposé. L'utérus ne fait point d'exception sous ce rapport. Depuis longtemps déjà on avait remarqué que certains états du col, décrits sous le nom d'*engorgements mous*, rendaient les règles abondantes et favorisaient la ménorrhagie, ce qui se laisse très bien expliquer par l'état variqueux des vaisseaux de la partie malade et par le ramollissement de leur tunique. On pourrait en dire presqu'autant de *l'état granuleux* de la membrane interne de l'utérus. Enfin, il y a un fait fort important, au point de vue pratique, qui a frappé d'autant plus notre attention qu'il n'a pas encore été, à ce que nous sachions, signalé par les auteurs : nous voulons parler de l'abondance relativement plus grande des règles à la première époque de la ponte qui suit les couches, et surtout les avortements. Beaucoup de femmes, si on leur permet de bonne heure des courses fatigantes ou des voyages, sont surprises alors par de véritables pertes, offrant quelquefois des caractères fort inquiétants. On peut se rendre compte de cette particularité, en songeant qu'après chaque expulsion de la caduque, la membrane interne de l'utérus se renouvelle de toutes pièces, et que les vaisseaux de la nouvelle membrane, avant qu'elle acquière l'épaisseur et la consistance convenable, sont nécessairement plus superficiels et que leurs parois doivent résister moins à l'impulsion du sang attiré par le molimen menstruel.

Nous avons fait connaître jusqu'à présent une des principales causes prédisposantes des hémorrhagies pendant les époques cataméniales ; cette cause consiste dans l'état plus ou moins variqueux du système circulatoire de différentes parties qui restent sous l'influence plus ou moins directe de l'orgasme de la ponte. Nous pouvons encore considérer comme prédisposante toute cause capable de favoriser la congestion et la stagnation du sang dans les vaisseaux du bassin, comme, par exemple, la présence de différentes tumeurs qui agissent en irritant et en gênant la circulation. La compression du ventre par un corset trop serré pendant les époques menstruelles, a été considérée, avec raison, comme une des causes qui devaient favoriser les ménorrhagies. Quelques expériences entreprises par M. Aug. Voisin (1), dans le but d'éclairer cette question, semblent confirmer entièrement cette opinion, soutenue déjà précédemment par MM. les docteurs Jacquemier et Richet.

Mme Boivin attribuait une grande importance, parmi les causes des ménorrhagies, à la compression exagérée des membres inférieurs pendant les époques des règles, et avait réussi souvent à arrêter instantatément des pertes entretenues par ce mécanisme, en faisant enlever des bas trop serrés, des bas élastiques, etc.

Enfin, une des causes prédisposantes de la ménorrhagie, est la ménorrhagie elle-même, lorsqu'elle a duré déjà quelques temps. Comme nous allons le voir tout à l'heure en nous occupant du diagnostic, les épanchements de sang dans le cul-de-sac péritonéal et dans les ligaments larges paraissent être beaucoup plus fréquents que ne le ferait supposer le nombre d'observations d'hématocèles arrivées à leur complet développement, telles qu'elles sont rapportées par les auteurs ; or, telle petite qu'elle soit, la quantité de sang épanché devient un nouveau foyer d'irritation, et peut entretenir l'hémorrhagie ou occasionner des phlegmons péri-utérins.

Toute cause capable d'augmenter l'orgasme vasculaire des époques menstruelles, est, par là même, favorable à la ménorrhagie et peut la provoquer dès qu'il y a pour cela plus ou moins de prédisposition. On peut placer, sous ce rapport, en première ligne, des excès vénériens. M. Tardieu cite, dans les *Annales d'hygiène*, deux cas de mort subite dans des circonstances de ce genre ; la mort a même été si soudaine qu'on avait cru un instant à un empoisonnement et qu'une nécropsie médico-légale fut ordonnée. On a trouvé chez chacune de ces femmes une vaste hématocèle. Il est très probable que celle-ci, formée déjà auparavant sous l'influence d'anciens excès vénériens, avait pris un accroissement subit sous l'influence de nou-

(1) Ouv. cité, p. 113.

velles excitations et a occasionné la mort. D'autres excitations de la circulation pelvienne peuvent également avoir les mêmes conséquences. Une de nos malades, ayant eu quelques bonnes raisons pour craindre de voir ses règles manquer à leur prochaine époque, avait couvert les cuisses de nombreux sinapismes et a pris plusieurs bains de pieds sinapisés aux approches de cette époque ; il en résulta une véritable perte qui dura douze ou quinze jours , et revint ensuite à chaque époque de l'ovulation pendant six mois consécutifs.

La plupart des femmes atteintes de ménorrhagie n'éprouvent rien de particulier à part la faiblesse, un sentiment de fatigue dans le bas ventre, et, plus tard, d'autres troubles, conséquence ordinaire de l'anémie. Mais il n'est pas rare non plus de voir, dès le début ou dans le cours de la ménorrhagie, se déclarer certaines sensations plus ou moins douloureuses qui semblent coïncider avec les épanchements utérins de sang dans la cavité du péritoine ou dans l'écartement des ligaments larges. Une de nos malades ayant eu déjà, à sa dernière époque cataméniale, une ménorrhagie assez abondante qui avait duré quinze jours, fut prise tout d'un coup, à l'époque suivante, en se mettant sur le vase de nuit, d'une douleur violente dans les reins s'étendant du côté gauche vers le sacrum et le bas ventre ; elle en fut effrayée à tel point qu'elle nous pria de nous rendre immédiatement auprès d'elle. Bientôt survinrent des nausées et des vomissements, ce qui nous fit de suite supposer un épanchement de sang dans la cavité du péritoine, supposition qui fut d'ailleurs confirmée par l'exploration attentive de la partie supérieure du vagin. Une autre malade fut prise subitement d'une violente douleur dans la région iliaque droite ; il lui semblait, disait-elle, *que quelque chose s'était détachée dans son ventre en se dirigeant vers la région iliaque droite.* Cette sensation fort désagréable a failli lui faire perdre connaissance et était suivi de nausées. Les règles ont paru la nuit suivante et ont été très abondantes. La malade ajoutait que, toutes les fois qu'elle allait à la selle, elle éprouvait une sensation toute particulière dans un point limité du rectum. On aurait dit, disait-elle, que les matières fécales, en passant par cet endroit, rencontraient une espèce de saillie , ce qui occasionnait de la douleur.

Dans les cas, heureusement rares, cités par les *auteurs,* où il s'agissait d'hémorrhagies pelviennes foudroyantes au moment des règles, les malades avaient éprouvé presque toujours des douleurs extrêmement vives dans le ventre avec tous les signes d'hémorrhagies internes auxquels se joignaient ensuite, lorsque la marche était moins rapide, des symptômes de péritonite.

Ainsi, il ne peut y avoir de doute pour personne, la ménorrhagie considérée généralement comme une légère exagération de l'état normal, constitue un état pathologique grave de l'ovulation. Sa gravité consiste surtout dans les hémorrhagies utérines qui l'accompagnent.

Dans ces derniers temps, on a fixé une attention toute spéciale sur certaines collections sanguines du bassin, désignées sous le nom d'*hématocèle rétro-utérine* ou d'*hématocèle péri-utérine*. Les rapports de ces collections avec la ponte n'ont pas échappé au bon sens de la plupart des observateurs qui en ont donné la description. Mais il ne faut pas se le dissimuler, ces collections constituent un des plus hauts degrés de développement de la ménorrhagie. Nous nous sommes convaincu, par notre propre observation, que bien avant d'arriver à ce degré, il était possible de distinguer des degrés intermédiaires. Au plus faible degré on ne peut, le plus souvent, que deviner en quelque sorte l'accident, à cause de l'explosion subite de douleurs intenses dans le bas ventre, accompagnées de nausées ou de vomissements. Mais si l'hémorrhagie péritonéale ou celle des ligaments larges devient tant soit peu considérable, on peut, presque toujours, reconnaître la présence de l'épanchement en explorant attentivement la partie supérieure du vagin et particulièrement cette portion que j'ai l'habitude de désigner sous le nom de *corniche du vagin*. Dans ce cas, ou sent derrière le col de l'utérus ou sur un de ses côtés, une *espèce* de fluctuation donnant la certitude de la présence d'un liquide. Nous disons à dessein une espèce de fluctuation, car elle diffère de la fluctuation d'un foyer purulent ou d'un kyste. Dans ces derniers, le liquide étant soutenu de tous côtés par une résistance circulaire des parois, se trouve immédiatement renvoyé sur le doigt aussitôt que celui-ci cesse d'exercer la pression. Dans le cas qui nous occupe, le sang liquide reposant sur le plancher du péritoine, entre la matrice et le rectum, ou sur le plancher que forme l'aponévrose pelvienne supérieure dans l'écartement inférieur des lames du ligament large, et n'étant point soutenu par en haut, le sang, dis-je, placé dans ces conditions, se laisse refouler par le doigt mais il retombe aussitôt après sans faire éprouver au doigt cette sensation de *renvoi actif* qui est propre à la fluctuation franche. Nous ne saurions donner une idée plus juste de la sensation en question, qu'en la comparant à celle qu'éprouve l'extrémité du doigt en refoulant le liquide renfermé dans une vessie ou dans un boyau qui ne serait pas complètement rempli.

A côté de cette sensation, on distingue quelquefois des parcelles plus solides, mais molles, se laissant diviser par la pression comme une espèce de gelée, ce qui indique la présence simultanée du sang coagulé.

Enfin, plusieurs fois, il nous a été permis de constater en même temps plus ou moins d'œdème dans la portion antérieure de la paroi postérieure de l'utérus. L'extrémité de l'index s'enfonce alors distinctement dans cette partie comme s'il s'agissait de l'œdème des parties externes ; ce phénomène est d'autant plus remarquable que généralement, à l'état normal, la paroi postérieure de l'utérus offre plutôt un peu de fermeté à cet endroit.

La thérapeutique éclairée par le flambeau de l'anatomie pathologique doit nécessairement déployer bien d'autres ressources contre la *ménorrhagie* qu'elle n'en déploie contre les métrorrhagies d'une autre espèce. Il est incontestable que, parmi les préoccupations qui assiégent souvent le médecin au lit des malades, on ne doit jamais, en face d'une hémorrhagie, perdre de vue l'orgasme périodique qui accompagne chaque époque de l'ovulation, et qui, à un moment donné, peut reproduire les mêmes accidents et renouveler les mêmes inquiétudes. Aussi les indications thérapeutiques ne doivent-elles pas seulement avoir pour but d'enrayer les troubles du moment, mais chercher à en prévenir le retour à la prochaine époque de la ponte. Quant à l'affaire du moment, l'application de ventouses scarifiées sur les reins et le bas-ventre, des bains tièdes prolongés et répétés tous les jours, des lavements à peine tièdes et le repos joint à la position horizontale suffiront la plupart du temps. A ces moyens, nous avons l'habitude de joindre ordinairement l'administration à l'intérieur de l'ergotine Bonjean.

Il arrive le plus souvent, qu'après la cessation de la ménorrhagie, il reste plus ou moins d'anémie, circonstance d'autant plus fâcheuse qu'elle favorise le retour de la ménorrhagie à l'époque suivante. L'expérience nous a appris qu'on ne remédie pas à cet état par l'usage de préparations ferrugineuses ; le fer est, il est vrai, un tonique par excellence, mais il dispose en même temps aux hémorrhagies. Règle générale, nous accordons toujours la préférence aux ablutions journalières pratiquées sur tout le corps avec l'eau froide légèrement acidulée. Ce moyen est un excellent tonique qui relève promptement le chiffre des globules du sang en même temps qu'il déprime l'orgasme névroso-vasculaire qui doit accompagner la ponte suivante ; il prévient, par conséquent, le retour des accidents. Pour mieux atteindre ce but, nous avons l'habitude de conseiller d'ajouter à ce traitement l'ergotine associée au tannin, dont on commence l'usage trois ou quatre jours avant l'époque présumée des règles et que l'on continue pendant leur durée. Il est rare qu'après avoir appliqué ce traitement pendant deux ou trois mois, on soit plus tard inquiété par la ménorrhagie. Quand les accidents de la ménorrhagie sont arrivés au degré qui constitue l'hématocèle péri-utérine, ils réclament des indications spéciales, mais elles ont été si bien discutées dans ces derniers temps, qu'il serait superflu de nous y arrêter dans ce travail.

DE LA

MOLE HYDATIQUE DE L'UTÉRUS,

PAR M. LE Dr VERRIER,
De Paris.

Parmi les différentes altérations des produits de la conception, il en est une dont l'histoire clinique est encore à faire, parce qu'elle est difficile à observer, que sa rareté n'a pas permis d'en comparer un nombre suffisant pour arriver à l'interpréter d'une manière positive ; je veux parler de la môle hydatique de l'utérus.

Longtemps la confusion la plus profonde a régné parmi les médecins ; des préjugés ridicules étaient répandus dans le monde à propos de cette singulière affection. Aujourd'hui, grâce aux travaux des auteurs modernes, et en particulier de MM. Velpeau, Charles Robin et Mme Boivin, l'anatomie pathologique en est connue ; mais la clinique ne l'est pas.

Or, ayant eu l'occasion d'observer un accouchement de môle hydatique, j'ai demandé la permission de vous en lire l'observation que j'extrais d'un travail inédit, plus étendu, afin de ne pas abuser de vos instants, tout en apportant une pierre à l'édifice que je laisse à d'autres plus habiles le soin de construire.

Observation. — Françoise-Victorine Miroir, femme D..., âgée de vingt-et-un ans, demeurant à Vaugirard et née à Issy, sous Paris, entre le 7 mai 1859 à l'hôpital Necker, dans le service de M. Monneret, salle Sainte-Eulalie, n° 15, pour *des pertes sanguines continues.*

D'après les renseignements qu'elle nous transmet, elle est d'une bonne santé habituelle ; mariée depuis six mois avec un militaire en congé temporaire ; son mari est rappelé pour faire partie de l'armée active ; il part le 5 mai ; elle eut alors une vive inquiétude, et depuis cette époque les métrorrhagies commencèrent (la première eut lieu dans la nuit du 5 au 6 mai).

A l'hôpital, on commença le traitement préventif des fausses couches, car elle se disait alors enceinte de quatre mois, et en effet il y avait suppression des règles, ballonnement du ventre, le col, au toucher, paraissait ramolli et il était entr'ouvert. On entendait distinctement un bruit de souffle intense à l'auscultation, sans que l'interne du service, d'autres personnes et moi, ayions pu constater, après maintes recherches, les battements du cœur. Il y avait en outre des troubles dans la digestion et dans les sécrétions (picotements, gonflement, aréole du côté des seins). On constata aussi, par les réactifs ordinaires, la présence de l'albumine dans l'urine.

A la fin de mai, le ventre augmentant de volume, sans que pour cela les autres signes physiques concourussent au diagnostic, je pensai que cette femme pouvait bien être enceinte d'un produit anormal; je communiquai mon idée aux personnes qui suivaient la visite, et quelques jours après M. Monneret porta le même diagnostic; voici ce qui arriva :

Le 19 juin, le col s'est dilaté; à quatre heures de l'après-midi, il était grand comme une pièce de 5 fr.; pendant la nuit, la dilatation s'est complétée, et la malade a expulsé une môle avec villosités blanches, claires, en grappes de différentes grosseurs.

Les efforts que faisait cette femme pour expulser ce produit, engagèrent l'interne de garde à lui donner 4 grammes d'ergot de seigle; et le matin, 20 juin, pour faciliter la sortie du placenta, on lui en redonna 2 grammes, en tout 6 grammes.

Ce placenta, ou plutôt ce reste de la môle, était à la visite de huit heures engagé dans le col ; à onze heures, après quelques légères tractions, on l'obtint par lambeaux incomplets.

Le produit expulsé avait été déposé dans un bassin, où chacun de nous put en prendre un peu. Il paraissait composé de masses charnues, produisant des grappes semblables à celles de groseilles blanches de différentes grosseurs, il y avait des grains qui égalaient la grosseur d'un grain de raisin. Je pris une certaine quantité de ces villosités dans un verre pour les examiner chez moi, je trouvai que chaque vésicule contenait un liquide limpide, sans action sur le papier de tournesol et ne se coagulant pas par la chaleur ni par les acides.

M. Monneret, qui est un habile micrographe, examina ce produit au microscope avec un grossissement de 460 diamètres. Il trouva des cellules épithéliales sur l'enveloppe de la vésicule et dans le liquide, rien autre chose que des granulations ombrées, transparentes, disposées par séries. Il vit distinctement que ce n'étaient pas des échinocoques ni aucun infusoire vivant.

Le 20 juin, le placenta n'étant pas encore expulsé en totalité, l'interne du service tenta d'introduire la main dans l'utérus et d'arracher ce qui en restait. Les grandes douleurs de la malade et la rétraction du col font renoncer à ce projet ; dans la journée, le pouls s'élève à 120, — quatre injections d'eau tiède par jour.

Le 24 juin, tout le délivre n'est pas encore rendu : cependant, le pouls est redescendu à 96 ; mais la malade se plaint de ressentir de très grandes douleurs dans le ventre, surtout à gauche, où l'on soup-

çonne qu'il reste des adhérences placentaires ; les douleurs s'irra-
dient jusque dans l'estomac, insomnie ; — nouvelles injections,
diète, julep morphiné.

Je ne vous ferai pas assister, Messieurs, à tous les détails quoti-
diens de la pyémie chronique qui emporta la malade, après six semaines de maladie, dans laquelle, au milieu d'alternatives bonnes et
mauvaises, on put remarquer des arthrites successives, une phleg-
matia alba dolens du membre inférieur gauche, de la diarrhée, des pétéchies et des escarres ; le tout se terminant par la mort, le 7 août, à
huit heures du soir.

Autopsie le 9 août, par un temps chaud et sec. — On trouve
l'utérus revenu sur lui-même et présentant à peu près le volume
normal qu'il a après les couches à cette époque.

Il reste cependant encore à sa face postérieure une certaine hypertrophie granuleuse, qui, étant fortement grattée, laisse sourdre
par place un peu de pus épais ; on ne voit rien qui puisse expliquer
que l'utérus ait été le siège d'une môle hydatique. Le col était mou,
brun, noirâtre, admettant la première phalange de l'indicateur.

La veine iliaque primitive gauche renferme du pus avec des fausses
membranes en abondance, adhérentes aux parois du vaisseau. Toutes
les veines supérieures de ce membre, ainsi que celles du plexus hypogastrique du côté gauche, sont plus ou moins remplies de pus.

Du côté droit, les désordres sont les mêmes, seulement le pus paraît plus récemment formé ; le caillot qui remplit chaque vaisseau
contient du pus à l'extérieur avec un commencement de fausse membrane s'organisant çà et là, mais au centre il est plus mou.

La veine cave inférieure elle-même contient beaucoup de pus avec
pseudo-membranes, remontant jusqu'au foie.

Le cœur est parfaitement sain.

L'articulation sterno-claviculaire laisse écouler à l'ouverture un
pus séreux très abondant ; les autres articulations n'ont pas été ouvertes, mais tout porte à croire qu'elles sont dans le même état.

Les poumons sont sains, cependant un peu d'hépatisation rouge
commençait à se former.

La rate est saine.

Le cerveau et les reins n'ayant présenté aucun phénomène morbide pendant la vie n'ont pas été examinés.

Le foie, volumineux, est très décoloré ; son tissu ressemble un peu
à celui du foie cirrhosé ; on trouve quelques points disséminés ressemblant à du pus ; mais un examen attentif a démontré que c'é-
taient de petites bulles de gaz qui se modifiaient ou disparaissaient
sous la pression du doigt (résultat d'un commencement de décomposition cadavérique). La capsule du glisson s'enlève facilement.

Il n'y a d'abcès métastatique dans aucun organe. On ne trouve d'autres traces que celles de l'infection purulente à laquelle la malade a succombé.

Conclusions. — En quoi cette observation peut-elle enrichir la science ?

Je n'ai pas sans doute la prétention avec un seul fait d'établir une monographie de la môle hydatique. J'aurais pu, il est vrai, analyser d'autres observations existant dans les auteurs ; mais, comme je le disais en commençant, cette affection ayant donné lieu à une multitude d'explications plus ou moins bizarres, je crois qu'il faut se défier des observations jusqu'à une époque très rapprochée de la nôtre, où l'on a pu constater par l'examen microscopique le véritable état des choses.

Je me contenterai donc, après avoir confirmé les belles recherches de Mᵐᵉ Boivin, de M. Jacquemier, de M. Robin et d'autres, sur l'anatomie pathologique des môles, d'indiquer quelques signes cliniques propres à éclairer : 1° les causes ; 2° la symptomalogie ; 3° la marche ; 4° le diagnostic ; 5° le pronostic ; 6° enfin le traitement de la môle hydatique.

1° Causes de dégénérescence placentaire : Parmi les causes indiquées dans les livres spéciaux, insistons sur les affections morales vives, chez des sujets prédisposés, prédisposition telle, qu'on a cité des femmes accouchant plusieurs fois de suite des môles hydatiques ou charnues.

Dans l'Histoire de l'Académie des Sciences, 1745, on trouve l'observation d'une femme qui fit une chûte d'un lieu élevé au deuxième mois de la grossesse ; l'œuf se convertit en hydatides, qui furent expulsées au dixième mois.

2° Nous trouvons aussi dans mon observation de quoi confirmer la symptomatologie.

En effet, les petites hémorrhagies utérines sont un signe précieux et déjà cité de grossesse anormale ; elles alternent avec de petites pertes aqueuses qui commencent du deuxième au troisième mois et s'accompagnent de douleurs insolites dans le bassin. Le ventre, qui, cessant de se développer, ou tout en continuant à le faire, devient plus mou, plus aplati dans le sens transversal et offre une sorte de fausse fluctuation.

Puis les pertes se renouvellent à des intervalles plus ou moins longs, les douleurs redoublent d'intensité jusqu'à ce que la malade rende par le vagin, à travers le col qui reste constamment entr'ouvert, une masse que l'on reconnaît être une môle.

Cette masse, comme tout corps étranger volumineux, fœtus ou tumeur, est ordinairement cause de la production d'un souffle continu ou intermittent que l'auscultation révèle, tandis que, quelle que soit l'époque de la grossesse, on ne perçoit jamais les battements du cœur.

Certaines femmes ont pu croire avoir ressenti les mouvements actifs du fœtus, alors que ce n'étaient que des gargouillements produits par le froissement des vésicules les unes sur les autres.

3° La marche.

Bien que des cas ayant été cités comme dépassant l'époque de neuf mois de séjour dans l'utérus, il est probable que mieux observée, cette durée n'irait pas au-delà de deux à cinq mois, comme l'admettait Lisfranc, et comme le démontre le fait que j'ai rapporté.

4° Le diagnostic.

La plupart du temps ce diagnostic est impossible, et, dans les cas rares où quelques signes viendront éclairer le médecin, ce ne peut encore être pour lui qu'une probabilité. Cependant, si après quelques semaines de grossesse et à la suite d'une émotion morale vive, l'utérus cessait tout-à-coup de se développer ; si la femme se plaignait de douleurs insolites dans le bassin ; si surtout elle éprouvait de petites pertes sanguines, précédées ou suivies d'un écoulement muqueux ou muco-sanguinolent, le col restant entr'ouvert ; et si enfin du quatrième au cinquième mois de la grossesse on ne sentait pas les mouvements actifs du fœtus, si on n'entendait pas les battements du cœur, quelle que soit d'ailleurs l'intensité du souffle, on serait autorisé à penser qu'on n'a pas devant soi une grossesse normale ; mais s'en suit-il pour cela que l'on ait une môle ? On a cru pouvoir l'affirmer, si la tumeur abdominale est molasse, un peu dépressible, ou bien si elle a la consistance du tissu musculaire ; dans ce dernier cas, qui serait celui d'un placenta dégénéré, je ne crains pas d'avancer qu'il n'y a pas de caractère qui le puisse faire reconnaître, tandis que dans le cas d'une môle hydatique, il arrive toujours une époque où les signes cessent d'être aussi obscurs ; la légèreté du ventre, sa dilatation transversale, une fausse fluctuation que ne donne pas la môle charnue, peuvent faire présumer que l'on a affaire à une môle hydatique, mais ce n'est que l'expulsion d'une partie ou de toute la môle hors des voies génitales, qui peut être considérée comme un signe pathognomonique.

5° Pronostic.

Au point de vue de l'enfant, il est facile de voir que la présence d'une môle lui est toujours fatale, puisqu'il est déjà mort dès que l'altération commence à se former.

Cependant Montgommery a rapporté un exemple d'accouchement à terme d'enfant vivant, dans lequel une partie du placenta seulement était dégénéré et présentait des pelotons d'hydatides. Mais n'y aurait-il pas eu là, dans l'origine, une grossesse double, dans laquelle un fœtus serait mort, l'autre continuant à se développer ?

Au point de vue de la mère, une telle affection n'a rien de grave, si l'expulsion se fait du deuxième au troisième mois ; mais au-delà de ce terme, les dangers sont les mêmes que pour les avortements qui arrivent à cette époque de la grossesse. J'ajoute que dans la môle hydatique, si l'expulsion n'a lieu que par lambeaux, comme cela arrive le plus ordinairement, le médecin devra redoubler de précautions, car la forme de ces productions étant très variables, on ne peut facilement s'assurer par l'examen des parties rejetées, si l'expulsion a été complète, et la femme serait alors exposée à tous les dangers d'une résorption putride.

N'est-ce pas là le motif qui a fait dire aux auteurs que la femme était très sujette aux affections puerpérales après ces sortes de couches? La métrite, dit M. Nonat, dans son livre des maladies de l'utérus, est assez commune à la suite des môles.

Les hémorrhagies qui précèdent l'expulsion, si elles sont trop abondantes, peuvent aussi faire courir quelques dangers à la femme.

6° Enfin le traitement aura aussi à gagner à l'étude de cette affection, car, outre le traitement des hémorrhagies du début, si on peut, par le toucher, s'assurer de la présence des corps étrangers dans l'utérus, il faudrait en opérer l'extraction en sollicitant les contractions, soit par des injections d'eau salée, comme le voulait Percy, soit par l'administration de l'ergot de seigle sur l'emploi duquel cependant on devra être très parcimonieux, afin de se réserver plus tard la possibilité d'introduire la main dans l'utérus, pour opérer l'extraction.

On pourrait aussi employer la saignée pour accélérer le relâchement de l'orifice utérin ou l'extrait de belladone.

Si l'expulsion ne se fait pas seule, on cherchera à saisir les hydatides avec les doigts, ou la pince à faux germe ; si on éprouve des difficultés, il ne faut pas craindre, une fois l'orifice dilatable, d'introduire la main, comme pour la version, jusque dans l'utérus, pour y chercher le corps étranger et l'extraire en totalité. Si l'on pensait qu'il en soit resté quelques fragments dans la matrice, on pourrait employer la curette de M. Pajot et administrer à la malade des injections utérines.

Après l'accouchement, repos prolongé, et dans la convalescence, régime tonique et ferrugineux.

DU MIASME PALUDÉEN

ET DE SES EFFETS DANS LES CLIMATS TEMPÉRÉS,

PAR M. LE Dr POYET,

De Feurs (Loire).

La plaine du Forez, au centre de laquelle nous pratiquons la médecine rurale depuis plus de seize années, est une contrée du département de la Loire, laquelle a la forme d'un bassin elliptique dont le grand axe, dirigé du sud-est au nord-ouest, aurait 40 kilomètres et l'axe transversal 22 kilomètres. Elle est située entre le 45° et le 46° degré de latitude et le 1° 15' de longitude du méridien de Paris. Son altitude moyenne est de 370 mètres.

Son sous-sol, qui appartient à la période tertiaire, est argileux et recouvert, dans une grande étendue, par les alluvions anciennes (*diluvium*), période quartenaire, et les alluvions modernes appartenant à l'ère historique.

Cette contrée peu perméable aux eaux pluviales, à cause de son sous-sol argileux, fut au moyen-âge couverte par la main des hommes d'un grand nombre d'étangs dont l'étendue proportionnelle surpasse ceux de la Sologne; en 1851, ils présentaient une superficie de 3,010 hectares 89 ares.

Ces réservoirs se dessèchent facilement sur une grande partie de leur étendue au moment des fortes chaleurs. De plus, les étangs de notre plaine sont soumis à l'évolage et à l'assec.

Dans les parties qui sont mises à sec, les matières végétales et animales qui s'y trouvent entrent promptement en décomposition putride, sous l'influence de la chaleur solaire et de l'humidité inhérente au sol, et forment un foyer d'infection dont la puissance est moins en rapport avec son étendue qu'avec la facilité qu'il a de se laisser dessécher à cause de son peu de profondeur.

Les étangs mis en culture doivent aussi, sous l'influence de l'humidité et de la chaleur, continuer à produire des émanations dangereuses; il en est de même des petits cours d'eau, des fossés mal entretenus qui

entourent les terres et , d'après Linné , du sous-sol argileux lui-
même.

. . . .

. . . .

CHLORO-ANÉMIE PALUSTRE. *De son influence dans le traitement des maladies aiguës et de la pneumonie en particulier.* — Le premier effet produit chez l'homme qui est soumis aux émanations marécageuses, est une affection admise par la généralité des praticiens qui ont exercé ou qui exercent encore l'art de guérir dans les pays marécageux : la Chloro-anémie palustre.

Cette affection consiste dans la diminution des globules rouges du sang. et probablement dans l'augmentation des globules blancs de ce fluide, augmentation que l'on a désignée dans ces derniers temps sous le nom de leucocytémie, leucémie.

Cette affection produite par le miasme paludéen, domine toute la pathologie de la plaine du Forez et celle des contrées semblables, et surtout la thérapeutique des diverses maladies dont les habitants de ces diverses contrées peuvent être atteints; cette modification imprimée par les effluves marécageux à l'organisme de tous les habitants de ces contrées, reléguée dans l'ombre par les partisans des émissions sanguines, doit occuper le premier plan de leur cadre nosologique, se refléter plus ou moins sur tous les malades soumis à l'observation du médecin , et l'éclairer sur l'opportunité ou la nocuité de l'emploi des évacuations sanguines abondantes, quelle que soit la maladie qu'il est appelé à combattre.

En effet, le miasme paludéen produisant une intoxication qui agit sur l'ensemble de l'économie, en altérant non-seulement les forces *agissantes*, mais encore les forces *radicales*, suivant l'expression de l'école de Montpellier, fait de l'empoisonné un être à part.

Quand même une cause accidentelle ne vient pas déterminer la manifestation morbide propre au miasme infectant (la fièvre palustre), le sujet qui a subi son influence est un malade à part, quelle que soit la maladie qui se déclare dans son *agrégat vivant*.

Le médecin qui s'obstinera à ne tenir aucun compte de cette profonde modification de l'organisme, quoique souvent peu apparente , sera, malgré tout son mérite, exposé à de fréquentes et nombreuses déceptions, malgré le traitement en apparence le plus rationnel qu'il fera suivre à ses clients.

En effet, la chloro-anémie palustre, sans présenter son plus haut degré d'existence, que l'on observe dans la cachexie qui survient à la suite de certaines fièvres intermittentes, existe chez le Forézien ainsi que chez le Dombiste et le Solognot, etc., d'une manière plus ou moins prononcée et à des degrés difficiles souvent à apprécier de prime abord.

Abordons la nocuité de la saignée chez le Forézien atteint de pleuro-pneumonie. Un vieux praticien de notre contrée, avec lequel nous étions lié, s'abstenait, *dans toutes les affections aiguës*, d'une manière si générale de la saignée, que le vulgaire disait qu'il avait horreur du sang et qu'il s'était trouvé mal en pratiquant une première saignée. Lui demandant de nous renseigner sur ce que ce dire populaire pouvait avoir de fondé, il nous répondit avec la franchise qui le caractérisait : « Voulez-vous que je tire du sang à des malades qui n'en ont pas plus que les grenouilles qui peuplent les étangs dont ils subissent la funeste influence ? » Cependant sa pratique était très heureuse. Nous comprîmes cette réponse, devenue scientifique depuis la découverte de la leucémie, et d'autant plus facilement, que nous partagions les idées de notre honoré confrère, sur la nocuité de la saignée pratiquée chez les habitants de la plaine du Forez atteints de maladies aiguës et surtout de pneumonie, maladie contre laquelle on a spécialement préconisé ce mode de traitement.

Une pleuro-pneumonie étant donnée, nous nous abstenons de toute évacuation sanguine, à moins d'indications précises fournies par l'état pléthorique du malade, ses habitudes de la saignée, ou d'autres symptômes bien déterminés.

Cependant malgré les encouragements fournis par des statistiques sur le traitement de l'inflammation pulmonaire, nous ne nous bornons pas à la méthode dite expectante, cette nouvelle méditation sur la mort. Nous employons au contraire une médication qui paraîtra énergique aux adeptes de l'école physiologique, disons le mot, intempestive. 1° Les préparations antimoniales variées suivant les indications et aidées des boissons chaudes ; 2° les révulsifs cutanés : large vésicant sur le côté où siége le point pleurétique ; emplâtre stibié entre les épaules, lequel ne produit d'éruption qu'à l'époque où l'inflammation interne entre dans sa période de décroissance.

Ce traitement nous donne des résultats incroyables. Si nous sommes appelé les premiers jours de la maladie, si le patient ne commet pas une des deux imprudences que nous regardons comme capitales et qui sont de boire froid ou de se refroidir ayant chaud, nous avons à peine un décès à constater sur trente malades traités, ce qui l'emporte de beaucoup sur les statistiques. Écoutez maintenant, ce qu'un ancien disciple de Broussais, un praticien instruit et judicieux, un ancien médecin de l'Hôtel-Dieu de Lyon, un ancien médecin rural de la Dourbe qui nous a laissé un excellent traité de fiévres palustres dans les climats tempérés, lequel n'a pas craint d'écrire à la fin de son remarquable ouvrage que nous venons de citer : « La plus grande mortalité a porté sur cette maladie (la pleuro-pneumonie), la plus redoutable, sans contredit, surtout parmi les indigènes du pays d'étangs, dont les poumons s'engorgent d'une manière si prompte et si considérable, que la suffocation amène la mort du cinquième au septième jour. La saignée générale ne peut être employée qu'avec parcimonie, les sangsues conviennent mieux. Le tartre stibié à la dose de trente à cinquante centigrammes dans les vingt-quatre heures, dissous dans un demi-litre de tisane, m'a donné dans ces derniers temps d'excellents résultats, employé immédiatement après quelques évacuations sanguines. » Et cependant, sur quatre-vingt-cinq pleuro-pneumoniques traités à l'hôpital de Montluel (pays palustre), pendant cinquante-quatre mois, il a eu *vingt-quatre décès !!...*

ANÉMIE PALUSTRE ET HYDRÉMIE.— Il est une manifestation de l'influence du miasme paludéen sur l'organisme, contre laquelle le praticien doit se tenir en garde; nous voulons parler de ces symptômes que les habitants de notre plaine éprouvent au printemps surtout et qui simulent une turgescence sanguine : céphalée, céphalalgie, étourdissements, malaises, faiblesse générale, perte d'appétit. Si l'on examine avec soin ceux qui les accusent et qui viennent vous demander une saignée du bras, on constate qu'ils ont en général un teint blafard, jaune verdâtre ou terreux, avec maigreur ou bouffissure de la face; pouls mou, dépressible et sans fréquence ; langue large, épaisse, recouverte d'un enduit blanc jaunâtre.

Le praticien peu expérimenté, qui obtempérera à la demande qui lui est faite de pratiquer une saignée, s'exposera à de fâcheux mécomptes. Son client pourra subitement être atteint d'hydropisie, comme il nous a été donné d'en observer plusieurs exemples, ou du moins il conservera pendant longtemps ce que l'on appelle la *traîne.*

Dans tous les cas analogues, nous repoussons toute espèce d'évacuation sanguine et nous ordonnons une déplétion séreuse, une *saignée blanche*, si nous pouvons nous exprimer ainsi, opérée par les éméto-cathartiques ou les purgatifs, au grand avantage de notre client qui se trouve débarrassé de ses malaises, sans être trop débilité, pour ne rien dire de plus.

MÉLANÉMIE. — Nous devons signaler les sueurs profuses produites par les miasmes. Nous ne pouvons rien dire de cette singulière altération palustre, étudiée par Frerichs, laquelle est constituée par la présence dans le sang de corpuscules pigmentaires qui se trouvent dans la rate, le sang de la veine-porte, le foie, les veines sushépatiques, les reins, la substance grise du cerveau.... Laissons aux savants qui peuvent pratiquer les nécropsies qui nous sont interdites le soin d'élucider cette question.

FIÈVRES PALUSTRES. — Sans entrer dans de longs détails sur une des manifestations du miasme paludéen, connues du temps d'Hippocrate, les fièvres intermittentes et leurs diverses formes, nous devons signaler à l'attention des praticiens divers cas de la plus haute importance et pour le malade et pour le médecin traitant : nous voulons parler de la fièvre intermittente pernicieuse et de ses causes, et de quelques autres accidents que nous mentionnerons ensuite. Insistons sur cette terrible manifestation du miasme paludéen, la fièvre intermittente pernicieuse, qui, dans nos climats tempérés eux-mêmes, peut sidérer le malade dès le premier accès, malgré tous les efforts du praticien le plus expérimenté.

Fort heureusement, il n'en est pas ainsi dans la majorité des cas, et la médecine peut dans ces circonstances montrer avec gloire sa raison d'être, attendu qu'avec le spécifique qu'elle peut et qu'elle doit mettre largement en usage, elle ramène promptement à la santé des malades voués à une mort à peu près certaine sans l'intervention de l'homme de l'art.

Le caractère distinctif des fièvres pernicieuses, ce qui les différentie des autres pyrexies périodiques, c'est qu'indépendamment des symptômes propres à ces dernières, elles offrent un phénomène prédominant et dangereux se rattachant à une lésion organique ou vitale, qui disparaît après l'accès.

Nous ne saurions trop appeler l'attention des médecins sur l'imminence de la perniciosité toutes les fois qu'il survient des accès intermittents à la suite des couches, des pertes utérines et de toute hémorrhagie abondante. Les individus polysarciques sont très exposés aux accès pernicieux. Les fièvres du printemps, ordinairement bénignes, revêtent promptement, le caractère pernicieux.

C'est dans ces cas où la perniciosité est imminente que le praticien ne doit pas craindre d'administrer à haute dose le principe actif de l'antipériodique par excellence, le kina. Dans une circonstance, nous n'avons pas craint de faire prendre par la bouche, en quarante-huit heures, la dose de six grammes de sulfate de quinine ; le malade s'est rétabli très promptement et il a repris un embonpoint autre que celui qu'il avait auparavant.

Ce que nous disons pour les fièvres intermittentes pernicieuses doit s'appliquer à toutes les fièvres palustres. A moins de contre-indication, on doit administrer, par la bouche, en lavement ou par la méthode endermique, six heures avant l'accès, à peu près, *un gramme* de sulfate de quinine, une ou deux fois seulement. Si cette dose dans les cas ordinaires ne coupe pas la fièvre, c'est que l'organisme est réfractaire à son action. Alors on doit recourir à d'autres moyens parmi lesquels nous plaçons en tête l'arsenic.

Dans les fièvres invétérées, le quinquina en nature et les ferrugineux nous fourniront de bons résultats. Il est un succédané du kina qui nous a été très utile dans notre pratique rurale : c'est la décoction concentrée du genêt à balai.

Il y aurait trop à dire sur le traitement des fièvres intermittentes. Arrêtons-nous,

Le miasme paludéen, à l'époque de sa plus grande activité, est défavorable à la fécondité.

Dans notre plaine du Forez, nous devons encore attribuer au miasme paludéen les hémorrhagies intermittentes; une maladie particulière des gencives endémique et contagieuse; l'affection vermineuse; les ulcères aux jambes; les diarrhées et les sueurs très copieuses; les infiltrations des membres inférieurs, du visage, surtout des paupières; l'ascite, si prompte à se former quand les viscères abdominaux sont engorgés; l'hydropéricardite; les épanchements pleuraux; l'œdématie du cerveau, cause de l'apathie de l'habitant des pays palustres. N'oublions pas les névroses, telles que : hystérie, céphalée, douleurs dans le rachis, douleurs articulaires, tremblements irréguliers, affections souvent justiciables des préparations du kina convenablement administrées.

Du miasme paludéen, ou de la fièvre palustre comme moyen de guérison ou préservatif d'une autre maladie. — La perturbation profonde, l'excitation générale, la réaction vive, qui caractérisent les accès fébriles, peuvent rétablir l'équilibre rompu entre les divers organes et ramener l'état normal depuis longtemps troublé. Aussi les fièvres intermittentes palustres sont-elles quelquefois l'occasion ou la cause de la guérison de diverses maladies, telles que : l'hypochondrie, les palpitations de cœur, le rhumatisme chronique, le catarrhe ancien, l'ascite, la paralysie, les affections cutanées anciennes, les engorgements viscéraux, les désordres de la ménopause. Enfin, nous devons avouer que la loi d'antagonisme formulée par le Dr Boudin est vraie pour la plaine du Forez, où l'endémicité des fièvres intermittentes exclue le règne de la phthisie pulmonaire, que nous avons rarement l'occasion d'observer, et celui de la fièvre typhoïde qui est peu fréquente, à moins qu'elle ne soit apportée par des sujets qui l'ont contractée ailleurs et qui la propagent par voie de contagion.

Vous me permettrez d'appeler votre attention sur la goutte; ses manifestations, ses accès aigus seraient-ils modifiés par l'air palustre? Nous avons quelques raisons pour le croire.

Périostite, carie, nécroses palustres. — Ces affections, terribles dans leurs conséquences, n'ont été, que nous sachions, indiquées comme produites par les lieux palustres par aucun des auteurs qui ont savamment traité cette question. Tous les auteurs modernes reconnaissent à la nécrose, à la carie et à la périostite qui précède ou qui suit les maladies des os, des causes internes provenant de la syphilis, du vice scrofuleux, arthritique, rhumatismal et peut-être dartreux, ainsi que des fièvres graves et de l'influence du mercure. Pas un seul n'assigne pour cause l'impaludation. Il faut cependant excepter le professeur Graves, de Dublin, qui a constaté une maladie analogue, à laquelle il a donné le nom de *rhumatisme plantaire*.

10

Nous avons observé chez de jeunes bergers les maladies que nous venons de mentionner ; ces adolescents avaient eu l'imprudence d'aller jouer dans ces étangs vaseux et peu profonds, nommés Grenouillards, ou bien avaient marché dans ces prés fangeux où se trouve ce que l'on appelle l'*eau rouge*.

Les symptômes du début sont ceux de l'érithème noueux. Sur la face antérieure d'une jambe, on voit se manifester une ou plusieurs tumeurs circonscrites, de deux à six centimètres de diamètre, avec rougeur à la peau. Les tumeurs souvent ovalaires sont dures, douloureuses au toucher ; quelquefois elles présentent une espèce d'empâtement un peu élastique. Souvent l'articulation tibio-tarsienne se tuméfie, devient douloureuse, et la peau qui la recouvre est érysipélateuse.

La marche de la maladie est rapide ; peu de jours suffisent pour voir s'abcéder les points malades ; à la suite des abcès survient la nécrose, si le mal siége au niveau du corps de l'os, ou la carie, s'il se localise au niveau de l'articulation.

Nous avons pu recueillir de cette maladie quatre observations que nous avons consignées dans notre esquisse de la topographie de la plaine du Forez. Un seul malade a guéri ; il fut traité au début par des frictions avec l'onguent napolitain et l'extrait de ciguë mélangés. En livrant à l'expérimentation de nos confrères ce mode de traitement que nous n'osons préconiser, nous appellerons l'attention des savants sur la cause productrice de cette maladie. Après mûre réflexion et comparaison de ce qui a été écrit sur la nécrose des maxillaires produite par l'action du phosphore chez les sujets employés à la fabrication des allumettes chimiques, nous nous sommes demandé si la lésion que nous venons de signaler ne devait pas être attribuée à l'action immédiate des phosphures d'hydrogène qui se produisent dans tous les lieux humides où des matières animales se trouvent en décomposition putride, lesquels doivent agir avec d'autant plus d'intensité qu'ils sont à l'état naissant. Ces agents ne constitueraient-ils pas le miasme paludéen tout aussi bien que l'hydrogène carboné ? Nous livrons sans commentaires ces questions aux chimistes.

INFLUENCE DE L'ERGOT DE SEIGLE SUR LA SÉCRÉTION LAITEUSE.— Nous avons, Messieurs, trop longtemps abusé de votre attention, et cependant nous sommes désireux de vous signaler un fait physiologique qui peut se produire dans toutes les localités où l'on fait usage d'un pain contenant une notable portion de seigle ergoté ; ce produit supprime le lait des nourrices. Nous en avons constaté six exemples, une année où les seigles de notre plaine présentaient une grande proportion de ces graines dégénérées.

En est-il de même de l'ergot du froment ?

Le traitement fut aussi heureux que simple. Nous conseillâmes à nos clientes l'usage d'un bon pain de froment, la sécrétion laiteuse ne se fit pas attendre longtemps.

M. le Dr Morel, de Rouen, demande quelle est la situation physique des habitants de la plaine du Forez. Y a-t-il des goîtreux ?

M. Poyet répond qu'il n'y en a pas ; que beaucoup d'habitants ont le teint verdâtre ; que beaucoup sont affectés d'engorgements abdominaux, d'ulcères aux jambes, d'œdème des extrémités inférieures, etc., etc.

Mais, reprend M. le Dr Morel, les Conseils d'hygiène sont-ils saisis de toutes ces questions ?

On a décidé, reprend M. Poyet, que l'on ferait un canal d'irrigation devant traverser un tiers de la plaine.

DU DÉLIRE PARTIEL,

PAR M. LE Dr DELASIAUVE,

De Paris.

Le sujet que je me propose de traiter est, sans contredit, un des plus importants de la pathologie mentale. Il confine aux bases de la psychologie, de la nomenclature et de la jurisprudence. Pour prendre une idée exacte du délire partiel, il convient de suivre les phases relatives aux divisions de la folie. Dès les temps anciens, on avait, sous le nom de *phrenitis*, distingué les formes suraiguës et inflammatoires des affections cérébrales. Les vésanies (délire apyrétique) avaient également été décrites dans leurs types accentués, la manie, la mélancolie et la démence. Depuis, les siècles ont passé sans apporter de notables modifications aux données primitives. A part quelques variétés secondaires, comme les illusions, la fatuité, l'amnésie, qui figurent, par exemple, dans la classification de Sauvages, la science, sous ce rapport, en était encore au point où l'avaient laissée Arétée et Cælius Aurelianus, lorsque survint Pinel. Daquin et lui s'étaient rencontrés dans l'exposé des principes de thérapeutique, surtout morale, applicables aux insensés, et que Cælius Aurelianus, bien avant eux, avait déjà développés d'une manière assez ferme. Mais il appartenait spécialement à l'illustre médecin français d'étudier à fond la folie et d'en faire une histoire plus ou moins complète. Pinel, pourtant, vivant au milieu des aliénés, en a plutôt retracé les mœurs et les tendances qu'il n'a produit d'innovations dans la nomenclature. Esprit scientifique, il a senti, il est vrai, le besoin de s'inspirer des notions normales de la psychologie. Prenant séparément les diverses facultés, attention, jugement, mémoire, affections, sentiments, etc., il a, dans un long passage de son traité, signalé les lésions dont chacune était susceptible. Seulement, au lieu de se servir de ce tableau pour mieux différencier les genres et variétés de l'aliénation mentale, il s'est borné à y puiser des traits pour enrichir ses descriptions particulières. Sa division comprend les quatre espèces suivantes : *manie,* ou perversion active et générale ; *mélancolie,* ou délire partiel avec ou sans dépression ; *démence,* ou affaiblissement et perte des facultés; et *idiotisme,* qui, outre les défectuosités natives et de l'enfance, s'applique encore à ces engourdissements ou prostrations ultérieurement acquis, et que, vulgairement, on désigne sous le nom de *stupidité.* Pinel a ajouté un cinquième ordre, *manie sans délire,* voulant caractériser par ces mots contradictoires les impulsions morbides aveugles auxquelles souvent, malgré la conscience qu'il en éprouve, le malade ne saurait résister.

Éminemment artiste, Esquirol a répandu la couleur sur ses portraits. Peu de nuances lui ont échappé. On lui doit entre autres une étude distincte d'une foule de variétés qui, tout en se rattachant à l'une ou l'autre des catégories principales, méritent, en raison de leur fréquence ou de leur caractère tranché, une attention exceptionnelle, ainsi : la folie des nouvelles accouchées. le délire épileptique, l'hypochondrie, les illusions et les hallucinations, les impulsions homicides, suicides, incendiaires, kléptomaniaques, etc. En réalité, il ne s'est que médiocrement écarté de la doctrine de son maître. *Manie, démence, monomanie, lypémanie, idiotie,* il est facile, en effet, de retrouver dans cette catégorisation les éléments de celle de Pinel. Le mot *mélancolie,* signifiant une tristesse vague, est peu conforme à l'état des infortunés réunis dans cette classe. Ou le chagrin ne domine pas toujours, ou, par suite de l'intensité du découragement et des craintes, il conduit à un profond accablement. Esquirol, pour marquer cette double physionomie, a cru judicieusement devoir substituer à une expression insuffisante les termes de monomanie et de lypémanie, selon la nature indifférente, sinon expansive, ou déprimante des sentiments mis en jeu par l'action morbide. Il a également restreint l'idiotie aux arrêts de développement intellectuel, natif ou infantile, reléguant les suspensions psychiques accidentelles, sous la dénomination de *démence aiguë,* parmi les dégradations intellectuelles et morales.

En Allemagne et en Angleterre, on a tenté d'asseoir sur des théories psychologiques des divisions qui, systématiques ou nuageuses, n'ont pas survécu. Celle d'Esquirol dont Rush avait imaginé l'analogue, reste, en France et presque partout, en possession de l'autorité ; à bon droit, suivant M. Renaudin, car les folies monomaniaque et lypémaniaque, répondent, dit notre savant confrère, aux deux aspects de la sensibilité : l'expansion et la dépression.

Ce n'est pas que de sérieuses dérogations ne se soient fait jour. Indépendamment de la démence, de l'idiotie et de la stupidité qu'il admettait avec Georget, Scipion Pinel et M. Etoc-Démazy, M. Ferrus rangeait les folies en deux grandes classes : *délire maniaque général* et *délire partiel.* Il préférait cette dernière désignation, unique et élastique, à celles de *monomanie* et de *lypémanie*, auxquelles il trouvait le tort de circonscrire arbitrairement les aberrations mentales, le délire ne cessant pas d'être partiel, bien qu'il pût se composer d'un nombre variable d'idées folles ou que celles-ci ne fussent pas nécessairement ou gaies ou tristes. Nous verrons combien cette critique était fondée.

Pour M. Falret, la folie ne se prête point ainsi à nos distinctions. Au fond est l'unité, quand la diversité est à la surface. L'état pathologique, déterminé par la cause et la marche, crée seul les différences rationnelles. Les symptômes, plus ou moins fixes ou mobiles, sans valeur intrinsèque, ne donnent lieu qu'à des degrés transmutables les uns dans les autres et qui montent, en passant par la *monomanie*, l'*oligomanie*, la *polymanie*, jusqu'à la *pantomanie* qui est le couronnement. M. Falret signale une *folie circulaire*, dont le propre consiste dans des périodes alternes d'excitation et de prostration, avec ou sans intervalles lucides.

Sacrifiant à la même tendance, notre éminent collègue et excellent ami, M. Morel, fait, comme M. Falret, bon marché des classifications dites symptomatiques. C'est avant tout la cause et les conditions organiques dont il s'appuie. Là aboutit encore M. Moreau, pour qui l'*excitement* joue un si grand rôle dans la production de la folie.

Les stupides éprouvent des hallucinations sinistres qui les agitent intérieurement. En analysant ces faits, M Baillarger a cru y voir des signes d'activité de l'imagination, et, sur cette présomption, les a rattachés au genre lypémaniaque : *mélancolie avec stupeur*. Les anciens leur avaient déjà appliqué ce nom, *melancolia attonita* exprimant à la fois l'engourdissement et la tristesse. Plus tard, jugeant différemment de la valeur respective de chaque ordre phénoménal, M. Baillarger reporta dans le cadre des folies générales non-seulement les stupidités profondes, mais une bonne partie des lypémanies elles-mêmes, restreignant ainsi considérablement la sphère des affections partielles ou monomaniaques. Sa *folie à double forme* correspond enfin à la folie circulaire de M. Falret.

De tels exemples pourraient être multipliés. Ces citations suffisent à notre but. Il nous importe de constater d'abord le résultat acquis et le procédé suivi. Évidemment, aucune discussion sérieuse sur la condition cérébro-psychique intime n'a motivé l'adoption des diverses nomenclatures. On a vu des individus, tout en conservant en apparence la santé générale, en proie à une agitation désordonnée, et l'on a qualifié ce trouble de *manie*; d'autres semblaient tourmentés seulement par des idées fixes, de vaines frayeurs ou accablés par le désespoir; de là la dénomination de *mélancolie*; celles de *démence* et d'*idiotisme* ont également été appliquées à des cas où les facultés paraissaient dans leur ensemble dégradées ou sans essor.

On ne s'est point demandé si les symptômes avaient toujours même origine et même signification. Dans leurs divergences, les auteurs n'ont guère pénétré plus avant. Pour certains malades, la folie consiste dans des entraînements qu'ils ne peuvent maîtriser ; Pinel a créé la *manie sans délire*. Esquirol scinde la mélancolie, parce que tous les mélancoliques ne sont pas tristes ou craintifs. M. Ferrus lui substitue le délire partiel, parce que les erreurs maladives peuvent être diverses et multiples. M. Baillarger entre dans la voie : on a cru la pensée inerte chez les stupides, l'imagination travaille ; mais il déduit, sans la raisonner, la valeur de ce phénomène. La *folie à double forme* n'est qu'une constatation pure et simple. M. Falret pose en axiome la solidarité des facultés, sur laquelle il fonde l'unité et la gradation des formes mentales. Il ne recherche point à quel titre, de quelle manière et dans quelle mesure s'exerce cette solidarité. L'*excitement* de M. Moreau aurait des conséquences élevées s'il n'était sujet à controverse. Quant à sa division étiologique, conception *à priori*, M. Morel oublie que, sous ce rapport, les aliénistes ont mis à profit tout ce qu'ils ont pu, mais que, la folie étant une *névrose*, les causes se dérobent le plus souvent à l'observation : on ne bâtit point sur le vide.

Ce court aperçu montre clairement le mode d'opérer des auteurs. Une vue rapide, des impressions fugitives, toutes renfermées dans le cercle pathologique, ont été le point de départ de leurs classifications et de leurs doctrines. Ceux qui ont pris conseil de la psychologie ont échoué pour d'autres raisons. La principale, c'est que la théorie des facultés, très incertaine, ne reflète que des opinions personnelles. *Tot capita, tot sensus.* Ils sont, d'ailleurs, en majorité, partis de systèmes préconçus auxquels ils ont plié les faits sans avoir une expérience suffisamment mûrie de l'aliénation mentale. Or, pour avoir quelque chance de faire avancer le problème, il faut, de front, soumettre à une étude comparative les fonctions normales et les déviations morbides. Dès le début, nous avons senti ce besoin et nous avons tâché de nous y conformer. On nous pardonnera, à cet égard, d'exposer brièvement l'évolution de notre pensée. Au bout est la solution poursuivie.

Deux thèses étaient en présence. C'était le moment où le traitement moral de Leuret faisait grand bruit. Lequel l'emporterait du matérialisme ou du spiritualisme ? Dans un Mémoire lu à l'Académie de Médecine et inséré dans le Recueil de l'Eure, nous démontrâmes que le conflit était sans issue, et que, les adversaires étant également hors d'atteinte dans leur cantonnement respectif, la conciliation n'était possible que sur le terrain de l'observation. Promu à Bicêtre, c'est cette règle qui a déterminé notre conduite.

A mesure que, pour fixer leurs affinités ou leurs dissemblances, nous sondions, dans leur intimité psycho-cérébrale, les nombreux types qui passaient sous nos yeux, un jour nouveau éclairait notre horizon. Il nous semblait non-seulement entrevoir le lien d'une coordination naturelle de la folie, mais le fonctionnement normal lui-même perdait de ses voiles; vingt ans d'expérience n'ont fait que confirmer ces premiers aperçus.

En vain eussions-nous voulu rattacher à un tronc commun les espèces vésaniques. Une distinction capitale frappa d'abord notre attention : il y a en nous un principe qui perçoit ou conçoit les idées, et, en les associant, préside à la série des raisonnements. Dans tout un ordre d'aliénations, cette faculté de former des syllogismes est notoirement atteinte. Dans un autre ordre, au contraire, les déviations psychiques, respectant ce qu'on nomme l'intelligence, proviennent d'éléments bien différents. Le malade cause, raisonne et agit souvent d'une manière sensée en la plupart des points, mais il a des côtés faibles : sentiments exagérés, pervertis, perceptions fausses, conceptions imaginaires, instincts dépravés, au service desquels il peut mettre sa logique et qui dominent ses discours et ses actes.

Des états aussi contrastants auraient-ils une source identique ? Pour le prouver on a prétendu que, fréquemment, ils se métamorphosaient les uns dans les autres. Mais, pour les types incontestés, ce n'est qu'une illusion, dont l'explication saillira bientôt. La manie ne devient que très rarement de la monomanie, et, réciproquement, la monomanie ne dégénère qu'exceptionnellement en délire général. Qui ne sait que certains hallucinés se retrouvent, après trente et quarante ans, invariablement les mêmes qu'au début?

S'il y avait une différence, chose infiniment probable, du moins pour l'ensemble des cas, de quoi pouvait-elle dépendre ? La philosophie ne résolvait point cette énigme. Intelligence, jugement, imagination, mémoire, sensibilité, volonté, lésions générales ou partielles de l'entendement, toutes ces forces qui défrayent les interprétations ne nous satisfaisaient point. L'opposition que nous avons constatée entre les faits et qui se retrouvait entre les conditions psychiques, nous apparut comme un trait de lumière. Les conséquences étaient directes si l'on supposait distinctes les deux faces du fonctionnement mental. Par suite de l'obstacle aux manifestations syllogistiques, la divagation s'étendait forcément à tout. Les conceptions isolées, les perceptions anormales n'entraînaient que des erreurs particulières de même nature et des actes corrélatifs. Les grandes distinctions marquées dans tous les auteurs avaient donc leur raison d'être.

En psychologie normale, ces vues, nous en acquîmes bientôt la conviction, réalisaient aussi l'accessible. L'exercice de la pensée, le jeu des mobiles qui en provoquent ou en produisent les opérations, voilà ce qui tombe sous l'appréciation. Au-dessus est le monde des vagues hypothèses. La solidarité des facultés, dont on s'est fait une arme, éclate ici dans sa réalité, mais en même temps dans ses limites. Elle existe, pour l'œuvre du raisonnement, entre les modes du *moi* dont le concours est nécessaire. Sans attention point de mémoire, sans mémoire point de jugement, ni d'imagination, sans jugement ni imagination point de combinaisons un peu complètes et suivies. Quant aux sentiments, aux affections, aux aptitudes, aux impulsions, etc., en un mot, aux mobiles, leur indépendance respective est, par contre, notoire. L'ordre n'est point la pudeur, ni la fierté la bienséance. La jalousie n'a rien de commun avec la haine, la crainte avec l'espoir, la fermeté avec la confiance, l'idée d'un bal avec l'idée de vertu, etc.

Le caractère et le rôle des sentiments et des idées ont été mal compris. De là toutes les dissidences. L'idée d'abord est un produit dont la qualité n'implique point tel ou tel état correspondant de l'intelligence, terme qui, du reste, sans acception d'un pouvoir défini, n'exprime que la faculté générale de comprendre. Une mauvaise farine provenant d'un grain avarié peut avoir été broyée par un excellent moulin. Dans la formation d'une idée, vraie ou fausse, suivant sa source, la puissance syllogistique peut de même être tout à fait désintéressée. Une fois acquise, d'ailleurs, l'idée se fixant par le souvenir va grossir la multitude des sentiments.

Une étroite relation lie, en effet, les sentiments aux idées. Celles-ci évoquent ceux-là, ceux-là se traduisent par celles-ci, spontanément, dans le cercle ou le rayonnement, plus ou moins variable, de leurs affinités et des conditions ambiantes. Supposez la défiance. Avec quelle facilité, selon l'objet qui l'anime, elle engendre la circonspection, le soupçon, l'aversion, l'hostilité ! Comme la calomnie, avec ou même sans les plus légères apparences, trouve accès auprès d'elle ! Si agissant qu'il soit, ce sentiment, toutefois, n'absorbe point la vie morale tout entière. Susceptible de fausser l'application du jugement, il ne lui portera pas, intrinsèquement, plus d'atteinte que, par ses trompeuses images, le prisme qui l'égare. Nul, du moins, ne s'avisera d'y attacher le signe d'une compromission intellectuelle.

Son influence, d'ailleurs, est non-seulement restreinte et d'une modalité spéciale, mais passagère. En présence des mobiles qui lui succèdent, et qui se succèdent, la lucidité recouvre toute sa force. Une scène efface l'autre. Ces transitions sont parfois si rapides, que, vingt fois, dans un court espace, la physionomie change selon le cours de l'entretien et des émotions. Cause-t-on théâtre? on prend feu pour la salle, la pièce ou les acteurs. Un mot vous transporte sur un champ de bataille; un autre vous ramène à la Sorbonne, dans une villa ou à l'Académie. A peine s'est-on attendri sur un douloureux événement que le rire monte jusqu'aux larmes à un propos joyeux. Toute nature a sa corde sensible. Il n'est homme si réservé qui, si on la fait vibrer, ne perde l'équilibre, soit qu'il se passionne ou s'irrite. Chacun, avec quelque réflexion, peut se rendre compte de ce mécanisme trop insuffisamment approfondi. Évidemment, la faculté de raisonner est, en soi, étrangère à ces états, dont ses opérations reçoivent l'empreinte, comme les mobiles de ces états eux-mêmes sont distincts entre eux, puisque, précisément, l'action de l'un est éclipsée par celle de l'autre, et que, s'excluant en quelque sorte, ils ne souffrent point la concurrence.

On remarquera les phases par nous traversées. Notre point de départ n'a pas été une conception systématique, pliant les faits à son usage. C'est l'observation pathologique elle-même qui nous a fourni le principe de nos distinctions, que l'observation psychologique est venue sanctionner à son tour. Un pas restait à franchir : de cette théorie normale arriver, par l'induction, à réformer *à priori* une nomenclature de la folie. Or, cette division artificielle, ayant abouti identiquement aux types morbides, ajoutait à ces derniers la valeur d'une contre-épreuve mathématique. Nous avions chance dès lors de n'être pas trop éloigné de la vérité.

Une fonction peut pécher par exaltation, perversion, affaiblissement, entrave ou abolition. En appliquant cette règle nosologique au fonctionnement mental, et d'abord à sa partie syllogistique, on trouve un premier cas : une exubérance d'activité analogue à celle que produisent, extra-physiologiquement, une forte animation ou des boissons stimulantes. Le malade est pétulant, mobile, vif, gai ou sombre, enthousiaste, loquace, entreprenant, querélleur, impérieux, insolent, ordurier. L'absence de réflexion lui fait oublier la réalité et les convenances sociales ; EXCITATION MANIAQUE. A un degré plus avancé, le lien brisé des idées se traduit par une incohérence générale. Tout est désordre dans les discours, les actes et les gestes ; c'est la MANIE, tantôt paisible et le plus souvent turbulente, chagrine, colère ou furieuse. Le naufrage des facultés constitue la DÉMENCE que caractérisent la perte de la mémoire, l'impuissance ou l'incertitude du jugement, le défaut d'imagination, la nullité morale et un automatisme incohérent. Enfin, l'inertie ou l'obscurité intellectuelles donnent lieu aux divers degrés de STUPIDITÉ, depuis la simple hébétude jusqu'à l'accablement le plus profond. A ce terme extrême les sensations sont nulles ou intérieures ; mais on pressent un genre de réaction possible dans les nuances intermédiaires ou de médiocre intensité. Les impressions du dehors, les mouvements du dedans doivent procurer un travail psychique anormal, mélange vague de perceptions bâtardes, de conceptions bizarres, d'appréhensions chimériques, en un mot, de vérité et d'erreur, qui étonnent l'esprit, le plongent dans l'hésitation ou le subjuguent.

Toutes ces particularités, devinées par la théorie, avaient été notées dans l'examen pathologique. Dans ces catégories, nulles traces de délire partiel. Chacune offre des traits qui ne permettent pas de les confondre. La stupidité, en outre, s'étend à des éléments jusqu'ici non soupçonnés, et que nous verrons, tout à l'heure, avoir été, au grand profit de la clarté, transférés de la folie monomaniaque dans le domaine du délire général. C'est là que nous avons fait figurer non-seulement le trouble épileptique , les délires alcoolique et saturnin , celui consécutif à la fièvre typhoïde, etc., etc., mais la mélancolie avec stupeur de M. Baillarger, une foule des lypémanies d'Esquirol, certaines formes hypochondriaques, impulsives, etc. La paralysie générale s'adjoint à la démence comme expression d'une décroissance parallèle, et *sui generis*, des forces intellectuelles et motrices.

Les prévisions relatives aux lésions isolées ne sont pas moins explicites. Aberration pour aberration, qu'elle provienne d'origine physiologique ou morbide, pourvu que le raisonnement soit conservé, les conséquences, au point de vue qui nous occupe, ont une indubitable analogie. La ténacité instigatrice décidera de la phénoménalité mentale. Plusieurs conditions, sous ce rapport, peuvent se présenter. L'action maladive sévit accidentellement, fréquemment ou d'une manière absorbante. Il est difficile, dans ce dernier cas, d'opérer une diversion. La conviction délirante, maîtresse absolue du domicile, ne veut point être délogée. L'intimidation, seule, arrache à peine quelques manifestations raisonnables. Son effet cède à l'éréthisme nerveux immédiatement renaissant. Si l'on admet une domination moins absolue, il y aura chez l'insensé une double existence. Sous la pression du penchant altéré ou de fausse croyance, langage et conduite, à moins de doute ou de crainte, refléteront les suggestions anormales. Tout, au contraire, rentrera momentanément dans l'ordre, si celles-ci disparaissent naturellement ou qu'on parvienne à imprimer aux idées un autre cours. Seulement, on courra risque d'une interruption provoquée par un rappel intempestif. La raison semblera habituellement intacte si la passion ou l'erreur ne se montrent qu'à de longs intervalles.

Entre ces faits et ceux de l'ordre précédent, le contraste ne saurait être plus formel, l'affection, ici, étant exclusivement subordonnée à la lésion des mobiles. Or, ce résultat est également de tout point conforme à la constatation clinique. Tel, persuadé de sa mort prochaine et de ses crimes fantastiques, refuse de parler et de se nourrir. La terreur l'emporte sur les exhortations. Un autre manifeste les plus vives défiances, on l'injurie, on le poursuit, on menace de l'empoisonner. La lumière du bon sens luit en vain à ses yeux ; mais, en dehors de sa sphère délirante, où il est aisément ramené, il converse pertinemment sur toutes sortes de sujets. M... passait des semaines entières dans un parfait calme. Il ne perdait l'aplomb et ne divaguait que lorsqu'un incident réveillait ses chimères religieuses. Ajoutons, en opposition à ceux qui proclament la facile mutation des vésanies, que, durant seize ans que nous l'avons eu dans notre division, sa situation mentale n'a subi aucune vicissitude.

On a objecté contre la monomanie, M. Falret surtout, la rareté d'une idée unique. La question n'est point de quantité, mais de nature. M. Ferrus l'a bien senti ; et, tandis que l'*oligomanie* et la *polymanie* de notre excellent collègue, M. Falret, prennent rang parmi les folies partielles, il n'en est pas de même de sa *pantomanie*, qui, tenant à un vice du fonctionnement syllogistique, s'exprime, non par une infinité d'aberrations fixes, mais bien par une incohérence générale et un défaut absolu de liaison des idées. Sans compter qu'elle se déclare presque toujours d'emblée, quand, en bonne logique, elle ne devrait apparaître que comme une complication finale.

Toute conception n'arrive point à maturité immédiate. Pour la généralité des aliénistes, le propre de la folie isolée semblait être l'asservissement à des impressions ou à des croyances dominantes. Nous n'échappâmes point d'abord à cette commune perspective. Nombreux sont les sentiments, infinies les idées et leurs combinaisons. Il nous sembla que, s'alimentant à ce vaste foyer, le délire partiel devait, selon les individus, revêtir autant de physionomies distinctes, rebelles à une classification radicale, et dont il fallait étudier, dans chaque cas, le caractère et surtout l'origine. La division d'Esquirol se trouvait de fait écartée, car si d'une part la monomanie élude les types complexes, de l'autre la lypémanie, phénomène souvent secondaire, résulte des états morbides les plus variés. Qui ignore la fréquence de la terreur ou du désespoir provoqués par des hallucinations.

Ayant ainsi motivé l'opportunité d'une particularisation, nous nous bornâmes à une nomenclature ordinale, d'après la spécialité des mobiles instigateurs des aberrations psychiques. La logique vicieuse de certains insensés a pour principe de fausses sensations considérées comme réelles. Nous en avons fait le *délire perceptif*, subdivisé en illusions et en hallucinations, selon que le symptôme dépend d'une impression positive, mais dénaturée, ou d'un mouvement purement cérébral. D'autres accusent des sentiments exaltés ou pervertis, des convictions bizarres, des appréhensions fantastiques. Tel se croit un personnage riche et puissant, roi, général, éminent écrivain. Oublieux de son humble extraction et au mépris de père et mère, il vante son illustre descendance. Celui-ci, en proie à la défiance ou à la jalousie, a le perpétuel cauchemar du poison ou des infidélités. Celui-là se croit loup ou diable. Une malade pleure son fils mort; une autre languit pour un prince qui lui prodigue ses adorations. Des gens pleins de santé ou n'éprouvant que de faibles souffrances, entrevoient avec effroi leur fin prochaine à travers des maux imaginaires. Quelques-uns incriminent leurs propres pensées et trouvent dans leurs actes les plus insignifiants matière à scrupule. Ces cas ont été rangés par nous dans une double catégorie : *délire moral* et *délire affectif*. Viennent enfin les penchants dépravés, les appétits désordonnés, les entraînements impulsifs, assez irrésistibles souvent pour subjuguer les volontés les plus fermes et qui, sous le nom de *délires instinctifs*, répondent à la manie sans délire de Pinel et aux monomanies d'instinct d'Esquirol : homicide, suicide, incendiaire, etc., etc.

Sans prétention nosologique, ces genres, néanmoins, ne manquent ni de clarté ni de fondement. La science les renfermait tous. Ils venaient se classer dans leur cadre naturel. D'un autre côté, bien qu'en vertu de la mutuelle réaction des impressions sur les idées et les sentiments, parfois les manifestations se confondent, que les pseudo-perceptions engendrent des convictions erronées ou les convictions erronées des hallucinations, l'affection ne perd pas nécessairement son cachet d'origine, et il peut être intéressant de connaître, parmi ces déviations, celles qui sont primitives ou subordonnées.

Puisque les forces psycho-cérébrales sont indépendantes, quelques-unes peuvent isolément défaillir. Comme complément ou appendice, nous admîmes, mais non pas seulement par voie de conséquence, outre l'idiotie, une démence partielle. M. Ferrus et M. Calmeil ont signalé des lacunes qui semblent se rapporter à cette catégorie. Ces cas indéterminés d'inertie, dont M. Billod a fait des maladies de la volonté, pourraient bien également, chez beaucoup d'aliénés, s'expliquer par une sorte de paralysie du pouvoir qui préside à la réalisation des actes volontaires. N'y a-t-il pas, dans la vie normale des passions qui s'éteignent tout à coup, laissant même le champ libre aux passions antagonistes qu'elles équilibraient? L'amour voile les défauts, comme il exalte les qualités. Combien de fois n'a-t-il pas été remplacé par la haine?

Un système qui rompt en visière aux idées reçues est rarement fondé. Notre nomenclature, éclairant çà et là les incertitudes, avait chance d'être juste. Dans une solennelle discussion, à la Société médico-psychologique, sur la *Monomanie au point de vue psychologique et légal*, son application nous permit d'aborder, non sans succès, les plus graves problèmes de psychologie, de pathologie et de jurisprudence mentales. Quelques nuages cependant offusquaient notre pensée. Ils ne devaient être entièrement dissipés qu'un peu plus tard.

Nous avions, dans une séance, attiré l'attention de la Société médicale du Panthéon sur les principes de la folie. Plusieurs mois après, un fait judiciaire nous ayant paru propre à sanctionner, à cet égard, nos développements, nous résolûmes de lui en soumettre l'analyse. Il s'agissait d'un jeune séminariste qui, la nuit, avec une épée avait transpercé le cou d'un de ses camarades. L'opinion des experts avait varié, non sur les conclusions identiquement infirmatives du libre arbitre, mais sur l'espèce psychique, monomanie pour les uns, délire général pour les autres. L'examen sérieux de ce cas ouvrait, pour nous, un horizon de clarté où s'évanouirent nos derniers doutes. Le joint de la conciliation était découvert.

Le raisonnement subsistait, en effet. Mais, au lieu de ce délire partiel, plus ou moins circonscrit et tenace, dont la foi traditionnelle nous avait imbu, nous avions en présence une succession mobile de sensations étranges, d'idées disparates, de tendances contradictoires.

Il y avait des intervalles de calme. Un entretien étranger éloignait la fascination morbide, qui renaissait dans l'inaction et la solitude. Sous l'empire des crises tout se croisait d'une manière confuse dans le cerveau en ébullition. Le malade le sentait sans avoir la force de s'en garantir. Un jour, la crainte du déshonneur le plongeait dans un sombre chagrin, ou, sans motif, il était porté au suicide. Un autre jour, les fumées de l'ambition l'enivrant, il souriait à une magnifique perspective d'avenir. Plusieurs élèves devinrent, de sa part, sans en avoir reçu la confidence, l'objet d'un amour mystique, ombrageux et fugitif. La dévotion, outrée la veille, se convertissait le lendemain en une adversion profonde pour le catholicisme et le papisme. La pénsée du meurtre enfin l'envahit.

D'où provenait cette instabilité? L'induction, interrogée sans prévention, nous eût, dès longtemps, donné le mot de l'énigme. Figurons-nous un clavier. Une ou plusieurs notes sont altérées; on entendra toujours les mêmes sons faux, si l'on ne touche qu'elles. Sait-on les éviter, le jeu pourra être régulier avec les cordes saines. La désharmonie se réproduira si, par accident, elles sont de nouveau mises en vibration. Au contraire, supposons qu'une main maladroite frappe au hasard et frénétiquement sur un instrument intact, il est clair qu'alors les bruits discordants seront très différents d'étendue et de nature. Dans le premier cas, le vice tient et est limité aux notes altérées; c'est, dans le second, le joueur qu'il faut accuser.

Cette image explique les délires partiels. S'il est des insensés qui subissent inégalement la tyrannie des mêmes préoccupations, chez d'autres, l'état psychique, essentiellement variable, suit toutes les fluctuations du mouvement névropathique, augmentant, diminuant, cessant ou se répétant avec lui, et modifiant ses aspects selon les points de la sensibilité sur lesquels agit la cause morbide.

Il y avait donc là, où nous ne l'avions pas aperçu d'abord, le principe d'une division flagrante. De là la *forme partielle diffuse* ou *pseudo-monomanie*, que nous opposâmes au délire partiel fixe ou systématisé, séparée de ce dernier par la diversité plus ou moins mobile des aberrations, et non moins distante du délire général par l'intégrité du fonctionnement syllogistique.

La théorie psychologique impliquait le nouveau genre. A chaque heure, ne sentons-nous pas naître en nous des fantaisies singulières, des appétits bizarres? Comment la maladie n'imprimerait-elle pas son cachet à ce travail involontaire? En fait, les exemples analogues à celui du séminariste sont loin d'être rares. Il en existe dans les asiles. La pratique extérieure nous les offre en grand nombre. Dans les articles que nous avons consacrés à la pseudo-monomanie, nous en avons cité de très remarquables, et l'on peut dire que 80 fois sur 100, les cas litigieux de responsabilité sont des délires diffus. Nous y avons rattaché de même, sans effort, cette foule d'anomalies, toujours si mal jugées, que l'on rencontre à la suite des crises convulsives , dans l'hystérie, l'extase, le nervosisme, la grossesse, etc.

Pour nous, la réalité du délire diffus n'est point douteuse, et son admission nous semble répandre, sur la nomenclature des vésanies, la plus féconde lumière. Il ramène à lui une quantité de cas, qui, faussement attribués à la monomanie ou au délire général et sujets d'une interminable controverse, obscurcissaient à la fois et la doctrine des facultés psychiques et celle des affections mentales. Sa place est nettement tracée comme trait d'union entre les cas généraux, qu'un excès d'excitation compromettant le lien des idées pourrait lui faire atteindre, et les systématisations monomaniaques auxquelles, ainsi que l'a constaté M. Moreau, il est susceptible d'aboutir par la circonscription continuée d'une des faces délirantes.

Le parallèle des formes diffuses et limitées est spécialement décisif. La monomanie, exempte de souffrances, a plus souvent une filiation morale. D'origine somatique, la pseudo-monomanie s'accompagne généralement de symptômes vers la tête : chaleur, pesanteur, compression. Celle-ci surgit instantanément, celle-là s'affermit avec le temps. Dans l'une, le malade a conscience de son trouble, et en gémit ; dans l'autre, il débite avec aplomb les plus graves excentricités. Les convictions du monomane sont tenaces et peu variables. Le pseudo-monomane éprouve, dans son état, de fréquentes vicissitudes. Il guérit souvent, l'autre presque jamais. A ce dernier, enfin, l'action morale, si elle était efficace ; au précédent les moyens pharmaceutiques et hygiéniques.

Tout cela, du reste, est en parfait accord avec les conditions psychocérébrales et la nature des causes. Il est également à remarquer que la distinction symptomatique n'a point ici été vaine, puisque c'est elle qui a conduit à reconnaître la spécificité morbide.

Quant à l'imputabilité, la pseudo-monomanie fournit au juge et à l'expert un critérium sans lequel les problèmes équivoques ne sauraient recevoir une solution péremptoire. La raison apparente des inculpés dans les interrogatoires ou à l'audience, tel est l'écueil. Le magistrat, ou accepte de confiance ou repousse les conclusions médicales. Il a peine à croire à l'insanité d'un homme qui donne publiquement des marques de lucidité. Mais il changerait assurément d'avis s'il lui était démontré que, précisément, la distraction de l'enquête et des débats s'oppose à la manifestation du trouble. On connaît la rêverie. La pseudo-monomanie est une rêverie morbide. Tant que rien ne le dérange, le malade suit la pente de ses suggestions, parfois pénibles ou violentes, et prend des résolutions qu'il peut fatidiquement accomplir. Est-il détourné, rendu à la réalité par ce réveil, il ne divague plus, et s'il a à se défendre, par exemple, ou à la manière des simples criminels, quand il redoute les conséquences de ses actes, il fait valoir les preuves de son innocence et à défaut l'atténuation, ou, ce qui est le plus fréquent, il confesse avoir obéi à une aveugle impulsion dont l'appréciation lui échappe. Il suffit, d'ailleurs, que les magistrats soient informés de cette perspective pour qu'ils s'y placent d'eux-mêmes, car les données qui précèdent sont si claires et si faciles à soumettre, pour la vie normale, au contrôle de l'expérience personnelle, qu'elles ne sauraient à notre avis dépasser leur haute compétence.

Un point épineux a été débattu avec passion. Dans l'aliénation partielle (monomanie) l'irresponsabilité doit-elle être absolue? Quelques-uns ont admis éventuellement des peines mitigées. La généralité a repoussé même ce tempérament. Pour nous, distinguant les méfaits issus du délire auxquels l'imputabilité ne saurait être appliquée, nous avons, quant aux autres, sous les plus grandes réserves, laissé aux experts et aux juges la libre appréciation des circonstances (t. I, p. 462). On s'est fort récrié contre cette concession qui menaçait, prétendait-on, d'affaiblir dans l'esprit des magistrats l'autorité du principe. Or, la folie diffuse tranche la difficulté dans notre sens de la manière la plus éclatante, puisque certains pseudo-monomanes, en dehors de leurs rêveries morbides, souvent fugitives et curables, peuvent, sans conteste, exercer la vie sociale dans toute sa plénitude. Le danger serait dans le système contraire où, pour excuser ses clients les plus coupables, le défenseur n'aurait qu'à invoquer les moindres irrégularités mentales. Hormis cela, rien n'est à craindre. Semblables causes ne sont guère que des prévisions théoriques. Peu de fripons s'avisent de mettre leurs vols sur le compte de la folie. La vérité, ici comme partout ailleurs, est donc féconde en applications lumineuses.

NOUVEAU PERFECTIONNEMENT APPORTÉ

A LA

LITHOTRITIE

PAR LE

BROIEMENT DE LA PIERRE EN UNE SEULE SÉANCE,

PAR M. LE Dʳ COURTY,

De Montpellier.

J'ai l'honneur de présenter au Congrès le résultat des tentatives que j'ai faites pour simplifier l'opération de la lithotritie et pour la préserver des dangers qui l'accompagnent.

Je suis arrivé, peu à peu, par des perfectionnements successifs, à adopter, comme *règle*, un procédé qui consiste à *broyer et extraire la pierre en une seule séance.*

Or, comme cette règle est à peu près l'inverse de celle qui est généralement adoptée, et comme le précepte commun, auquel obéissent jusqu'aujourd'hui la plupart des praticiens et même des lithotriteurs spécialistes est de faire des séances courtes et multipliées, il est bon de montrer ce qu'il y a de rationnel dans la nouvelle règle, et sur quelles idées théoriques j'ai cru devoir établir un précepte opposé à celui qui a cours dans la pratique habituelle.

N'est-il pas évident qu'en commençant l'opération, pour la poursuivre de huit en huit jours, par exemple, et ne l'achever qu'après un nombre variable de séances, on met pendant tout ce temps là le malade dans des conditions pires que celles où il se trouvait avant? A une pierre plus ou moins arrondie, assez grosse pour ne pouvoir pas s'engager dans le col vésical, on substitue plusieurs fragments anguleux, souvent assez petits, au moins par un de leurs angles, pour s'engager dans le col de la vessie ou dans le canal de l'urèthre, mais, trop volumineux pour en être expulsés, ou pour ne pas le contondre, le déchirer, s'y implanter, et nécessiter l'exécution d'opérations auxiliaires. En supposant qu'on ait pulvérisé les fragments qui sont assez

11

petits pour s'engager, il n'en reste pas moins les autres d'une forme anguleuse et d'un contact toujours douloureux pour la vessie.

Je déclare que, quelqu'habileté qu'aient déployée les divers opérateurs que j'ai eu l'occasion de voir, j'ai reconnu que la plupart de leurs malades souffraient plus ou moins depuis le début jusqu'à la fin de cette opération ; j'ai vu des cystites, des catarrhes vésicaux, des inflammations ou des spasmes du col, et bien d'autres accidents se déclarer à la suite de l'une ou de l'autre des diverses séances, habituellement hebdomadaires de la lithotritie ; j'ai vu enfin des calculeux dont la mort, arrivée à la sixième, à la huitième, à la douzième, une fois à la dix-septième séance, pouvait être imputée, du moins en grande partie, à l'opération.

Au contraire, ne doit-on pas, *à priori*, approuver un procédé de lithotritie qui, aussi expéditif que la taille, quant à l'extraction du corps étranger, est aussi innocent que possible quant au dommage apporté dans les organes et aux dangers auxquels ils sont exposés par le fait de l'opération? Un procédé, enfin, qui réalise l'innocuité enviable, mais jusqu'ici souvent problématique de la lithotritie?

Depuis longtemps déjà je suis en possession de ce procédé ; je l'ai appliqué, pour la première fois, il y a plus de douze ans ; je me suis efforcé d'en réglementer exactement les divers temps, et je suis arrivé à pouvoir en formuler les préceptes avec une précision tout à fait suffisante aux besoins de la pratique.

Ceci n'est pas une simple idée théorique. J'aurai l'honneur de mettre sous les yeux du Congrès les observations déjà assez nombreuses des lithotrities que j'ai achevées en une seule séance, et je m'engage à lui faire connaître le résultat de celles que je pratiquerai à l'avenir, quels que soient les incidents qui puissent survenir et entraver la réalisation de mon procédé.

Je n'ai, d'ailleurs, imaginé aucun instrument nouveau, mais j'ai mis à contribution plusieurs des excellents instruments que nous possédons, ayant apporté seulement tous mes soins à ne demander à chacun d'eux que ce qu'il peut donner, et à les faire tous servir successivement dans les différents temps de mon opération.

La première condition pour la réussite de la lithotritie, surtout en une séance, c'est la *préparation* du malade.

Je ne crains pas d'employer à cette préparation, en moyenne, quatre semaines, et quelquefois jusqu'à deux mois. Cette préparation consiste dans les moyens suivants :

Passer tous les jours une grosse sonde en gomme élastique, de plus en plus grosse à mesure que le canal peut la supporter, droite, dans laquelle on place, pour aider à son introduction, un mandrin courbé, qu'on retire aussitôt que la sonde est arrivée dans la vessie, de telle façon qu'obéissant à son élasticité, elle se redresse et déprime petit à petit le col vésical, circonstance très favorable à l'exécution de l'opération.

Pousser par cette sonde dans la vessie une injection d'eau tiède, habituellement une décoction narcotique de pavot, ciguë, morelle, belladone, etc., dont la quantité peut aller en augmentant à mesure que la tolérance s'établit. Le malade garde cette sonde et cette injection pendant une demi-heure environ. On peut être obligé de ne procéder à cette petite opération que tous les deux jours. On peut être aussi obligé d'agrandir le méat pour permettre l'introduction de sondes d'un volume suffisant. J'ai dû inciser une fois le col vésical avec l'instrument de M. Mercier dans un cas de valvule musculaire compliquant la présence d'un calcul, et n'ayant pu permettre, sans cette opération préalable, l'accomplissement de la lithotritie.

Donner un grand bain tous les jours ou tous les deux jours dans une décoction émolliente ou même narcotique. La durée, la réitération, la composition du bain varieront suivant le tempérament du malade, son défaut de tolérance, le développement de la douleur, du spasme et des divers éléments nerveux ou inflammatoires.

Oindre la couronne du gland avec une pommade fortement belladonée ou laudanisée, ou le toucher souvent avec un pinceau chargé de solution de sulfate neutre d'atropine, surtout au sortir du bain. Faire les mêmes applications à l'anus, ou faire prendre au malade de petits lavements plus ou moins laudanisés.

Pendant tout ce temps, prescrire l'usage des tisanes rafraîchissantes.

Si le malade ne supporte pas ces préparations, je m'abstiens de le lithotritier. Je préfère alors le tailler, surtout par la méthode de la taille médiane, si heureusement restaurée par mon ami le professeur Bouisson, et à peu près exempte de dangers. Tout au plus le volume de la pierre peut nécessiter son éclatement par le lithoclaste ou par de fortes tenettes, et son extraction par fragments, ce qui est une complication en définitive peu sérieuse d'une opération peu grave par elle-même.

Quand, au contraire, le malade supporte bien ces préparations, quand elles ont suffisamment dilaté la vessie, habitué cet organe à contenir et à conserver assez de liquide, accoutumé le canal au contact des instruments, et des instruments d'un fort calibre, alors, la vessie étant préalablement remplie de liquide, je procède à l'opération.

L'*opération, proprement dite*, se compose de plusieurs temps, trois principaux, pour chacun desquels je me sers d'un instrument différent. A cause de sa durée, qui varie d'un quart d'heure à trois quarts d'heure, et de l'irritabilité spéciale qu'elle développe chez les sujets ; quelque bien préparés qu'ils soient, j'emploie toujours le chloroforme. Je ne crois pas que, agissant sur un organe bien préparé et employant les précautions d'usage, on s'expose à pincer et à blesser la vessie. Pour mon compte, cet accident ne m'est jamais arrivé.

Je commence par introduire le lithoclaste, et je m'efforce de saisir la pierre ; puis successivement, chacun des fragments les plus volumineux, et je les fais *éclater* à l'aide du pignon ou du marteau. Ce temps de l'opération dure jusqu'à ce que je m'aperçoive que tous les fragments sont de petite dimension.

Je retire alors cet instrument et j'introduis un lithotriteur à mors plats, destiné à *pulvériser* les fragments en lesquels le calcul a été déjà réduit par le lithoclaste. Le pulvérisateur qui m'a paru le plus avantageux, et dont je me sers habituellement, est celui de M. Guillon. Je pense qu'on pourrait substituer avec avantage au ressort plat qui sert à évacuer la cucillère, un ressort cylindrique du volume d'un fil de fer ordinaire, qui serait d'un secours plus efficace dans le cas où la poudre de calcul se gâche et se durcit dans l'instrument par l'effet de la pression, au point de ne pouvoir en être chassée et d'empêcher l'instrument de se fermer entièrement. — Quelquefois je me contente du pulvérisateur à écrou brisé.

Enfin, quand, ne trouvant plus de fragment à pulvériser, j'ai retiré mon second instrument, j'en introduis alors un troisième, un instrument à mors plats, mais courts, un *ramasseur*, pouvant atteindre les moindres fragments derrière le col vésical ou dans les anfractuosités intermédiaires aux saillies d'une vessie à colonnes, et permettant de pulvériser souvent jusqu'au dernier de ceux qui ont pu échapper à l'instrument précédent.

L'opération peut passer alors pour terminée. Je n'éveille pourtant pas encore le malade. Je procède à la suite naturelle, nécessaire de toute opération de lithotritie, pour moi presque aussi importante que la préparation qui précède. L'*évacuation des fragments* et *la lotion de la cavité vésicale* sont en effet comparables au pansement que l'on fait subir au malade après une amputation ou toute autre grande opération sanglante pour prévenir le développement des accidents consécutifs, et pour assurer, par la réunion de la plaie, le succès de l'opération. Or, le lavage de la vessie doit être parfait ; il ne faut pas craindre de le faire à fonds, de là dépendent l'intégrité et la rapidité du rétablissement. Je n'emploie donc ni les petites sondes, ni les petits irrigateurs, sous quelque forme qu'ils se présentent, forme de seringue ou telle autre forme imaginable.

Je me sers de sondes à double courant, volumineuses, à large ouverture, pouvant donner passage, non-seulement à de la poussière, mais même à des fragments : soit de la sonde de M. Mercier, à ouverture de sortie inférieure ou sur la convexité (à l'angle de réunion de la partie droite avec la brusque et courte courbure); soit de la sonde de M. Voillémier, à ouverture de sortie supérieure ou sur la concavité.

J'ajuste à l'ouverture du pavillon le bout du tuyau d'une petite pompe à jet continu, dont le tube aspirateur plonge dans un baquet plein d'eau tiède bien filtrée, et, par le mouvement du piston, je détermine alors dans la vessie la formation d'un courant d'eau si rapide et si efficace que je l'ai vu emporter parfois jusqu'à la dernière des molécules du calcul.

Il faut avoir soin que l'orifice de sortie intravésical de la sonde n'appuie pas sur le col vésical ou sur la paroi postérieure de la vessie, et que l'eau, affluant dans cet organe sans en sortir, ne vienne à le distendre et ne l'expose à se rompre. Autant la force dont on dispose avec la pompe est efficace, autant elle exposerait à des accidents graves, si elle était mal dirigée. Le simple bon sens indique qu'on doit s'assurer toujours de la liberté de sortie de l'eau et s'arrêter dès que cette sortie cesse ou n'est pas en rapport avec la quantité de liquide envoyée dans l'organe par la pompe.

Il est prudent d'introduire encore une fois le ramasseur après avoir lavé la vessie. On aura plus de chance de saisir alors les quelques fragments qui peuvent avoir échappé à la pulvérisation. On les broiera facilement, et on lavera de nouveau la vessie.

Après avoir laissé le malade se reposer, et les effets de l'anesthésie chloroformique se dissiper, il est bon de mettre l'opéré dans un bain et de le faire coucher au sortir de l'eau.

La fatigue consécutive à l'opération varie avec l'irritabilité des sujets. Il peut se développer un peu de fièvre.

Mais je dois dire que, après cette opération indolore, quoique longue, je n'ai jamais vu se développer même les accidents habituellement consécutifs d'une simple séance de lithotritie ; que la fièvre est nulle ou presque nulle ; que les douleurs provoquées par la miction, n'étant causées que par la légère contusion du canal, due au contact prolongé des instruments, mais n'étant pas entretenues par le passage des fragments, qui sont habituellement tous ou presque tous évacués, se dissipent avec une promptitude prodigieuse ; que non-seulement il ne survient aucune des complications dues à l'arrêt des fragments dans le canal, mais qu'il ne se développe ni spasme vésical, ni inflammation de la vessie ; enfin que j'ai vu des malades partir, pour retourner chez eux, quarante-huit heures après l'opération.

Je n'ai pas besoin d'ajouter, après cela, que je n'ai perdu aucun de mes malades, et que chez tous le rétablissement a été aussi durable que rapide.

Telles sont les règles à suivre pour exécuter le procédé par lequel je crois avoir apporté un perfectionnement nouveau et important à l'opération de la lithotritie.

Je sais que plusieurs opérateurs, et au premier rang M. le Dr Civiale, le créateur de la lithotritie, ont proclamé la possibilité de débarrasser un calculeux par le broiement de sa pierre en une séance; mais ils ont toujours présenté le cas comme exceptionnel, praticable pour un tout petit calcul, que quelques coups de pignon suffisent à broyer.

Au contraire, j'ai fait de ce procédé le cas ordinaire, général. Je l'ai appliqué à des calculs d'un volume considérable, comme mes observations le prouvent. Enfin, j'en ai posé les principes et précisé les règles.

Ces raisons m'ont inspiré assez de confiance dans mon procédé pour le présenter au Congrès comme un perfectionnement que je crois être un progrès réel dans la science, et une œuvre utile au soulagement de l'humanité.

QUELQUES MOTS

A PROPOS D'UN

CAS DE FRACTURE DE LA CLAVICULE

PAR CONTRACTION MUSCULAIRE,

PAR M. LE Dr MÉLAYS,
De Rouen.

Après les importants travaux qui vous ont été lus, le simple fait dont j'ai à vous entretenir serait pour vous d'un bien mince intérêt, s'il n'avait en sa faveur, si non sa rareté absolue, du moins son peu de fréquence.

Les fractures par contraction musculaire sous l'influence de certaines diathèses, ne peuvent certainement pas être considérées comme des faits rares ; mais il n'en est plus de même lorsque ces faits se produisent en dehors de toute diathèse prédisposante, et surtout, lorsqu'en même temps ces fractures ont lieu sur des os que le nombre assez limité de muscles qui s'y implantent ne semblent pas devoir exposer autant que d'autres à ce genre d'accident.

La clavicule peut, je crois, être classée dans cette dernière catégorie ; aussi ai-je pensé qu'un nouveau fait de fracture de la clavicule par contraction musculaire pouvait présenter assez d'intérêt pour mériter de vous être communiqué.

Les cas déjà relatés sont en assez petit nombre. La *Gazette des Hôpitaux*, dans son numéro du 5 octobre 1844, cite une femme jeune et robuste, n'ayant jamais eu de maladies vénériennes, n'ayant jamais pris de mercure, mais allaitant son enfant âgé de neuf mois. Cette jeune femme, après s'être couchée, trouvant que son mari prolongeait la veillée outre mesure, l'attira vivement à elle pour le faire coucher, et dans cet effort, se rompit la clavicule droite.

M. Malgaigne, dans son *Traité des fractures et des luxations*, après avoir rappelé le fait précédent, dit avoir observé dans son service, en novembre 1844, et à quinze jours d'intervalle, deux faits de fracture de la clavicule par contraction musculaire. Le premier est un homme de quarante-et-un ans, terrassier, qui en jetant des moëllons de bas en haut, se fractura la clavicule droite, un peu en dehors de la partie moyenne. Le second, jeune homme de dix-huit ans, se fractura la clavicule du même côté vers le tiers interne, en faisant un effort pour jeter dans une voiture une pelletée de platras un peu lourde.

Dans le cas qu'il m'a été donné d'observer, le membre supérieur n'avait rien à attirer, rien à soulever, aucun obstacle important à vaincre, il n'y avait, en un mot, dans l'action qui l'a produit, rien qui dût nécessiter un grand déploiement de forces. Voici le fait :

Le 2 juin dernier, est entrée dans mon service à l'Hôtel-Dieu de Rouen, salle Sainte-Madeleine n° 59, une jeune fille âgée de dix-sept ans, trameuse, la nommée Arzi (Désirée). Quoique d'une bonne constitution, elle est peu développée, a toutes les apparences d'une enfant de treize ans, bien portante, et vient d'être menstruée pour la première fois. Elle ne présente aucune apparence de tubercules ni de scrofules, elle ne tousse pas, affirme n'avoir jamais eu ni galles à la tête ni ganglions sous-maxillaires ou autres; elle n'offre, du reste, aucune cicatrisation dénotant des adénites antérieures; pas la moindre déformation des os; pas d'antécédents syphilitiques; enfin, elle affirme n'avoir jamais vu son père ni sa mère malades.

Elle rapporte que le 31 mai, elle jouait au volant, lorsque la tête légèrement renversée, le bras fortement écarté du tronc et porté en arrière, elle lança avec élan un violent coup de raquette et ressentit aussitôt une vive douleur à l'épaule droite. Elle dût immédiatement cesser de jouer.

Du reste, elle n'entendit aucun craquement. Depuis ce jour, elle ne se sert de son bras qu'avec une grande difficulté. Pressée de questions, elle répond toujours invariablement qu'elle n'a reçu aucun coup ni fait aucune chute.

A son entrée à l'hôpital, elle présente l'état suivant : On remarque vers l'extrémité extrême du tiers moyen de la clavicule droite, un angle saillant en avant. La portion de l'os située en dehors de cette saillie, est légèrement déprimée et portée en arrière, tandis que la portion située en dedans semble, au contraire, dirigée en avant. La pression provoque de la douleur, et donne lieu à une crépitation qui, sentie distinctement par l'interne de garde, au moment de l'entrée, n'a pu être perçue depuis. Les mouvements imprimés à l'extrémité interne se transmettent à l'extrémité externe, mais avec une mobilité et une sensation de bascule manifestes au niveau de la saillie. Le moignon de l'épaule ne paraît pas abaissé. La malade éprouve une grande difficulté à porter la main à la tête, et n'y arrive qu'en s'aidant de l'autre main et en fléchissant le cou du côté blessé.

On ne trouve sur aucun point de l'épaule la moindre trace de contusion. Pas d'ecchymoses ni d'écorchures.

On se contente de maintenir le bras en écharpe avec un petit coussin dans l'aisselle.

16 *juin*. — Encore un peu de mobilité. La malade commence à se servir de son bras avec assez de facilité.

22 *juin*. — Vingt-trois jours après l'accident, plus de mobilité. L'angle est un peu moins saillant et surtout moins anguleux. La malade porte facilement la main à la tête; elle demande sa sortie, qui lui est accordée en lui recommandant de conserver son écharpe et de ne pas se servir de son bras pendant quelques jours encore.

Dans le cas rapporté par la *Gazette des hôpitaux*, dans les deux de M. Malgaigne, comme dans celui-ci, la fracture a eu lieu à droite; circonstance facile à expliquer par ce fait, qu'en général c'est le bras droit qui produit les plus grands efforts musculaires.

Six muscles s'attachent à la clavicule, ce sont : en haut, le sterno-cleïdo-mastoïdien, le sterno-cleïdo-hyoïdien et le trapèze; en bas, le sous-clavier, le deltoïde et le grand pectoral. De ces six muscles, deux s'attachent à l'extrémité externe de l'os, le deltoïde et le trapèze; un à la partie moyenne, le sous-clavier; trois à son extrémité interne, le sterno-cleïdo-mastoïdien, le sterno-cleïdo-hyoïdien et le grand pectoral. Parmi ces derniers, le sterno-cleïdo-hyoïdien s'attache trop peu sur la clavicule et, surtout, trop près du point d'appui pour que, dans la question qui nous occupe, il ne soit pas mis de suite hors de cause. Restent donc : le trapèze et le sterno-cleïdo-mastoïdien d'une part; le sous-clavier, le deltoïde et le grand pectoral de l'autre, qu'on peut considérer comme antagonistes, puisque les deux premiers tendent à élever la clavicule, et les trois autres à l'abaisser. Enfin, les deux derniers s'attachant seuls à l'humérus, agissent, par conséquent, d'une manière toute spéciale dans les efforts qui tendent à mettre cet os en mouvement; et, comme c'est précisément dans ces efforts que la fracture s'est produite, c'est, surtout, dans leur action qu'il faut en chercher la cause et le mécanisme.

Dans les quatre cas que nous venons de citer, le principal effort tendait à rapprocher l'humérus de la ligne médiane et à le porter en avant. De plus, chez les deux hommes de M. Malgaigne, lesquels portaient l'un et l'autre au bout du bras un poids plus ou moins considérable, l'effort tendait en même temps à élever l'humérus. Or, les principaux agents de ces mouvements, élévation, adduction et propulsion de l'humérus, sont le grand pectoral et les fibres antérieures du deltoïde. Nous n'avons pas à parler du coraco-brachial, puisqu'il ne s'attache pas à la clavicule. Ce sont donc le grand pectoral et les fibres antérieures du deltoïde qu'on doit considérer comme les principaux agents de la fracture.

Chez les deux hommes de M* Malgaigne, dans l'effort qui tendait à élever l'humérus, la clavicule était attirée en bas par ces deux muscles et fortement appuyée sur la première côte. On peut donc admettre pour ces deux cas que la clavicule, soutenue seulement dans sa moitié interne, a pu, a dû même, céder en dehors de ce point d'appui; mais il n'en est plus de même pour les deux autres.

Chéz notre jeune fille attendant le volant qu'elle allait relancer, la tête était renversée en arrière et légèrement tournée du côté opposé par la contraction du trapèze et du sterno-mastoïdien; le coude, comme très probablement chez la jeune femme de la *Gazette des hôpitaux*, était, en outre, écarté du tronc et maintenu élevé par la contraction du deltoïde. C'est alors qu'est intervenue la contraction brusque et énergique du grand pectoral, prenant son point d'appui sur la moitié interne de la clavicule ainsi que sur le thorax, et celle des fibres antérieures du deltoïde ayant, au contraire, leur attache fixe sur la moitié externe de la clavicule. Cet os était donc attiré en avant; mais l'extrémité interne est maintenue en place par les ligaments de l'articulation sterno-claviculaire, et cette extrémité a pu seulement servir de centre au mouvement qui tendait à porter l'extrémité externe en avant, mouvement assez limité et borné par le ligament costo-claviculaire et le muscle sous-clavier. La moitié interne, ainsi fixée, et la moitié externe continuant à se mouvoir en avant, l'os a dû céder précisément vers la limite d'action de ces deux puissances opposées, c'est-à-dire vers l'union du tiers externe avec le tiers moyen. Tel est, Messieurs, le mécanisme suivant lequel je crois pouvoir m'expliquer cette fracture, du moins dans le cas dont je viens de vous rapporter l'histoire. Quant à la jeune femme de la *Gazette des hôpitaux*, qui a été soignée à l'hôpital Cochin, dans le service alors confié à M. le Dr Blache, le journal qui cite ce fait à propos de certaines influences de l'état puerpéral, se contente de dire qu'elle eut la clavicule droite fracturée sans préciser le siége de cette fracture; mais, selon moi, elle a dû avoir lieu vers le même point que la nôtre.

PROCÉDÉ NOUVEAU

D'OPHTHALMOSCOPIE BINOCULAIRE,

PAR M. LE Dr GIRAUD-TEULON,

De Paris.

L'ophthalmoscope binoculaire, ainsi que l'exprime sa qualification, est destiné à l'usage simultané des deux yeux. Il met l'observateur dans les conditions de la vision ordinaire ou complète ; et cet avantage établit, entre lui et toutes les autres instrumentations, une différence considérable qu'il nous sera facile de mettre en lumière.

Mais auparavant, deux mots d'explication sur le mécanisme qui sert de base à cet instrument. La modification que nous avons apportée dans l'ophthalmoscopie ne porte en rien sur la méthode.

Celle-ci est exactement la même et repose sur les mêmes éléments que l'ophthalmoscopie monoculaire. Dans les deux procédés, une image réelle et renversée des membranes profondes, placée entre la lentille objective et le foyer antérieur de cette même lentille, se trouve en face de l'observateur et à la distance moyenne de 20 centimètres, par exemple. Dans l'ophthalmoscopie monoculaire, un seul œil, placé derrière le trou du miroir, reçoit les rayons qui ont servi, par leur concours, à former l'image réelle et qui de là avancent vers lui en divergeant. Dans l'ophthalmoscopie binoculaire, un mécanisme particulier partage ces rayons entre les deux yeux. Voici quel est ce mécanisme :

Il consiste simplement en une paire de rhomboèdres en crown-glass, à 45 degrés, représentés dans la figure ci-jointe par les parallélogrammes A, à gauche; B, C, à droite. Les rayons lumineux divergents, qui doivent atteindre l'observateur, viennent se partager en deux faisceaux symétriques sur l'angle commun des prismes A et B, éprouvant sur les faces à 45 degrés de ces prismes une double réflexion totale; ils émergent du système suivant les parallèles I et I', que sépare un intervalle égal à celui des yeux de l'observateur.

Ce dernier, placé derrière l'instrument, se trouve donc avoir en face de chaque œil, et en état de parallélisme, deux images analogues à celles dont on se sert en stéréoscopie; il s'agit alors de les amener à coalescence. On y parvient, exactement comme dans le stéréoscope, par les petits prismes représentés sur la figure, à l'aplomb des lignes I et I', et en avant de l'instrument. Ces prismes déviant suivant e et e' les rayons I et I', font fusionner les deux images sur la ligne médiane.

Ces petits prismes supplémentaires, plans, conviendront à toutes les vues assez courtes pour distinguer nettement les détails de l'image aérienne à la distance ee'; quant aux vues trop longues pour cette distance, ou presbytes relativement à elles, les prismes plans sont remplacés par de petits prismes convexes d'un foyer approprié et contenus dans la même coulisse. Toutes les vues peuvent ainsi s'approprier à cet instrument.

Depuis la première publication faite de ce nouvel instrument, il y a déjà été apporté une modification qui le rend applicable aux écartements les plus variables des yeux. C'était une amélioration nécessaire; dans la disposition premièrement adoptée, les rhomboèdres étaient, des deux côtés, tels que celui représenté en A; chaque instrument n'était donc destiné qu'à un écartement à peu près fixe des pupilles de l'observateur. Chacun devait donc avoir un instrument spécial pour soi.

En coupant en deux l'un des rhomboèdres et en rendant sa moitié externe (C) mobile dans une coulisse horizontale, au moyen de la vis de rappel V, M. Nachet a résolu le problème supplémentaire de l'adaptation d'un même instrument à tous les écartements possibles des yeux.

Un même exemplaire peut donc aujourd'hui servir à toute une clinique. M. Nachet a également monté cet instrument sur un support fixe, à tige mobile, comme celui de MM. Liebreick et Follin :

l'instrument ainsi disposé est d'un très facile maniement pour les démonstrations cliniques.

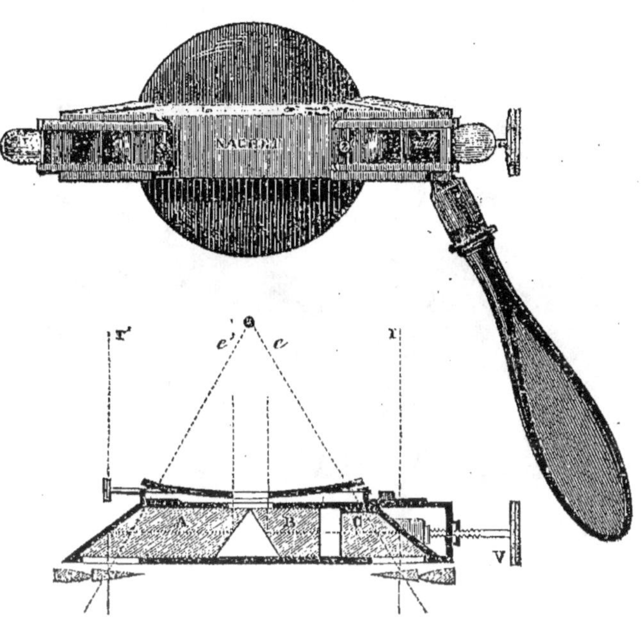

La méthode étant ainsi identique à celle qui régit l'ophthalmoscope monoculaire, nous n'avons pas à la rappeler ici.

La seule différence qu'elle présente, consiste en ce que la lampe qui sert à l'éclairage, doit être, comme on le voit, dans la fig. 3, placée immédiatement en arrière et au-dessus de la tête du patient. La position de ce dernier, celle de l'observateur, celle de l'instrument, celle de la lentille, doivent toutes être exactement perpendiculaires sur la ligne médiane qui passe par le foyer lumineux et l'axe de l'observé. Il suffit alors d'un léger mouvement du miroir concave, autour de son axe horizontal de suspension, pour que les rayons réfléchis de la flamme viennent passer par le centre de la lentille et de la cornée du sujet.

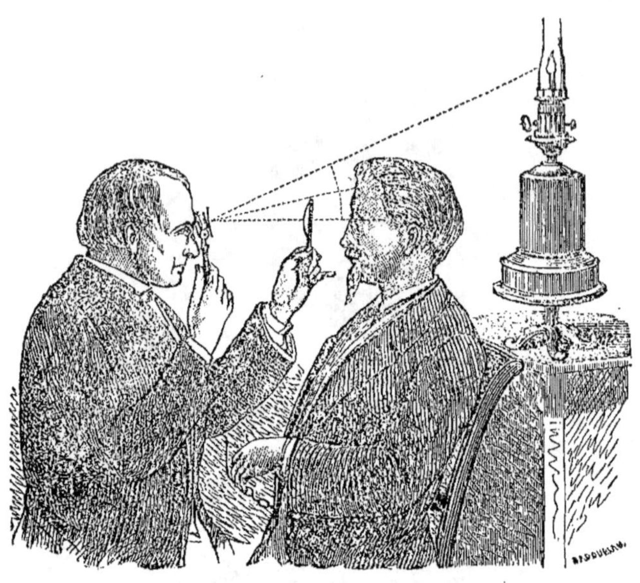

Ces conditions sont remplies lorsque, comme dans la figure, la normale au miroir divise en deux parties égales l'angle formé par la ligne qui joint son centre au foyer lumineux, d'une part, et la ligne qui, d'autre part, joint ce même centre à l'œil de l'observé. Cette disposition de la lampe est rendue nécessaire par les réfractions gênantes qu'elle amènerait dans toute autre direction.

Maintenant que nous avons fait connaître le procédé à mettre en usage dans l'ophthalmascopie binoculaire, disons en quoi elle l'emporte sur toute autre ; quels sont, en un mot, les avantages qu'elle procure.

Le premier et le plus simple consiste en ce que deux yeux présentent sur un seul œil double chance de rencontrer un des points de l'image dont l'observateur veut s'emparer. Or, dès qu'un œil a rencontré un de ces points de l'image, l'autre y est aussitôt fixé. Dès lors l'image entière est bientôt en la possession de l'observateur. L'expérience journalière de la rapidité avec laquelle les élèves mettent à profit cet instrument, justifie pleinement cette assertion. Le second bénéfice du procédé, qui est comme une conséquence du précédent, repose sur la considération suivante : le concours des deux axes visuels n'a pas pour unique avantage de mettre l'image plus rapidement en la possession de l'observateur; il fixe la position même dans l'espace de cette image aérienne, la sépare, par conséquent, des plans postérieurs sur lesquels elle est inévitablement projetée dans l'examen monoculaire.

Cette détermination de la position de l'image entraîne avec elle le degré harmonique de l'accommodation; l'observateur n'est dès lors plus dans cet embarras, inhérent à l'ophthalmoscopie monoculaire, d'un œil qui tend à s'accommoder instinctivement pour 30 centimètres, par exemple, pendant que l'objet à voir n'est qu'à 20 centimètres. Cette circonstance est à elle seule d'un prix inestimable.

Mais la vision binoculaire et complète a d'autres effets encore, plus marquants peut-être. Les objets qui viennent se peindre dans l'image renversée aérienne de l'ophthalmoscope sont des objets à trois dimensions; l'image aérienne offre donc aussi ces trois dimensions. Vue monoculairement, l'une de ces dimensions s'évanouit; elle se présente, en effet, en projection; c'est un dessin et non plus un objet. La vision binoculaire stéréoscopique (c'est celle de l'instrument qui nous occupe), rend au sensorium les effets de ces trois dimensions. On sait quel en est le premier résultat; c'est la sensation du relief ou la détermination nette pour l'esprit des positions antérieures ou postérieures relatives des différents détails qui composent cette image. Géométrie de position, sensation des formes et même des qualités des objets, tels sont les avantages procurés par cette vision naturelle ou complète. Rien n'est plus laissé à l'illusion; plus d'erreurs sur la position respective des différents plans de la perspective. C'est ainsi qu'on apprécie parfaitement la distance qui sépare la membrane limitante intérieure de la rétine ou la couche de ses vaisseaux superficiels des couches qui appartiennent à la choroïde; c'est ainsi que toutes les extravasations, les exsudations, les corps quelconques, soit intrus, soit déplacés, se voient dans leur position réelle; c'est ainsi que la papille apparaît avec sa forme vraie, et qu'on ne peut plus prendre une papille convexe pour une papille concave, ou réciproquement; c'est encore ainsi qu'on perçoit une notion exacte de l'épaisseur même de la rétine, et que l'on peut reconnaître si elle est ou normale, ou atrophiée, ou œdematiée.

Nous considérons l'ophthalmoscopie première comme destinée à céder complètement la place à l'ophthalmoscopie binoculaire. Comme facilité de manœuvre et précision des enseignements, il est évident pour nous que le domaine à explorer lui appartient désormais, du moins jusqu'à ce que quelque nouveau progrès, encore imprévu, vienne la remplacer. La promptitude dans l'apprentissage de l'ophthalmoscopie, la supériorité des notions qu'elle procure quand les deux yeux sont employés, voilà deux avantages immédiatement saisissables et qui ne nous laissent aucun doute sur la vulgarisation prochaine et la généralité d'emploi de cet instrument

OBSERVATION

DE

GOITRE EXOPHTHALMIQUE

TRAITÉ AVEC SUCCÈS PAR L'HYDROTHÉRAPIE,

PAR M. GILBERT-D'HERCOURT,

De Saint-Genis-Laval (Loire).

———◦————

Mᵐᵉ B...,., trente-deux ans, tempérament lymphatique, s'est bien portée pendant son enfance; sa mère est morte de phthisie pulmonaire.

Mariée à vingt ans, Mᵐᵉ B..... a eu deux enfants à quelques années d'intervalle. Avant et depuis son mariage, on avait déjà remarqué chez elle des dispositions chlorotiques qui avaient *altéré ses fonctions digestives et troublé la menstruation*. Mᵐᵉ B..... prenait aux repas des boissons ferrugineuses et quelques grains d'aloès dont elle se trouvait bien.

La dernière couche date de novembre 1854.

Au mois de janvier suivant, les règles n'étaient pas encore revenues. Des symptômes de congestion sanguine se montrèrent sur l'appareil digestif et le foie. Eréthisme nerveux général ; parole brève, saccadée, *regard étincelant;* insomnie, puis anorexie, nausées, soif, constipation. Bientôt fièvre ardente, vomissements bilieux (50 à 80 dans les 24 heures).

Les vomissements, devenus le symptôme prédominant, abattirent profondément les forces. La malade ne quitte plus le lit; Elle avale avec ardeur quelques cuillerées d'eau fraîche qu'elle rend immédiatement, mêlée de bile jaune et abondante. Les contractions sont si énergiques que des stries sanguines sont aperçues dans la cuvette. *La vie est sérieusement menacée.*

Les vomissements incoercibles résistent à tout, aux antiphlogistiques et aux antispasmodiques variés : un seul moyen parvient cependant à les arrêter dans la période extrême, c'est *un emplâtre stibié sur l'épigastre.* La suppression de ce fâcheux symptôme détermine l'entrée en convalescence , mais celle-ci est longue et met trois

12

mois à se développer ; il existait , en effet , outre une maigreur extrême , une très grande *impressionnabilité du tube digestif.*

Un symptôme concomitant a été remarqué dès le début de la maladie ; c'est l'*accroissement graduel du corps thyroïde.* Les deux lobes augmentent de volume ; on dirait un goître prononcé. Pendant la convalescence , le col est resté volumineux.

1re *Rechute.* — Mme B.... touchait à sa guérison, quoique ses règles n'eussent pas encore reparu depuis la couche, lorsqu'elle prend une angine pour s'être imprudemment déshabillée dans un courant d'air. La fièvre s'allume ; vomissements incoercibles ; nouveau succès de l'*emplâtre stibié sur l'épigastre.* L'état aigu de cette rechute dure trois semaines, et la convalescence six mois. Pendant l'état aigu , la glande thyroïde s'était gonflée de nouveau ; elle reste grosse pendant et après la convalescence.

En novembre 1855, les règles apparaissent enfin. On croit la maladie décidément vaincue.

2° *Rechute.* — En janvier 1856, les règles sont peu abondantes ; elles cessent en février, et bientôt tous les signes de la même maladie reparaissent avec la même succession, la même intensité, la même durée. Pour la troisième fois, succès de l'emplâtre stibié. Après cette deuxième rechute, qui dure quatre mois, état aigu ou convalescence, madame va aux eaux de Plombières ; elle en revient en septembre dans un état assez florissant : les règles sont revenues ; la thyroïde, qui était restée très volumineuse, diminue lentement et s'efface enfin.

3° *Rechute.* — Mme B..... passe à Nice l'hiver de 1856-1857. En janvier, après une promenade qui a mis le corps en transpiration, madame entre dans une église et y éprouve une sensation de froid humide. Le lendemain , trouble de la digestion, nausées, vomissements. La crise est modérée et ne dure que quinze jours. Mme B.... revient chez elle, à Crest (Drôme) ; elle se porte bien ; les règles sont abondantes.

4° *Rechute.* — En mai 1857, les règles diminuent ; les congestions du foie et de l'estomac reparaissent avec leurs symptômes habituels : la fièvre et les vomissements. Le col commence à se gonfler ; la palpation abdominale, qui, dans les crises précédentes, n'avait rien signalé d'anormal jusque-là, fait découvrir cette fois, dans la région hépatique, une sensibilité obtuse, et bientôt le foie déborde les côtes, avec nodosités à sa face inférieure. De plus, madame se plaint de violents battements de cœur et des signes de pléthore générale. Des bains, des laxatifs calment au bout d'un mois ce cortége de symptômes. Le foie diminue de volume, *mais le cœur reste toujours tumultueux et le col est très gonflé.* Les yeux sont animés, saillants ; fièvre générale. Une saignée est faite à la fin de juin, et apporte du soulagement.

Vers le 15 juillet de la même année, Mme B.... se rend à Paris pour consulter. A ce moment, M. Dupré-Latour, médecin ordinaire et parent de la malade, et dont nous tenons les détails qui précèdent, constate l'état suivant : fonctions digestives excellentes; retour des forces, mais persistance de l'aménorrhée; engorgement du foie; violents battements de cœur, avec souffle; pouls dur, vibrant au-dessus de 90; souffle dans les carotides; hypertrophie de la thyroïde; saillie extraordinaire des yeux.

MM. Cruveilhier, Bouillaud et Louis reconnaissent une chloro-anémie et prescrivent les ferrugineux, l'iodure de fer, l'eau de Spa ou les bains d'Uriage, dans le but d'activer les fonctions de la peau et de rappeler les règles.

Le séjour d'un mois à Paris a paru faire le plus grand bien à madame; elle se rend à Uriage et prend le traitement thermal, mais celui-ci est promptement interrompu par la mort de l'unique frère de Mme B...., qui est profondément affectée par cette perte.

5° *Rechute.* — Le 20 octobre 1857, malgré l'usage suivi des ferrugineux, les signes d'une rechute grave apparaissent : inappétence, nausées, constipation, engorgement du foie et tumeur dans sa partie moyenne; palpitations de cœur avec bruit de souffle, de même que dans les carotides; angoisse générale. Bientôt vomissements *incoercibles*, malgré la glace, la teinture d'iode, et cette fois *malgré l'emplâtre stibié.*

M. le professeur Trousseau, appelé en consultation, arrive à Crest, le 11 novembre. Il voit la malade avec MM. les Drs Dupré-Latour et Maurier; tous trois signent une consultation dans laquelle ils signalent spécialement les troubles des fonctions digestives, la fréquence extrême du pouls et l'oppression, le volume considérable de la glande thyroïde et la saillie extraordinaire des deux globes oculaires.

Une matité considérable de la région du cœur, ayant latéralement, de gauche à droite, une étendue de douze centimètres, et de haut en bas, de huit centimètres au moins. Léger frémissement cataire; bruit de souffle doux à la pointe du cœur; bruit de souffle aussi dans les artères du cou, et surtout dans le lobe droit de la glande thyroïde, qui subit un mouvement d'expansion qui rappelle, dans une certaine mesure, celui des tumeurs anévrismales.

A la partie inférieure du grand lobe du foie, saillie résistante, inégale, non douloureuse; un peu plus haut que celle-ci, dépressions fort évidentes à la surface du même organe.

Ils concluent à l'existence d'une hypertrophie du cœur, avec lésion de la valvule mitrale; d'un goître exophtalmique et d'un commencement de cyrrhose *hypertrophique,* et à son début, dans certains points, *atrophique,* et dans un état plus avancé dans d'autres points.

Prescriptions appropriées.

Sixième rechute. — Au printemps de 1858, la maladie reparaît de nouveau avec tout son cortége d'accidents.

Au 17 juin suivant, M. Trousseau, consulté, conseille l'application de la glace sur la région du cœur, et sur la glande thyroïde, pendant deux ou trois heures sur vingt-quatre, puis prendre les bains de petit lait.

Dix jours après, dans une nouvelle consultation, M. Trousseau conseille l'hydrothérapie de préférence aux bains de petit lait, et il recommande de faire en même temps des applications réfrigérantes sur le cou et sur la région du cœur.

Le 16 juillet suivant, je vis Mme B... pour la première fois, et en consultation avec M. le professeur Barrier. A l'exception des vomissements qui étaient arrêtés depuis le 17 juin dernier, l'état de la maladie était tel qu'il avait été décrit dans la consultation que j'ai analysée plus haut. Je ne le décrirai pas de nouveau ; j'ajouterai seulement ce qui suit :

Malgré la saillie énorme des deux yeux, la vue n'est pas troublée ; la conjonctive oculaire est très injectée.

L'oppression est si grande, qu'elle rend très pénibles la marche et la parole ; celle-ci est brève et entrecoupée.

Les battements du cœur sont éclatants et très étendus, l'aorte abdominale est également le siége de battements très forts ; le pouls est très fréquent (132).

La température de la peau est normale, mais il y a une moiteur habituelle et un malaise indéfinissable et très pénible, toutes les fois que la température extérieure est élevée ; madame s'évente constamment et désire que les fenêtres de son appartement soient toujours ouvertes.

La face est bouffie, les jambes sont œdématiées ; je me suis assuré à diverses reprises que les urines n'étaient ni sucrées ni albumineuses.

L'hypertrophie thyroïdienne est plus forte à droite qu'à gauche ; la teinte ictérique est générale et très prononcée, le foie est très volumineux.

La malade est affectée d'un ptyalisme continuel qui la fatigue beaucoup. Son appétit est très irrégulier ; elle a du dégoût pour la viande, et ne désire que des aliments herbacés ou féculents.

Madame est en proie à une vive agitation et à des terreurs sans sujet ; elle témoigne fréquemment la crainte d'une mort prochaine.

Les palpitations ont été constamment le premier indice du retour d'un paroxysme.

Le traitement hydrothérapique fut commencé le 17 juillet 1858. Mais, au lieu de disséminer les diverses actions du traitement, au lieu d'attaquer le goître et les palpitations cardiaques par des applications de glace, comme le recommandait M. Trousseau, et à l'exemple d'Aran, je crus qu'il convenait mieux de diriger plus spécialement la médication hydrothérapique contre l'aménorrhée, qui, dans ce cas, si elle n'avait pas tous les caractères ni toute la puissance d'une cause pathogénique, constituait du moins le phénomène initial le plus constant et le plus important de chaque paroxysme.

Toutefois la malade étant très impressionnable et très craintive, nous commençâmes par des lotions et des frictions générales faites avec de l'eau à + 24° centigr., dont nous baissâmes graduellement la température à + 12° centigr. En outre, la malade prit chaque jour un bain de pieds alternativement chaud et froid. Le 20 juillet, on ajoute par jour deux bains de siége froids, de dix secondes de durée.

Le 5 août, les douches à jet unique sont substituées aux lotions ; mais elles ne sont dirigées que sur le bassin, le bas-ventre et les membres inférieurs, pendant trente secondes ; et on continue ainsi jusqu'à la fin du traitement, c'est-à-dire jusqu'au 1er octobre 1858.

Excepté trois doses de calomel, de 2 centigrammes chacune, administrées pendant la première quinzaine pour combattre la plénitude abdominale et dégorger le foie, la malade ne fit usage d'aucune autre médication que le traitement hydrothérapique ci-dessus indiqué.

Mes espérances se sont réalisées. La restauration des forces s'opéra par l'action reconstitutive du froid, tandis que le mode d'application de celui-ci détermina du côté de l'utérus une révulsion par accroissement de l'action organique. L'amélioration, quoique lente, fut constamment progressive ; aucun accident ne vînt la troubler. Dans les premiers jours de septembre on crut remarquer quelques symptômes précurseurs de l'arrivée des règles qui néanmoins ne parurent pas. Les palpitations cessèrent, la respiration devint plus calme et plus facile de jour en jour ; le volume du foie rentra dans les conditions à peu près normales ; le goître lui-même diminua également ; la malade s'en aperçut en remettant certains objets de toilettes à l'usage desquels elle avait été forcée de renoncer. Le volume du cœur était aussi très sensiblement diminué, de même que son impulsion était moins forte et moins éclatante ; le bruit de souffle était également moindre.

Rendue chez elle, Mme B... continua les bains de siége. Le 7 octobre, elle ressentit de nouveau quelques signes de pléthore utérine ; une tache se montra au linge, mais ce fut tout, les règles ne s'établirent définitivement que le 7 décembre et depuis ce moment la santé s'est progressivement et notablement améliorée. Dans le mois de janvier, madame pouvait chanter deux heures de suite sans fatigue ; elle reprit de l'embonpoint.

7° *Rechute.* — Tout alla bien jusqu'en juin 1859 ; l'époque menstruelle qui correspondait à ce mois fut moins régulière et moins abondante que les précédentes. Ce fut le prélude d'un nouveau paroxysme (le septième). Le cou redevint gros et les palpitations reparurent. Au mois d'août suivant, le goître avait repris le volume qu'il avait l'année précédente ; il en fut de même pour les palpitations et l'exophthalmie. Mme B... revint à Long-Chêne, le 23 septembre ; le pouls marquait encore cent trente-deux pulsations par minute.

On reprit le traitement hydrothérapique d'après les mêmes errements que l'année précédente ; il fut continué jusqu'au 3 novembre. Son succès fut plus prompt et plus complet que celui de 1858.

Jusqu'alors on avait cru que la marche n'était rendue difficile que par la dyspnée ; mais quoique la respiration fût libre, et quoique la malade pût chanter sans peine, une longue marche était encore impossible ; après elle la fatigue et la douleur se manifestaient dans les pieds qui enflaient autour des malléoles. J'examinai avec soin ces parties et je constatai une disposition déjà prononcée au *pied plat valgus douloureux :* sur l'observation que je lui fis, Mme B... se rappela que depuis quelques temps ses chaussures se déformaient et que la pointe de ses pieds tournait de plus en plus en dehors. Cette déformation des pieds tenait évidemment à un défaut d'influence nerveux du nerf tibial antérieur. La contractilité du muscle jambier antérieur semblait en effet beaucoup amoindrie. La faradisation de ce muscle lui rendit plus d'activité, et, en rétablissant ainsi l'équilibre avec ses antagonistes, arrêta la déformation des pieds et rendit la marche plus facile.

Madame a continué chez elle pendant presque tout l'hiver suivant l'usage du drap mouillé ; sa santé est fort bonne ; aucune menace de rechûte ne se signala. Cependant, en mars et avril 1860, les règles ayant été moins abondantes, Mme B... avertie par le passé, revint à Long-Chêne le 3 mai pour y suivre un nouveau traitement.

A cette époque, le lobe droit de la thyroïde paraissait être exclusivement le siége du goître ; il offrait un léger bruit de souffle qui n'existait pas du côté opposé. Les battements de cœur étaient fréquents, mais réguliers, peu étendus et sans bruit de souffle. Le pouls donnait 108 pulsations.

Même traitement que les années précédentes : même résultat heureux.

Mme B... n'est pas revenue en 1861. Sa santé a été irréprochable dans tout le cours de cette année.

Le 28 novembre 1861, écrivant à M. le professeur Trousseau à qui je m'étais engagé à donner des nouvelles de Mme B..., je lui annonçais qu'ayant visité cette malade avec M. le Dr Maurin de Crest, son médecin ordinaire, je n'avais pu constater aucune des traces de l'ancienne maladie, si ce n'est un volume encore un peu exagéré du foie, mais sans bosselures.

8ᵉ Rechûte. — Cependant une huitième rechûte eut lieu au commencement d'avril 1862. Ce paroxysme fut encore précédé par la diminution et l'irrégularité du flux menstruel. Comme d'habitude, les palpitations, le goître et l'exophthalmie succédèrent à ce dérangement. Mᵐᵉ B... croyant que l'hydrothérapie était impuissante à la guérir, refusa pendant longtemps de revenir à Long-Chêne, demandant avec instance d'être soumise à une autre médication. Mais la maladie augmentant progressivement malgré les divers moyens qu'on lui opposait, Mᵐᵉ B... se décida à faire un nouveau traitement hydrothérapique. Elle arriva à Long-Chêne le 1ᵉʳ juillet. Son pouls donnait alors 136 pulsations. Ce paroxysme ressembla aux autres en tous points. — Le résultat du traitement hydrothérapique fut également heureux. Madame quitta Long-Chêne le 30 août, dans un état de santé très satisfaisant qui dura pendant tout l'hiver.

Au mois de mars dernier (1863). Mᵐᵉ B... eut la grippe, qui régnait épidémiquement à Valence et dans le voisinage. Cette affection ayant acquis chez notre malade une grande gravité et déterminé un engouement pulmonaire qui inspira des craintes sérieuses, on décida que Mᵐᵉ B... ferait encore un traitement hydrothérapique, bien qu'aucun symptôme de goître exophthalmique ne parût encore. Madame revint donc à Long-Chêne le 26 mai 1863.

A cette époque il n'existait ni goître, ni exophthalmie, ni palpitations. Les vaisseaux du cou faisaient entendre un bruit de souffle *intermittent et musical à gauche*; on n'entendait plus comme par le passé le bruit de souffle continu avec renforcement sur la thyroïde qui n'éprouvait plus de mouvements d'expansion; le volume du foie était naturel. Les règles étaient venues le 20 mai à leur époque ordinaire ; le pouls donnait 98 pulsations. Il ne restait donc qu'un état chlorotique sans apparence de goître exophthalmique; mais ce qui pour moi confirmait l'absence de cette maladie, c'était que Mᵐᵉ B... n'avait plus eu une aussi grande tendance à rechercher le froid; au contraire, elle semblait le craindre. Elle supporta même très facilement les grandes chaleurs de l'été, ce qui n'avait pas encore eu lieu depuis l'origine de sa maladie. Pour cette fois, le traitement hydrothérapique a été plutôt tonique que révulsif, il a consisté presque exclusivement en douches générales, et il a réussi encore une fois à reconforter la constitution ébranlée de Mᵐᵉ B....

Cette observation me paraît digne du plus grand intérêt. On peut dire qu'elle offre le tableau le plus complet et le plus saisissant de cette singulière maladie , improprement appelée *goître exophthalmique.*

Ainsi, en ce qui concerne la symptomatologie, on y trouve avec la triade de Basedow les troubles des fonctions digestives, de la circulation et de la calorification (vomissements, congestion du foie , soif, injection des vaisseaux de la conjonctive , aversion pour la chaleur, terreurs, agitation, etc.), qui ont fait considérer cette maladie comme une névrose à congestions locales, ayant sa cause prochaine dans une modification de l'appareil nerveux, appelé vaso-moteur, par M. Claude Bernard (Trousseau).

Le grand nombre des rechutes et leur retour ordinaire pendant la saison chaude prouvent tout à la fois la marche paroxystique de la maladie et l'influence de la chaleur sur son développement; de même que l'aménorrhée, ayant constamment précédé et annoncé, en quelque sorte, le retour des paroxysmes, démontre que l'apparition de ceux-ci est probablement liée à certains troubles dysménorrhéiques.

L'étendue exagérée de la matité précordiale, constatée par MM. Trousseau, Dupré-Latour et Maurin, à la consultation du 11 novembre 1857, et le retour actuel du cœur à son volume normal offrent une nouvelle preuve de la possibilité d'une dilatation passive de cet organe.

Les palpitations, ayant été constamment le symptôme initial de chaque paroxysme, sembleraient indiquer que le développement ou l'accroissement du bronchocèle et de l'exophthalmos sont sous la dépendance des impulsions cardiaques.

Cette observation démontre encore d'une façon incontestable l'heureuse influence du traitement hydrothérapique, qui a dissipé chaque fois les symptômes alarmants, et qui a fini par vaincre complètement la maladie. Au reste, on peut dire que tous les malades, atteints de cette singulière affection, ont une appétence naturelle pour ce traitement, dans lequel ils trouvent le moyen le plus convenable de satisfaire leur tendance pour le froid. L'action essentiellement tonique et névrosthénique du froid fait d'ailleurs que l'hydrothérapie est la médication la plus rationnelle de la maladie en question.

On a pu remarquer que, malgré la grande oppression de la malade, je n'ai pas suivi le conseil de M. Trousseau, qui avait recommandé les applications de glace sur le goître et sur la région précordiale. Deux raisons m'ont engagé à m'abstenir de ce moyen : la première, toute pratique, fut que la malade s'y opposa dans la crainte d'augmenter son oppression par le poids de la glace. En effet, elle ne put pas même supporter un linge mouillé appliqué sur le cou, comme moyen terme. L'autre raison, appuyée sur mes propres recherches, est l'état d'atonie des vaisseaux que ne manque pas de produire l'application prolongée du froid, d'où résulte nécessairement une stase sanguine, contraire au but qu'on se propose. Au contraire, quand l'application du froid a été peu prolongée, les vaisseaux de la partie refroidie sont le siége d'une congestion active qui est également opposée à l'effet recherché.

Il me paraît donc plus rationnel dans ce cas de chercher à dissiper les congestions locales par d'autres congestions actives produites artificiellement dans des parties éloignées. C'est pourquoi j'administrai les douches sur la moitié inférieure du corps et les bains de siége de courte durée ; puis, quand l'oppression était moins forte ou à peu près dissipée , je passai aux douches générales de très courte durée également. La douche de poussière devait être préférée à la douche à jet unique, afin d'établir la révulsion uniquement sur la peau.

DE LA

GALVANO-CAUSTICITÉ,

(COUTEAU GALVANO-CAUSTIQUE)

PAR M. LE D^r DE SÉRÉ,

Chirurgien de la Garde Impériale.

L'abandon de la galvano-causticité par les chirurgiens français était presque général; c'est un fait acquis que cette méthode ne répondait pas aux besoins de la chirurgie.

Le passage à un autre ordre d'expériences a dû être marqué par la création d'un premier instrument. Le couteau inventé par moi est conçu de telle sorte, que M. Nélaton d'abord, M. Demarquay ensuite et plusieurs autres chirurgiens, ont pu aborder franchement les grandes opérations. Ce n'est plus un *fil*, c'est une *lame* qui tranche et coupe, et qui est solidement emmanchée pour cela. Le tranchant en est mousse à la température ordinaire, mais il acquiert des qualités coupantes merveilleuses quand le feu en trempe le tranchant.

La section qu'il produit est nette et franche, et permet de juger quelle a été jusqu'à ce jour la propriété véritable des instruments galvano-caustiques. Je n'ai pas trouvé d'autre explication que l'état sphéroïdal de M. Boutigny, d'Evreux, pour rendre compte de l'hémorrhagie qui accompagne constamment la section sans brûlure ni cautérisation appréciable qu'on obtient à la température du rouge blanc éclatant prêt à fondre. Or, cette température seule était possible avec les instruments galvaniques, et leur effet normal, s'ils fonctionnaient bien, était l'hémorrhagie. Avec le *fil* dont la forme favorise la circulation électrique aux dépens de la chaleur utile, les effets étant variables, il y avait confusion, il n'y en peut plus avoir avec la *lame* qui est, en même temps qu'un instrument pratique, un instrument de démonstration.

Depuis trois ans, l'expérience des chirurgiens a confirmé ce fait et légitimé le nom de *couteau hémorrhagique* que lui avait donné

M. Nelaton. Il rend nécessaire la recherche d'une loi de fabrication telle que d'autres effets deviennent possibles à produire. En effet, ce qu'on espérait de l'agent électrique, c'était que ce feu, qui a le don de circuler assez éloigné de sa source pour animer le platine de l'outil et le chauffer dans la main même du chirurgien et à son gré, que ce feu, dis-je, le transforme rapidement et à volonté, tantôt en instrument *tranchant*, tantôt en *cautère*, tantôt en agent *hémostatique*.

Il existe réellement une différence entre le fer rouge et la galvano-caustique, l'agent est le même, c'est la chaleur ; son action sur les tissus est identique à la même température ; le générateur seul change les conditions ; avec le fer rouge, le foyer de chaleur étant indépendant, la chaleur blanche n'a jamais été obtenue qu'avec des cautères énormes agissant sur des portions relativement minimes des tissus : exemple M. Ricord, amputant la verge avec un gros fer de plombier, tandis que les instruments galvaniques demeurant petits accumulent dans le platine une chaleur si intense que l'état spheroïdal et l'hémorrhagie accompagnent leur action même au milieu des grandes masses de tissus. L'usage d'instruments plus petits et en même temps plus puissants, s'accommode mieux aux besoins chirurgicaux et sont d'une utilité plus générale ; mais la *graduation* de leur chaleur était restée le *desideratum* de leur fabrication.

Nous en avons fait l'application à tous les instruments sans exception, au moyen de notre *Echelle mécanique de graduation* de la lumière et de la chaleur électrique. Appliquée au couteau nº 1, elle le transforme en couteau gradué nº 2, qui est *galvanique, hémorrhagique, galvano-caustique, à chaleur graduée et hémostatique*.

Une première base est nécessaire, c'est de savoir ce qu'on entend par chaleur hémostatique ; M. le professeur Bouchacourt, de l'école de Lyon, a défini dans sa thèse inaugurale (Paris 1836), les conditions où le fer rouge est hémostatique, c'est à une température assez basse, au-dessous du rouge brun.

Nous avons pris la chaleur hémorrhagique et la chaleur hémostatique comme limites extrêmes de l'instrument ; les points intermédiaires représentent chacun une chaleur différente, il en résulte que tous les degrés de cautérisation deviennent possibles. On obtient avec notre instrument le passage de la chaleur la plus intense à la chaleur la plus basse, et réciproquement. Cet effet s'obtient en coulant un curseur formant contact, qui glisse du haut en bas du manche et interpose par ce fait, dans le courant, une quantité de platine plus ou moins considérable selon qu'il est plus haut ou plus bas. Ce curseur refoule la chaleur dans l'outil si on le glisse en haut, il la répartit dans le platine du manche si on le ramène en bas.

Pour nous faire comprendre, supposons que le platine, la lame par exemple, ayant quatre centimètres, soit au rouge blanc éclatant prêt à fondre ; si l'on diminue sa longueur et qu'on la mette à trois centimètres, il y aura fusion, le générateur étant supposé fournir une puissance calorifique égale et constante ; si on augmente la longueur du platine et qu'on lui donne $0^m,05$, la même chaleur répartie sur une longueur plus grande, le tout sera moins chaud.

Ayant par exemple 1,500 degrés avec une longueur de 0,04

Ce sera 1,400 . . . . . . avec . . 0,05
— 1,300 . . . . . . — . . 0,06
— 1,000 . . . . . . — . . 0,09

Et la chaleur diminue à mesure que la longueur du platine augmente, et réciproquement.

Tous les cautères électriques doivent être gradués, surtout l'anse coupante : l'échelle mécanique de graduation peut en constituer aisément le manche sur lequel on les monte tous ; un simple mouvement du pouce suffit à la manœuvre de l'instrument. Cette loi est simple et pratique, et permet d'obtenir les effets réels du feu sur les tissus au moyen d'un agent à la hauteur des progrès de la science moderne.

DE LA

VALEUR DES ÉCRITS DES ALIÉNÉS

AU POINT DE VUE DE LA SÉMÉIOLOGIE ET DE LA MÉDECINE LÉGALE

PAR LE Dʳ L.-V. MARCÉ,

De Paris.

Les écrits des aliénés ont, au point de vue séméiologique et au point de vue médico-légal, une importance sur laquelle on n'a peut-être pas assez insisté. Si l'on a dit, non sans justesse, que chez l'homme en santé le style et l'aspect de l'écriture suffisent pour donner une idée à peu près exacte du caractère et des dispositions morales, à plus forte raison cette proposition doit-elle être fondée pour certains aliénés dont les convictions profondes, les sentiments très accentués se font nécessairement jour à travers tous les actes de la vie, et communiquent bien vite à l'écriture, expression intime de la pensée, une empreinte caractéristique.

Les documents écrits ont d'autant plus de valeur au point de vue du diagnostic de la folie, qu'ils constituent même en l'absence ou après la mort des individus, comme dans les cas de testaments contestés, une preuve persistante et irrécusable ; mais pour bien les apprécier, il importe de connaître les habitudes normales du sujet, son degré d'éducation, son écriture physiologique. Les résultats obtenus sont d'autant plus nets et plus probants qu'on a affaire à des malades dont l'éducation est plus complète et plus élevée : les nuances du style, les fautes d'orthographe, la configuration vicieuse des lettres perdent singulièrement de leur importance chez ceux qui savent à peine écrire d'une manière courante et lisible, et qui sont incapables, à l'aide de ce moyen, d'exprimer librement leur pensée. Dans tous les cas d'ailleurs, la comparaison des documents écrits avant et pendant l'état de maladie est un moyen de contrôle qui ne doit jamais être négligé et d'où jaillissent de vives lumières.

Que les aliénés soient atteints de manie, de mélancolie, de délire partiel, de démence ou de paralysie générale, leurs écrits doivent être envisagés à deux points de vue différents :

1° Comme mode d'expression des idées délirantes ;

2° Comme écrits proprement dits, c'est-à-dire comme représentation graphique, comme dessin. Sous cette dénomination, nous comprenons non-seulement le tracé des lettres, mais leur assemblage et le mode d'agencement des mots, des lignes, des pages.

I.

Envisagés comme mode d'expression des idées délirantes, les documents écrits ont une valeur inégale.

A. Ou ils confirment l'existence d'idées délirantes que dénote chaque jour l'interrogatoire des sujets ;

B. Ou ils mettent sur la voie d'un délire que l'examen direct n'avait pu révéler ;

C. Ou enfin ils sont en contradiction flagrante avec l'état mental réel.

A. Dans le premier cas, les documents écrits n'acquièrent de l'importance que si le sujet ne peut être interrogé. Autrement ils constituent une preuve accessoire qui ne fait que corroborer les résultats de l'observation directe. Cependant, même alors, les idées délirantes sont parfois exposées avec tant de netteté, d'entrain et d'expansion, qu'il est bien rare qu'on ne trouve pas dans les lettres de ces malades quelque détail curieux, quelque particularité inconnue relative à l'étendue du délire et au mode d'enchaînement des fausses conceptions.

Ce sont les paralytiques à la première période, les sujets légèrement excités, mais surtout les monomaniaques qui, avec une ardeur que rien n'égale, rédigent ces lettres, ces pétitions, ces mémoires volumineux dans lesquels ils exposent leurs réclamations, leurs griefs, leurs souffrances et la longue série de persécutions dont ils sont l'objet. Dans ces écrits, dont l'aspect varie à l'infini, tout a sa valeur, ainsi que nous le verrons plus tard, depuis l'adresse jusqu'à la signature. Tantôt les malades les adressent aux autorités, aux personnages en vue, aux hommes d'affaires, à tous ceux qu'ils rencontrent ; tantôt, au contraire, ils les cachent au fond de leurs poches, dans la doublure de leurs vêtements, dans la profondeur de leurs armoires, attachant une importance mystérieuse aux faits qu'ils ont révélés et qu'ils veulent cacher à tous les regards.

A côté de ces aliénés, si communs dans les asiles, il faut placer les malades inoffensifs qui courent le monde poursuivis par des hallucinations ou des idées délirantes, par des prétentions littéraires ou scientifiques associées souvent à de l'affaiblissement intellectuel, rédigent leurs mémoires, leurs recherches, leurs idées, les livrent à l'impression et produisent ainsi des volumes par lesquels on peut suivre pas à pas, pour peu que l'ouvrage soit de longue haleine, les progrès de la maladie mentale. Ces livres, ces poèmes, ces romans, ces circulaires, que j'ai déjà pu réunir en grand nombre, mais que je n'ose encore énumérer, composeraient une curieuse et étrange bibliothèque pour celui qui aurait la patience de les rechercher. A côté de ceux qui offrent de la suite et de la logique, comme l'ouvrage si connu de l'halluciné Berbiguier, il en est d'autres qui offrent tant d'incohérence que l'on se demande avec étonnement comment l'auteur a pu mener à bonne fin l'exécution matérielle de l'ouvrage. Tel est un livre (*La Physiologie réunie à la Physique*), publié en 1857 ; l'auteur raconte lui-même, dans sa préface comment atteint d'une première attaque d'apoplexie en 1826, d'une seconde en 1827, et de plusieurs autres pendant les années suivantes, il resta de 1842 à 1850 incapable de lire, d'écrire ou de dicter, et se décida enfin vers 1856 à écrire en gros caractères, avec des plumes de bois, bientôt même à écrire sans voir, avec un crayon. Or, pendant ces trente années, il ne cessa pas un instant d'étudier, de dicter, de publier une théorie qui se résume ainsi : *L'attraction n'est qu'une impulsion.* Le tout est développé dans un gros volume qui, par ses expériences puériles, incomplètes et sans but, par ses répétitions incessantes, ses divagations mêlées à quelques connaissances positives, porte les traces d'une rare ténacité d'idées, et en même temps, d'un affaiblissement intellectuel qui doit correspondre à une grave lésion organique du cerveau.

Ces exemples pourraient être multipliés à l'infini.

B. L'examen des documents écrits prend une valeur séméiologique de premier ordre toutes les fois que l'interrogatoire des sujets laisse planer quelques doutes sur leur état mental. Certains monomaniaques, mûs par un sentiment de défiance, se tiennent en garde contre les questions qu'on leur adresse, connaissent leurs points faibles, les dissimulent, et sont bien vite en éveil et sur la défensive dès qu'ils soupçonnent un ennemi. Tant qu'ils restent calmes, ils peuvent calculer leurs paroles, leurs gestes, leurs actions, et ne donnent que rarement la mesure de leur état mental ; en prenant la plume, au contraire, ils cèdent à un besoin d'expansion irréfléchi, et se croyant à l'abri de toute surveillance, laissent échapper soit à mots couverts, soit ouvertement, des phrases qui trahissent le fond de leur pensée. Ce n'est en réalité que par la lecture attentive de ces confidences que l'on peut se faire une idée bien exacte de la situation mentale de ces malades, de leur tension d'esprit incessante vers un but ou une idée fixe, de leurs appréciations systématiques, et du lien parfaitement logique qui unit entre elles leurs idées en apparence les plus disparates.

Il en est de même pour certains aliénés qui vivent pendant des mois, des années, dans un mutisme absolu, sans qu'un geste, une parole viennent trahir la nature de leurs préoccupations : on serait

porté à admettre chez eux une suspension presque complète des actes
intellectuels, si de temps à autre on ne les voyait confier secrètement
au papier des conceptions délirantes qui étonnent par leur multiplicité
et par la complexité de leurs combinaisons. Une femme de quarante
ans, aliénée depuis plusieurs années, après avoir présenté au début
de la maladie des idées de défiance et des craintes d'empoisonnement,
était graduellement arrivée à un tel état d'inertie et de stupeur que
l'on supposait chez elle l'inactivité cérébrale la plus complète. Elle
restait toute la journée immobile, indifférente à tout ce qui se passait
autour d'elle, et ne répondant à toutes les questions, à toutes les inci-
tations, que par quelques monosyllables prononcés d'une voix étranglée et inattentive. Mais chaque matin elle consacrait un temps assez
long à écrire en cachette, et, sur ces feuilles soigneusement dissimu-
lées, je trouvai, à mon grand étonnement, les idées délirantes les
plus complexes. Non-seulement elle parlait de ses craintes d'empoisonnement, des persécutions dont elle était l'objet, et racontait à sa
façon les plus petits incidents de la journée, mais encore elle répondait
par écrit à toutes les questions qui lui avaient été adressées pendant
le jour, et devant lesquelles elle était restée muette. Enfin, elle s'en-
tretenait d'une passion qu'elle avait conçue pour un jeune homme de
sa connaissance, et bâtissait à ce sujet les histoires les plus romanesques, que jamais les allures de la malade n'auraient pu faire soupçonner.

Dans les cas où le mutisme se prolonge indéfiniment, le médecin
se demande souvent avec inquiétude si, derrière ce silence obstiné, la
folie ne passe pas peu à peu à la démence, et s'il doit affirmer l'incurabilité. Que l'on parvienne à faire écrire le malade, et tous les doutes
seront bientôt levés, car quelques lignes suffiront pour faire voir si
les idées s'enchaînent encore avec suite, ou si elles sont tout à fait
incohérentes; de même encore, dans les convalescences, quand l'équilibre intellectuel semble se rétablir, quand les idées fausses semblent
s'éloigner, faire écrire longuement est un excellent moyen d'exploration qui donne sur l'état mental des notions bien plus exactes qu'une
simple conversation.

C. On peut admettre en règle générale que les écrits des aliénés
confirment l'existence du délire, et même, dans quelque cas, mettent
sur la voie de fausses conceptions jusque-là inconnues. Disons toutefois que cette loi subit des exceptions fort curieuses et dignes d'être
signalées.

Il faut, par exemple, chez les sujets atteints de délire partiel bien
distinguer les mémoires, les confidences qu'ils écrivent pour eux-
mêmes, des réclamations qu'ils adressent à leur famille et à l'autorité
pour demander leur sortie. Si dans les premiers ils s'épanchent à leur
aise, dans les autres, pour peu qu'ils soient calmes et que le délire
soit limité, ils se maintiennent admirablement, et leurs lettres irré-

prochables ont causé plus d'une méprise et plus d'une fausse démarche. Le contraste qui existe alors entre les écrits et l'état intellectuel s'explique sans peine par l'étendue très limitée du délire et, dans les cas de folie raisonnante, par l'empire que la volonté peut exercer momentanément; mais il est des circonstances dans lesquelles cette anomalie cause un légitime étonnement.

C. J'ai donné des soins à une malade monomaniaque remplie d'idées fausses et de sentiments déraisonnables, prenant en aversion sans motif telle ou telle personne de sa famille, osant à peine changer son linge de peur de se ruiner, dont les lettres étaient parfaites même dans les plus mauvais moments, et ne pouvaient donner le moindre soupçon d'un état maladif. M. Moreau (1) a observé un jeune homme dont les discours étaient empreints de l'exagération et de l'incohérence propres à l'excitation maniaque, et qui écrivait des lettres pleines de sens dans lesquelles les idées s'enchaînaient et s'associaient de la manière la plus irréprochable ; et à ce propos, M. Moreau remarque avec juste raison que, chez la plupart des déments, le désordre des facultés se montre bien plus grand quand ils écrivent que quand ils parlent, tandis que le contraire a lieu chez les maniaques.

M. Brière de Boismont dit avoir donné des soins à un littérateur qui offrait les symptômes les plus prononcés de la paralysie générale, monomanie ambitieuse, discours incohérents, tremblement des membres, etc. Malgré ces symptômes, il put écrire jusqu'au dernier moment des lettres raisonnables et dont les caractères étaient nettement tracés, quoiqu'il manquât souvent de force pour retenir les objets. Le même auteur rapporte l'histoire d'un ecclésiastique qui bégayait sans cesse et offrait une monomanie orgueilleuse portée au plus haut degré; jusque dans les derniers temps de sa vie, il écrivait encore des lettres et des petits traités de morale qui ne présentaient aucun vestige de sa folie.

En résumé, dans l'immense majorité des cas, les documents écrits provenant d'aliénés confirment ou même révèlent à eux seuls l'existence du délire; mais un écrit parfaitement raisonnable ne prouve pas toujours la non existence de la folie.

Ces anomalies bizarres, ce singulier mélange de raison et de folie, se retrouvent d'une manière éclatante dans ces journaux (*the New Moon, the York Star, the Opal*) littéraires qui sont rédigés et imprimés par les malades eux-mêmes dans les murs de plusieurs asiles d'aliénés en Angleterre (2). Là se trouvent des œuvres étranges, des discours d'une inégalité choquante : au milieu de pensées folles on

______

(1) *Ann. méd. psycholog.*, t. IX, année 1844, p. 95.

(2) *Revue contemporaine de la littérature des aliénés en Angleterre. V.* juin et juillet 1863, North-Peat.

13

voit poindre des phrases éloquentes, des pensées admirables, et plus d'un littérateur n'a pas dédaigné d'extraire de ces écrits des pages entières pleines d'intérêt. Quelques morceaux poétiques, surtout, par l'originalité du rythme, par leurs accents passionnés, le fini de leurs descriptions, charment et étonnent à la fois. Un malade, John Clare, qui déraisonnait dès qu'il abordait la prose, s'est élevé dans des élégies tendres et mélancoliques à une rare perfection de style et aux pensées les plus choisies.

Je suis loin, d'ailleurs, de partager l'enthousiasme que certains médecins ont témoigné pour ce genre de distraction ; il est certain pour moi que, pour beaucoup d'aliénés, l'attention et les efforts intellectuels que nécessite une œuvre qu'ils savent destinée à la publicité, nuisent à la guérison et donnent une nouvelle impulsion aux idées délirantes que le repos d'esprit aurait calmées et assoupies, mais il s'agit seulement ici de constater des résultats psychologiques en faisant toutes réserves quant à la valeur du moyen thérapeutique.

II.

Envisagé au point de vue de la forme et du dessin des lettres, au point de vue de l'agencement et de la régularité des lignes, l'écriture offre chez les aliénés des variations caractéristiques, et souvent on doit lui attribuer la même importance qu'au mode d'articulation des sons dans l'expression des idées à l'aide de la parole. Il peut exister un embarras dans l'écriture, de même qu'il existe un embarras dans la parole, et ces deux ordres de symptômes peuvent être légitimement assimilés.

On comprend sans peine que l'état de calme ou d'excitation du sujet, que la rapidité ou la lenteur avec laquelle se succèdent les idées délirantes, que la faiblesse extrême de l'intelligence, et surtout l'état de la motilité, comme dans la paralysie générale, exercent une sensible influence sur la pureté et la netteté du dessin des lettres, sur la disposition régulière des lignes, nous en fournirons bientôt la preuve. Il faut avoir soin, toutefois, pour éviter des résultats entachés d'erreur, de tenir compte de toutes les conditions et de toutes les particularités capables d'influer sur l'écriture ; ainsi, l'état de la vue, l'attitude du malade, certaines habitudes bizarres. J'ai eu longtemps sous les yeux un malade en démence, qui conserva pendant plus de six ans, avec une ténacité incroyable et à tout instant de la journée, l'habitude de renverser fortement le cou en arrière, en marchant, en mangeant, en lisant. En écrivant il conservait la même attitude et ne pouvait suivre sur le papier la marche de sa plume ; aussi, dans ses lettres, les lignes étaient enchevêtrées de la manière la plus bizarre, les mots chevauchaient les uns sur les autres, sans qu'il fût possible d'attribuer une valeur spéciale à ces irrégularités, qui tenaient uniquement à l'absence de la vue.

III.

Les courtes généralités que nous venons d'exposer s'appliquent indifféremment à tous les cas de folie ; entrons maintenant dans une étude plus spéciale, et voyons quelle influence chaque forme d'aliénation mentale exerce sur la nature et l'aspect des documents écrits.

Manie et mélancolie. — Dans la manie, dans la mélancolie, les malades n'écrivent guère que dans la période prodromique, ou plus tard, lorsque les sypmtômes ont déjà perdu de leur acuité. L'écriture suppose, en effet, d'un côté un certain effort d'attention, d'un autre une dose d'activité incompatible avec l'excitation maniaque ou la dépression mélancolique, poussées jusqu'à leurs dernières limites.

Dans l'excitation maniaque simple ou associée à quelque autre forme de folie, les lignes divergentes, à peine remplies, irrégulières en longueur, sont largement écartées les unes des autres et constituées par des lettres incomplètes souvent dans leur tracé, mais dessinées avec fermeté et hardiesse, et mêlées de barres, de lignes d'une grandeur exagérée. L'écriture a été faite à la hâte, et son aspect révèle la rapidité de la plume qui l'a tracée.

Quant aux pensées délirantes ainsi exprimées, elles sont multiples, et s'enchaînent avec une rapidité qui va jusqu'à l'incohérence. On observe alors sur une large échelle le mécanisme intime de l'association vicieuse des idées ; un mot, une consonnance amènent un autre mot, une nouvelle idée ; tantôt deux idées voisines ont entre elles quelques connexions, mais la seconde s'éloigne du but et ne vient plus concourir à l'ensemble du raisonnement ; tantôt deux pensées se suivent sans l'intermédiaire d'aucun lien logique.

Quand l'agitation n'est pas assez vive pour aller jusqu'à l'incohérence, elle se retrouve dans les documents écrits en signes moins accentués, mais non moins réels. C'est ainsi que dans la convalescence de la manie, alors qu'il reste seulement de la loquacité et un besoin inaccoutumé d'expansion, les malades écrivent des lettres d'une longueur démesurée, pleines d'enfantillages, de redites et d'inconséquences, et offrant le même cachet de bavardage que l'on retrouve dans la conversation. Le corps de l'écriture ne présente, dans ces cas, aucune modification appréciable.

Chez les sujets dont la surexcitation intellectuelle, au lieu d'être diffuse et de s'éparpiller sur une foule d'objets, se groupe autour d'une passion ou d'une idée prédominante, il peut arriver que le style s'élève à un éclat inaccoutumé, que les pensées, les sentiments soient exprimés avec un entraînement, une éloquence que ne comporte pas le niveau intellectuel des malades, et qui s'évanouissent dès que la convalescence devient plus complète et plus sérieuse. C'est ainsi que j'ai vu une jeune femme, d'un esprit cultivé mais d'une intelligence ordinaire, écrire à son mari pendant le cours d'un accès maniaque, avec prédominance d'idées de jalousie, des lettres qui, par leur éloquence, par leur style passionné et énergique, pouvaient être placées hardiment auprès des pages les plus brûlantes de la *Nouvelle Héloïse*. Une fois l'accès passé, les lettres redeviennent simples et modestes, et jamais, en les comparant aux autres, on eût cru qu'elles provenaient de la même plume.

Les malades écrivent rarement pendant le cours de la dépression *mélancolique* : on voit cependant quelques sujets muets, immobiles, prendre la plume lorsqu'on met à leur portée les objets nécessaires, et tracer quelques phrases brèves, peu détaillées, souvent incomplètes, dans lesquelles se trouvent des traces des idées mélancoliques qui les obsèdent, bien qu'ils ne les expriment pas par la parole. Si la stupeur devient moins accentuée et laisse à l'esprit une certaine activité, les malades écrivent plus volontiers et indiquent alors en phrases brèves, hachées, les pensées anxieuses qui les dominent.

Quant au tracé des lettres, il se ressent d'une façon notable de l'incertitude, de la lenteur et même du tremblement qui accompagne les mouvements des mélancoliques, pour peu que la dépression soit accusée. Quand la lenteur et l'hésitation dominent, les caractères sont généralement petits, mal dessinés, et autour de chacun d'eux on voit des signes irréguliers, des pattes de mouche formées par la plume qui erre incertaine sur le papier avant d'arriver à tracer complètement une lettre.

Quand, au contraire, il y a tremblement des mains, ce tremblement se reflète dans les jambages, dans les lignes droites, dans tous les traits un peu étendus qui offrent dans leur parcours plusieurs sinuosités ; mais ces sinuosités sont arrondies, tandis que chez les paralytiques, ainsi que nous le verrons plus tard, elles sont constituées par des coudes, par des angles saillants, dus au changement brusque de direction.

J'ai sous les yeux un volumineux journal écrit par un malade atteint de folie circulaire et en proie à des périodes alternatives d'excitation et de dépression ; or, à la seule inspection de l'écriture, il m'est facile de distinguer avec certitude pendant quelle période une page a été écrite ; dans le stade d'excitation, l'écriture est ferme, élancée, rapide ; dans le stade mélancolique, elle est moins inclinée, dessinée avec moins de hardiesse, et les jambages un peu longs présentent des sinuosités caractéristiques. Le même sujet, habile dessinateur pendant la période d'excitation, ne pouvait tracer, lorsqu'il était déprimé, que des lignes lourdes, sans netteté, sans cachet artistique.

Monomanie. — C'est particulièrement chez les monomaniaques, que les documents écrits sont utiles pour bien mettre en lumière toute l'étendue et toutes les particularités de la maladie; les sujets atteints de délire de persécution sont, de tous les aliénés, ceux qui traînent le plus volontiers après eux ces volumineux manuscrits précieusement enfouis dans les replis de leurs vêtements, et dans lesquels ils racontent avec mille détails, avec mille redites, les machinations dont ils sont la victime, ainsi que d'interminables histoires sur les allures, les gestes, les paroles de leurs ennemis cachés. Tous ces écrits présentent entre eux de grandes analogies de forme : même enchaînement d'idées délirantes, mêmes tournures de phrases, mêmes désignations vagues et souvent bizarres envers ceux qu'ils accusent, que souvent ils ne peuvent nommer.

Les *hypocondriaques* confient volontiers au papier le long récit de leurs souffrances. On en voit qui, incapables de travailler, anéantis, retrouvent des forces pour inscrire, jour par jour, heure par heure, les sensations qu'ils éprouvent. Pour peu que ces sujets aient reçu de l'instruction, rien n'égale la minutie ingénieuse et la subtilité de leurs descriptions; ils trouvent des mots pour rendre compte des nuances les plus insaisissables, et, au milieu de leurs expressions souvent contradictoires, s'élèvent parfois à un style imagé et énergique, à une véritable éloquence.

Quand la monomanie remonte à une époque peu éloignée, il peut se faire qu'à part l'expression des idées délirantes, l'écriture en elle-même ne présente rien d'anormal; mais à la longue on voit se développer des bizarreries, des singularités qui frappent à un haut degré l'attention.

Les uns inventent des mots qui correspondent à telle ou telle idée délirante : X... se disait *prestidigé* lorsque la nuit il avait éprouvé des sensations hallucinatoires.

Les autres, parlant plusieurs idiomes, arrivent à se composer une langue mixte, formée de la réunion de plusieurs mots étrangers les uns aux autres, et le plus souvent inintelligible.

Leuret avait déjà remarqué que les monomaniaques, dans leurs lettres, soulignaient un grand nombre de mots fort insignifiants par eux-mêmes, et j'ai vérifié un grand nombre de fois l'exactitude de cette assertion. Quelques-uns ont une orthographe et une ponctuation à part. M. Morel (1) rapporte un exemple curieux d'accentuation bizarre et inexplicable chez un monomaniaque.

Un aliéné, obsédé d'hallucinations religieuses et se croyant possédé du démon, avait l'habitude de faire précéder toutes les lettres et tous les billets d'un calvaire tracé à la plume et orné de symboles religieux, et de trois points disposés en triangle; il soulignait exactement tous les mots ayant trait, même indistinctement, aux choses religieuses, et

(1) *Ann. méd. psych.*, 1850, p. 646.

faisait suivre la signature d'emblèmes analogues. Au bout de trois années d'un état fort grave, la situation du malade s'améliora considérablement, et je n'hésitai pas à affirmer la guérison le jour où je reçus une lettre dont le style avait perdu toute allure mystique et où manquaient totalement les emblèmes accoutumés. Depuis plusieurs années la santé est restée excellente à tous égards.

Dans mon service de Bicêtre, se trouve depuis longtemps un mono-maniaque, ancien bibliothécaire, homme jadis plein de savoir mais dont l'esprit commence à s'affaiblir ; il y a plusieurs mois, X... se procura une vingtaine de feuilles de papier et écrivit ce qu'il appelle son poème. Mais au lieu de superposer comme de coutume les feuilles en les numérotant, il les colla l'une au-dessous de l'autre et forma ainsi une bande de papier de plus de cinq mètres de long qu'il faut dérouler pour arriver à la fin du travail. L'œuvre elle-même est un mélange presque toujours incohérent de vers grecs, de vers latins et de vers français, les uns dus au malade lui-même, les autres empruntés à divers poètes. La ponctuation et l'accentuation sont pleines de bizar-reries, les syllabes d'un même mot sont séparées par des traits d'u-nion, des signes inconnus ; la versification est bizarre, beaucoup d'expressions sont nouvelles et créées pour la circonstance, et cependant, au milieu de cette œuvre incohérente, se trouvent des traces nombreuses de l'instruction très réelle du sujet.

Que la *démence* soit consécutive à une forme chronique de la folie ou qu'on l'envisage comme élément essentiel de la paralysie générale, elle se traduit au fond, dans les documents écrits, par des caractères communs : incohérence et expression incomplète des idées, désordre et irrégularité de l'écriture. Cependant, au point de vue qui nous occupe, il existe entre ces deux formes d'affaiblissement intellectuel des nuances bien accusées ; jamais, par exemple, dans la démence simple, l'altération des mots, la destruction de l'écriture n'arrivent au degré qu'elles atteignent dans la paralysie générale. Ces nuances nous autorisent à indiquer tout d'abord les signes tirés de l'écriture qui caractérisent les approches de la démence chez un sujet non para-lytique.

Un des premiers symptômes, c'est, dans quelques cas, la brièveté extrême des écrits. Il n'y a pas encore d'incohérence, mais les idées, et même les idées délirantes, font défaut. Le cercle intellectuel se circonscrit de plus en plus, et les lettres en arrivent à se composer de quelques formules naïves, de deux ou trois phrases banales, rai-sonnables par elles-mêmes, mais n'étant nullement en rapport avec les sentiments que devraient éprouver les malades s'ils avaient cons-cience de leur situation. On dirait avoir sous les yeux une de ces lettres écrites aux époques solennelles par un enfant inintelligent. Plus la démence augmente, plus les écrits deviennent insignifiants sans cesser toutefois d'être compréhensibles.

Chez d'autres malades, il y a de bonne heure de l'incohérence, alors même que les conversations ont encore quelque suite, et c'est toujours un mauvais signe, dans les cas douteux, de voir un individu avoir moins de netteté dans les idées en écrivant qu'en parlant : loin de diriger les forces intellectuelles, comme il arrive chez les sujets simplement excités, l'attention ne fait que rendre plus sensibles leur impuissance et leur faiblesse.

Cette incohérence offre des degrés variables : quand la démence est encore légère, les premières lignes, les premières pages écrites par les malades sont quelquefois irréprochables, et ce n'est que vers la fin de la lettre que l'esprit promptement fatigué arrive à une incohérence qui contraste avec la netteté du début. J'ai rencontré un bon nombre d'exemples de cette particularité qui pourrait induire en erreur un lecteur inattentif.

Chez d'autres, une idée ou une série d'idées, vestige du délire primitif, domine tout un écrit, mais au lieu d'être exprimée d'une manière ferme et nette, elle revient sans cesse sous la plume, entourée de divagations et se présentant toujours sous la même formule. Loin de s'enchaîner avec logique, les raisonnements roulent avec monotomie dans le même cercle, et cependant quelques souvenirs précis, quelques notions justes se trouvent encore au milieu de tant de confusion.

Dans quelques cas assez rares, la phrase, au point de vue grammatical, est bien construite; les articles, les verbes, les substantifs sont placés régulièrement, mais leur ensemble ne constitue aucune idée, ce sont des mots et rien au-delà. Enfin, au dernier degré, l'incohérence est telle que les mots eux-mêmes semblent assemblés au hasard : le malade écrit une première phrase intelligible; puis, oubliant son idée première, il laisse les mots s'enchaîner l'un à l'autre, tantôt par une simple consonnance, tantôt par une similitude lointaine dans le sens et dans la forme, tantôt enfin au hasard. Les déments qui connaissent plusieurs langues, mêlent volontiers des mots anglais, français, latins, grecs, derrière lesquels il est impossible de saisir une intention.

Chez les déments très calmes, on voit quelquefois le tracé des lettres contraster par sa régularité avec l'incohérence des idées; mais ce fait est rare, et le plus souvent ce cahos intellectuel réagit sur l'aspect de l'écriture. La marge est irrégulière, les lignes obliques, tortueuses, dépourvues de parallélisme, consistent parfois en deux ou trois mots jetés au hasard au milieu d'une feuille de papier; au lieu d'être superposées, elles se croisent et s'enchevêtrent de la façon la plus bizarre. Un dément mélancolique voulant écrire une lettre à son fils, après avoir mis la première ligne au bas de la page, avait écrit les suivantes en remontant, puis, redescendant la même page, avait intercalé de nouvelles lignes entre les précédentes, de manière à former un ensemble presque inextricable. Chez d'autres, les mots sont disposés en colonnes et entremêlés de signes inconnus.

Tout, dans ces documents, indique la faiblesse et le désordre de l'esprit ; l'adresse et la signature manquent souvent ; la lettre se termine et recommence cinq ou six fois ; le papier est sale, chiffonné, taché d'encre, et a été ramassé au hasard. S'agit-il d'une pièce légale, on voit manquer les précautions les plus élémentaires que doit connaître tout homme ayant quelque connaissance des affaires : ainsi la date et même la signature. S'agit-il de quelque écho lointain d'anciennes prétentions poétiques chez un individu adonné aux choses littéraires ? les vers pèchent, non-seulement par la faiblesse et l'incohérence des idées, mais encore par la rime et par la mesure qui en arrivent à des proportions souvent grotesques.

En traitant de l'écriture dans la paralysie générale, nous aurons à indiquer plus d'une particularité qui, logiquement, se rattache à l'élément démence, mais qui, dans la pratique, doit être placée à part comme ayant une valeur spéciale au point de vue du diagnostic : ainsi l'omission des syllabes et des mots, la transformation de l'écriture qui en arrive progressivement à des signes sans valeur, à des croix, à des barres. Contentons-nous, pour le moment, des caractères que nous venons d'indiquer, et qui s'appliquent plus particulièrement à la démence simple.

C'est principalement dans le cours de la *paralysie générale*, que l'étude des documents écrits donne des résultats curieux et accentués ; en présence des symptômes si positifs fournis par l'interrogatoire direct et l'inspection clinique, l'examen de l'écriture est sans doute un point bien secondaire ; mais lorsqu'il s'agit de se créer une opinion sur l'état mental d'un individu qui a succombé laissant des lettres, des notes, un testament, c'est par les pièces écrites que le médecin légiste doit s'éclairer, c'est là qu'il doit chercher les éléments de sa conviction.

Trois ordres de signes, intimement mêlés et associés, se retrouvent dans les écrits des sujets atteints de paralysie générale : 1° Les uns correspondent au délire ambiteux ; 2° les autres à la démence ; 3° les derniers enfin indiquent les altérations de la motilité.

A. Le délire ambitieux se traduit par ces phrases variées à l'infini, dans lesquelles ils exaltent de toutes façons leur fortune, leurs qualités, leur puissance, et répètent toutes les nuances et toutes les excentricités du langage parlé. Ici, ce sont des lettres familières adressées aux autorités, aux personnages connus, aux souverains qu'ils traitent d'égal à égal, et auxquels ils adressent leurs réclamations et leurs projets ; ici la signature est précédée de la particule et de titres nobiliaires, et suivie de qualifications pompeuses ; ils signent un tel, comte, duc, baron, colonel, général, prince de l'empire, maréchal honoraire, le Messie, enfin Dieu sur la terre. Un malade que j'ai soigné, signait

X..., philosophe, psychologue, être mystérieux et indéchiffrable, abstracteur de quintessence, le plus grand philosophe des temps modernes. Là, non contents de tous ces titres, ils changent de nom pour en prendre un autre plus en rapport avec leurs idées délirantes. J'ai eu longtemps dans mon service un paralytique du nom de Labbé qui niait s'appeler ainsi, et signait Almire Le Roi ou Henri V les lettres où il demandait instamment à être réuni à son épouse la princesse d'Angleterre.

Un autre qui était sans cesse préoccupé de ses richesses, écrivait incessamment la liste des millions dont il pourrait disposer, et arrivait à exprimer son total par cinq ou six chiffres suivis de trois pages entières de zéros.

Sans révéler des idées ambitieuses aussi nettement accusées, les écrits des paralytiques peuvent être remarquables par un style emphatique, fleuri et prétentieusement littéraire qui contraste avec leur manière d'écrire pendant l'état de santé ; leurs phrases sont mêlées de témoignages naïfs de satisfaction béate, à travers lesquels perce à chaque instant la plus haute opinion de leurs qualités personnelles, et j'ai souvent constaté ces nuances alors même que la conversation des sujets était loin de les indiquer nettement. D'autres, enfin, abandonnent franchement la prose pour la poésie, et pleins d'enthousiasme pour leur talent, adressent à droite et à gauche des sonnets, des épîtres, des odes, composent des tragédies, adoptent tous les genres, et alignent sous leur plume d'interminables séries de vers.

B. Des symptômes non douteux de démence se surajoutent presque toujours dès le début au délire ambitieux. Nous ne saurions insister ici sur l'incohérence des idées, sans répéter tout ce que nous avons dit à propos de la démence simple. N'oublions pas seulement qu'il importe d'obtenir un écrit suffisamment long, l'incohérence pouvant ne devenir manifeste qu'au bout de plusieurs lignes, de plusieurs pages. Ces malades emploient volontiers des formules niaises et enfantines ; ils abandonnent leurs lettres sans les terminer, oublient la signature, la date et l'adresse, ou bien n'ayant plus conscience du temps ni des événements écoulés, inscrivent des dates fausses et adressent leurs lettres à des personnes qui n'existent plus. Tout le monde a noté chez eux les fautes d'orthographe inusitées, les mots omis, les syllabes et les lettres oubliées ou répétées, le manque de construction grammaticale chez les sujets qui ont reçu l'éducation la plus soignée.

Certains mots restent incomplets, et les lettres qui manquent sont remplacées par des barres ou des signes sans valeur. En examinant les malades au moment où ils écrivent ces passages, on les voit s'arrêter indécis, incertains et ne sachant comment en finir.

J'en ai vu qui, commençant une lettre adressée à un parent ou à un ami, oubliaient au bout de quatre ou cinq lignes à qui ils avaient affaire, et finissaient en s'adressant à une autre personne, à leur femme par exemple. Dans d'autres cas, les malades copient ce qu'ils ont sous les yeux, sans s'en douter pour ainsi dire, et donnent ces pages comme l'expression de leurs propres recherches ou de leurs idées. Un pharmacien, ayant présenté au début de sa maladie du délire ambitieux, me remettait de temps à autre de volumineux manuscrits auxquels il attachait une importance capitale, et qu'il m'annonçait comme le résultat de nombreux travaux de laboratoire. Or, en les examinant, on voyait qu'il avait copié textuellement et avec un grand soin un ouvrage de chimie qu'il avait sous la main. Plus tard le même malade, voulant répondre à une personne de sa famille, copia exactement le corps de la lettre qui lui était parvenue après en avoir changé la première ligne, et y plaça sa signature ; j'appris qu'ayant voulu faire sa réponse avec la lettre sous les yeux, il s'était laissé aller à la copier sans s'en apercevoir.

Enfin quelques-uns, pour toute réponse, répètent indéfiniment la même ligne, tandis que d'autres, préoccupés d'une idée délirante ou incapables de varier leurs formules, copient textuellement dix, quinze ou vingt fois la même lettre qu'ils adressent à tous leurs parents, à tous leurs amis. Un paralytique que j'ai longtemps soigné à Bicêtre, préoccupé de l'idée qu'on lui avait volé une forte somme d'argent, écrivait chaque jour, aux diverses personnes de sa connaissance, une douzaine de lettres contenant mot à mot les mêmes réclamations et les mêmes plaintes, et qu'il essayait par tous les moyens imaginables de faire parvenir au dehors.

Ceux qui connaissent plusieurs langues font souvent un mélange bizarre de termes empruntés à divers idiômes. Quant aux étrangers transportés en France, je les ai vus souvent oublier leur langue maternelle que personne ne parlait autour d'eux, et l'oublier en quelques mois au point de ne plus pouvoir comprendre leurs compatriotes qui venaient les voir : réduits au dernier terme de la démence, c'est en français seulement qu'ils cherchaient à parler et à écrire : sans aucun doute, l'habitude d'entendre toujours parler un seul et même idiôme était la cause de ce singulier résultat de l'affaiblissement intellectuel.

C. Aux troubles de la motilité chez les paralytiques, correspondent les altérations de l'écriture proprement dite : le tracé des lettres doit nécessairement se ressentir du tremblement, du manque de coordination et de la faiblesse de la contractilité musculaire ; ajoutons que l'usure plus ou moins complète des facultés intellectuelles joue également un rôle important dans l'altération progressive qui atteint l'écriture dans son aspect et sa forme de convention.

Au début de la paralysie générale, quand les troubles de la motilité sont peu accusés, l'écriture peut conserver pendant longtemps ses caractères normaux ; l'énonciation des idées délirantes, les syllabes et les mots omis, les fautes d'orthographe contrastent alors avec l'aspect régulier des lignes.

Un peu plus tard, l'écriture devient lourde, moins élancée, et quelquefois aussi grosse que l'écriture d'un écolier qui commence; elle est faite à main posée et dénote une lenteur scrupuleuse. Je n'ai rencontré cette variété que chez les sujets très calmes et remarquables par les soins minutieux, par les procédés méthodiques qu'ils apportent dans leur toilette, leurs gestes, leurs repas et dans toutes leurs habitudes.

A mesure que la démence et les troubles musculaires se prononcent, l'écriture s'altère davantage, les lettres sont mal tracées, il n'y a plus de parallélisme dans les lignes qui, dirigées obliquement ou en zig-zags, n'offrent aucune marge régulière. Il y a des ratures incessantes, le papier est malpropre et souillé de taches d'encre. La même lettre offre, sous ce rapport, des différences qui m'ont frappé, tandis que les premières lignes sont exactement parallèles et nettement tracées, la suite de la lettre devient progressivement confuse, mal écrite, irrégulière, et le tout se termine par un véritable barbouillage, preuve nouvelle de la facilité avec laquelle l'attention et l'intelligence se fatiguent chez les sujets en démence, qu'il s'agisse d'enchaîner des idées ou seulement de tracer des caractères suivant une forme convenue à l'avance.

Telles sont les particularités que présente l'écriture, envisagée dans son ensemble. Si maintenant nous portons notre attention sur les jambages et les contours qui constituent les lettres de chaque mot, nous sommes frappé de l'existence d'un tremblement que l'on retrouve dans tous les traits de plume un peu prolongés.

Ce tremblement qui, au point de vue du diagnostic, a une valeur considérable, se traduit par de petits zig-zags, réunis les uns aux autres sous des angles aigus, que l'on rencontre principalement sur le trajet des jambages un peu longs, aussi dans les p, les t, les h; le paraphe de la signature qui exige que la main soit lancée par un effort plus énergique, le présente souvent, alors que les lettres plus petites n'en offrent aucune trace.

Ce tremblement peut coexister avec une écriture encore symétrique et régulière; souvent il est permanent, mais quelquefois aussi il varie d'un jour à l'autre. J'ai vu des lettres d'un même individu, écrites à peu d'heures d'intervalle, présenter, les unes une écriture tremblée, les autres des traits nets et fermes. Le degré d'agitation des malades, une mauvaise nuit, un froid plus intense, toutes les causes, en un mot, qui, chez les paralytiques influent sur l'état de la motilité, expliquent parfaitement ces différences.

Existe-t-il une relation constante, au point de vue de l'intensité, entre le tremblement de l'écriture et l'embarras de la parole? Il faut, à cet égard, faire quelques distinctions.

Lorsque la paralysie générale suit lentement son cours, offrant dans tous ses symptômes une aggravation progressive, toutes les parties du système musculaire ne sont pas, au même moment, également frappées ; la démarche peut être encore solide quand déjà l'embarras de la parole est très prononcé, et les bras peuvent conserver plus d'énergie que les membres inférieurs. De même aussi, certains malades peuvent écrire alors même que l'articulation des mots est à peu près impossible : j'ai observé ce dernier fait chez un paralytique de Bicêtre, qui, chaque fois qu'il voulait parler, était pris d'un tel tremblement des lèvres, de la langue et de tous les muscles de la face, qu'il ne pouvait prononcer un seul mot. Or, la plume à la main, il exprimait nettement et sans tremblement manifeste toutes ses pensées. Rappelons en passant, qu'à l'autopsie, on trouva chez cet homme des adhérences très prononcées, mais exclusivement limitées à la pointe des lobes antérieurs.

Mais lorsque, dans le cours de la maladie il survient des congestions cérébrales ou de simples états congestifs qui augmentent momentanément l'embarras de la parole, le tremblement des membres et le désordre des idées, toutes les parties de l'encéphale se trouvant alors affectées, il existe entre les troubles de l'écriture et les troubles de la parole une corrélation nécessaire. J'en ai observé un exemple très curieux dans mon service de Bicêtre, chez un artiste dramatique âgé de trente-cinq ans, qui, au début d'une paralysie générale, arriva à l'hôpital la figure rouge, la conjonctive injectée, le regard égaré. Lorsqu'il parlait, on le voyait s'arrêter au milieu d'une phrase, chercher ses mots, faire des efforts considérables pour articuler, répéter incessamment les mêmes syllabes ; et de même, la plume en main, il traçait la première lettre des mots, et, au lieu d'aller plus loin, il la reproduisait un grand nombre de fois, bégayant en écrivant comme il bégayait en parlant. Au bout de quelques jours, l'état congestif disparut, et le malade parla et écrivit couramment, mais il conserva un peu d'embarras dans la parole et un léger tremblement dans l'écriture.

A mesure que la maladie marche vers sa troisième période, l'écriture devient de plus en plus méconnaissable. Quand la démence est portée au plus haut degré, quand les mouvements ont perdu toute précision, ce ne sont plus des lignes et des lettres qui se forment sous la plume des sujets, ce sont des caractères indéchiffrables, des bâtons, des croix, des signes sans valeur, des barbouillages sans nom qu'ils tracent avec une persévérance et une attention rares, et par lesquels ils croient exprimer leurs pensées : on les entend lire et déclamer avec emphase ces prétendus écrits, qu'ils aiment à distribuer à tout venant, et auxquels ils attachent une importance de premier ordre.

J'ai donné pendant plusieurs années des soins à un Anglais, dément et paralytique, dont la principale occupation consistait à copier et à recopier chaque jour, pendant plusieurs heures, les mêmes pages, les mêmes lignes et les mêmes mots : c'était habituellement une longue liste de noms et d'adresses qu'il avait prise dans un annuaire : deux années durant il continua assidûment le même travail, et l'on put suivre l'altération progressive de son écriture, qui d'abord très nette, très exactement tracée, devint peu à peu tremblante, confuse, illisible, et aboutit enfin à des bâtons et à des jambages dans lesquels il était impossible de reconnaître la forme d'une lettre. Un vieillard de Bicêtre, tombé dans une profonde démence, voulant écrire à sa fille pour lui demander divers objets, remplissait des feuilles entières de barbouillages indéchiffrables, et s'irritait vivement qu'on ne lui envoyât pas les objets qu'il avait énumérés et décrits avec tant de précision (autographes).

DEUXIÈME PARTIE.

Toutes les particularités que nous venons de mentionner sont curieuses au point de vue de la symptomatologie de la folie : envisagées au point de vue de la médecine légale, elles ont un côté utile qui a peut-être été trop négligé jusqu'ici. Les antécédents du sujet, son interrogatoire, les récits des témoins sont bien évidemment les sources premières où le médecin doit chercher les éléments de sa conviction, mais que ces documents viennent à faire défaut ou à être incomplets, alors, pour un œil exercé, l'examen des écrits acquiert une valeur inaccoutumée, et peut à lui seul fortifier une conviction douteuse. Citons quelques exemples dans lesquels nous verrons l'application pratique des résultats généraux indiqués dans le cours de ces recherches.

I.

Esquirol (1) fut appelé comme expert à examiner le testament d'un monomaniaque en proie à des idées de persécution, qui s'était suicidé. Dans ce testament, le malade exposait les persécutions dont il était l'objet de la part de sa famille, et instituait divers légataires; puis, dans des codicilles séparés les uns des autres par un certain intervalle de temps, il révoquait successivement les legs qu'il avait faits à ses amis, accusant ces derniers de s'être laissés corrompre par ses persécuteurs. Si M. Z***, dit Esquirol, s'était borné à son testament, pourrait-on dire que dans sa rédaction se trouve la preuve de sa folie ? Il déclare à la vérité que ses frère, sœur, etc., etc. sont devenus ses ennemis, et qu'il se tue pour se soustraire à leurs persécutions. Mais ces accusations pouvaient être fondées. Les inimitiés de famille sont-elles si rares? Ces accusations pouvaient avoir été écrites

____

(1) *Annales d'hygiène et de médecine légale*, tome V, p. 371 (1e série).

pour se justifier d'avoir fait passer en d'autres mains les biens qui revenaient à ses héritiers directs. Si donc on n'avait égard qu'au testament, la folie ne serait peut-être pas suffisamment prouvée; mais si on compare le testament aux codicilles qui le suivent, il ne reste plus aucun doute. Qui ne voit évidemment ici la marche ordinaire des aliénations mentales? Le cercle des affections du testateur se rétrécit, le nombre de ses amis diminue, et celui de ses ennemis s'agrandit à mesure que la maladie mentale fait des progrès, jusqu'à ce qu'elle soit arrivée à sa dernière période.

II.

M. Londe (1), analysant avec soin les mémoires et le testament laissés par M. Simon Lenormand, démontre de la manière la plus péremptoire que ces écrits portaient l'empreinte d'un délire de persécution très complexe, et fit reconnaître par le tribunal que le testateur était aliéné au moment où il avait rédigé ses dernières volontés.

III.

Un homme d'une grande lucidité d'esprit, de facultés intellectuelles plus qu'ordinaires, d'une aptitude aux affaires qui avait été l'instrument d'une fortune colossale, rédige un testament dans lequel on trouve des mots passés, des phrases mal construites et embrouillées, de graves omissions. L'acte n'avait pas été fait sur papier timbré, et les deux doubles n'étaient pas conformes, toutes circonstances fort graves chez un homme d'une exactitude scrupuleuse. L'enquête démontra d'une manière évidente que le testateur, au moment où il écrivait ses volontés, était dans la première période de la paralysie générale (2).

IV.

Un ancien avocat (3) fait un testament dans lequel les codicilles sont énoncés d'une manière bizarre, tantôt à la marge, tantôt dans le corps de la page; les sommes indiquées sont écrites tantôt en toutes lettres, tantôt en chiffres seulement, quelquefois mi-partie en lettres et en chiffres; la signature est intercalée au milieu même des mots qui composent la date, et les codicilles ne sont pas signés. Toutes ces omissions et ces bizarreries, de la part d'un homme habitué aux lois

(1) *Ann. méd. psych.*, tome XII. 1848, p. 347.
(2) Moreau, *Ann. méd. psych.* 1844, tome IV, p. 96.
(3) *Ann. méd. psych.*, t. IX. 1847, p. 244.

et aux affaires, dénotaient un état de démence incomplète que tous les autres renseignements confirmèrent pleinement.

V.

Le testament de M. L..., homme instruit et d'une certaine position, fut annulé pour cause de démence (1). On y trouvait des fautes d'orthographe inaccoutumées, des mots oubliés ou tronqués (quante pour quarante), [xcuscur pour exécuteur], des lettres répétées (Pariis pour Paris), des syllabes omises. L'enquête démontra que M. L..., après avoir éprouvé des accidents nerveux assez semblables à l'épilepsie, avait eu plusieurs congestions cérébrales à la suite desquelles il était tombé dans une démence complète.

VI.

Un officier retraité (2) fait un testament au profit de sa domestique et au détriment de parents proches et très respectables. La relation du fait ne donne aucun détail sur le testament lui-même, mais on produit à l'audience une lettre écrite plus d'un an avant la pièce attaquée et dans laquelle se trouvent des lettres et des mots oubliés, des constructions grammaticales vicieuses ; le testateur y confondait les personnes et les choses, exprimait un désespoir ridicule à propos d'un incident futile et prenait un titre qui ne lui appartenait plus depuis longtemps. Une enquête médicale, à laquelle prirent part MM. Ferrus, Foville et Brière de Boismont, admit comme évidente l'existence d'une paralysie générale.

VII.

Une consultation médico-légale me fut demandée en 1861, à propos d'un testament dont la valeur était contestée : les renseignements que l'on me donna sur le testateur, mort interdit et en état de démence complète, furent insuffisants à beaucoup d'égards ; j'appris cependant que pendant la maladie qui l'emporta et qui dura trois années, il avait eu plusieurs congestions cérébrales, que sa mémoire et ses forces s'étaient progressivement affaiblies, qu'il avait eu la parole embarrassée. Ces antécédents permettaient déjà de soupçonner soit un ramollissement cérébral, soit une paralysie générale. L'examen comparatif du testament, écrit cinq jours après la première conges-

(1) *Ann. méd. psych.*, 1847, t. IX, p. 94.
(2) *Ann. d'hygiène et de médecine légale*, janvier 1852, p. 143.

tion, et de plusieurs lettres datant d'une époque antérieure à tout état morbide, me fournit des indices très précieux ; j'extrais de cette consultation les lignes suivantes :

« En comparant le testament soumis à mon examen aux lettres écrites par le malade en état de santé, on trouve dans le style, dans l'orthographe, dans l'écriture elle-même des traces irrécusables d'un trouble des facultés motrices et intellectuelles.

« L'écriture est tellement changée qu'on peut à peine la reconnaître ; c'est à peine si l'on retrouve dans l'un des mots le cachet de l'écriture normale. Elle a pris le caractère enfantin, les lettres sont mal dessinées et incomplètement formées, les jambages offrent un tremblement caractéristique, les ratures sont nombreuses, la ponctuation manque. — Les lignes d'abord droites et régulières deviennent bientôt obliquement ascendantes. Enfin la dernière phrase est à peine compréhensible et est construite d'une manière fautive. »

Or, dans toutes les lettres écrites par le s^r C..., avant sa première congestion cérébrale, et qui m'ont été présentées, l'écriture est remarquable par sa parfaite régularité, par la précision du dessin, par la rectitude des lignes, par la minutie de la ponctuation : toutes les phrases sont d'une correction parfaite.

Dans une autre lettre postérieure au testament et écrite deux mois après la première congestion cérébrale, les mouvements ont repris un peu de précision et de régularité, l'écriture est un peu plus nette, mais la signature avec son paraphe tremblé, ses lignes heurtées, ses courbes transformées en polygones, indique toujours l'existence des troubles de la motilité ; les phrases sont mal construites, les idées s'enchevêtrent les unes dans les autres et sont à peine compréhensibles. Enfin, plusieurs mots sont passés. Je n'hésitai pas à déduire de tous ces faits l'existence d'un état de démence dû à une paralysie générale ou à un ramollissement multiple du cerveau.

Ces faits sont les seuls que j'ai pu recueillir en parcourant les recueils spéciaux ; leur rareté même semble prouver que, dans les cas de ce genre, l'examen des documents écrits, considérés surtout quant à leur aspect et quant aux particularités de l'écriture, n'a peut-être pas suffisamment attiré l'attention : je crois cependant, et c'est là ma conclusion, qu'une semblable étude, bien qu'elle semble au premier coup d'œil sortir de la spécialité médicale, ne doit pas être dédaignée, car elle peut fournir en un moment donné d'utiles renseignements.

M. le Dr Morel, de Saint-Yon, confirme les opinions émises dans ce Mémoire et, s'attachant surtout à la partie médico-légale, il rappelle brièvement l'histoire d'un négociant de Saint-Omer, atteint de paralysie générale, dont M. Marcé a constaté aussi l'état mental. Il s'agissait d'établir si cet individu avait pu faire, en liberté de conscience, un testament qui déshéritait sa famille. M. Morel a fait constater la différence qui existait dans l'écriture du testament et dans l'écriture d'une lettre adressée à sa famille six mois avant la maladie. Il est des écritures, dit M. Morel, qui ont un *caractère spécifique*, faisant ressortir la coïncidence d'un état de paralysie progressive avec la rédaction d'un testament, par exemple.

Quoique, dans ce cas, le tribunal de Saint-Omer ait décidé que le testament était valable, ce n'est pas une raison pour que les médecins ne s'attachent pas aux indications que l'on peut déduire des écrits des aliénés.

M. Marcé se rappelle ce fait, et dit que c'est en effet l'un des plus remarquables que l'on puisse citer à l'appui de ses idées.

M. le Dr A. Laurent, de Saint-Yon, demande si M. Marcé n'a pas observé que le plus ou moins de légèreté des lettres, une forme d'écriture plutôt qu'une autre, telle la ronde ou l'anglaise, etc., etc., qui font distinguer une écriture féminine d'une écriture mâle, ait une certaine relation avec la profondeur du jugement et la grandeur des idées.

M. Marcé pense que cette question est en dehors des études médicales. Cependant, il s'en est occupé et il n'a pu arriver à aucune conclusion.

14

DES POLYPES DU LARYNX,

PRÉSENTATION D'UN SERRE-NOEUD RECOURBÉ,

PAR M. LE Dr MOURA-BOUROUILLON,
De Paris.

Parmi les affections dont le larynx est le siége, les polypes sont une de celles dont le diagnostic est des plus faciles à constater pour le laryngoscopiste. Avant l'emploi du miroir laryngien, ce genre de tumeur occasionnait souvent la mort. Ce funeste résultat ne sera dorénavant qu'une exception.

En effet, les polypes du larynx se développent très lentement. Leur présence peut être constatée de bonne heure. Avant que leur volume ou leur multiplication aient amené l'aphonie complète et l'asphyxie, le médecin aura tout le temps nécessaire pour trouver le moyen le plus efficace de les détruire.

Les divers essais qui ont été faits depuis quelque temps dans ce but, ne constituent encore que les tâtonnements de la chirurgie laryngienne. En 1860, nous avons signalé aux académies des sciences et de médecine l'utilité de l'écrasement des polypes situés vers l'angle antérieur de la glotte. Il faut savoir, en effet, que la nature épithéliale de ces tumeurs est la principale cause de leur friabilité ; que leur forme lobulée ou framboisée et leur insertion souvent pédiculée leur permettent de se détacher par lobules par les seuls efforts de la toux.

Aussi avons-nous pu dans maintes circonstances faire disparaître une partie de ces tumeurs par le cathétérisme aidé de la compression, et faire cesser des symptômes alarmants.

Plus tard, un confrère de Tubingue, M. Bruns, a raconté dans un long mémoire les péripéties d'une excision multiple d'un polype du larynx, à l'aide d'une pince terminée par des lames de ciseaux et introduite dans la glotte avec ce flegme allemand, que je n'oserais imiter, ni conseiller.

Ici du moins, le laryngoscope permettait à l'opérateur de guider son instrument d'une main sûre dans cette petite cavité restée depuis si longtemps inaccessible à tous nos moyens d'exploration visuelle. Mais que dire de ces opérations mort-nées que l'on voudrait inscrire au prorata de la laryngoscopie chirurgicale? Que penser de ces introductions d'instruments tranchants dans l'appareil de la voix sans le secours du miroir laryngien? Au nom de la vérité scientifique, nous les repoussons d'une manière formelle. La seule excuse que puissent invoquer ces tentatives aveugles, c'est le danger de mort.

Le malade W..., qui fait le sujet de notre communication, est un homme de quarante-et-un ans, maréchal de logis dans la garde de Paris. Sa constitution est bonne. Il a eu un chancre volant, sans manifestations constitutionnelles. Il n'a jamais été malade de la gorge, mais il *s'enrhume facilement du cerveau.*

Il y a huit ans, il a eu un premier enrouement qui a duré six ou sept mois. Un second enrouement moins long que le premier est survenu il y a trois ans. Enfin, à la fête du 15 août 1862, il s'est enrhumé et il a toussé sans cracher pendant plus de deux mois.

Aujourd'hui, 4 novembre 1862, la toux et l'enrouement sont plus prononcés depuis quatre jours. L'enrouement augmente quand il fait humide, lorsque le malade se fatigue ou s'il parle plus que d'habitude. Le timbre de sa voix est comme fêlé, dit-il.

Quelques instants après que W... s'est couché, il éprouve une espèce de picotement, de chatouillement à la gorge, et il tousse pendant quelques minutes. Cette quinte de toux se présente tous les soirs et parfois aussi dans le jour, mais avec moins d'intensité; elle cesse par le décubitus abdominal.

Le malade se souvient d'avoir craché deux ou trois fois de petits morceaux de chair, mais il ne peut préciser l'époque de ce phénomène.

W... éprouve au creux de l'estomac une certaine douleur obtuse; son appétit est assez bon.

L'auscultation de la poitrine et du larynx ne nous fait rien constater d'anormal.

Le laryngoscope, supporté sans trop de peine, nous fait découvrir sur le bord libre de la corde vocale inférieure droite, près de son insertion thyroïdienne, une tumeur du volume d'un grain de groseille, visible surtout pendant la phonation; sa surface est lisse et rouge.

Le 11, MM. les Drs Pasquier et Cuignet viennent s'assurer de l'existence de ce polype.

A défaut d'instrument spécial, nous avons procédé au cathétérisme du larynx au moyen d'une grosse bougie d'étain, et par la compression sur le cartilage thyroïde, nous avons cherché à écraser la tumeur. Plusieurs fois, à des intervalles plus ou moins éloignés, en présence de notre confrère M. Cuignet, nous avons répété cette compression sans résultat avantageux. Pendant ce temps, le polype est devenu bilobé, pédiculé et flottant.

Des pinces de diverses formes introduites dans la glotte, tantôt avec le laryngoscope, tantôt sans lui, ne nous ont pas donné plus de succès. En voyant la tumeur flotter dans la glotte, il semblait pourtant qu'il n'y eût qu'à la placer entre les mors de la pince pour la saisir ; mais elle glissait chaque fois entre ces mors, quelque précaution que nous eussions prise. Nous n'avons pas été plus heureux avec le polypotome de M. Mathieu.

Enfin, le 16 septembre dernier, après avoir fait exécuter par M. Charrière plusieurs serre-nœuds laryngiens appropriés à la disposition anatomique de l'organe de la voix de notre malade, et aidé de notre éclairage lenticulaire ou pharyngoscopique, nous avons introduit dans la glotte, avec la main droite, l'anse du serre-nœud à une profondeur de 10 à 11 centimètres. Au moment où le polype pénétrait dans l'anse, la toux est survenue et a chassé au-dessus des cordes vocales la tumeur, qui flottait dans l'orifice de la glotte. Ce n'est qu'à la troisième application de notre serre-nœud que la section du polype a été faite sans aucune entrave.

Le malade W... a immédiatement craché du sang pur cinq ou six fois. Le laryngoscope appliqué à nouveau nous a montré la glotte libre. La petite tumeur bilobée avait disparu, elle était tombée dans la poitrine, malgré la forme évasée de l'extrémité du serre-nœud. Aucun phénomène de toux ni de gêne ne s'est manifesté sur le moment, et la voix n'a repris son timbre presque naturel que trois jours après.

Au point d'insertion du polype, la muqueuse est restée légèrement tuméfiée. Nous avons porté sur ce point pendant plusieurs jours de suite l'extrémité d'un porte-caustique trempé dans une solution de nitrate d'argent, afin de détruire ce qui pouvait rester du pédicule.

Quarante-neuf heures après la section du polype, c'est-à-dire le 18 septembre, vers six heures du soir, une douleur s'est manifestée en dehors et au-dessous du sein droit ; cette douleur a augmenté dans la nuit ; elle était au plus fort de son intensité le matin du 19, et le soir du même jour elle disparaissait.

Le 20 septembre, cette douleur a reparu vers une heure ; elle a été très forte jusqu'à onze heures du soir. La nuit a été bonne à partir de ce moment.

Le matin du 21, W... a ressenti de nouveau de la douleur en se levant ; elle a été peu intense ; elle n'a duré que jusqu'à deux heures de l'après-midi et n'est plus revenue depuis.

Cette douleur de côté se faisait surtout ressentir à la fin de l'expiration; elle diminuait pendant l'inspiration, contrairement à ce qui se passe dans la pneumonie et la pleurésie; elle ne s'est accompagnée d'aucune toux, et le polype n'a pas été rejeté.

D'après ce qui précède, dit M. le Dr Liégard, de Caen, on peut conclure que le laryngoscope ne donne pas la notion des distances.

M. Moura-Bourouillon reconnaît que le plus souvent il y a illusion au sujet de la distance; il faut tenir compte aussi des mouvements du larynx qui deviennent une cause d'erreur.

DIAGNOSTIC

DE LA

LUXATION DU FÉMUR

CHEZ LES JEUNES ENFANTS,

PAR M. E. FORTIN FILS,
D'Évreux,
Étudiant à Paris.

Publier les résultats de quelques recherches anatomiques faites à l'hospice des enfants assistés, en déduire, à l'instar de ce qu'a fait M. le professeur Nélaton pour l'adulte, un signe nouveau de diagnostic de la luxation du fémur chez les jeunes enfants, tel est le but que nous nous sommes proposé; telle sera aussi, nous l'espérons, la conséquence des observations que nous allons rapporter. Ces faits ont été recueillis par nous dans le service de notre excellent maître, M. Dolbeau, et notre travail trouve dans cette circonstance une autorité que vous saurez apprécier.

Il y a quelques années, M. le professeur Nélaton, étudiant la luxation ilio-ischiatique, s'exprimait en ces termes : « Si l'on examine à « l'état normal les rapports exacts du grand trochanter avec les « saillies osseuses du bassin, on reconnaît que si le fémur est fléchi « à angle droit avec une légère adduction, le sommet du grand tro- « chanter répond à une ligne qui partirait de l'épine iliaque antéro- « supérieure pour se rendre à la partie la plus saillante de la tubé- « rosité sciatique. » (Nélaton, *Path. ext.*, 1847, t. II, p. 441)

Mais ces rapports du grand trochanter, signalés par l'illustre professeur de clinique, sont-ils les mêmes à toutes les périodes de la vie? Pour l'adulte comme pour l'enfant? l'évolution des différentes parties s'opère-t-elle d'une manière exactement parallèle? ou plutôt ce développement n'est-il pas sujet à quelques variations?

Ces questions, M. Nélaton ne les a pas abordées. Il semble surtout extraordinaire que M. Gibert (de Genève), qui déjà a enrichi la science médicale de si précieux travaux, n'ait, dans la thèse inaugurale qu'il a soutenue à la Faculté de Médecine de Paris (1859), ni mentionné les observations de M. Nélaton, ni recherché si les principes établis chez l'adulte étaient applicables aux premières années de la vie. Depuis la publication de cette thèse, trois cas de luxation du fémur se sont produits : le premier, congénital, a été observé à l'hôpital des Enfants-Malades, dans le service de M. Bouvier, qui en a communiqué l'observation à la Société de chirurgie dans sa séance du 3 octobre 1860. Les deux autres, recueillis dans le service de M. Guersant, et publiés en 1860 dans la *Gazette des hôpitaux*, étaient traumatiques. En lisant ces observations, nous n'avons pas vu que MM. Bouvier et Guersant aient examiné la position du grand trochanter; ils gardent le silence sur ce point.

Jusqu'à ce jour donc, il n'était venu à l'esprit d'aucun praticien de vérifier chez l'enfant la loi posée par M. Nélaton pour l'adulte. Sentant à cet égard le besoin d'un éclaircissement, le premier, M. Labbé, professeur agrégé de la Faculté, à l'occasion de sa thèse de concours, entreprit avec nous, dans ce but, des recherches à l'hospice des Enfants-Assistés. Depuis la thèse de M. Labbé, nous avons repris nous-même ce travail, devenu moins lourd pour nos épaules, et les trente-trois observations que nous rapportons nous sont personnelles. Mais tout d'abord disons que, soit sur le vivant, soit sur le cadavre, nous avons toujours suivi le procédé employé par M. Nélaton; ajoutons aussi que, dans nos autopsies, non content d'opérer à travers les parties molles, nous avons opéré après avoir disséqué la région et mis à découvert les trois tubérosités iliaque, trochantérienne et sciatique des deux côtés. Ainsi nous avons pu, par un second examen, vérifier notre première observation. Les résultats obtenus sont consignés dans les deux tableaux suivants :

Tableau A. — *Recherches sur le vivant.*

CATÉGORIES	Nos d'ordre.	AGE.	SEXE.	DISTANCE DU GRAND TROCHANTER		OBSERVATIONS.
				en avant de ligne ilio-ischiat.	en arrière de ligne ilio-ischiat.	
De 1 mois à 12 mois.	1	1 mois.	Garçon.	0^m,008	»	»
	2	id.	Garçon.	0^m,008	»	»
	3	2 mois 1/2.	Fille.	. . . . .	. . . . .	Du côté gauche, le bord supérieur du grand trochanter est à environ 1/2 centimètre en arrière de la ligne; à droite, la ligne passe sur le bord lui-même du grand trochanter.
De 1 ans à 3 ans.	4	13 mois.	Fille.	0^m,004	»	»
	5	17 mois.	Fille.	. . . . .	. . . . .	Le grand trochanter est sur la ligne, mais plutôt en avant.
	6	18 mois	Garçon.	. . . . .	. . . . .	Le grand trochanter est complétement en avant de la ligne.
	7	21 mois.	Fille.	0^m,004	»	»
De 3 ans à 10 ans.	8	3 ans 1/2.	Fille.	. . . . .	. . . . .	La ligne suit le bord supérieur du grand trochanter.
	9	5 ans.	Garçon.	. . . . .	. . . . .	Idem.
	10	8 ans.	Garçon.	. . . . .	. . . . .	La ligne empiète un peu sur le grand trochanter.
	11	9 ans.	Garçon.	. . . . .	. . . . .	La ligne empiète un peu plus que chez le précédent.
	12	10 ans.	Garçon.	. . . . .	. . . . .	La ligne passe exactement sur la partie saillante du grand trochanter.

Tableau B. — *Recherches sur le cadavre.*

CATÉGORIES	Nos d'ordre.	AGE.	SEXE.	DISTANCE DU GRAND TROCHANTER		OBSERVATIONS.
				en avant de ligne ilio-ischiat.	en arrière de ligne ilio-ischiat.	
	1	8 jours.	Garçon.	0^m,01	»	
	2	9 jours.	Garçon.	0^m,006	»	
	3	10 jours.	Fille.	0^m,01	»	
	4	10 jours.	Garçon.	0^m,01	»	
De 8 jours	5	11 jours.	Fille.	0^m,004	»	
à	6	12 jours.	Fille.	1/2 cent.	»	
1 mois	7	16 jours.	Fille.	0^m,002	»	
	8	19 jours.	Fille.	0^m,01	»	
	9	19 jours.	Garçon.	0^m,01	»	
	10	20 jours.	Fille.	0^m,004	»	
	11	29 jours.	Fille.	0^m,004	»	
	12	1 mois 3 j.	Garçon.	0^m,008	»	
	13	1 mois 11 j.	Fille.	1/2 cent.	»	
	14	6 semaines.	Fille.	0^m,012	»	
	15	1 mois 17 j.	Garçon.	»	»	La ligne passe sur le bord supérieur du grand trochanter.
De 1 mois	16	7 semaines.	Fille.	0^m,008	»	
à	17	7 semaines.	Fille.	»	»	La ligne passe exactement sur le grand trochanter.
3 mois.	18	2 mois 7 j.	Garçon.	1/2 cent.	»	
	19	2 mois 19 j.	Garçon.	0^m,004	»	
De 3 mois	20	3 mois 1/2.	Fille.	0^m,008	»	
à 1 an.	21	9 mois.	Garçon.	0^m,01	»	

Comme on le voit par ces tableaux se complétant l'un l'autre, nous avons examiné la position du grand trochanter à tous les âges chez l'enfant, depuis la première semaine après sa naissance jusqu'à dix ans. Remarquons d'abord que, sur les trente-trois cas, quatre fois seulement (obs. 8ᵉ et 9ᵉ du tableau A; obs. 15ᵉ et 17ᵉ du tableau B), le grand trochanter s'est trouvé suivant la direction de la ligne ilio-ischiatique; — Dans un cas, il y a eu doute (obs. 5ᵉ du tableau A), la tubérosité, quoique sur la ligne, nous ayant paru être plutôt en avant. Nous ne ferons que mentionner la différence de position des trochanters chez la fille du numéro 3 de notre premier tableau, cette enfant devant nous occuper ultérieurement.— Maintenant, si l'on veut prendre une idée d'ensemble, on constatera que, chez les enfants âgés de moins d'un an le grand trochanter était situé en avant de la ligne ilio-sciatique, d'une distance qui a varié entre 0ᵐ,002 et 0ᵐ,01. Cette distance minimum 2 millimètres n'a été trouvée qu'une seule fois (obs. 7ᵉ du tableau A); — entre un an et deux ans, le grand trochanter, toujours placé comme précédemment, la distance a été de 4 millimètres; — entre trois et cinq ans, la tubérosité se trouvait sur la direction de la ligne (obs. 8ᵉ et 9ᵉ du tableau A); — enfin, à partir de dix ans, la ligne a empiété plus ou moins sur cette tubérosité.

La conclusion à tirer des faits qui précèdent nous semble être la suivante, que nous emprunterons à la thèse de M. Labbé : « Chez « les enfants, dit-il, depuis la naissance jusqu'à six mois, le grand « trochanter, au lieu de se trouver sur la direction de la ligne ilio-« ischiatique, est situé plus en avant, et la distance qui l'en sépare « varie entre 8 et 12 millimètres. A partir de cette époque, le grand « trochanter, en se développant, se rapproche de la ligne, si bien « que vers l'âge de trois ans, son bord supérieur est exactement situé « à son niveau. Sur des enfants de sept, huit, neuf et dix ans, la ligne « qui réunit l'ischion et l'épine iliaque passe sur la partie la plus « saillante du grand trochanter. Il est, du reste, impossible de for-« muler des résultats plus précis, car il y a évidemment des variétés « individuelles; mais on peut affirmer que, chez un enfant qui n'a « pas deux ans, et même peut-être un peu plus tard, lorsque les « trois saillies sont disposées sur la même ligne, la tête fémorale a « évidemment abandonné sa cavité. Ainsi, chez un adulte, pour « qu'il y ait luxation, il faut que le grand trochanter déborde en « arrière de la ligne ilio-ischiatique, tandis que chez un très jeune « enfant la luxation existe alors que le grand trochanter n'est « encore qu'au niveau de cette même ligne. » (Labbé, *Thèse de concours*, 1863, p. 88).

Ainsi l'examen seul de la position du grand trochanter, relativement aux tubérosités iliaque et sciatique, permettra de soupçonner une luxation du fémur chez un très jeune enfant; mais, dans ces circonstances, comme toujours, tous les symptômes appartenant à la lésion doivent être pris en sérieuse considération ; de leur ensemble résultera un diagnostic positif et certain. C'est ainsi qu'a procédé M. Dolbeau, et qu'il nous a montré comment nous devions procéder nous-même. Le 7 mai dernier, entrait dans ses salles une petite fille de deux mois et demi (observ. 3e du tableau A.). A l'examen, il trouva à la partie supérieure et antérieure de la cuisse un empâtement profond s'étendant jusqu'à la superficie, avec une teinte rosée de téguments. La cuisse était douloureuse à la pression. Les jours suivants, le gonflement s'étendit successivement vers la jambe et vers le pied ; la rougeur des téguments se propagea par plaques à la manière d'un érysipèle. Quelques jours après, l'engorgement de la cuisse et de la jambe était notablement diminué ; le pied seul était resté rose et gonflé. Le 15 suivant, à la visite du matin, la sœur du service nous dit avoir constaté que le membre abdominal gauche présentait quelque chose de singulier, qu'il était très mobile vers la hanche, et que l'enfant paraissait le mouvoir difficilement ; elle croyait que la cuisse était cassée. L'examen ne fit découvrir aucune solution de continuité, et M. Dolbeau déclara la fracture ne pas exister. Portant alors son attention du côté de la hanche, M. Dolbeau s'assura de la position du grand trochanter, par rapport à la ligne ilio-ischiatique ; or, cette tubérosité débordait en arrière d'environ 6 millimètres. Etudiant ensuite les autres symptômes, ce chirurgien constata les particularités suivantes : l'enfant, couché sur le dos, conserve une attitude toujours la même. Le membre malade (le gauche) est dans la flexion et repose sur son côté externe, dans une immobilité presque complète. Le membre sain, très mobile, se dirige instinctivement, de manière que le pied droit s'applique vers la partie inférieure de la jambe malade comme pour la soutenir. Si l'on pince les orteils du côté sain, aussitôt l'enfant retire son membre ; au contraire, la même manœuvre exécutée sur le membre malade provoque des cris en même temps que ce membre reste immobile, évidemment en raison de la douleur qu'occasionnent les mouvements. Tout le membre malade, et en particulier le pied, sont œdémateux et présentent une teinte rosée. Rien de particulier à noter du côté du pli de l'aine ni de la grande lèvre ; mais, à première vue, la cuisse saine paraît plus longue que l'autre.

La mensuration de l'épine iliaque antéro-supérieure au condyle externe du fémur donne 1 centimètre à l'avantage du côté sain. — En tenant l'enfant dans la position verticale, on remarque que le membre malade est pendant et immobile, tandis que l'autre s'agite et se porte continuellement en haut. Le pli fessier est un peu plus relevé du côté malade, et la fesse correspondante un peu plus arrondie ; elle est manifestement plus douloureuse vers la région qui correspond à la tête fémorale. Du côté droit, le grand trochanter est en avant de la ligne.

En faisant l'extension de la cuisse, on peut facilement constater la locomotion de la tête fémorale et rétablir les os dans leurs rapports normaux. L'articulation jouit donc d'une mobilité excessive, et c'est là ce qui avait attiré l'attention des gens du service. Ajoutons que tous les mouvements communiqués, les pressions sur le grand trochanter, provoquent des douleurs vives. Toutes ces considérations firent porter le diagnostic suivant : Coxalgie avec luxation spontanée de la tête fémorale sur le sourcil cotyloïdien.

Le 2 juin suivant, cette enfant fut atteinte d'une parotidite ; un abcès se forma et fut incisé le même jour ; mais il resta une fistule. Le 21 du même mois, l'enfant s'éteignait épuisée.

L'autopsie fut faite les 23 et 24 par M. le Dr Panas, chargé du service par intérim. L'observation que nous en avons rédigée est curieuse à beaucoup d'égards, mais nous n'en extraierons que ce qui a trait à la question qui nous occupe.

Autopsie. — Le membre inférieur gauche est augmenté de volume et infiltré ; le pli fessier dépasse son niveau ordinaire ; élévation de quelques millimètres et à peine sensible de la hanche ; — raccourcissement de 1/2 centimètre, les deux épines iliaques antérieures étant sur une même ligne transversale, et les deux membres placés à égale distance d'un plan médian, passant par la ligne blanche ; tendance du membre gauche à la flexion avec adduction et rotation en dedans. On peut facilement imprimer au membre tous ses mouvements. Le grand trochanter, dont la saillie est normale, est situé en arrière et à 2 centimètres de la ligne, tandis que du côté sain il n'en est distant que de 1 centimètre. Les membres étendus et dans la même position, la mensuration, de l'épine iliaque antéro-supérieure à la malléole externe, donne un raccourcissement de 1 centimètre pour le côté malade.

A la partie antérieure du grand trochanter se trouve un foyer purulent du volume d'une noix, rempli de pus crémeux et tapissé par une membrane de nouvelle formation ; au fond de ce foyer, au-devant du grand trochanter, existe un orifice par lequel s'écoule une grande quantité de pus et qui conduit dans une vaste poche purulente, située sous le fascia iliaca, laissant le muscle iliaque étalé à son côté externe, et les vaisseaux iliaques à son côté interne, où l'on observe une chaîne de ganglions engorgés. La paroi interne de ce foyer est tapissée de fausses membranes et de tractus caséiformes. Immédiatement en dehors de l'éminence iléo-pectinée, sur la partie antérieure de la capsule fémorale, on voit un orifice assez large, pouvant permettre l'introduction d'une sonde de femme, et qui conduit dans l'intérieur de l'articulation coxo-fémorale où l'on sent les surfaces osseuses dénudées.

En ouvrant la capsule articulaire en arrière, on voit le trou de communication de l'articulation avec le foyer. La tête fémorale a

complètement disparu; la capsule est tomenteuse; le bourrelet cotyloïdien est conservé, ainsi que le paquet graisseux de la cavité, lequel
paquet n'est pas augmenté de volume. Il y a disjonction de l'os iliaque
d'avec l'ischion et le pubis. Le cartilage est encore conservé, au
moins en partie, au centre de la cavité, tandis que dans les parties
supérieure et inférieure de cette même cavité, il manque absolument;
à ce niveau, l'os est rugueux et friable. La partie supérieure du fémur
est ramollie et tout le grand trochanter est encore cartilagineux;
une coupe du fémur montre que la lésion était limitée au voisinage
de la portion détruite. La colonne vertébrale est saine.

Il est facile de voir qu'il y a eu chez cette enfant primitivement une
luxation de la tête fémorale, puis une coxalgie qui a suppuré. N'ayant
pas ici pour but de discuter la marche singulière qu'a suivie l'affection chez notre petite malade, non plus que la simultanéité et l'analogie des lésions anatomiques que nous ont présentées, à l'autopsie,
les articulations coxo-fémorale et temporo-maxillaire, nous ferons
remarquer que le diagnostic a été confirmé, et surtout que c'est par
l'examen de la position du grand trochanter, par rapport aux diverses
saillies osseuses du bassin, que M. Dolbeau a diagnostiqué cette
coxalgie avec luxation du fémur.

Ainsi, un fait clinique est venu confirmer la conclusion que nous
avons tirée de nos recherches anatomiques.

Aussi ne nous semble-t-il pas téméraire d'avancer cette proposition : qu'appelé près d'un enfant âgé de deux ans et demi au plus,
qui souffre dans l'articulation de la hanche ou dont les membres inférieurs présentent quelque chose d'insolite ou d'anormal, le praticien
pourra, par l'inspection des rapports du grand trochanter avec les
saillies osseuses du bassin, diagnostiquer une luxation du fémur. Ces
rapports reconnus, le diagnostic sera confirmé ensuite par l'étude
des autres symptômes.

M. Dolbeau ayant appelé notre attention sur ce point de la science,
à l'occasion de la petite malade dont je vous ai rapporté l'observation, nous avons cru qu'il pouvait être utile pour tous de faire connaître le résultat de nos recherches. Assurément, et surtout à une
évolution avancée de la maladie, la luxation du fémur est facile à
reconnaître. Cependant on ne peut se dissimuler que souvent, et
surtout dans les premières années de la vie, si elle n'a pas passé
inaperçue, elle a échappé à la sagacité des meilleurs observateurs;
et nous demeurons convaincu qu'en tenant compte des détails précis
que nous venons de donner, on évitera l'erreur, et il deviendra
facile de diagnostiquer la luxation du fémur chez les très jeunes
enfants, affection moins rare, peut-être, qu'on ne la crue jusqu'à ce
jour.

DES

RESTAURATIONS BUCCALES

(DIVISIONS PALATINES SYPHILITIQUES, CONGÉNITALES OU ACQUISES
DE LA VOUTE ET DU VOILE. — RESTAURATIONS DES MAXILLAIRES
APRÈS LEUR ABLATION TOTALE OU PARTIELLE),

PAR M. PRÉTERRE,

Dentiste américain.

La chirurgie, Messieurs, a fait trop souvent appel à la mécanique,
pour ne pas écouter favorablement ses propositions, et la prothèse,
qui emprunte à cette dernière presque tous ses moyens, a formé
pendant longtemps, comme vous le savez, l'une des divisions de la
chirurgie.

Les traités de pathologie externe paraissent l'avoir oublié, et, à
l'exception de Vidal (de Cassis), où il lui est consacré quelques pages,
la prothèse est partout ailleurs passée presque sous silence. On ne peut
cependant pas l'accuser d'être demeurée stationnaire ; chacun de vous,
Messieurs, sait mieux que moi ce qu'elle a réalisé pour les membres
en particulier, sans en excepter la main, si longtemps le désespoir du
mécanicien. N'est-ce pas plutôt dans la confiance que les efforts de
l'artiste ont su inspirer au chirurgien, qu'il faut chercher la raison de
l'abandon plus apparent que réel, que celui-ci a fait de l'une de ses
prérogatives? Je l'ai pensé, Messieurs, et j'ai tenté, pour mériter le
même honneur, de faire faire les mêmes progrès à une branche de la
prothèse très négligée jusqu'ici.

Les obturateurs palatins que je n'ai que perfectionnés et simplifiés
constituaient à eux seuls presque toute la *prothèse buccale* ; mais
pour les divisions du voile du palais, congénitales ou syphilitiques,
pour les larges fissures qui font communiquer la bouche, l'arrière-
bouche et les fosses nasales, et connues sous le nom de *gueules de
loup*, pour remédier soit à l'ablation du maxillaire supérieur, soit à

celle du maxillaire inférieur, pour remédier enfin aux résections partielles, aux désordres si bizarres et si multiples que produisent les projectiles de guerre, ou à ceux plus réguliers, mais non moins considérables qui suivent les opérations depuis l'enlèvement d'une portion d'alvéole, jusqu'à l'ablation totale du *maxillaire inférieur*, la prothèse, dis-je, n'avait rien fait et ne pouvait rien, lorsque la chirurgie l'appelait à son aide.

J'ai abordé chacun de ces problèmes, et si l'ardeur, que j'ai mise à en poursuivre la solution, ne m'empêche pas de bien juger les conséquences de mes efforts, je crois pouvoir dire que les opérations pratiquées sur la face pour atteindre les tumeurs cachées dans ses profondeurs, ont, dans ces dernières années, où j'ai fait connaître mes travaux, été plus nombreuses que par le passé.

La chirurgie a osé davantage ; l'auxiliaire que je lui ai offert, pour réparer les brèches qu'elle ouvrait, a agrandi son champ d'action, et les pièces à l'appui prouvent que chacun de mes progrès a été marqué par le succès de quelques-unes de ses plus hardies tentatives. Il est un certain nombre de cas, même après les plus beaux succès de reproductions osseuses, où la prudence conseille de ne rien entreprendre, et qui jusqu'ici restent de mon domaine, avec ceux où le résultat n'a pas répondu à l'attente du chirurgien.

On paraît, du reste, revenu de l'enthousiasme que la staphyloraphie avait excité, et le jugement, que portent de cette opération les chirurgiens les plus autorisés, lui est très peu favorable.

Ferguson, dans une statistique non moins nombreuse que celle de Roux, arrive à peu près aux mêmes résultats que ce dernier et qui ne laissent, comme on sait, que trop à faire.

Les avantages obtenus par ces réparations, la parole souvent instantanément rendue, la déglutition permise, la salive retenue, et avec elle la digestion possible, se présentent trop aisément à l'esprit du chirurgien pour qu'il soit nécessaire de m'y arrêter ici, et je préfère pour vous permettre d'apprécier mes appareils, vous les présenter et les soumettre à votre jugement.

Les appareils formant ma collection, peuvent être classés de la manière suivante :

1° Restaurations du maxillaire supérieur et du maxillaire inférieur, après leur ablation totale ou partielle ; 2° obturateurs des fissures congénitales ou acquises de la voûte et du voile du palais, ne remplaçant pas seulement la substance perdue, mais rétablissant les fonctions ; 3° restaurations des plaies d'armes de guerre.

Les campagnes de Crimée et d'Italie m'ont fourni l'occasion de réparer les désordres les plus graves, les plus multiples que puissent produire sur la face les projectiles lancés par la poudre. Les exemples que j'expose avec des descriptions sommaires, les résument tous.

Ces désordres m'ont opposé les difficultés les plus grandes, que, j'ose le dire, la prothèse puisse jamais rencontrer.

Les figures ci-après donnent une idée exacte des résultats heureux que l'on peut obtenir :

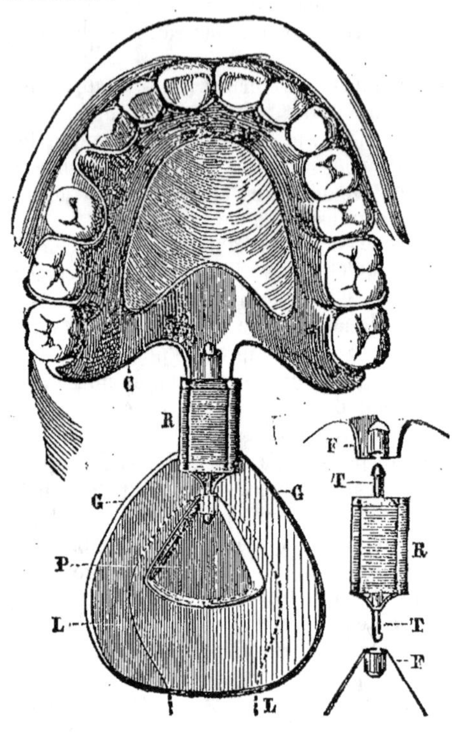

Fig. 1.

Division syphilitique du voile du palais. — Obturateur complexe.

Dr Demarquay.

LL, ligne ponctuée indiquant l'étendue de la lésion ; C, base de l'appareil en or, à laquelle est attaché un ressort combiné R, en or trempé plat sur le milieu et à spirale sur les côtés.

P, petite plaque en or supportant le caoutchouc ; GG, lame en caoutchouc maintenue sur la fissure par les ressorts R et la petite plaque P.

La figure détaillée indique les moyens de jonction de la portion postérieure avec la base.

F, gaîne.

F, tenon à baïonnette s'engageant dans la gaîne et se fixant par un demi-tour.

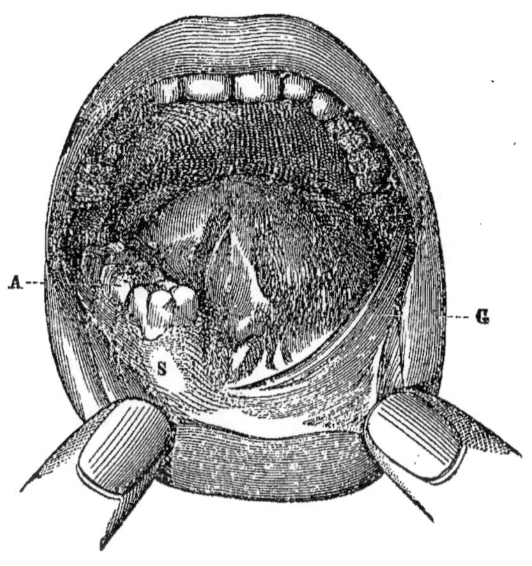

Lésion fig. 2.

Mutilation du maxillaire inférieur.

(Hôpital du Val-de-Grâce. — Service de M. Legouest.)

S, portion restante de la branche droite avec les trois dents molaires conservées A.

G, arc fibreux sur lequel repose la base de l'appareil.

15

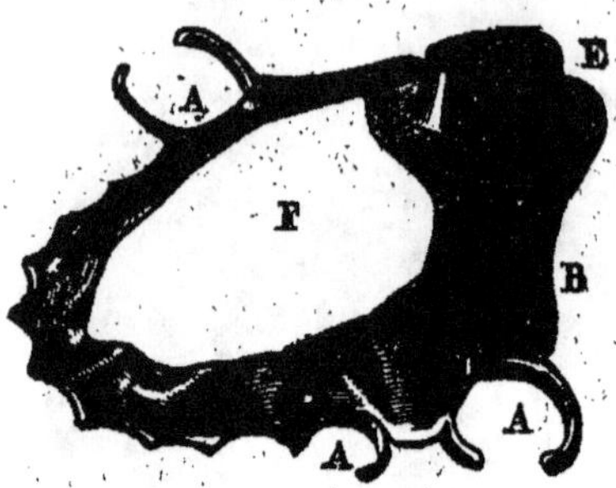

Fig. 3.

Appareil métallique contentif destiné à prévenir la déformation de l'arcade dentaire supérieure.

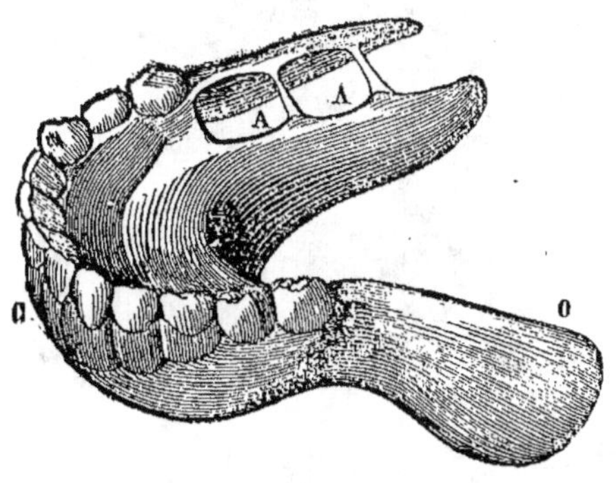

Fig. 4.

Appareil de la mâchoire inférieure.

C, base de l'appareil supportant l'arcade dentaire artificielle.

AA, lames métalliques embrassant la couronne des dents conservées.

O, extrémités en forme de spatule élargie.

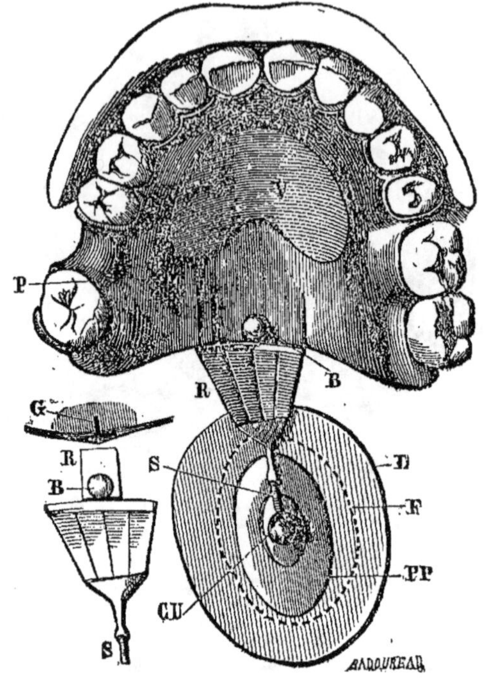

Fig. 5.

Obturateur du voile du palais. — (Division syphilitique).

Professeur Trousseau.

Ulcération syphilitique occupant la partie latérale du voile du palais et circonscrite dans la figure par la ligne ponctuée F. — V, voûte palatine. — P, base en or. — L, lame en caoutchouc obturant la perforation et supportée par PP, petite plaque en or surmontée elle-même par une autre petite plaque à laquelle est soudée, CU, une boule formant charnière universelle. S, vis servant à rapprocher la lame en caoutchouc vers la base P. — R, combinaison de ressorts en or trempé, servant à maintenir la lame en caoutchouc sur la perforation malgré sa latéralité.

B, bouton et ressort bracelet unissant la portion postérieure avec la portion antérieure.

G, fente dans laquelle entre le bouton du ressort B.

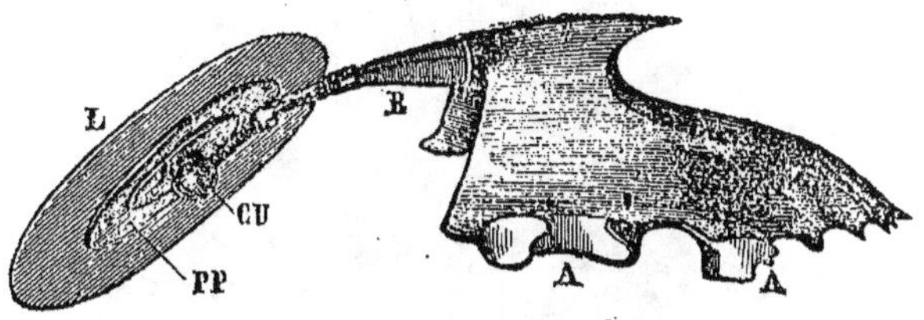

Fig. 6

Obturateur précédent vu de profil.

AA, anneaux fixant l'appareil aux dents.

R, ressort combiné supportant la lame L en caoutchouc, qui sert à obturer la perforation.

PP, petite plaque ovale en or servant avec un autre sur le côté opposé à enserrer la lame en caoutchouc L.

La plaque PP est surmontée d'une autre plus petite à laquelle est soudée CU, la charnière universelle, qui, à l'aide de la petite plaque PP et du ressort R, tiennent la lame en caoutchouc constamment appliquée sur la perforation, même pendant les mouvements de la déglutition et de la phonation.

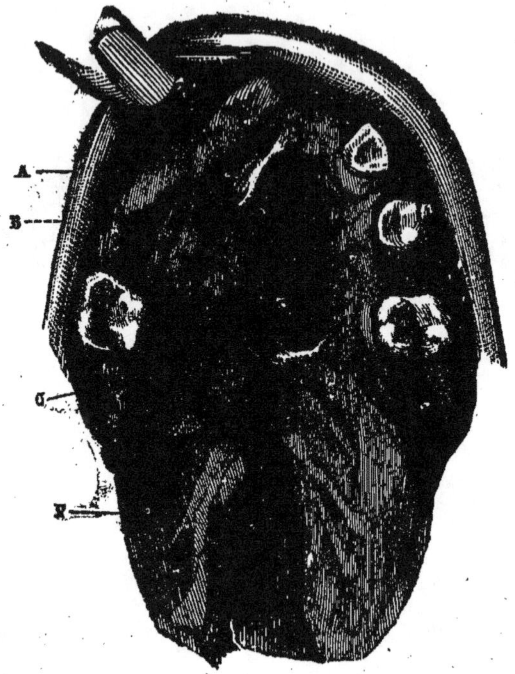

Lésion fig. 7.

AB, portion antérieure à la lésion de la voûte.
C, portion postérieure de la lésion.
F, division du voile.

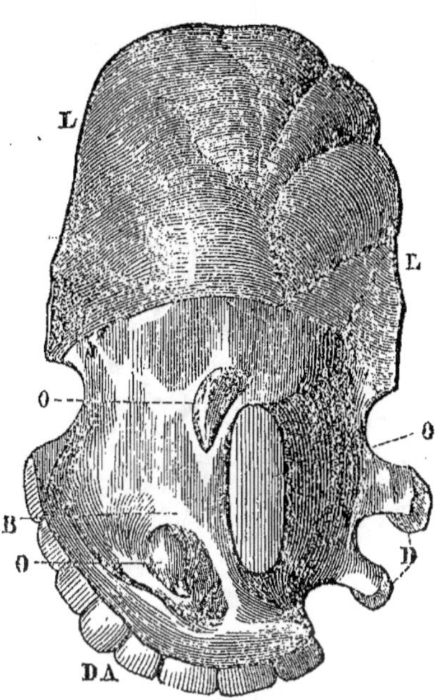

Appareil fig. 8.

Obturateur de la voûte et du voile du palais. — Accidents syphilitiques.

(Hôpital de Bicêtre.) — Dr Broca.

OOO, éminences fermant des ouvertures multiples de la voûte.
DA, dents artificielles.
B, base de l'appareil en vulcanite.
LL, lame en caoutchouc allant s'amincissant de la base au sommet,
le tout obtenu d'un seul jet.

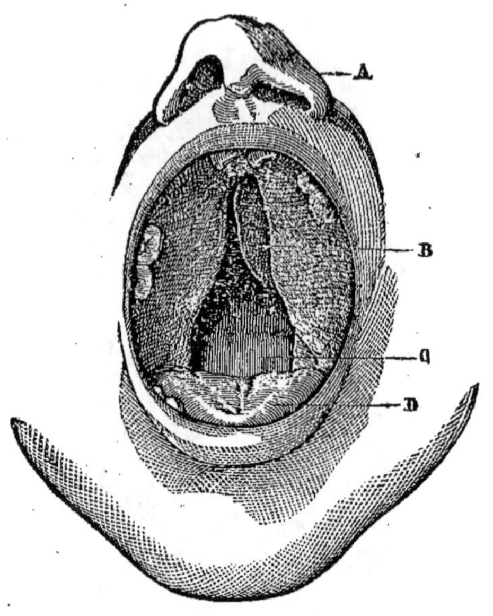

Lésion fig. 9.

Division congénitale de la voûte et du voile du palais.

Dr Debout.

A, narine gauche restée épatée par suite du débridement trop peu étendu de la partie supérieure des bords de la fissure nasale B, le vomer fixé au maxillaire gauche. La distance qui sépare les deux moitiés du voile du palais est beaucoup plus considérable que d'habitude; elle est le résultat de l'insuccès de l'opération de staphylorraphie tentée par M. Roux.

On aperçoit au fond de la gorge une sorte de plan musculaire C, saillant surtout lorsque le malade fait un mouvement de déglutition.

Il semble alors que la paroi postérieure du pharynx, sous l'influence des contractions du pharyngo-staphylin, se projette en avant comme pour combler la division du voile du palais.

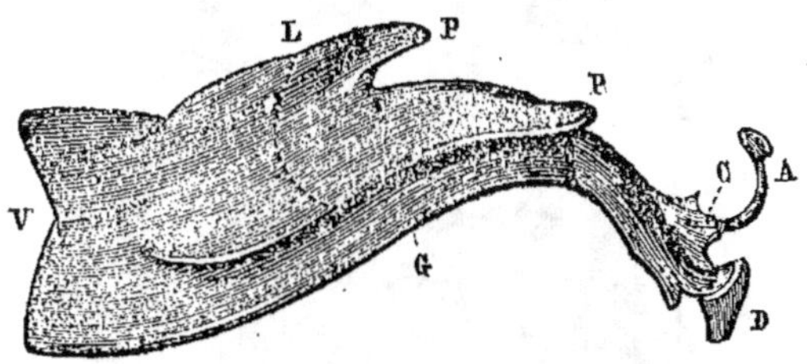

Fig. 10.

Obturateur de la lésion précédente.

CA, crochet et charnière à ressort fixant l'appareil sur le bord antérieur de l'alvéole.

D, Dents supportées par l'appareil.

PP, cornes de l'appareil s'engageant dans le bord antérieur de la lésion.

G, ligne de démarcation de la portion inférieure et de la portion supérieure de l'appareil.

L, ligne ponctuée indiquant la terminaison de la portion dure de l'appareil et le commencement de la portion souple V de l'appareil.

Cet appareil est obtenu d'un seul jet.

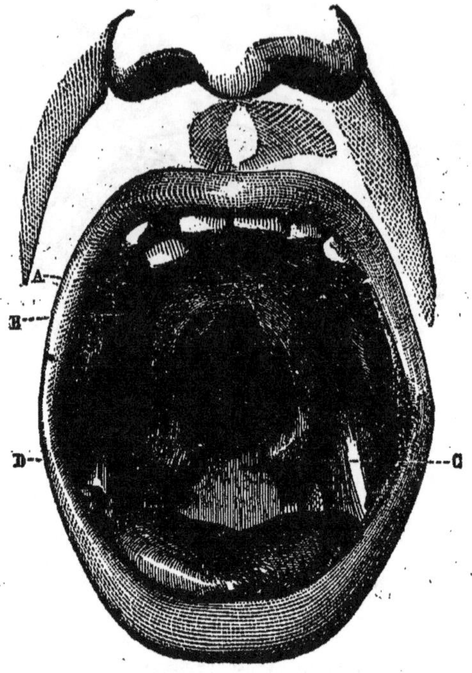

Lésion fig. **11.**

Division congénitale de la voûte et du voile.

(Hôtel-Dieu) — Professeur Trousseau.

AB, partie antérieure de la lésion.
DC, tubercule présentant les portions latérales de la luette divisée.

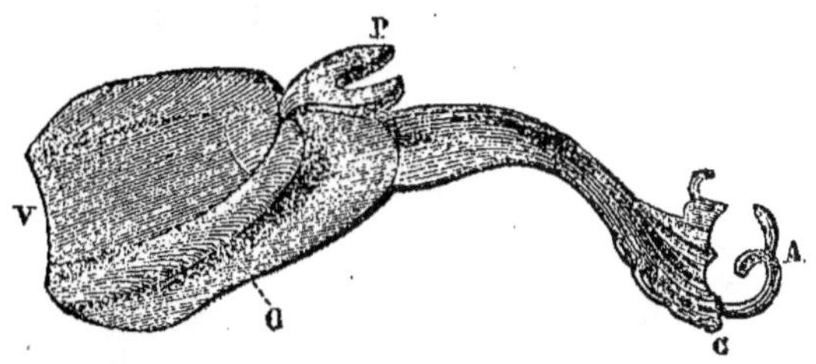

Appareil fig. 12.

AC, crochet à charnière maintenant l'appareil au bord antérieur de l'alvéole.

P, ailette s'engageant sur le bord antérieur de l'ouverture.

G, portion inférieure de l'appareil et rebord s'adaptant aux côtés latéraux de la division palatine.

V, voile du palais.

Cet appareil est composé, d'une part de P à CA, d'une lame métallique supportant le rebord G en vulcanite, qui lui-même supporte le voile V en caoutchouc souple.

DES INJECTIONS

DE

SOLUTIONS DE NITRATE D'ARGENT

DANS LES CAVERNES PULMONAIRES,

PAR M. LE Dr GOURDIN,
De Paris.

Je ne viens pas, Messieurs, vous faire part d'un fait nouveau dans la science ; déjà M. Green, de New-York, et M. le professeur Bennet, d'Édimbourg, ont pratiqué les injections de nitrate d'argent dans les bronches pour tenter la guérison de cavernes pulmonaires. Je désire seulement vous entretenir d'un fait brut, de la pratique pour la première fois, en France, de cette opération, opération encore pour moi sans résultats bien grands, mais ayant déjà des conséquences favorables pour le malade, et qui me permet d'entrevoir d'heureux effets pour l'avenir.

Lorsque je soutins ma thèse pour le doctorat en médecine, en 1861, je me suis occupé, dans un de ses chapitres, de la valeur que pouvait avoir le traitement des cavernes pulmonaires par les injections de solutions de nitrate d'argent. A cette époque je n'avais aucune observation à citer. J'avais bien lu dans les journaux de médecine, qu'en Amérique, M. Green avait obtenu de brillants résultats avec le moyen sus-cité dans des cas de tuberculose pulmonaire avec cavernes ; toujours dans les journaux, j'avais appris qu'il comptait les guérisons en grand nombre ; mais, d'un autre côté, M. Bennet publia qu'il n'avait obtenu dans les cas analogues que quelques rares guérisons, disant pourtant qu'en général une grande amélioration dans la position du souffrant avait été remarquée. M. Bennet fit plus que de proclamer ses résultats, il donna le mode opératoire et le dosage des solutions.

A cette époque (1861), désireux de voir les effets que pouvaient produire ces injections, je fis quelques démarches auprès de mon excellent chef de service, pour qu'il m'autorisât à pratiquer cette opération sur des malades de ses salles. Mais malgré sa bienveillance habituelle il ne put se résoudre à faire droit à ma demande.

Force me fut donc d'attendre qu'une occasion favorable se présentât dans ma pratique commençante.

C'est alors, Messieurs, que je me suis aperçu combien cette opération portait d'effroi, non pas tant aux malades qui, arrivés à un certain degré et voyant leur maladie s'aggraver de jour en jour, se soumettraient à n'importe quoi, mais aux praticiens qui avaient été appelés auprès d'eux.

Quelques-uns de mes confrères eurent la bonté de me demander avec eux auprès de certains malades, trop condamnés malheureusement, pour voir s'il n'y avait plus rien à tenter; mais, dès que je parlais de l'injection au nitrate d'argent, je me trouvais en complète opposition avec eux, la famille hésitait, enfin de compte le malade mourait sans que l'opération eût été faite et l'ocasion était manquée.

On me disait que ce moyen n'était pas sans dangers; que le malade pouvait mourir pendant ou après l'injection, soit par suite de spasmes de la glotte, soit par asphyxie, ce qui est fort désagréable pour le praticien; que les observations de MM. Green et Bennet venaient de bien loin; qu'en admettant même que l'opération réussît bien, je ne devais pas espérer sauver des malades aussi près de la tombe; qu'enfin il n'était pas démontré que le liquide injecté parvînt jusqu'à l'intérieur des cavernes.

Tout cela était, et est encore, en partie, des objections sérieuses; on pouvait même y en ajouter d'autres auxquelles je ne pouvais toujours répondre qu'en citant les faits de New-York et d'Édimbourg, et auxquelles je ne puis encore opposer aujourd'hui que l'observation suivante que j'ai désiré vous communiquer, pensant que c'était surtout de faits neufs ou presque neufs dont on devait s'occuper dans un congrès comme celui auquel la Société Médecine de Rouen a eu l'heureuse initiative de nous convoquer.

Le 8 août dernier, H..., ouvrier lithographe, me fut adressé par un confrère pour être traité d'une tuberculose pulmonaire avancée.

Ce malade a quarante-deux ans, — il est lymphatico-nerveux, — n'accuse, comme maladies antérieures, qu'une pneumonie en 1855. —Comme hérédité, rien. Son père est mort à quatre-vingt-quatre ans d'une fluxion de poitrine; sa mère a été enlevée par un croup; ses trois sœurs sont en bonne santé; ses oncles et ses tantes sont bien portants.

En mai 1859, il ressent les premières atteintes de sa maladie, à la suite d'une averse qu'il reçoit étant en état de forte transpiration. — Cette première poussée est soulagée par les calmants.

En août 1861, l'inspiration habituelle de poussières ramène la maladie à l'état aigu.

En novembre de la même année, apparaissent les crachements de sang. — Le malade part à la campagne fin novembre, et la maladie y suit lentement son cours.

En mars 1862, il revient à Paris, — il a dépensé ses économies à se faire soigner, — il se trouve tout aussi mal qu'à l'époque de son départ, — il change de médecins aussi souvent que sa fantaisie ou celle de ses voisins le lui fait désirer.

Enfin le sujet m'est envoyé.

Je ne vous répéterai pas en détail tout le diagnostic d'une tuberculose pulmonaire arrivée à tous les degrés. Il y avait là matité, ici exagération du son. — A gauche, de la respiration rude et prolongée. — A droite, de gros râles, du gargouillement et quelques craquements. — Joignez à cela l'essoufflement, la toux fréquente, l'amaigrissement, les sueurs nocturnes, les hémoptysies, la dyspnée, les douleurs pleurales, la diarrhée, les vomissements, les digestions pesantes, la voix cassée, les ongles hippocratiques, le liseré gengival, et vous aurez un aperçu complet de l'état du malade, — rien ne manquait. — Avec cela, il rendait la valeur d'un litre et demi de crachats en vingt-quatre heures.

Vous avouerez que le cas n'était pas brillant, et, dès le premier jour, je considérai cet homme comme perdu, mais je pensai aussi que je pouvais le soulager.

Quoi qu'il en fût, le malade fut mis au traitement par le tartre stibié à haute dose (0,20), par jour, — pendant trois semaines.

Les travaux de H..., suspendus les trois premiers jours du traitement, furent continués dès le quatrième. A partir de cette époque, les crachats sanglants diminuèrent rapidement : au bout d'une semaine, il n'y avait plus que quelques filets rouges disséminés au milieu de crachats épais, collants et verdâtres. — L'état fébrile tombait rapidement.

A la fin de la deuxième semaine, le sang avait complétement disparu. — Le malade respirait plus facilement ; — l'expectoration se faisait moins péniblement ; — il pouvait prendre du sommeil et l'appétit se relevait.

Au bout de trois semaines, l'état fébrile avait complètement disparu, mais il nous restait des cavernes disséminées dans tout le poumon droit, sans préjudice de celles moins nombreuses du poumon gauche et des tubercules crus ou en voie de ramollissement existant des deux côtés. — L'expectoration n'avait diminué que d'un demi-litre par vingt-quatre heures, ce dont le malade était déjà fort content, mais ce qui ne suffisait pas.

Enfin, au commencement de septembre, je parlai à ce client de lui pratiquer une injection dans les bronches pour essayer d'atteindre directement le mal ; et, à ma grande satisfaction, il accepta avec empressement ce nouveau mode de traitement qui allait lui donner de nouvelles espérances. — L'usage du tartre stibié l'avait rudement secoué les premiers jours ; il s'était vu sortir de cette épreuve avec du mieux, et il avait acquis cette confiance si utile au praticien.

Le jour de l'opération fut fixé au 8.

Je pris, ainsi que le conseille M. Bennet, une sonde en gomme élastique, — légèrement coudée et longue de 40 centimètres. — Une petite seringue en verre fut chargée avec une solution de nitrate d'argent contenant 2 0/0 de nitrate cristallisé. — La seringue renfermait 15 grammes de liquide. — Puis, le malade étant assis sur une chaise longue, la tête appuyée dans un des trous du capitonement du meuble, je me mis directement en face de lui. — Un aide, placé à ma droite, abaissa fortement la langue avec l'instrument de M. Trousseau destiné à cet usage ; — le patient fit une forte inspiration, et j'essayai l'introduction de la sonde sans la guider sur le doigt introduit dans la bouche. — La flexibilité de l'instrument ne permit pas ainsi son introduction dans l'orifice glottique dont les bords, touchés légèrement, furent assez excités pour produire des efforts de vomissement et une petite quinte de toux.

La toux calmée, la langue fut de nouveau abaissée. — J'introduisis le doigt indicateur gauche presque derrière l'épiglotte ; — la sonde glissa sur ce conducteur et entra dans l'orifice de la glotte qui, en se contractant fortement, ne laissa pénétrer que 12 centimèt. de sonde à partir de son ouverture, attendu que la flexibilité de la sonde ne me permettait pas de vaincre la résistance qui m'était opposée ; dans les mouvements que je fis pour essayer de la surmonter, l'extrémité libre de l'instrument passa à droite, et l'aide, placé à ma gauche, avec la seringue, fut obligé de chercher de ce côté l'ouverture de la sonde et l'injection fut poussée.

L'opération avait duré environ dix secondes.

Quelques grammes de la solution se trouvèrent perdus, et il n'entra dans les bronches que douze grammes de liquide.

Immédiatement il y eut une quinte de toux violente avec suffocation. — Le sujet devint violet, — mais cette crise ne dura que deux minutes à peine. — Il se gargarisa avec une solution de chlorure de sodium pour décomposer le peu de solution nitratée qui aurait pu se trouver à la base de la langue, et une demi-heure après il retournait chez lui, n'accusant qu'un sentiment de cuisson légère du côté droit de la bifurcation des bronches.

MM. Varela de Montès, professeur de médecine de Santiago, Savary, médecin, Garnier, phamacien, et Frick, élève en médecine, avaient bien voulu m'assister en cette occasion.

Lorsque l'opération fut terminée, nous restâmes frappés du peu de troubles qu'elle avait déterminés.

Avant d'agir, j'avais préparé les instruments nécessaires à la trachéotomie, pour ne pas être pris au dépourvu en cas d'accident ; la machine électrique avait été mise en activité, — car, je vous l'avoue, au moment de tenter l'injection, je me rappelai l'éloignement que des praticiens distingués m'avaient témoigné pour elle, les dangers qu'ils m'avaient faits entrevoir comme possibles, et je ne pouvais me défendre d'une certaine crainte.

Aujourd'hui, je suis convaincu que cette opération, non-seulement n'est pas dangereuse, mais que l'on doit obtenir de bons résultats en la mettant en pratique.

Je revis mon malade, — dès le lendemain de son opération les crachats diminuèrent, — il put pendant quatre jours aller chaque matin à son ouvrage sans s'arrêter en route, chose qui lui était impossible avant.

Une seconde injection fut proposée et acceptée pour le 17 septembre.

Du 8 au 17, le malade se passa chaque matin dans l'arrière bouche une petite éponge placée au bout d'une baleine, afin d'habituer l'épiglotte au contact des corps étrangers.

Le sujet placé comme la première fois, — tout disposé de la même façon, — l'opération s'effectua comme le premier jour, — seulement, cette fois, la sonde pénétra plus avant, — à environ 17 centimètres de l'ouverture glottique, — 13 ou 14 grammes de liquide furent injectés, — la solution était toujours à 2 grammes de nitrate d'argent cristallisé pour 100 grammes d'eau.

La quinte de toux qui suivit fut plus courte et moins violente que lors de la première opération, — la suffocation fut moindre, — vingt minutes après le malade nous quittait.

Les crachats diminuèrent encore de quantité à la suite de cette deuxième injection, et mardi dernier (29 septembre), jour fixé pour une troisième manœuvre, le malade m'apporta les crachats rendus par lui dans les vingt-quatre heures qui avaient précédé sa venue. — Ils étaient renfermés dans une bouteille de la contenance de 150 grammes et tenaient le volume de 130 grammes d'eau. — Ce jour, 29 septembre, l'opération fut manquée. — L'aide chargé de lancer l'injection s'effraya d'un effort de vomissement qu'il vit faire au malade et poussa le piston de la seringue au moment où il n'y avait encore que 2 centimètres de sonde introduits dans l'ouverture de la glotte. Il en résulta une quinte de toux violente, un peu de spasme de la glotte, l'expulsion de trois crachats épais et verdâtres, et tout rentra dans l'ordre.

Voilà, Messieurs, les faits que je voulais mettre sous vos yeux.

Pour moi, le malade que j'ai soumis à l'injection du nitrate d'argent dans les cavernes pulmonaires est un homme voué à une mort presque certaine, vu l'état des désordres actuels, et pourtant j'espère le soulager considérablement.

On m'objectera que je fais la médecine des symptômes. — C'est vrai. — Mais quand le symptôme est tel qu'il doit tuer le malade, je crois qu'il est du devoir du praticien de l'attaquer. — Si on peut, comme je le crois, par les injections de nitrate d'argent, tarir assez l'expectoration qui épuise, empoisonne et tue lentement les tuberculeux pulmonaires, on aura fait un grand pas, car, pendant le temps gagné, on pourra combattre l'état général, relever les forces, et remettre le sujet dans des conditions bien plus favorables pour la guérison.

Je n'entrerai pas ici, Messieurs, dans une longue digression sur le traitement de la tuberculose pulmonaire, point que j'ai traité longuement dans ma thèse. — Mon but sera atteint si j'ai pu aujourd'hui faire comprendre que les injections de nitrate d'argent dans les bronches sont peu à redouter ; — que l'opération est facile, et le deviendra encore davantage par l'emploi du laryngoscope et de sondes spéciales que je suis en train de faire confectionner — et que le devoir, l'humanité commandent impérieusement au praticien de ne pas assister froidement à la mort d'un malade, quand il a encore quelque chose à tenter.

Discussion :

M. le Dr Duménil, de Rouen, demande à M. Gourdin s'il pense que l'injection ait pénétré dans les cavernes mêmes.

M. Gourdin dit qu'il ne peut l'affirmer, mais qu'il expérimentera.

M. Duménil pense que 12 grammes de liquide doivent facilement être repoussés par la toux.

M. Gourdin répond que la toux est postérieure à la pénétration et qu'ainsi l'injection peut agir.

16

ÉPIDÉMIE

DE

FIÈVRE TYPHOÏDE A ROUEN,

PAR M. LE Dr PAUL LEVASSEUR,

De Rouen (Saint-Sever).

Nous avons l'honneur de présenter au Congrès une simple note sur une épidémie de fièvre typhoïde que nous avons observée dans notre clientèle, et qui nous a paru digne de fixer quelques instants l'attention d'une réunion savante. Le nombre des observations, toutes recueillies dans la même famille, la diversité d'âge des sujets atteints, la méthode uniforme de traitement par nous suivie et la terminaison constamment heureuse de cette maladie me paraissent dignes de quelque intérêt.

En effet, Messieurs, dans une famille composée de cinq ménages et comprenant dix-sept membres, dix cas de fièvre typhoïde ont été constatés et suivis par nous. Le plus jeune sujet avait sept ans, le plus âgé en comptait soixante.

Nous exposerons les faits aussi brièvement que possible :

Le 5 novembre 186., nous fûmes appelé auprès de la dame Fl..., route de Caen. C'est une femme de vingt-quatre ans, ayant eu déjà quatre enfants. Bien que forte en apparence, elle présente les caractères du tempérament lymphatique. Jusque-là, elle avait joui d'une assez bonne santé. Depuis trois ou quatre jours, cette dame se sentait fatiguée et se plaignait d'une céphalalgie assez pénible.

Le premier jour, nous constatons l'état suivant : animation de la face, pouls développé et dur, marquant 115 pulsations à la minute; la respiration est courte, précipitée, la malade accuse des douleurs frontales. Elle est un peu accablée et répond par quelques mots seulement aux questions qu'on lui adresse. La langue est épaisse, d'un blanc jaunâtre, le ventre est empâté; pas de selles; les urines sont rares et foncées.

Traitement. — Deux verres de limonade purgative. — Potion additionnée d'un gramme d'alcoolature d'aconit. — Boissons rafraîchissantes.

2° jour. — La malade a eu 4 selles. — Même état général. Le pouls marque 110 pulsations. — Nous continuons la potion aconitée.

4° jour. — La malade a eu quelques épistaxis peu abondantes; un délire léger se produit; pourtant elle répond aux questions qu'on lui adresse; elle crache du sang noir : l'auscultation de la poitrine révèle des râles muqueux abondants, sans engouement; le pouls reste à 110; il y a des soubresauts dans les tendons; le ventre est météorisé; on distingue du gargouillement dans la fosse iliaque droite; pas de selles.

Traitement. — Nous donnons deux verres de limonade purgative, Nous continuons la potion aconitée.

6° jour.—La malade a eu des selles assez abondantes, souvent involontaires.—Une éruption de taches rosées, assez abondantes, paraît à la base de la poitrine et sur le ventre qui est fortement ballonné.

Traitement. — Potion aconitée.

Même état jusqu'au dixième jour. — Les dents, les gencives, la langue sont sèches et recouvertes d'une couche noirâtre assez épaisse; les urines, les selles, s'échappent à son insu.

Traitement. — L'aconit est continué jusqu'au douzième jour.

A cette époque de la maladie, l'aspect général est le même; le pouls reste à 110; il est plus petit; on le déprime plus facilement sous les doigts. Des sueurs assez abondantes se sont produites depuis vingt-quatre heures, et s'accompagnent d'une abondante éruption de sudamina.

Traitement. — Nous cessons la portion aconitée; nous conseillons la tisane de quinquina rouge et le bouillon de bœuf par cuillerées.

14° jour. — La malade continue d'avoir de la diarrhée; les selles sont fortement colorées par du sang.

Nous ajoutons au traitement une potion avec un gramme de perchlorure de fer.

16° jour. — La malade supporte le bouillon; les selles sont noirâtres, moins abondantes, pas de sang.

17° jour. — Le ventre est moins élevé; la bouche plus humide; le pouls est à 90; il y a moins d'agitation.

Traitement. — Du tapioca est ajouté au bouillon.

20° jour. — La malade entre franchement en convalescence.

Pendant la période décroissante de la maladie, le mari de cette femme, qui était constamment resté près d'elle, fut pris à son tour. — Je passe les détails de l'observation. — Il dut, sur notre conseil, aller s'installer chez un de ses frères qui habitait dans le voisinage. — La fièvre suivit son cours sous forme adynamique. Je le soignai par l'aconit au début, et par le quinquina dans la seconde période; il guérit après trois semaines de traitement. — La convalescence fut longue.

Pendant le même temps, deux sœurs de la malade, qui l'avaient soignée chaque jour, subirent elles-mêmes la contagion. L'une, jeune fille de quinze ans, rentra chez ses parents et fit tout au long une fièvre typhoïde. Nous n'avons pas suivi cette malade, par conséquent nous ne pouvons donner aucun détail sur la marche de la maladie, dont l'issue fut malheureuse.

L'autre sœur, femme de vingt-sept ans, fut soignée par nous, et, comme les précédentes, par l'aconit.

Elle guérit en vingt et quelques jours. La jeune fille qui avait succombé dans la maison paternelle, avait communiqué la maladie à un de ses frères; comme eux, leur mère subit également l'influence épidémique. — L'aîné avait trente-deux ans; le plus jeune en avait dix-sept. — La mère en comptait cinquante-neuf.

Les deux jeunes gens présentèrent les mêmes accidents, forme muqueuse; soumis au même traitement par l'aconit, ils guérirent tous deux en trois semaines environ.

La mère, femme épuisée par la fatigue et le chagrin, fut plus long-temps à se rétablir. Cependant, sous l'influence des toniques, elle revint peu à peu à la santé.

Enfin, le père, qui jusque-là avait résisté, subit également l'influence maladive, malgré son âge, soixante-deux ans. Je l'engageai à changer de demeure; il vint s'installer chez un de ses gendres, route de Bonsecours; il y fit tout au long une fièvre adynamique : je le soignai comme les premiers par l'aconit. Il guérit, mais en communiquant la maladie à sa fille, à son gendre et à l'enfant de la maison. La forme muqueuse domina chez ces trois malades. Je dois dire que, malgré la désolation inévitable dans une pareille suite de chûtes, le moral du mari et de la femme étaient excellents, ils ne regrettaient nullement d'avoir recueilli et soigné leur père : ils conservaient du reste l'espoir d'une heureuse terminaison. En effet, après trois semaines de traitement par l'aconit au début, la convalescence s'établissait franchement pour chacun d'eux.

L'enfant, âgé de sept ans, fut assez gravement malade; soigné par l'aconit, il guérit; ce qui portait à dix le nombre des maladies constatées et des guérisons obtenues, en moins de quatre mois, dans cette famille si cruellement éprouvée.

La généralisation de cette maladie ne laissait aucun doute sur sa nature épidémique. L'aconit employé par nous dès le début nous ayant réussi, nous crûmes devoir soumettre au même traitement les malades qui furent successivement pris. Le résultat fut constamment heureux, les dix malades guérirent.

Nous n'avons point la prétention d'avoir trouvé l'antidote quand même de la fièvre typhoïde : l'aconit a réussi dans l'espèce épidémique en question, voilà tout.

Nous savons que nombre de méthodes de traitement ont été proposées, appuyées sur nombre de succès ; accueillies d'abord avec empressement, ces méthodes ont dû plus tard être abandonnées. Les constitutions médicales — comme on aime à le répéter — les conditions atmosphériques peuvent varier rapidement, et telle méthode qui a réussi dans des cas donnés, peut échouer dans d'autres. Nous savons tout cela, aussi nous déclinons toute espèce de prétention.

Toutefois, pour faire comprendre la pensée qui nous a conduit, nous avons besoin d'entrer dans quelques développements. Je serai aussi bref que possible, l'importance des travaux ici présentés m'en fait un devoir.

La fièvre typhoïde, telle que nous la comprenons aujourd'hui, est assurément une des belles conquêtes de l'*Ecole moderne*. Depuis M. Louis, son illustre chef, jusqu'à nos jours, tous les maîtres ont apporté le produit de leurs savantes recherches. Toutes les lésions ont été décrites ; toutes les formes ont été analysées et ramenées par induction à un type défini ; aussi le nom générique de fièvre typhoïde a-t-il pour nous une grande importance. Loin d'exprimer une confusion, il démasque le Prothée qui avait échappé aux anciens, et le suit dans toutes ses transformations. Depuis la forme la plus légère qui permet au malade de parcourir, en marchant pour ainsi dire, les phases de sa maladie, jusqu'à la forme la plus grave qui peut tuer en quelques jours, toutes sont connues et tracent un chemin plus sûr à la thérapeutique. *Qui ad cognoscendum sufficit medicus, ad sanandum etiam sufficit.* (Hippocrate.) »

Si nous devions esquisser, même à grands traits, les manifestations pathologiques de la fièvre typhoïde, nous pourrions faire un tableau très sombre ; le champ est malheureusement trop vaste, et l'infini des détails nous ferait perdre le point de vue auquel nous nous sommes placé. Nous ne nous arrêterons qu'aux faits culminants, l'ensemble n'en sera que plus facile à saisir.

Au point de vue anatomique, la lésion intestinale nous suffit, et nous lui reconnaissons une grande importance puisque c'est elle qui a permis à M. Louis de grouper dans une même famille pathologique des affections en apparence bien différentes.

Au point de vue clinique, l'éruption typhoïde a une importance non moins grande ; car, si elle n'est qu'un symptôme, elle est assurément un symptôme pathognomonique de la maladie.

Ces deux faits avec toute leur valeur ne peuvent que nous fixer sur la nature typhoïde de la maladie ; mais jusque-là il n'y a pas d'indication qui puisse guider la thérapeutique. On est obligé de s'inspirer du moment, c'est-à-dire de tel organe ou de telle fonction. Cette manière de procéder peut avoir sa raison d'être, mais pour nous elle n'est que secondaire. La fièvre typhoïde n'est pas dans tel organe ou tel système, elle est partout. C'est un acte morbide général qui pèse sur tout l'organisme. (M. Raciborski, *du Diagnostic.*) Il y a là, comme dans toutes les maladies générales , un problème mi-partie physiologique, mi-partie pathologique qui n'est pas résolu. Malgré les savantes recherches des modernes, il y a là une série *d'inconnues* que la vie et la mort, qui ne nous ont jamais livré leur secret, ne sauraient nous révéler. L'organisme est atteint, il se défend. La marche de la fièvre typhoïde est assurément bien connue de tous les médecins, et nous n'avons point la prétention de la leur enseigner.

En effet, tout le monde sait que, soit qu'elle fasse brusquement irruption dans toute sa violence, soit qu'elle débute sourdement, une fois bien établie , elle suit son cours d'une manière à peu près régulière. Elle se développe sûrement ; il semble que l'énergie pathologique, si l'on peut ainsi dire, croît de jour en jour, et, de jour en jour, l'expression générale des symptômes est des plus effrayante ; il semble qu'à ces secousses répétées l'organisme tout entier s'ébranle pièce à pièce, et sa ruine paraît imminente. Telle est la marche de la maladie en général jusqu'au douzième jour, puis la scène change. Il semble que les forces vitales se recueillent ; et, si une complication vers un organe ou un système ne vient l'entraîner, la nature médicatrice va prendre le dessus. Mais, pour cela, il faut que l'énergie vitale soit restée intacte. Il faut qu'aucune atteinte grave n'ait été portée aux réservoirs vitaux par excellence, je veux indiquer la circulation et l'innervation.

Dans ce cas, le calme renaît dans les différents systèmes, la circulation s'établit plus calme, plus régulière, l'influx nerveux reprend son empire, l'assimilation va se faire. Les phénomènes vitaux remplacent les troubles pathologiques. Telle est notre manière d'envisager la fièvre typhoïde ; c'est dans sa marche que nous avons puisé l'indication du traitement. Cela est si vrai, que, si nous avons suivi dans le cours de la maladie une méthode uniforme de traitement, nous avons aussi toujours fait la part des troubles ou besoins partiels, et employé contre eux des moyens thérapeutiques appropriés.

En résumé, dans l'épidémie que nous avons rapportée, nous avons reconnu *deux périodes*, l'une *croissante* jusque vers le douzième jour, l'autre *décroissante* jusque vers la fin du troisième septenaire. — L'aconit a formé la base du traitement dans la première période ; le quinquina a constitué avec le bouillon de bœuf la thérapeutique de la seconde.

Je n'ai pas besoin de rappeler, dans cette note, les propriétés de *l'aconit.* — Mais quand ce ne serait que comme sédatif de la circulation qu'elle aurait agi, ne serait-ce pas déjà un grand point que d'avoir sous la main un médicament capable de donner d'excellents résultats antiphlogistiques ? En effet, aucune complication inflammatoire grave ne s'est produite chez les malades en question. Ne serait-il pas préférable de provoquer une sédation tout en réservant les forces vitales du sujet, plutôt que de combattre ces accidents par un traitement même rationnel, appliqué localement.

J'ai passé très rapidement sur toutes ces considérations : elles supporteraient assurément un développement beaucoup plus long et surtout beaucoup plus savant. Nous avons préféré nous en tenir là; nous n'avons voulu que signaler une série de faits qui pour nous ont une importance réelle, et, volontiers, nous faisons en terminant un appel franc aux lumières de nos savants collègues et au contrôle toujours bienveillant de nos maîtres.

M. le Dr Liégard, de Caen, appelle l'attention sur l'action de l'*infection purulente,* analogue, selon lui, à celle des miasmes qui occasionnent le choléra, la fièvre typhoïde, etc.

Dans un travail communiqué dernièrement à l'Académie des sciences par M. Bataille, on trouve, dit-il, un certain nombre d'expériences qui peuvent servir à faire comprendre, par analogie, l'action de ces miasmes dans ces redoutables maladies. M. Bataille, comme l'avait déjà remarqué Magendie, a constaté que du pus putréfié, injecté dans les veines d'un chien, déterminait la mort d'autant plus promptement que la dose de ce pus avait été plus considérable, et, chose remarquable, les lésions anatomiques étaient d'autant plus manifestes et nombreuses que la mort avait été moins rapide. Ceux qui, comme nous, ont pu observer un grand nombre de cholériques, avaient déjà fait cette remarque, que nulles lésions organiques ne s'observaient chez ceux de ces malades qui avaient été pour ainsi dire foudroyés par la rapidité délétère des accidents. Ceux, au contraire, qui résistaient plusieurs jours, ceux qui avaient absorbé une moindre dose de ce miasme inconnu qui produit cette funeste maladie, présentaient des congestions cérébrales et pulmonaires, des arborisations, des injections nombreuses gastro-intestinales, etc. Il en a été de même dans les expériences dont nous parlons : ainsi, les chiens dans les veines desquels il fut injecté 50 centigrammes de ce pus, et qui sont morts en vingt-quatre ou trente-six heures, n'ont offert rien de notable à l'autopsie, sinon un sang généralement diffluent. Ceux qui n'en ont reçu que 25 centigrammes, et qui ont survécu cinq à six jours, ont présenté, au contraire, des congestions apoplectiques pulmonaires, des abcès métastasiques nombreux, des gaz et des évacuations intestinales infectes, etc.

Dans la fièvre typhoïde très intense, très rapidement mortelle, la *diffluence du sang* a été aussi remarquée, mais alors il y a aussi absence de lésions organiques intestinales. Ces lésions organiques dont on a voulu faire la maladie, toute la maladie, ne sont que le résultat d'une crise de la nature pour éliminer le germe pathogénique de cette fièvre ; crise, effort inutile, parce qu'il est mal dirigé, mal soutenu par l'art impuissant ou inhabile. Dans cette fièvre appelée *putride* par les anciens, parce qu'ils avaient remarqué la fétidîté des sécrétions et des excrétions, en général, l'effort critique, *conamen ad expellendum morbum* (comme il arrivait chez les animaux de Magendie et de M. Bataille), se dirige principalement sur les surfaces intestinales qui ne tardent pas à se distendre par des gaz et des matières infectes (qui semblent être le réceptacle du germe délétère dont s'est imprégnée l'économie), si l'on ne se hâte de les désinfecter et de les évacuer à mesure qu'elles se produisent. De plus, ces matières non désinfectées et non expulsées déterminent bientôt sur la structure délicate de ces muqueuses une irritation vive, des altérations des glandes et des follicules, et de profondes ulcérations ; altérations et ulcérations qui ne sont nullement essentielles à la maladie, puisqu'elles n'existent pas dans les cas très graves et promptement mortels, et qu'on ne les y trouve pas non plus quand le traitement évacuant et désinfectant a été énergiquement et promptement employé.

M. Paul Levasseur répond qu'il a insisté sur la lésion intestinale, parce qu'elle a permis de désigner sous le même nom une foule de maladies désignées auparavant sous des dénominations diverses.

M. le Dr Blondin, de Paris, approuve les opinions émises par M. P. Levasseur, et notamment l'usage de l'aconit.

M. le Dr Poyet, de Feurs, demande que l'on reconnaisse que la fièvre typhoïde est contagieuse.

PRÉSENTATION D'INSTRUMENTS,

PAR M. L. MATHIEU,
Fabricant à Paris.

La cautérisation par le gaz d'éclairage me fut suggérée en 1857 par
M. Masson, alors professeur de physique au lycée Louis-le-Grand.
Cette méthode consistait à chauffer un morceau de fer à rouge, et de
l'entretenir dans cet état au moyen d'un jet de flamme par le gaz.
M. Guérard, médecin à l'Hôtel-Dieu, m'avait conseillé de remplacer
le gaz par la vapeur d'éther accompagnée d'un courant d'air atmosphérique. J'avais donc construit des appareils qui fonctionnaient par ces
différents moyens.

M. Nélaton, témoin de mes expériences, eut l'idée d'employer la
flamme comme moyen actif et facile à appliquer. En effet, le célèbre
professeur a employé à cette époque le premier appareil qui a fonc-
tionné avec la flamme du gaz à éclairage. Messieurs, je ne sais pourquoi cette méthode, qui avait pourtant été présentée à l'Académie de
médecine en 1857, a tout à coup disparu; est-ce parce que la majeure
partie des praticiens habitent des centres où il n'existe pas d'usine
à gaz? Je n'en puis expliquer la raison; mais le fond est que cette
petite découverte avait complètement disparu, lorsque tout dernièrement, M. Nélaton reprit sa première idée; une série d'expériences
ont été faites depuis quatre ou cinq mois, et aujourd'hui l'on peut dire
que c'est une découverte acquise à la science; l'application en est

simple et facile; un ballon de caoutchouc est rempli de gaz à éclairage,
gaz que l'on prend sur un bec ordinaire.

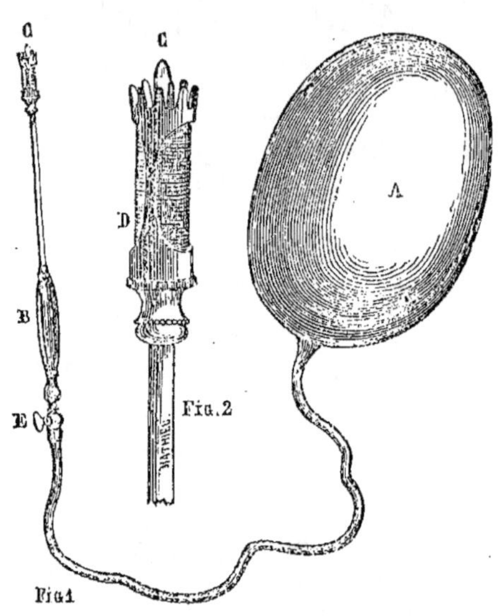

Un tube de communication muni d'un robinet E est en rapport avec
un instrument terminé par un petit orifice par lequel s'échappe le gaz
qu'on allume à une bougie. Un cylindre D en toile métallique, entoure
la flamme de manière à concentrer le calorique et à empêcher le
rayonnement de la chaleur. Une compression exercée sur le ballon A
augmente ou diminue l'intensité de la flamme ; on peut également
atteindre le même but en tournant la clef du robinet E.

Le second instrument que je présente au Congrès est mon écraseur des végétations et des polypes friables du larynx. C'est une espèce de pince à mors parallèles, agissant dans le sens longitudinal des branches. Ces mors peuvent, au moyen d'un petit mécanisme, se placer dans tous les sens, à droite, à gauche, en avant, en arrière.

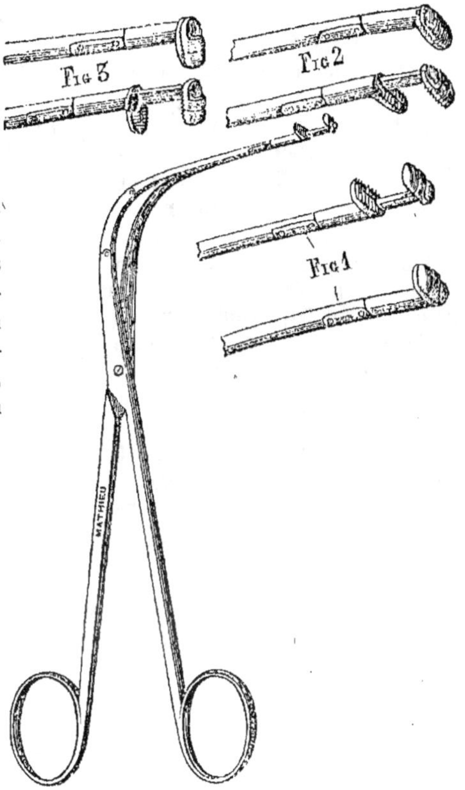

Le troisième instrument est un polypotome du larynx ; ce petit instrument ressemble beaucoup, par sa construction, au tonsillotome (seulement ce polypotome est une miniature de celui-ci). Il se compose d'une petite lunette B armée d'une lame circulaire A ; cette lame est tendue au moyen d'un ressort à boudin placé dans le manche ; un petit cliquet E, sur lequel on appuie, la fait échapper avec rapidité, de manière que l'excision du polype se fait instantanément, et en même temps il est saisi et maintenu par deux petites pointes en forme d'hameçon C, qui l'empêchent de tomber dans le larynx.

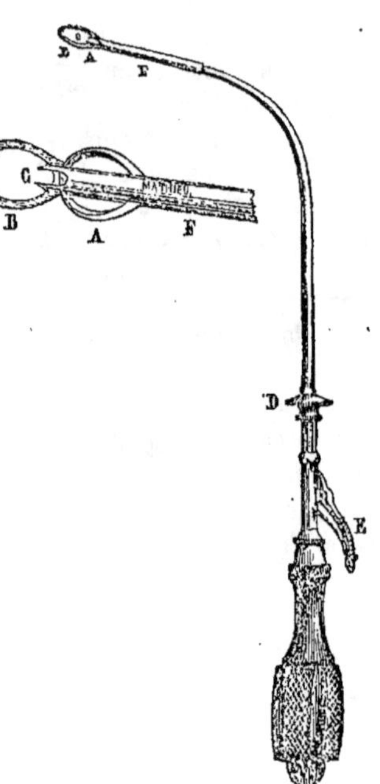

Il arrive très fréquemment que des jeunes filles s'introduisent dans l'urèthre de longues épingles ou des épingles doubles à cheveux : ce fait se produit très souvent, et plusieurs chirurgiens m'ayant demandé des crochets pour agir dans des cas de ce genre, j'eus l'idée de fabriquer un appareil qui permît de procéder à l'extraction avec une grande sécurité.

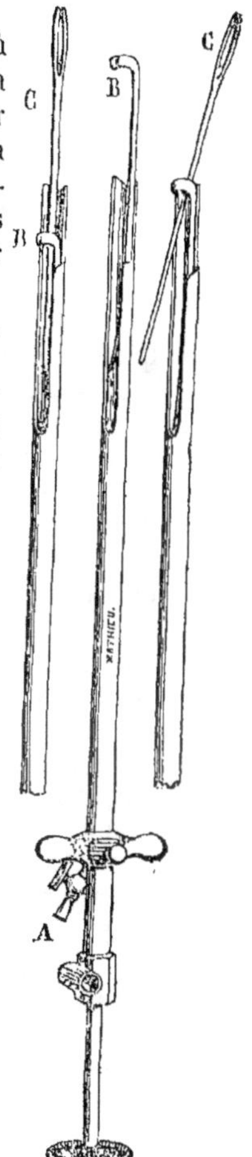

L'instrument se compose d'une canule droite, à travers laquelle on introduit un crochet qui va saisir la petite tige métallique et l'applique sur l'extrémité de la canule, perpendiculairement à la direction de celle-ci. Un pignon permet alors d'attirer le crochet avec une force qui oblige le corps étranger à se plier et à le suivre dans l'intérieur de la canule.

On le retire ainsi entièrement à travers la canule, puis on enlève cette dernière elle-même.

En juillet 1860, j'ai imaginé un autre instrument propre à extraire les tiges métalliques, telles que passe-lacets, aiguilles, épingles à cheveux simples ou doubles, sans les plier, ni les casser.

Cet instrument se compose tout simplement de deux pièces : une tige terminée en crochet, une canule ovalaire dans laquelle joue la tige. Cette canule est échancrée dans une étendue de six à sept centimètres à son extrémité ; cette échancrure constitue une gouttière avec un rebord recouvrant la tige du crochet, et présente à son extrémité une partie libre. Cette disposition permet de saisir les corps étrangers plus ou moins volumineux dont il vient d'être question, en les faisant basculer suivant l'axe de l'instrument et les engageant dans la gouttière.

Cet instrument a été employé avec succès.

DE LA CURABILITÉ
DE LA PHTHISIE PULMONAIRE,

PAR M. LE Dr DESNOS,
De Paris.

Bien que ce soit une question aussi ancienne que l'art de guérir, que celle de la phthisie pulmonaire, expression que je considère ici, avec la plupart des modernes, comme synonyme de celle de tuberculisation pulmonaire, le médecin se trouve si souvent aux prises avec cette terrible maladie, qu'il semble que toutes les données qui se rattachent à son étude, puissent offrir quelqu'intérêt. Il m'a donc paru qu'il ne serait pas trop indigne de l'assemblée devant laquelle j'ai l'honneur de prendre la parole, de l'entretenir un moment d'un des points de l'histoire de la phthisie qui ont subi le plus de vicissitudes à travers les âges de la médecine ; je veux parler de la curabilité de cette maladie.

Ayant eu récemment l'occasion de m'occuper de cette question à propos d'un très bon mémoire présenté par M. le Dr Mascarel à la Société d'hydrologie, et dont j'avais été chargé de rendre compte à cette Société savante, je vous demanderai la permission de soumettre à votre appréciation un petit nombre de réflexions qui m'ont été suggérées par quelques études entreprises par moi à cette occasion.

Une des causes, non pas la seule, nous en trouverons une plus puissante encore tout à l'heure, mais enfin une des causes qui ont contribué à inculquer, dans l'esprit d'un certain nombre de médecins contemporains, cette idée que la phthisie est incurable, c'est que : beaucoup des travaux importants publiés dans ces derniers temps sur cette maladie ont eu pour base des faits recueillis dans les hôpitaux. Or, il faut bien le dire, en raison des fâcheuses conditions hygiéniques et autres dans lesquelles s'écoule la vie des malades qui réclament les secours de l'assistance publique, l'expression finale de l'observation nosocomiale est désespérante. Il n'en est plus de même dans les classes aisées, les résultats deviennent beaucoup moins désastreux.

Aussi serait-on porté à penser que des médecins qui, comme les médecins hydrologues, adressent d'une part leurs soins aux classes privilégiées, et qui, d'autre part, ont à leur disposition un agent thérapeutique dont l'action, portant sur l'organisme entier, paraît devoir être si puissant contre une maladie aussi formellement diathésique que la phthisie, doivent généralement être convertis à la doctrine de la curabilité. Il n'en est cependant pas ainsi, et je pourrais citer des incrédules parmi mes collègues les plus distingués. La discussion de cette question n'est donc pas, comme on le voit, tout à fait oiseuse, et il peut être de quelqu'intérêt d'établir en quelques mots, le bilan actuel de la science. Je m'estimerais heureux si je pouvais faire partager à quelques-uns de ceux de nos confrères, qui veulent bien m'écouter, l'opinion que me semblent justifier les données actuelles de la science.

La tradition nous avait légué la croyance à la guérison de la phthisie, sans compter Bennet qui écrivit, vers le milieu du XVIIe siècle, un livre dont le but principal était d'en fournir la preuve. Les maîtres illustres de cette époque, Sydenham, son contemporain, Richard Morton, rival digne de lui, avaient confiance dans la puissance de la nature ou de l'art pour guérir la phthisie. Fréd. Hoffmann, Cullen, Van-Swieten, partageaient cette croyance. Hufeland en est partisan. Sans doute, aux grands médecins qui ont précédé notre époque, on a pu objecter un certain nombre de méprises, dépourvus qu'ils étaient des moyens d'investigation dont aujourd'hui nous sommes, et à juste titre, si fiers. Toutefois, je ne suis que médiocrement touché de cette fin de non recevoir. Par cela même qu'ils étaient privés des lumières de l'auscultation et de la percussion, les anciens se servaient peut-être avec plus de bonheur que nous, avec un œil plus scrutateur et plus exercé, des autres éléments diagnostics, et en accordant qu'ils se soient trompés quelquefois, souvent même, si l'on veut, je n'en persiste pas moins à penser que dans une maladie aussi fréquente que la phthisie, ils ont dû porter nombre de diagnostics dont l'exactitude, corroborée par leur unanimité, me paraît suffir à établir la valeur de leur témoignage. Les opinions des plus grands praticiens du siècle présent vinrent à l'appui de celles de leurs devanciers.

L'inventeur de l'auscultation était persuadé que la phthisie guérit et il citait des faits.

Il fallut que, joint à la cause que je signalais tout à l'heure, à savoir les résultats de l'observation nosocomiale, l'abus des déductions tirées de l'anatomie pathologique, en détournant la pensée de l'étude des causes générales qui président à la formation du tubercule, en nous montrant, dans celui-ci, un produit sans analogue dans l'économie, opinion que sembleraient un moment fortifier les données fournies par l'examen microscopique, provoquât, contre l'autorité de la tradition, une réaction dont M. Lebert s'est fait un des principaux interprètes, et qui s'est malheureusement trop vulgarisée. Mais, la science moderne devait appeler de l'anatomie pathologique à la clinique et à l'anatomie pathologique elle-même, des résultats microscopiques à de nouvelles recherches histologiques. La clinique, les recherches cadavériques et le microscope ont répondu à cet appel. Le corpuscule tuberculeux, comme élément spécifique, est bien près d'être détrôné, et la clinique, les autopsies faites sur une grande échelle démontrent la guérison de la phthisie, suivant divers procédés que nous envisagerons bientôt. Aussi, voyons-nous les hommes les plus considérables du temps actuel partager les croyances de l'antiquité. Nommons le professeur Cayol et Broussais.

MM. Cruveilhier, Andral, Bricheteau, partagent cette manière de voir. Dans un article bien fait, inséré dans un recueil périodique dont nous avons à regretter la durée trop éphémère, les *Annales des maladies chroniques et de l'hydrologie médicale*, M. Andrieux, de Brioude, fervent apôtre de la curabilité, a pris la peine de rassembler les noms des auteurs qui, dans les diverses contrées, sont en communion d'idées avec lui. C'est ainsi qu'il cite Autenrieth, Gilchrist, Jenner, Southey, Richter, Clarck, Carswel, Scudamore, Behrend, MM. Walsch, Williams, de Londres, Amstrag, Burslem, Lotton, Radcliff, Hals, Madden, Richardson, Thompson et Watson.

A cette liste, M. Andrieux aurait pu ajouter Graves et Stokes qui, dans son remarquable *Traité des maladies de poitrine*, déclare la phthisie curable.

Une affirmation précieuse est venue s'ajouter à celles que je viens de mentionner. Dans une série de remarquables leçons faites à l'Hôtel-Dieu en 1859, mon honoré maître, M. Guéneau de Mussy, a proclamé de sa voix autorisée la curabilité de la tuberculisation pulmonaire, et les conditions particulières dans lesquelles il s'est trouvé, lui ont permis de faire passer devant son auditoire un certain nombre de faits authentiques de guérison observés par lui.

Je me sens entraîné par ces témoignages et si personnellement je ne puis encore être certain d'avoir vu guérir la phthisie, je n'en suis pas moins convaincu de la vérité de la doctrine de la curabilité, et je m'associe de grand cœur à l'opinion de ceux qui croient que la phthisie guérit, à celle du savant vice-président de la Société d'hydrologie, M. le professeur Tardieu, à celle de M. le professeur Grisolle. Ecoutons ce que pense, à cet égard, cet éminent clinicien : « Il est très commun, dit-il, de voir guérir des sujets qui ont présenté au sommet des poumons des craquements humides, parfois assez nombreux. Il est peu d'années que je ne constate plusieurs de ces cas, sinon à l'hôpital, du moins dans la pratique civile. »

M. Sales-Girons croit également à la curabilité.

Quant aux considérations qui découlent des divers procédés que la nature emploie pour mener la maladie à bonne fin, les idées qu'on peut émettre sur la guérison par cicatrisation des cavernes, ou par transformation dite crétacée des tubercules, expression vicieuse, pour le faire remarquer en passant, puisque dans cet agrégat pierreux, dominent surtout les phosphates de soude et de chaux, ces idées, dis-je, ne soulèvent que peu de discussion ; elles sont aujourd'hui monnaie courante Les travaux de Bayle, à son insu, ceux de Rogée, de Boudet, de MM. Beau, Rilliet et Barthez, ont depuis un certain temps déjà victorieusement démontré la guérison par transformation crétacée. Les nécropsies nous font voir de temps à autre des cavernes cicatrisées. A propos de la transformation crétacée, qu'une réflexion incidente me soit permise ; le fait irrécusable paraît généralement d'une intelligence assez difficile. Il me semble que des recherches récentes nous fournissent la clé de ce problème. Je crois que l'existence de vaisseaux dans les travées celluleuses qui entrent dans la composition du tubercule, à une certaine période de son évolution, et signalée par M. Luys, peut nous expliquer le dépôt de substances minérales dans l'infarctus phymique.

La question de la guérison par absorption des tubercules pulmonaires, opinion admise par Broussais, Sandras, MM. Mandl, Sales-Girons, et dont M. Mascarel, dans le mémoire auquel j'ai fait allusion, s'est constitué le défenseur, ne me semble pas encore complètement résolue. J'avouerai, toutefois, que je suis très ébranlé par les observations de M. Sée, sur la résolution des ganglions lymphatiques, sous l'influence des eaux de Nauheim, et que je suis très porté à me rallier à une manière de voir qui compte parmi ses partisans un observateur aussi sagace et aussi sévère que M. Hérard. J'ajouterai que les investigations micrographiques les plus récentes sont venues lui prêter un nouvel appui. En effet, actuellement qu'on n'admet plus guère que le tubercule contient comme élément essentiel un produit sans analogue dans l'économie, le corpuscule tuberculeux, lequel doit être plus ou moins réfractaire à l'absorption, mais bien qu'il est formé par des exsudats, des dépôts plasmatiques dégradés, (Mandl, Luys), ou par des formations cellulaires imparfaites (Virchow, Villemin, de Strasbourg), à diverses périodes d'évolution ou d'involution de regression, comme on dit, aujourd'hui sa résolution se comprend beaucoup mieux. Car on sait, d'un côté, que la dégénérescence graisseuse marque un des stades de l'évolution rétrograde des petites cellules qui entrent dans la composition du tubercule. D'autre part, il est acquis également que la graisse est un élément qui subit volontiers les lois de l'absorption.

Tels sont les seuls modes de guérison de la phthisie qu'on doive, à notre sens, admettre aujourd'hui. Je ne connais pas de faits, par

17

exemple, qui puissent étayer cette théorie en vertu de laquelle les eaux minérales guériraient la phthisie en détruisant la matière tuberculeuse contenue dans le sang.

Ainsi, avec la tradition, d'après les recherches cliniques, nécroscopiques et micrographiques, l'autorité des maîtres, je crois qu'il faut admettre la curabilité de la phthisie. Mais lorsqu'on veut entraîner des convictions sur un sujet aussi controversé, on doit, sous peine de compromettre une bonne cause, non-seulement se montrer sévère sur le choix des faits nouveaux apportés à l'appui d'une opinion litigieuse, mais encore bien déterminer les conditions dans lesquelles on peut croire à la guérison d'une maladie.

Il me semble qu'on n'a pas assez tenu compte des principes de pathologie générale qui doivent présider à la définition de la guérison des maladies diathésiques, et du rôle que la considération de la marche naturelle de cet état morbide doit remplir dans la détermination des limites dans lesquelles la guérison peut être regardée comme acquise.

Ce problème, posé par l'étude d'une diathèse, comprend les termes suivants : Premièrement, un état général de l'organisme dont l'essence nous échappe, dans lequel les solides et les liquides, la matière et les forces, paraissent également liés, et qui joue dans la scène morbide un rôle dominateur. Secondement, sous l'influence de cet état général, l'apparition dans nos tissus d'un ou plusieurs produits pathologiques, spécifiques ou non, dont la localisation détermine le siége et la physionomie de l'affection constitutionnelle, avec tendance variable de ces produits à leur généralisation et à leur reproduction plus ou moins incessante. Partant de ces données, pour qu'une diathèse puisse être considérée comme guérie, il faut que les produits qu'elle a créés disparaissent par un mécanisme quelconque, en même temps que s'éteindra la puissance de l'organisme à en créer de nouveaux. Ces cas sont de beaucoup les plus rares. Mais on peut encore admettre qu'il y a guérison lorsque la disposition fondamentale, en vertu de laquelle naissaient les produits morbides, est modifiée de telle façon que ceux-ci cessent d'être engendrés, pourvu, bien entendu, que le nombre, la localisation de ceux qui existent déjà ou les désordres qu'ils ont provoqués, soient compatibles, non-seulement avec la vie, mais encore avec une santé satisfaisante. Or, il faut bien se rappeler que les maladies essentiellement chroniques saisissent trop souvent l'homme dès l'instant de sa conception, pour ne le quitter qu'au tombeau. Les diathèses abandonnées à elles-mêmes offrent une marche intermittente présentant, dans leur évolution spontanée, des temps d'arrêt qui se mesurent par mois et par années, et qu'avant qu'on soit en droit d'affirmer leur guérison, il faut, alors même que le malade semble être dans les meilleures conditions, qu'un long temps se soit écoulé depuis la dernière éruption des produits propres à la diathèse. C'est ce dont on ne s'est pas toujours assez souvenu, en apportant, comme exemple de maladies menées à bonne fin, l'histoire de sujets dont la guérison ne remontait souvent qu'à quelques mois, à un ou deux ans au plus.

Je ferai remarquer encore qu'avant de se prononcer sur la valeur d'une guérison, on devra toujours avoir présentes à la pensée les nouvelles difficultés dans le diagnostic de la tuberculisation pulmonaire que viennent de soulever des travaux récents sur la congestion simple du sommet du poumon, et particulièrement sur la pneumonie chronique considérée comme une des expressions de la scrofule. On devra également tenir compte des mouvements fluxionnaires qui peuvent, au sommet du poumon, se faire autour des tubercules, et disparaître ainsi que les signes physiques auxquels ils donnent lieu, en laissant substituer les tubercules trop peu nombreux ou de trop petit volume pour permettre à l'auscultation ou à la percussion de déceler leur présence. Il faudra également séparer la phthisie scrofuleuse de la phthisie tuberculeuse, la guérison de la première étant beaucoup moins rare que celle de la seconde.

Il est encore une distinction importante dont on devra se préoccuper au point de vue de la curabilité, je veux parler de la forme, de l'espèce de la phthisie.

Il est une forme de phthisie qu'on ne doit pas, jusqu'à plus ample informé, considérer comme curable, c'est la phthisie aiguë, si bien décrite par M. le professeur E. Leudet, et ici, qu'on me permette d'indiquer en passant une question de nosologie soulevée par des travaux d'une date très récente.

On désignait généralement jusqu'à ces derniers temps, sous le nom de *phthisie aiguë*, une maladie anatomiquement caractérisée par la dissémination de granulations tuberculeuses dans les poumons, et affectant dans son appareil symptomatique et dans sa durée les allures trompeuses d'une maladie aiguë. Ici, revêtant les apparences d'une bronchite capillaire simple, ailleurs, empruntant le masque d'une fièvre typhoïde, ou bien encore, se larvant sous les traits d'une maladie aiguë à forme asphyxique. Quelle distance ne sépare pas une telle affection de celle qui ne se distingue de la phthisie vulgaire que par une marche plus rapide, mais en conservant avec elle les plus intimes rapports anatomiques et symptomatiques. A cette dernière, il vaudrait mieux, ce me semble, réserver la dénomination de *phthisie galopante*, en conservant à la précédente celle de *phthisie aiguë*, mais au moins ne faudrait-il jamais les confondre l'une avec l'autre. Cette réflexion n'est pas une simple discussion de mots. La confusion dans les termes peut entraîner la confusion dans la pratique. Ainsi, il existe des observations qui démontrent que la phthisie vulgaire à marche rapide peut être considérablement amendée, pourrait peut-être même guérir par un traitement hydro-minéral bien conduit. Or, la phthisie granuleuse disséminée, notre phthisie aiguë a été et doit être regardée comme au-dessus des ressources de l'art. Cette maladie se présente sous une forme qui lui rend particulièrement tout à fait inapplicable un traitement thermal.

Je sais que ceux qui désignent sous le nom de *phthisie aiguë* la phthisie vulgaire à marche rapide, et sous celui de *phthisie galopante* la phthisie granuleuse, pourraient étayer sur d'importantes autorités leur manière de voir. Je sais que M. Trousseau désigne sous le nom de *phthisie galopante* la tuberculisation granuleuse disséminée, et sous celui de *phthisie aiguë* la phthisie vulgaire, dont l'évolution se fait avec rapidité. Je sais encore que dans une de ses excellentes annotations à la traduction de clinique de Graves, mon savant ami le Dr Jaccoud a soutenu la propriété des dénominations employées par le professeur de l'Hôtel-Dieu.

Mais au moins, tant que le langage médical ne sera pas uniformément fixé à cet égard, faudra-t-il bien préciser le sens dans lequel on se servira de ces mots, phthisie aiguë, phthisie galopante.

Ces réserves faites, il reste, si je ne m'abuse, dogmatiquement acquis, que la phthisie guérit par différents procédés, et l'histologie moderne nous fait comprendre comment un de ces procédés peut être l'absorption du tubercule. Au point de vue clinique, je crois également qu'il existe des faits qui laissent intacte la doctrine de la curabilité. La crainte d'abuser de vos moments m'empêchera seule de les faire passer sous vos yeux.

Messieurs, après m'être efforcé de défendre cette doctrine en vertu de laquelle on peut obtenir la guérison de la phthisie, il me resterait peut-être à rechercher devant vous par quels moyens on peut arriver à un résultat si désirable. J'aurais à montrer que deux grands modificateurs de l'économie, le climat et surtout la médication hydro-minérale, nous offrent ici des ressources précieuses, bien qu'elles soient malheureusement au-dessus de la portée d'un trop grand nombre de malades. Il serait intéressant de rechercher quelles modifications peuvent réclamer, dans l'emploi de la médication thermale, les formes variées de la phthisie, les divers éléments morbides qui peuvent s'associer à la tuberculisation; de voir comment un état d'éréthysme général de l'organisme ou une tendance congestive locale autour des produits morbides peut réclamer l'usage d'eaux faiblement minéralisées, des eaux bicarbonatées notamment; comment à des malades qui se trouvent dans des conditions inverses, s'adressent plus spécialement des eaux à minéralisation puissante, appartenant à différentes classes, et surtout aux eaux chlorurées et aux eaux sulfurées. Il pourrait être utile également d'analyser des observations qui justifiassent la notoriété acquise, dans chacune de ces classes, par diverses stations; mais je craindrais que l'étude de cet ordre de faits, en nécessitant des développements trop étendus et en me conduisant à abuser de votre bienveillance, ne m'entraînât au-delà des limites que je devais m'assigner.

M. le Dr Gourdin, de Paris, dit que l'on donne généralement le nom de *phthisie galopante* aux granulations grises disséminées, et que celui de *phthisie aiguë* est réservé à la phthisie de forme fébrile. M. Desnos aurait dû respecter cette distinction.

M. Desnos maintient les dénominations qu'il a proposées et ajoute que, d'ailleurs, ce n'est là qu'une question de mots et que si les auteurs avaient soin de définir les termes qu'ils emploient, il serait toujours facile de s'entendre, même dans les cas où ils s'écarteraient des locutions en usage.

CONSIDÉRATIONS

SUR QUELQUES

OPÉRATIONS CHIRURGICALES,

PAR M. LE Dr JULES BOUTEILLER,
De Rouen.

Tel n'était pas le sujet que M. le Dr Bouteiller s'était tout d'abord proposé de traiter ; il avait reconnu, au contraire, que ce qui convient surtout dans un congrès médico-chirurgical, c'est une de ces grandes questions d'ensemble qui rendent plus profitable encore la réunion d'un grand nombre de médecins, venus des différents points de la France. Aussi, avait-il choisi, pour sa communication, une dissertation sur l'origine, la valeur et l'avenir de la *doctrine des états organo-pathologiques* ; mais, remplissant les fonctions de sécrétaire du Congrès, il s'est vu empêché par les exigences de la correspondance, qui ont dépassé de beaucoup ce qu'il était possible de prévoir ; il n'a donc pu mettre la dernière main à ce travail depuis longtemps commencé.

Cependant, M. Bouteiller tenait trop à honneur de prendre une part, quelque faible qu'elle fût, aux travaux du premier Congrès médico-chirurgical de France, pour s'abstenir complètement ; il a donc présenté quelques considérations puisées dans sa pratique chirurgicale.

Nous allons les résumer très succinctement, en nous efforçant de leur conserver le caractère éminemment pratique qui les a distinguées.

En commençant, M. Bouteiller s'occupe de la hernie étranglée ; il rappelle, pour les approuver, les opinions émises par M. le Dr Goyrand, d'Aix, dans une précédente séance du Congrès même (1) ; puis, s'arrêtant plus longuement sur les hernies étranglées qui ne donnent pas lieu à des accidents généraux aussi graves, il s'élève

(1) Page 38 de ce volume.

contre la temporisation, qui compromet trop souvent le succès de l'opération.

Quand, appelé auprès d'un malade atteint de hernie étranglée, on a consacré quelques heures — vingt-quatre heures au plus, — à l'administration d'un lavement de tabac, au taxis, au séjour dans un bain, à l'application de la glace, à l'emploi du chloroforme, etc., etc., et que, malgré tout cela, la hernie n'est pas réduite, il faut opérer sans plus attendre. Sur trois malades opérés par M. Bouteiller, un seul est mort : c'était un vieillard, de soixante-quinze ans, M. H..., impasse des Pommiers-Mallet, pour lequel il avait été mandé beaucoup trop tard (le samedi, l'étranglement datant du mercredi) ; si les deux autres ont guéri (une femme opérée à la gendarmerie de Rouen avec M. le Dr Saint-Evron, et une femme opérée à Darnétal avec ce même confrère), on doit l'attribuer à ce qu'on n'a pas temporisé (1).

Le retard apporté dans les opérations chirurgicales n'est pas funeste dans les cas seuls où la vie des malades est en jeu ; il l'est aussi, et beaucoup, en ce qui concerne certaines opérations, dites de complaisance ; par exemple ; le bec de lièvre. M. Bouteiller déplore ce qu'il appelle une hérésie chirurgicale professée encore aujourd'hui par beaucoup de praticiens, à savoir : *qu'il faut attendre l'âge de neuf à douze ans pour opérer le bec de lièvre.*

Tout le monde sait que, dans les cas où il y a division de la voûte du palais, un des maxillaires supérieurs tend toujours à se developper plus que l'autre ; qu'après l'opération, la solution de continuité du palais diminue, et que les maxillaires sont ramenés dans le même plan, et que le traumatisme est peu de chose chez les tout jeunes enfants, — sans parler des autres raisons qui militent en faveur de l'opération pendant le bas-âge.

Il serait puérile d'insister davantage sur un pareil sujet ; le bon sens a depuis longtemps fait justice du refus d'opérer le bec de lièvre avant que l'enfant ait atteint et dépassé l'âge de raison.

Vidal de Cassis rapporte qu'après avoir excisé les amygdales d'un jeune homme, il vit survenir une hémorrhagie très inquiétante, sans qu'il y eût — bien entendu, — de lésion de l'artère carotide interne. Il ne put en être maître qu'en introduisant dans la bouche des fragments de glace. M. Bouteiller s'est trouvé en face d'un fait de cette nature ; il s'agissait d'un homme d'une trentaine d'années qui a failli périr. L'opération avait été faite avec l'amygdalotome, et il était évident que l'hémorrhagie ne tenait pas à une blessure de la carotide. La glace seule a réussi aussi dans ce cas, mais elle a été appliquée

(1) Voir la *Gazette des Hôpitaux*, 25 mai 1852.

en dehors, sur la région parotidienne, parce que la glace, se réduisant en eau dans la bouche, eût, peut-être, favorisé l'écoulement du sang et empêché la formation des caillots.

Quand, en vertu de la forme bien pédiculée de l'amygdale, de l'âge et du tempérament du malade, on craint l'hémorrhagie, on doit user du bistouri et on ne doit pas couper jusqu'au pédicule, parce que c'est ce pédicule qui est la partie la plus vascularisée. Avec l'instrument de Fahnestock, on arriverait, pour ainsi dire, fatalement à diviser ce pédicule, ce qu'il faut éviter.

Il est une autre circonstance qui vient quelquefois donner un certain degré de gravité à l'amygdalotomie, opération en général si simple : c'est l'adhérence du pilier antérieur à l'amygdale hypertrophiée. Dans ce cas, on échoue si l'on emploie le sécateur de Fahnestock ; en effet, le pilier antérieur, refoulé en dehors par l'instrument, entraine avec lui la glande à exciser. Quand, après examen de la gorge, on croit à une adhérence, il faut diviser, avec le bistouri, horizontalement, le pilier antérieur ; après ce débridement du pilier antérieur, il faut saisir l'amygdale avec la pince à griffes latérales, l'attirer le mieux possible vers la ligne médiane, et, avec le bistouri boutonné, en couper la partie la plus saillante, en rasant autant que possible le bord antérieur du pilier ; mais il n'y a pas grand inconvénient à l'écorner un peu au besoin, — il y a d'autant moins d'inconvénient que ce pilier sert peu dans le mécanisme de la déglutition, et que, d'ailleurs, il est étalé à la surface de l'amygdale, ce qui fait que la perte de substance que l'on produit est très minime.

L'hémorrhagie grave après l'amygdalotomie tient à ce que la glande s'est vascularisée à la longue en s'hypertrophiant de plus en plus ; l'adhérence au pilier antérieur est le résultat d'inflammations successives ; la conclusion à tirer de ces phénomènes est que l'on ne doit pas retarder trop l'opération quand on l'a jugée nécessaire. Nouvel exemple des dangers de la temporisation en chirurgie.

Le traitement du nœvus par l'inoculation du vaccin, conseillée entre autres par MM. Bousquet et Blache, a fourni plusieurs fois les résultats les plus heureux, notamment pour une tumeur énorme de ce genre qui, chez une petite fille de la commune de Hugleville (canton de Yerville), embrassait une partie de l'avant-bras et le poignet. Dans ce cas, en 1855, M. Bouteiller a cru devoir pratiquer un grand nombre de piqûres, tant autour de la tumeur que sur elle. En effet, pour obtenir une guérison radicale, il faut que le mal soit tout entier circonscrit. Dernièrement, un nœvus du scrotum, que quatre pustules auraient pu, à l'aide de leur auréole, entourer de toutes parts, n'a été qu'incomplètement effacé, parce qu'une des quatre piqûres n'a pas produit de pustule. Une inoculation sur le nœvus même, quand il est petit, et plusieurs, lorsqu'il est volumineux, sont nécessaires.

Il faut, bien entendu, piquer très superficiellement afin de ne pas avoir d'hémorrhagie.

Des moyens chirurgicaux que l'on emploie contre les kystes des paupières, M. Bouteiller préfère (à moins qu'ils ne soient sous-muqueux) l'incision en dehors et la cautérisation au nitrate d'argent ; il repousse l'incision et l'extirpation — ainsi que la cautérisation — du côté de la conjonctive, parce qu'il trouve très imprudent de rendre malade cette muqueuse, qui joue un si grand rôle, et que, d'ailleurs, on a exagéré beaucoup la persistance de la cicatrice cutanée.

Il a opéré, entre autres, une jeune femme de Saint-Étienne-du-Rouvray, qui avait deux kystes ; au bout de quelques mois il était impossible de reconnaître les endroits sur lesquels avait porté le bistouri ; il en est de même d'un jeune homme de Rouen, qu'il a revu la veille même du Congrès, et chez lequel il n'a pu découvrir aucune trace d'opération.

Voici comment procède l'auteur de cette communication : il ouvre le kyste en dehors, avec une lancette, assez largement ; il presse pour faire sortir le liquide ; cautérise fortement une fois, ou deux coup sur coup, avec le crayon de nitrate d'argent ; trois jours après il recommence la cautérisation ; s'il survient de l'inflammation, il fait appliquer, pendant tout le temps nécessaire, des cataplasmes émollients.

A la clinique chirurgicale de M. le professeur Roux, M. Bouteiller, son ancien interne, a vu, pour opérer l'hydrocèle, employer, sans accident, du vin dans lequel on avait fait bouillir des roses de Provins et injecter à la température de 38° à 40°, c'est-à-dire à la plus haute température que le doigt puisse supporter ; deux injections étaient faites coup sur coup et étaient maintenues pendant cinq minutes chaque. Chez un homme de Darnétal, âgé de cinquante-cinq ans, après une opération faite suivant ces errements, le scrotum s'est sphacélé dans une très grande étendue ; depuis, M. Bouteiller ne fait plus qu'une injection ; il la fait avec du vin *froid* ; de cette manière le malade souffre beaucoup moins ; la chaleur, en effet, en pareil cas, entre pour les trois quarts au moins dans le développement de la douleur.

M. le docteur Vivefoy, de Rouen, ne traite pas les kystes par le procédé que préconise M. Bouteiller ; il les incise, les vide, et fait, par première intention, la réunion des bords de la plaie.

M. Bouteiller répond qu'il est à craindre alors de les voir se reproduire.

DE LA PRÉSENCE DES GAZ

DANS LE SYSTÈME CIRCULATOIRE DES FEMMES EN COUCHES,

PAR M. LE Dr E. HERVIEUX,
De Paris.

Il est une question grave et qui a toujours fortement préoccupé les hommes livrés à la pratique des accouchements, c'est celle de la mort subite chez les femmes en couches. Voir succomber en quelques heures, parfois même en quelques minutes, une femme dans toute la vigueur de la jeunesse et la plénitude de la santé, une femme qui a traversé avec bonheur toutes les phases de la grossesse et de l'accouchement, une femme qu'aucun accident sérieux n'a atteinte, qu'aucun danger apparent ne menace, n'est-ce pas là, Messieurs, un spectacle éminemment saisissant et douloureux, un sujet d'alarmes perpétuelles pour le médecin, et par suite un thème digne de fixer un moment l'attention de cette savante assemblée ? Si je parviens à soulever un coin du voile qui couvre cette question pleine de mystère et d'obscurité, je croirai, Messieurs, n'avoir pas abusé de vos précieux instants.

Le 10 juillet 1863, une fille de vingt-deux ans, nommée Fontaine (Marie), enceinte pour la seconde fois, entre à l'hospice de la Maternité et y accouche le même jour d'un enfant du sexe masculin. Expulsion spontanée du fœtus, délivrance naturelle. Pas le moindre accident jusqu'au 20 juillet. Cette femme, d'une bonne santé antérieure et d'une forte constitution, se proposait et avait été désignée pour remplir les fonctions de nourrice.

Le 20 juillet, les lochies ayant présenté une grande fétidité, on prescrit une injection dans l'utérus avec une infusion de camomille. Cette injection est confiée à une aide sage-femme, et pratiquée avec toutes les précautions désirables. La seringue à injection une fois chargée, on a soin d'en expulser les quelques bulles d'air qu'elle peut contenir, et l'on s'assure que le piston remplissant exactement le calibre du corps de pompe ne laisse passer au-dessous de lui aucune partie du liquide situé au-dessus. Le col étant encore largement ouvert permet l'introduction facile de l'extrémité libre de la canule. La manœuvre est donc aussi simple et aussi méthodique que possible, elle ne donne lieu à aucune douleur appréciable. Le liquide injecté revient en exhalant une odeur infecte.

Jusqu'au lendemain, 21 juillet, point d'accidents ; mais, la fétidité des lochies persistant, on prescrit une nouvelle injection, laquelle est pratiquée à sept heures du soir avec le même liquide et les mêmes précautions que la veille. Cette injection est suivie d'un frisson avec claquement de dents et d'une perte de sang liquide sans mélange aucun de caillots, et dont la quantité est évaluée approximativement à 750 grammes. Le seigle ergoté est administré et l'hémorrhagie ne tarde pas à s'arrêter.

Dans le cours de cette même soirée, la malade s'étant prise de querelle avec une de ses voisines pour un motif des plus insignifiants, se livre à tous les transports de la plus violente colère. — Dans un état d'agitation impossible à décrire, elle pousse des cris effrayants. Les conseils, les remontrances, les prières de toutes les personnes qui s'empressent autour d'elle, rien ne peut la calmer. Cette colère effrénée prenant les proportions d'une crise nerveuse grave, on fait passer la malade dans les salles de l'infirmerie. L'opium est administré, *larga manu*, sous la forme pilulaire. Mais ce sédatif reste sans effet, et vers minuit et demi la malade expire tout à coup, encore en proie au paroxysme de la fureur la plus désordonnée.

Le 23 juillet, trente heures après la mort, je procède à l'autopsie, assisté de l'interne de service, M. Bouchaud.

Le cadavre est frais, bien conservé et ne présente aucune trace de putréfaction.

Sachant que dans certains cas de mort subite après hémorrhagie utérine, on avait trouvé des gaz dans les cavités du cœur et dans les gros troncs vasculaires, nous apportons un soin tout particulier à l'ouverture des cavités thoracique et abdominale.

Les organes pectoraux étant mis à découvert, nous constatons que le volume du cœur paraît plus considérable que dans l'état normal, que cet organe est arrondi et comme distendu, qu'il cède facilement à la pression du doigt, mais qu'il revient aussitôt à sa forme primitive comme s'il contenait un fluide élastique. En prévision de cette possibilité, nous disséquons avec les précautions les plus minutieuses tous les vaisseaux qui émanent du cœur ou qui y aboutissent, et sur chacun d'eux nous appliquons deux ligatures dans l'intervalle desquelles nous pratiquons ensuite la section des vaisseaux. Le cœur est ainsi détaché de la poitrine sans avoir perdu une seule molécule des fluides qu'il pouvait contenir.

Les poumons sont parfaitement sains et ne présentent aucune trace d'emphysème ou de congestion.

La masse intestinale ayant été écartée par une dissection attentive, nous découvrons le tronc de la veine-cave inférieure qui nous apparaît distendu comme par une injection anatomique. Mais en touchant du doigt sa paroi externe, il est facile de sentir que cette distension est produite, selon toute apparence, par un corps gazeux Notre intention était de détacher la veine-cave comme nous avions détaché le cœur, c'est-à-dire après avoir lié toutes les branches qui se rendent à ce tronc principal. Malheureusement le sujet étant réclamé et l'heure de l'inhumation approchant, nous ne pouvons nous livrer à la dissection longue et laborieuse qu'aurait nécessitée une telle opération. La pointe du scapel ayant été portée sur la veine-cave, le gaz qu'elle renfermait s'en dégage en produisant un léger sifflement. Il n'a pas la moindre odeur. Après la sortie du fluide aériforme, les parois de la veine s'affaissent complètement et le vaisseau perd sa forme cylindrique. Ouvert plus largement, il laisse échapper un liquide noirâtre et spumeux, évidemment constitué par un mélange de sang et de gaz.

Il importe de remarquer que la distension de la veine-cave par le fluide gazeux avait lieu dans toute son étendue, que cette distension commençait à l'oreillette droite pour s'arrêter au point où cette veine reçoit les iliaques primitives. Celles-ci ne contenaient pas de gaz, le sang qu'on y rencontrait n'était pas écumeux. Il en était de même des veines utéro-ovariques. Ajoutons encore que la veine-cave supérieure, excepté à son origine, et toutes les veines qui y aboutissent, sous-clavières, jugulaires, etc., ne présentaient non plus aucune trace de gaz.

Quant à l'utérus, il n'offrait nul vestige d'inflammation ou de suppuration Le col un peu mou et friable était ecchymosé, mais ne contenait aucun point purulent. Après avoir lavé à plusieurs reprises la face interne de l'utérus, nous aperçûmes sur la partie de cette face qui correspond au fond de l'organe, deux petites érosions, chacune du diamètre d'une tête d'épingle, érosions auxquelles adhéraient encore de petits caillots d'un rouge vif et par lesquelles avait dû se faire l'hémorrhagie survenue dans la soirée du 21 juillet.

Les trompes et les ovaires étaient dans un état d'intégrité parfait.

Nous n'avons pas eu le temps d'ouvrir la boîte crânienne.

Nous emportons alors le cœur dans le laboratoire de M. le pharmacien en chef, et nous le plaçons dans un seau d'eau immédiatement au-dessous d'une éprouvette plongeant dans le liquide. Une incision étant pratiquée sur le ventricule droit qui est de beaucoup le plus distendu, de grosses bulles de gaz se dégagent et vont se loger dans la partie supérieure de l'éprouvette. Le ventricule gauche incisé à son tour fournit quelques bulles de gaz, mais en quantité beaucoup moindre que les cavités droites. Le gaz reçu dans l'éprouvette est transvasé dans un flacon et confié pour être analysé à un chimiste distingué de l'Ecole normale, M. Desléonet.—Le volume de la quantité de gaz soumise à l'analyse représentait environ celui de 40 à 50 grammes d'eau. Voici le résultat de cette analyse.

Sur 100 parties, on a trouvé :

Oxygène 7
Acide carbonique . 11
Azote 82
———
100

Ce n'est pas la première fois qu'on trouve des gaz dans le cœur et les gros vaisseaux des femmes en couches, mais c'est la première fois que ces gaz sont soumis à l'analyse. Jusqu'alors, on avait raisonné sur des hypothèses concernant l'origine et la nature de ces gaz, aujourd'hui c'est sur des données certaines que nous nous appuierons pour interpréter le fait dont je viens de vous donner lecture, ainsi que les faits analogues qui ont été consignés dans les annales de la science.

Désormais, enfin, on aura, pour apprécier tous les faits de même nature qui pourraient se produire dans l'avenir, une base, un point de départ qui ont manqué jusqu'ici à tous les observateurs, faute par eux d'avoir analysé les gaz rencontrés dans les organes circulatoires.

Quelle a été, pour le cas particulier, l'origine des gaz contenus dans le cœur et les gros vaisseaux?

Faut-il mettre le développement de ces gaz sur le compte d'une décomposition cadavérique? Cette hypothèse, bien des fois formulée en pareil cas, n'est nullement admissible. D'une part, en effet, le cadavre de notre malade ne présentait aucune altération notable ; d'une autre part, je puis affirmer que chez les femmes qui succombent à la métro-péritonite et qui se putréfient le plus rapidement après la mort, je n'ai jamais vu le cœur et les troncs vasculaires distendus par du gaz.

Les injections pratiquées dans l'utérus la veille et l'avant-veille de la mort pourraient-elles expliquer la présence de ces gaz dans les veines et les cavités du cœur? Pas davantage ; car toutes les précautions avaient été prises pour qu'il ne restât pas d'air dans la seringue , et, lors même qu'il en fût resté quelques molécules, cette faible quantité du fluide élastique eût-elle suffi pour distendre la veine cave toute entière et les cavités cardiaques? Et puis, est-il donc si facile de concevoir une injection de gaz progressant de la surface interne de l'utérus à la veine cave inférieure par les sinus utérins et les veines iliaques internes ou bien par les veines utéro-ovariques et les veines rénales? D'ailleurs, pourquoi ces dernières ne contenaient-elles aucune trace de gaz? Et pourquoi enfin, s'il y avait injection d'air, cet air renfermerait-il 11 0/0 d'acide carbonique et 7 0/0 d'oxygène seulement?

L'hémorrhagie qui a suivi la seconde injection serait-elle pour quelque chose dans la production du gaz à l'intérieur des organes circulatoires? Si l'on consulte les faits consignés jusqu'à ce jour dans les recueils scientifiques, on est porté à se ranger à cette opinion. Mais l'agitation extraordinaire qu'a présentée la malade avant la mort, l'exaltation insolite du système nerveux compliquent le problème. On se demande quel rôle un accès aussi effrayant de colère a pu jouer dans ce drame pathologique. A-t-il provoqué le développement des gaz dans le système circulatoire? Ou bien n'est ce là qu'un accident secondaire, une attaque nerveuse hystériforme par exemple, qui serait venue se greffer sur un état morbide plus grave dans lequel la métrorrhagie aurait déterminé la formation gazeuse et celle-ci la mort subite?

Cette dernière supposition nous paraît la plus vraisemblable, mais, en tout état de cause, nous inclinons à croire que la part d'influence la plus large, en ce qui concerne la production des gaz, doit être attribuée à l'hémorrhagie utérine.

Quoiqu'il en soit de cette manière de voir, et avant de procéder à une discussion sérieuse et approfondie des théories existantes, qu'on nous permette d'exposer brièvement l'état actuel de la science sur la question qui nous occupe.

Historique. Cette question de la présence des gaz dans le système circulatoire, n'est pas toute neuve.

Dès l'année 1707, Méry cité par Morgagni, exprimait, d'après des expériences faites sur les animaux vivants, cette opinion que l'air atmosphérique pouvait passer en nature des ramifications bronchiques dans les veines pulmonaires, et delà dans les artères, sans se mêler intimement au sang.

En 1714, Littré admettait que l'air reste combiné avec toutes les humeurs du corps vivant, tant que celles-ci conservent leur mouvement naturel et leur liquidité, mais qu'il s'en sépare aussitôt que la mort détermine leur stagnation. Il expliquait ainsi la présence d'un fluide aériforme dans les veines des individus qui meurent d'hémorrhagie (Mém. de l'Acad. Roy. des Sc., 1714).

En 1764, Morgagni adopte l'opinion de Méry et cite plusieurs cas de mort subite, à la suite desquels on a trouvé des gaz mêlés au sang dans le cœur et dans les vaisseaux. Voici, entre autres, un de ces faits : Un pêcheur, âgé de quarante ans, meurt subitement. On trouve le cœur, l'artère pulmonaire, les sinus de la dure-mère, les veines de l'abdomen, toutes les veines du corps enfin, pleines d'un sang écumeux (De séd. et caus. morb. Epist. 5, n° 17; 24, n° 6).

En 1808, Legallois, dans le cours d'une longue suite d'expériences sur les animaux, a vu trois fois l'air pénétrer dans le système sanguin par les veines utérines et occasionner instantanément la mort des femelles. Son fils a fait connaître, vingt-et-un ans après, ces observations dans un Mémoire intitulé : *Des maladies occasionnées par la résorption du pus* (Clin. des hop., t. II, nº 39, p. 154, et Journ. de Ch. de Malgaigne, 1845, t. III, p. 234).

Dans ses *Recherches physiologiques sur la vie et la mort* (2º édit., p. 286, en note), Bichat dit avoir ouvert le cadavre d'un individu qui périt tout à coup dans une affection convulsive des muscles pectoraux, et chez lequel il trouva dans les artères et les veines, spécialement celles du cou et de la tête, un sang écumeux mêlé de beaucoup de bulles d'air. Il adopte l'opinion de Méry et de Morgagni sur le passage de l'air dans les vaisseaux sanguins par la voie pulmonaire.

En 1832, un ancien interne de l'Hôtel-Dieu de Lyon, le Dr Rérolle, dans sa dissertation inaugurale *sur un nouveau genre de pneumatose se développant à la suite d'hémorrhagies abondantes*, fait connaître deux cas d'hémorrhagie intense suivie de mort, cas dans lesquels on trouva des bulles de gaz mêlées au sang d'un certain nombre de vaisseaux veineux. Il cite aussi des expériences faites sur trois jeunes chiens, et d'où il résulterait que les hémorrhagies abondantes ont pour effet de développer des gaz dans le système circulatoire, mais spécialement dans le cœur et les veines. Il attribue la présence de ces gaz dans le système circulatoire à une absorption effectuée par les radicules pulmonaires ou par l'ouverture des vaisseaux qui ont fourni l'hémorrhagie (Thèses de Paris, 1832).

En 1838, Ollivier, d'Angers, publie dans les Archives de médecine (3º série, t. I, p. 29), des *considérations médico-légales sur les morts subites et notamment sur celles qui reconnaissent pour cause le dégagement d'un fluide gazeux au milieu du sang en circulation*. Il cite l'observation d'une jeune fille de vingt-deux ans, convalescente d'une fièvre continue, et qui mourut subitement sans avoir éprouvé d'autre accident qu'une faiblesse plus grande que de coutume. Elle s'apprêtait à descendre du lit, et avait déjà son jupon passé autour de la taille, lorsque son amant, qui était occupé à rallumer le feu, se retourne, la voit immobile, la tête penchée sur la poitrine. Au moment où il allait lui prendre la main, elle relève vivement la tête, le regarde avec une expression de douleur et d'effroi, puis, étendant brusquement les deux bras : « Je meurs, vois-tu, dit-elle d'une voix déchirante, » et sa tête retombe sur l'épaule du jeune homme. La malade venait d'expirer. A l'autopsie, on trouva les cavités droites du cœur distendues par des gaz. L'artère pulmonaire contenait aussi une grande quantité de sang écumeux.

Dans une séance de l'Académie de médecine du 28 mai 1839, Amussat ayant communiqué deux cas d'introduction de l'air dans les veines par des plaies faites au cou, Baudelocque dit avoir trouvé sur deux femmes mortes d'hémorrhagie après l'accouchement, et qui furent ouvertes cinq ou six heures seulement après la mort, une certaine quantité de gaz dans le cœur et les principaux vaisseaux.

Moreau père, l'accoucheur, se demandait à ce propos si les gaz trouvés dans le cœur ne seraient pas un effet cadavérique, un commencement de putréfaction.

Dans une séance du *Comité médical de l'Association protestante de prévoyance* qui eut lieu quelques temps après, les Dⁱˢ Henry, Duhamel, Charpentier, Camus, Cordier et Lacorbière citèrent plusieurs faits de mort subite à la suite de l'accouchement, sans qu'on pût attribuer la mort à l'hémorrhagie. M. Vosseur, présent à cette séance, présuma que ces morts subites pourraient s'expliquer par l'introduction de l'air dans les veines, et fit lecture des observations de Legallois. Amussat, frappé de la même idée, se rappela les faits de Baudelocque, et fut porté à penser que, là également, l'air s'était introduit pendant la vie et non après la mort, la promptitude avec laquelle les autopsies avaient été faites ne permettant pas de croire qu'il y eût eu développement de gaz par altération cadavérique.

Lors de la discussion qui eut lieu à l'Académie vers la même époque sur l'introduction de l'air dans les veines, Amussat, admettant l'introduction de l'air par les veines de l'utérus, chercha à expliquer ce phénomène par les mouvements respiratoires qui se font sentir jusque sur cet organe à l'aide du flux et reflux des intestins. « Si les vaisseaux de ses parois sont encore béants, on conçoit, dit-il, que l'aspiration de l'air puisse avoir lieu comme au cou ; dès qu'une bulle est entrée, un grand nombre d'autres peuvent pénétrer rapidement et produire les mêmes phénomènes qu'au cou. » (Amussat, Recherches sur l'introd. de l'air dans les veines, p. 241 à 245).

En 1841, dans une des séances de la *Reading pathological society,* le Dʳ Taylor, cité par M. Eugène Moynier (des Morts subites, 1858, p. 75), a rapporté l'observation d'une femme de trente ans, en travail pour mettre au monde son troisième enfant, et qui mourut subitement pendant la rupture des membranes. A l'autopsie, on trouva l'oreillette droite mince, transparente et distendue par de l'air.

En 1845, le Dʳ Lionet, de Corbeil, communiquait à l'Académie de médecine un cas de mort prompte après un accouchement naturel sans cause connue et avec présence de l'air dans les veines. Il n'y avait pas eu d'hémorrhagie utérine sérieuse. Cinq heures après la délivrance, la malade se plaint d'étouffer : « *De l'air, de l'air,* s'écrie-t-elle, *ou je vais mourir,* » et elle expire. A l'autopsie, on trouve dans le cœur quelques bulles d'air mêlées à une petite quantité de sang, plus abondantes à droite qu'à gauche ; on rencontre aussi quelques bulles de gaz dans les veines cérébrales. (*Journ. de Ch.*, de Malgaigne, 1845, t. III).

La même année, dans une des séances de la *Société médicale d'Emulation*, Cazeaux faisait connaître un cas de mort subite après l'accouchement chez une femme épuisée déjà, il est vrai, par des pertes de sang antérieures. L'autopsie n'a pas été faite (*Gaz. des Hop.*, 1ᵉʳ juillet 1845).

En 1848, le Dr Wintrich publia une observation de mort presque subite chez une femme en couches. L'expulsion de l'enfant et le décollement partiel du placenta sont suivis de mouvements convulsifs et de suffocation. On trouve de l'air dans le système veineux. (*British méd. journ.*, 6 juin 1857).

En 1849, le Dr J. Bessems imprime dans les *Annales de la Société médicale d'Anvers* une observation de mort subite à la suite d'une injection d'eau chlorurée dans la matrice avec présence de gaz dans les veines. Il s'agit dans ce cas d'une femme de trente-cinq ans, mère de trois enfants, et qui, atteinte d'une hémorrhagie utérine au cinquième mois d'une nouvelle grossesse, avorte le 10 octobre 1844. Hémorrhagies répétées par rétention du placenta. Trois injections d'eau chlorurée dans la journée du 15 octobre, avec la précaution de priver la seringue des bulles d'air qu'elle pouvait contenir. Nouvelle hémorrhagie dans la nuit du 16 au 17; nouvelle injection d'eau chlorurée pratiquée avec le même soin que les précédentes. Aussitôt après, la malade se dresse sur son séant, les bras étendus en criant qu'elle étouffe ; mouvements convulsifs, état syncopal et mort soudaine trois minutes après l'injection. A l'autopsie, le cœur ouvert sous l'eau laisse échapper une grande quantité de gaz; celui-ci était contenu surtout dans les cavités droites. La veine cave inférieure et les différents vaisseaux qui s'insèrent au cœur contenaient aussi quelques bulles de fluide gazeux. (*Revue méd.-ch*. 1849, t. V, p. 165).

J'emprunte au *British médical*, journal cité par M. E. Moynier, les trois faits suivants :

« Mention par le professeur Simpson d'un cas dans lequel la mort arrive peu d'heures après la délivrance, à la suite d'hémorrhagie et d'alternatives de relâchement et de contractions de l'utérus. On constate, dit-on, que l'air a pénétré dans les veines de cet organe.

« Le Dr Lever cite trois cas dans lesquels il y eut hémorrhagie et mort peu d'heures après le travail. Dans tous ces cas, on trouva de l'air dans les veines de l'utérus et des autres parties du corps.

« En 1850, M. Berry, de Birmingham, assiste dans son accouchement une primipare âgée de vingt-deux ans. Elle avait perdu peu de sang et paraissait aller parfaitement, lorsque, au bout de six heures, elle se plaint d'oppression et de faiblesse, et expire en moins d'une heure. A l'autopsie, faite cinquante heures après la mort, on trouve de l'air dans le cœur et dans les veines utérines. (*British méd. journ*, 6 juin 1857, et E. Moynier, *Loco cit.*, p. 178).

Dans la séance de l'Académie de Médecine du 9 décembre 1851, M. Durand-Fardel lit sous ce titre : *du développement spontané de gaz dans le sang, considéré comme cause de mortalité*, l'observation d'une dame de 56 ans, en apparence très bien portante, qui au sortir du bain se sent oppressée, se laisse choir sur une chaise sans pouvoir parler et succombe au bout de cinq minutes. A l'autopsie qui a lieu

18

vingt-deux heures après la mort, on trouve le cœur très volumineux et renfermant, avec un sang très spumeux, quelques bulles de gaz ; tout le système veineux abdominal, gorgé d'un sang violacé et spumeux ; bulles nombreuses de gaz dans le sang de la veine splénique et de la veine porte.

M. Durand-Fardel admet une exhalation spontanée de gaz pendant la vie, dans le système veineux, exhalation due, selon toute probabilité, à une altération inconnue du sang.

Le *British medical Journal* contient encore dans son numéro du 6 juin 1857 deux observations de mort subite, avec présence de gaz dans le système circulatoire.

La première, due à M. Smith de Whitchurch, est relative à une dame de 38 à 40 ans, qui accouche de son sixième enfant, à huit heures du matin, le 7 mai 1852. Vers deux heures de l'après-midi, tranchées douloureuses sans hémorrhagie, oppression, agitation extrême et mort soudaine. — A l'autopsie, le cœur paraît distendu, surtout dans les cavités droites. Lorsqu'on ouvre l'oreillette droite, le gaz s'échappe avec bruit et l'organe s'affaisse.

Dans la seconde observation, il s'agit d'une dame de 28 ans, accouchée naturellement par M. Walford, et qui au huitième jour, se trouve mal tout à coup et expire. A l'autopsie, on remarque que le sang qui s'écoule du foie est écumeux ; il en est de même de celui qui distend les cavités droites du cœur. On trouve de l'air dans la veine-cave inférieure et dans la veine porte.

Enfin, en 1858, M. E. Moynier publie un travail *sur les morts subites chez les femmes enceintes et récemment accouchées*, travail auquel j'ai emprunté quelques-uns des faits que je viens de lire. Mais ces faits ne semblent pas à M. Moynier assez concluants pour entraîner une conviction, relativement à la pénétration de l'air dans les veines.

Il paraît se rallier sur cette question à l'opinion de Mac-Clintock, lequel pose en principe que par elle-même, la présence de l'air dans le cœur d'une femme, morte subitement en état de couches, ne saurait être considérée comme preuve suffisante de la pénétration de l'air dans les veines.

J'ai dû dans cet exposé historique présenter, pour ainsi dire, pêle-mêle tous les faits et toutes les opinions. Maintenant, il s'agit de dégager de cet ensemble un peu confus les théories successivement invoquées pour expliquer la présence des gaz dans le système circulatoire des femmes en couches, et d'apprécier ces théories à leur véritable valeur.

La présence des gaz trouvés dans le système circulatoire des femmes en couches, est-elle un phénomène cadavérique ?

Cette opinion a été émise par Moreau père, à propos des faits que Baudelocque a communiqués à l'Académie de Médecine. D'une autre part, nous savons que Littré admettait que l'air se sépare des humeurs avec lesquelles il était combiné pendant la vie, aussitôt que la mort détermine leur stagnation. — Enfin, Mac-Clintock objecte que, dans plusieurs autopsies, le d{r} Henry Kennedy a trouvé de l'air dans le cœur et les veines-caves, sans qu'on pût établir de connexion entre ce phénomène et la production de la mort.

Ces explications, par un phénomène cadavérique, de la présence des gaz dans le système circulatoire des femmes en couches, ne sont nullement applicables à la plupart des faits connus. En effet, chez le plus grand nombre des sujets, il n'existait aucune apparence de décomposition ; souvent même, l'autopsie avait été faite à une époque trop rapprochée de la mort, pour qu'on pût supposer un commencement de putréfaction ; de plus, il n'y avait aucune autre lésion grave susceptible d'expliquer l'issue fatale ; et, en dernier lieu, il est digne de remarque que la mort subite, ou au moins très rapide, a presque constamment coïncidé avec la constatation de la présence des gaz dans le cœur et les veines des femmes en couches. Pourquoi d'ailleurs, sur les cadavres les plus avancés, ne rencontre-t-on presque jamais, malgré l'assertion contradictoire de Henri Kennedy, un développement de gaz en quantité appréciable dans le système circulatoire ?

Mais, si les gaz ne sont pas un effet cadavérique, s'ils se produisent dans l'organisme vivant, quelle est leur origine ?

Se développent-ils spontanément dans le sang ? viennent-ils du dehors, et par quelle voie ?

La théorie de la pénétration des gaz dans le sang compte de nombreux partisans. Mais on diffère d'avis sur la voie par laquelle se fait cette pénétration. Les uns croient à la voie utérine, les autres à la voie pulmonaire. Examinons successivement ces deux opinions.

Pénétration des gaz par la voie utérine. C'est le mode d'explication adopté par Legallois père et fils, Bessems, Amussat, et pour quelques cas, par Rérolle. Voici les motifs qui militent en faveur de cette théorie :

1° On a trouvé des bulles de gaz dans les veines et les sinus de la matrice (voyez les observations de Lever, Simpson et Berry de Birmingham).

2° Dans ses expériences sur trois femelles de lapin, qui avaient été soumises l'une à l'abstinence, les deux autres à l'hémorrhagie après la parturition, Legallois trouva les cornes de la matrice remplies de bulles d'air.

Plus tard, le Dr Rérolle ouvrait les deux veines crurales à de jeunes chiens plongés jusqu'au cou dans un bain à 20°, puis les faisait périr séance tenante, par hémorrhagie artérielle. A l'autopsie, il trouvait des bulles de gaz dans les cavités du cœur, dans presque tout le système veineux, et surtout dans les petits vaisseaux.

L'observation et l'expérience semblent donc se réunir pour dé-

montrer la pénétration de l'air par les veines qui ont fourni l'hémorrhagie.

3° Les métrorrhagies, dont un grand nombre de malades ont été
atteintes avant de succomber, la béance naturelle des veines et des
sinus utérins après l'accouchement, les injections qui ont été pratiquées dans quelques cas, fournissent de nouvelles présomptions en
faveur de la pénétration de l'air par la voie utérine.

4° Les démonstrations théoriques n'ont pas même fait défaut. —
Qu'on se rappelle les explications ingénieuses d'Amussat, et le rôle
qu'il fait jouer aux mouvements aspiratoires du thorax, mouvements
qui se feraient sentir jusque sur les veines de l'utérus par le flux et le
reflux des intestins.

Mais si l'on considère : 1° que le nombre des cas dans lesquels les
veines utérines contenaient des bulles de gaz est bien minime comparé à la foule des cas dans lesquels ces vaisseaux ne présentaient
aucune trace de fluide gazeux ; 2° que les raisons tirées des conditions spéciales dans lesquelles se trouve l'utérus immédiatement après
l'accouchement, béance naturelle des vaisseaux, ampliation des organes génitaux externes, etc., ne sauraient s'appliquer aux malades
qui avaient franchi cette première période de l'état puerpéral et qui
sont en nombre assez imposant ; 3° que les injections, quand elles
ont été pratiquées, ont été faites avec toutes les précautions susceptibles d'empêcher la pénétration directe de l'air dans les sinus utérins;
4° que l'aspiration du thorax ne s'exerce guère sur le système veineux
au-delà des ouvertures aponévrotiques signalées par Bérard ; 5° que
le flux et le reflux des intestins ne sont pas une force capable de
faire progresser l'air à travers les vaisseaux utérins, si, disons-nous,
on tient compte de ces diverses objections, peut-être n'accordera-t-on
pas à la théorie que je discute toute la valeur que lui ont attribuée
quelques auteurs.

Et puis, pour soutenir que l'air extérieur a passé ainsi à travers
l'utérus jusque dans la veine cave inférieure et les cavités du cœur,
il faudrait d'abord avoir prouvé chimiquement que c'est bien de l'air
qu'on trouve dans ces organes. Or, dans la seule analyse qui ait été
faite, celle annexée à mon observation, si les gaz rencontrés dans le
cœur étaient bien les mêmes que ceux qui entrent dans la constitution de l'air atmosphérique, les proportions relatives de ces gaz
étaient essentiellement différentes. L'acide carbonique, dont l'air
n'offre que des traces, formait les 11/100 du fluide analysé.

Enfin, je concevrais bien avec cette théorie la présence des gaz
dans le système veineux et dans les cavités droites du cœur; je ne
comprendrais plus leur existence dans les cavités gauches, les veines
pulmonaires et le système artériel, ainsi que cela a été noté dans un
certain nombre de cas.

Pénétration des gaz par la voie pulmonaire. L'impossibilité d'adapter la théorie précédente à un certain nombre de faits a conduit quelques auteurs à expliquer la présence des gaz dans le système circulatoire par une absorption de l'air atmosphérique à travers les radicules pulmonaires. Nous avons vu, dès l'année 1707, Méry se fonder sur des expériences faites sur les animaux vivants pour admettre cette explication, Bichat se ranger un siècle plus tard à la même opinion, puis Rérolle se partager entre cette théorie et celle de la pénétration de l'air par les veines utérines. En 1845, M. Malgaigne appuyait de son autorité cette interprétation des faits publiés jusqu'alors. — Il invoquait, comme preuve à l'appui de cette doctrine, un travail de Piédagnel, d'où il résulte que, dans les cas d'emphysème pulmonaire terminés par mort subite, il y a introduction de l'air dans les veines et nécessairement par les veines du poumon. Or, si dans l'emphysème le poumon offre une voie à l'air extérieur pour pénétrer dans le système circulatoire, cette voie ne s'ouvrira-t-elle pas de même dans d'autres circonstances ?

La théorie du passage de l'air en nature dans les veines pulmonaires par les radicules aériennes a, sur la théorie de la pénétration par les veines utérines, ce grand avantage qu'elle peut rendre compte de la présence des gaz sur tous les points du système circulatoire. Mais est-elle pour cela plus irréprochable ? Examinons :

Et d'abord, s'il faut pour l'introduction dans les veines pulmonaires une rupture des vésicules du poumon consécutive ou non à l'emphysème, il est de toute évidence que ce cas n'est nullement applicable à la catégorie de malades ici en cause, malades qui, pour la plupart, sont de jeunes femmes reconnues indemnes, soit pendant la vie, soit après la mort, de toute lésion de l'organe pulmonaire.

D'une autre part, le passage de l'air en nature dans les veines du poumon sans rupture préalable des vésicules et sans combinaison ultérieure avec le liquide sanguin, est, physiologiquement parlant, un fait difficile à concevoir et que nous ne nous chargeons pas d'expliquer.

Enfin, nous répéterons ici ce que nous avons dit plus haut : pour admettre un fait anatomique ou chimique, il faut que ce fait soit démontré anatomiquement ou chimiquement ; or, personne jusqu'à ce jour n'a démontré que les gaz trouvés dans le système circulatoire des femmes en couches fussent constitués par de l'air atmosphérique. L'analyse faite dans le cas qui nous est propre dément cette supposition.

Exhalation spontanée des gaz pendant la vie. Cette théorie, qui est celle de M. Durand-Fardel, est aussi celle à laquelle je serais le plus disposé à me rattacher, sinon par la possibilité d'une démonstration directe, du moins par voie d'exclusion. — Les théories précédentes, que j'ai dû soumettre à une critique aussi sévère qu'impartiale, ne satisfaisant pas aux conditions d'une logique rigoureuse, il ne me restait d'autre interprétation possible des faits rassemblés dans ce travail que l'exhalation spontanée des gaz pendant la vie aux dépens du sang. Cette interprétation a l'avantage d'être applicable sans tiraillement, sans effort, à tous les cas sans exception. Et de plus, elle est conforme aux données fournies par l'analyse chimique. En effet, les gaz trouvés dans le cœur de la malade observée par nous sont précisément les gaz du sang, et leurs proportions relatives rappellent celles qu'on observe pendant la vie. Il y a donc lieu de penser que c'est bien le sang et non l'air extérieur qui a fourni les éléments du fluide gazeux recueilli. Or, si cela est vrai, la théorie de la pénétration de l'air par les veines, soit utérines, soit pulmonaires, se trouve réduite à néant. Quant à la possibilité du dégagement de ces gaz après la mort, j'ai discuté avec assez de détails la question de l'influence de la décomposition cadavérique pour n'avoir pas besoin d'y revenir.

L'opinion que nous adoptons se concilie parfaitement avec les cas nombreux dans lesquels une hémorrhagie utérine a précédé et, en quelque sorte, préparé la mort subite. Qui ne sait l'altération profonde que subit le sang à la suite de pertes sanguines abondantes et répétées? Or, quand la masse du sang a été ainsi appauvrie au double point de vue de la qualité et de la quantité, répugnera-t-il beaucoup à notre raison d'admettre qu'à un moment donné ce sang, ainsi altéré, devienne tout à coup le théâtre de quelque grave perturbation qui favorise le dégagement des gaz combinés avec le liquide nourricier. Cette supposition se fortifierait encore de ce fait, aujourd'hui bien démontré, que l'état de grossesse et l'état puerpéral amènent dans la crase du sang des modifications qui ne sont probablement pas étrangères à la création de cette imminence morbide.

Quoi qu'il en soit de ces explications théoriques, plusieurs faits ressortiront de la discussion des matériaux que j'ai mis sous les yeux de cette assemblée : 1º l'incontestable réalité des cas de mort subite causée par la présence des gaz dans le système circulatoire des femmes en couches ; 2º l'impossibilité d'attribuer la présence de ces gaz à un effet cadavérique, à un commencement de putréfaction ; 3º l'identité chimiquement démontrée de ces gaz avec les gaz du sang et la probabilité de leur développement spontané pendant la vie ; 4º la nécessité de surveiller de près les femmes en couches qui ont éprouvé des métrorrhagies abondantes, et, quoique l'introduction de l'air par les veines utérines ne soit rien moins que prouvée, l'obligation pour le praticien de ne recourir aux injections dans la cavité de l'utérus qu'avec une extrême réserve et en se conformant rigoureusement à toutes les règles de l'art.

M. le Dr Dubreuilh, de Bordeaux, s'est beaucoup occupé de cette question, il a même publié un travail sur ce sujet. Un grand nombre d'observations sont relatives à des morts subites arrivées du quinzième au dix-huitième jour, et font repousser l'idée de l'introduction de l'air dans les veines. Les malades pour lesquelles il a été appelé étaient des femmes nerveuses, poursuivies par des pressentiments sinistres et par la crainte de la mort ; sous cette influence mauvaise, elles ont succombé subitement la première fois qu'elles se sont levées après leurs couches ; c'était une syncope plutôt qu'une introduction de l'air dans les veines.

M. Hervieux répond qu'il n'a voulu parler que de la présence des gaz dans les veines, mais qu'il sait fort bien qu'il y a d'autres causes de mort subite à la suite des couches.

M. le Dr Bouteiller, de Rouen, cite un cas dans lequel la cause de la mort subite a été la formation de liquide dans le péricarde ; cet épanchement, reconnu pendant la vie par lui et par M. le Dr Ballay appelé en consultation, avait tellement diminué par suite du traitement employé, qu'on le crut entièrement résorbé ; on permit à la malade de se lever ; elle n'eut pas plus tôt mis le pied à terre qu'elle tomba raide morte. Il devait rester, dit M. Bouteiller, quelques cuillerées de liquide dans le péricarde ; tant que cette dame conserva la position horizontale, le cœur fonctionna bien ; mais quand elle se leva, l'épanchement changeant de position par les lois de la pesanteur, entoura subitement la partie inférieure du cœur, le surprit pour ainsi dire : de là, syncope et mort.

DE L'ÉTAT ACTUEL DU TRAITEMENT

DES

MALADIES DE L'OREILLE,

PAR M. LE Dr LÉON DELEAU,

De Paris.

Les maladies de l'oreille sont celles qui ont continué le plus long-temps à être traitées par des moyens empiriques.

Si le traitement de ces maladies a cessé de consister en injections huileuses ou aqueuses, de natures diverses, dirigées dans le conduit auditif externe, dont l'embarras ou l'obstruction était anciennement considérée comme seules causes de surdité, il faut reconnaître qu'on n'a pas jusqu'ici tenu assez compte de ce qu'enseignait la physiologie sur le sens de l'ouïe, surtout en matière thérapeutique. Que dit en effet la physiologie à ce sujet? C'est que si le toucher, le goût et l'odorat s'opèrent par le contact direct avec l'organe sensitif lui-même du corps solide, liquide ou gazeux, dont les qualités sont à percevoir, il n'en est pas de même de la vue et de l'ouïe. Ces deux sens diffèrent essentiellement des trois autres en cela que la lumière et le son ont besoin de subir d'importantes modifications avant de se trouver en contact avec l'organe sensitif. Ici, en effet, la nature ne se contente plus d'une simple membrane pour recevoir des impressions aussi délicates, aussi fugitives que celles qui constituent la vue ou l'ouïe, il a fallu qu'elle employât un appareil de concentration afin de donner à des phénomènes, ou mieux des agents aussi subtils que la lumière et le son, un degré d'intensité suffisant pour éveiller la sensibilité de nos tissus.

Aussi, si l'appareil préparatoire de la vision n'est autre chose qu'une chambre obscure, à l'entrée de laquelle se trouve une lentille destinée à concentrer les rayons lumineux ; de même, l'appareil préparatoire de l'audition n'est qu'une machine à bruit, qui répète les sons, les propage et en augmente l'intensité. C'est un tambour dont la peau bien tendue communique directement avec la partie sensitive, qui est l'épanouissement du nerf auditif, au moyen d'une chaîne ou série de petites pièces solides.

Mais, de même que la lumière, pour atteindre son but, a besoin de ne trouver sur son passage que des corps assez transparents pour la laisser pénétrer jusqu'au fond de l'œil, de même le son, pour arriver de la caisse du tympan ou tambour sur lequel il frappe à la membrane chargée de le recevoir, a besoin d'un conducteur ; or le conducteur est l'air que contient la caisse. Là est toute la question. Avant la découverte du conduit guttural ou de la trompe d'Eustache, les physiologistes et les physiciens supposaient que la caisse du tambour contenait un air *inné* d'une nature particulière, très subtil, indispensable à la propagation des sons dans le labyrinthe. Ce fluide imaginaire dont la formation et le renouvellement restaient inexpliqués, fut le sujet de beaucoup de discussions jusqu'à ce qu'Eustachi démontrât la communication naturellement établie entre l'extérieur et l'oreille moyenne, et prouvât par cette importante découverte que l'air atmosphérique occupe dans l'état normal toutes les infractuosités de cette portion de l'organe auditif.

Or, que cet air que contiennent naturellement la caisse du tympan et les autres cavités de l'oreille interne vienne à faire défaut et ne se renouvelle pas au moyen de la trompe, qui est spécialement chargée de lui en fournir dans les mouvements de l'inspiration et de la déglutition, et alors l'audition, entravée dans une de ses conditions fondamentales, ne peut avoir lieu ou ne s'effectue qu'imparfaitement. La liberté de la trompe d'Eustache, et par conséquent, le renouvellement de l'air dans l'intérieur de l'oreille, sont donc des éléments essentiel, indispensables même au fonctionnement de l'ouïe.

Sans nul doute, l'ouïe peut fréquemment être lésée, la trompe d'Eustache étant parfaitement libre, et l'air arrivant aisément dans l'intérieur de l'oreille pour s'y renouveler ; c'est ainsi que le conduit auditif externe, bouché par suite d'un vice congénial par une tumeur quelconque, un polype, un corps étranger, etc., peut ne pas permettre aux ondes sonores d'aller frapper la membrane du tympan. C'est ainsi que cette membrane elle-même peut être épaissie au point de ne pas vibrer suffisamment pour transmettre le choc reçu, ou perforée de telle sorte que ses débris ne puissent plus solliciter le jeu des osselets qui s'appuient sur elle. C'est ainsi, enfin, que les parties constitutives de l'oreille interne peuvent faire en partie ou complètement défaut, ou ne pas recevoir la part d'influence nerveuse qui leur est nécessaire, comme cela arrive malheureusement dans les cas de paralysie générale ou particlle, congéniale ou accidentelle, etc., etc.

Mais quand la surdité survient en dehors des signes caractéristiques des divers états pathologiques que nous venons d'indiquer sommairement, n'est-il pas rationnel de chercher à savoir si le conduit auditif interne, autrement dit la trompe d'Eustache est libre ? alors le plus souvent aussi on trouve l'arrière-gorge enflammée, les amygdales tuméfiées, la muqueuse naso-pharyngienne épaissie, engorgée, ou portant des cicatrices qui ont, soit bouché l'ouverture de la trompe, soit rendu ses parois adhérentes. En un mot, on trouve un obstacle mécanique au renouvellement de l'air que doit contenir l'oreille interne.

L'indication la plus importante, la seule même qui se trouve dès lors à remplir, les accidents pathologiques concommitants étant combattus, n'est-elle pas de favoriser ce renouvellement, et la raison ne dit-elle pas de suite que les injections d'air par la trompe sont non pas seulement utiles, mais un moyen indispensable à cet effet. On a d'abord nié qu'elle fussent possibles, et quand cette possibilité fut établie par des faits irrécusables, on a paru craindre qu'une colonne d'air poussée avec une certaine force dans l'intérieur de l'oreille exerçât une action désorganisatrice sur les parties délicates qu'elle contient; et, quand on a été forcé de reconnaître leur parfaite innocuité, on a dit que l'air, n'étant pas par lui-même un agent thérapeutique, ne pouvait exercer aucun effet curatif, pas plus que l'eau pure ne pouvait servir à guérir une ophthalmie, si elle ne servait pas de véhicule à quelque substance médicamenteuse. C'est exactement comme si on eut dit qu'une fois une cataracte enlevée, il est inutile, nuisible même de mettre l'œil en contact avec la lumière puisque la lumière n'est pas un agent médicamenteux. Enfin, éludant toujours la question physiologique, on a dit que si les injections ou douches d'air dans l'oreille interne étaient données pour faciliter l'écoulement des matières muqueuses ou purulentes que cette cavité contient très souvent à la suite des divers états maladifs, elles étaient plus propres à refouler ces matières contre les parois osseuses qu'à les entraîner au dehors; ce qui est diamétralement opposé à ce que démontre l'expérience et à ce que fait pressentir le raisonnement; car il est bien évident qu'une colonne d'air poussée avec une certaine force, pénétrant une masse de matières demi-liquides, doit plutôt les délayer et les attirer vers une ouverture déclive que la nature a destinée à leur écoulement, que les rendre plus épaisses et les refouler.

Ce qu'il y a de plus extraordinaire dans tout cela, c'est que ce sont précisément les praticiens qui ont mis le plus de soin à reconnaître l'indispensable, l'absolue nécessité de l'air dans l'intérieur de l'oreille pour l'audition, qui ont fait toutes ces objections. C'est ainsi, que celui dont le nom a le plus d'autorité dans la question, M. Itard, s'exprime dans son *Traité spécial*, p. 75 : « Il ne suffit pas que les cavités de l'oreille soient libres de tout obstacle pour que les sons y arrivent; arrêtés par la cloison tympanique, ils viendraient mourir au fond du conduit auditif, s'il n'y avait dans la caisse du tympan une certaine quantité d'air qui se charge des ébranlements sonores imprimés à la membrane du tympan et qui les communique aux extrémités sentantes du nerf auditif. » Et, plus loin il ajoute, comme conséquence de l'axiome physiologique qu'il vient d'émettre : « Lorsque la trompe se trouve ainsi complètement fermée, il en résulte une surdité qui doit varier selon les changements qu'éprouve la caisse par la non-admission de l'air extérieur ; si celui qui s'y trouve renfermé vient à être absorbé, le tympan se remplit de mucus et l'ouïe se perd complètement. » Nous ne pourrions pas, il faut en convenir, établir la nécessité des injections d'air, comme moyen thérapeutique, en termes plus clairs et plus concluants.

Tous les praticiens partagent aujourd'hui cette opinion, que l'Académie des Sciences avait d'ailleurs depuis longtemps établie, à savoir que, par les douches d'air, on peut reconnaître l'état pathologique de l'oreille moyenne : 1° en faisant attention à la nature des bruits que l'opérateur peut apprécier, en appliquant sa propre oreille contre le pavillon de celle du malade ; 2° en observant avec soin les changements que ces injections produisent sur la faculté d'entendre.

Ce n'est pas seulement comme moyen de diagnostic que les douches d'air ont aujourd'hui pris rang dans la pratique, mais encore comme moyen de traitement.

Comme nous employons très souvent les douches d'air après avoir convenablement ouvert la trompe d'Eustache, dans les cas même où ce conduit se trouve obstrué par une cause tout à fait étrangère à l'oreille interne, on pourrait, avec quelque apparence de raison, nous dire : puisque l'air se renouvelle naturellement et de lui-même dans l'intérieur de la caisse aussitôt que tout obstacle à son passage est levé, les douches sont dès-lors inutiles et deviennent une superfluité qui ne peut que fatiguer les malades. A cette objection plus spécieuse que fondée, nous répondons par le fait irrécusable que très peu de malades chez lesquels le conduit a été obstrué par une cause étrangère à l'oreille interne, un engorgement chronique des amygdales par exemple, et qui sont restés un temps assez long sous l'influence de cette cause assez commune de surdité, recouvrent immédiatement la plénitude de l'ouïe. La raréfaction de l'air qui s'est nécessairement produite, ne formant plus un contrepoids suffisant à la colonne qui frappe extérieurement la membrane du tympan, a d'abord occasionné un gonflement de la muqueuse qui nuit à la régularité du jeu des osselets ; ensuite ces derniers, condamnés à l'inaction par la privation d'un des éléments de leur fonctionnement, reprendront d'autant plus vite et plus sûrement leur jeu naturel que par des injections, faites bien entendu avec tous les ménagements convenables, on aurait aidé l'air à pénétrer toutes les sinuosités où sa présence est nécessaire.

Quant à la prétention qu'on nous suppose, de vouloir guérir toutes les surdités, complètes ou partielles, congéniales ou accidentelles, récentes ou anciennes, par les injections ou douches d'air, nous la repoussons énergiquement ; nous sommes au contraire les premiers à reconnaître qu'il est dangereux de les mettre en usage lorsqu'une affection générale est toujours prête à renouveler des inflammations, des ulcérations ou des suppurations des organes de l'ouïe. Dans ces cas, c'est contre cet état général et les accidents qui en sont la conséquence, que nous dirigeons d'abord les moyens de traitement indiqués par la science. Nous ne cherchons donc à faire prévaloir les douches en question que :

Comme un moyen qui peut devenir curatif par lui-même et par lui seul dans bien des cas;

Comme un auxiliaire utile, indispensable même dans une foule de circonstances;

Comme un mode d'exploration presque toujours nécessaire de l'oreille interne par la trompe d'Eustache, les autres moyens de diagnostic ayant échoué;

Comme un moyen enfin qui permet, dès le début d'un traitement, de statuer sur la curabilité ou l'incurabilité d'une surdité.

Ce ne fut guère qu'au commencement du siècle dernier qu'on songea à diriger par la trompe d'Eustache des moyens de médication, et c'est par la bouche qu'on essaya de les faire pénétrer; mais les premiers essais eurent si peu de résultats que les chirurgiens qui ont écrit au début de notre siècle, tels que Sabatier et Portal, doutaient qu'il fût possible d'injecter la trompe soit par le nez, soit par la bouche. C'est à Boyer que revient l'honneur d'avoir le premier démontré cette possibilité et d'avoir prouvé que les fosses nasales étaient la voie la plus sûre pour y parvenir. (Voir la 1re édition de son *Traité des Maladies chirurgicales*, qui a paru en 1818, t. VI, p. 391). Il se servait pour cela d'un siphon d'étain ou d'argent de 10 à 12 centimètres de long, et de 4 millimètres environ de diamètre, dont les trois derniers centimètres sont recourbés pour former avec le reste de la longueur un angle de 136°. Quand le siphon était introduit, il lui adaptait une seringue remplie d'eau et faisait l'injection.

Les choses en restèrent là quelques années, lorsque mon père, pour éviter aux malades les douleurs résultant de la pression d'un corps métallique sur des parties aussi sensibles, eut, dès ses premiers essais sur le traitement des maladies de l'oreille, l'idée de substituer aux sondes d'argent des sondes en gomme élastique. Cette substitution, toute rationnelle qu'elle fût, trouva cependant des opposants; on a dit, et on répète encore aujourd'hui, qu'une sonde de gomme élastique n'offrirait jamais la rigidité nécessaire pour une opération qui doit s'exécuter, autant que possible, sans tâtonnement; et, quand on fut obligé de reconnaître que ladite sonde, garnie d'un mandrin, avait la résistance d'une sonde d'argent, sans en avoir la dureté, on objecta que l'extraction du mandrin devait être douloureuse; enfin on dit que cette extraction pouvait dans bien des cas faire sortir l'extrémité de la sonde du pavillon où elle se trouvait engagée, comme si on n'avait pas paré à la possibilité de cet inconvénient par un moyen quelconque de fixation de la sonde à la narine, qui l'empêchât de dévier.

Mais un immense, inappréciable avantage des sondes flexibles, c'est la faculté qu'ont ces sondes de pénétrer de 7 ou 8 millimètres plus avant dans la trompe que les sondes métalliques. En effet, comme celles-ci n'arrivent à l'embouchure de la trompe qu'à la faveur de leur courbure, il est évident qu'une fois qu'elles ont cheminé d'un centimètre au plus dans le canal, leur courbure devient un obstacle insurmontable à ce qu'elles avancent davantage, tandis qu'en retirant un peu le mandrin des nôtres, leur bout devenu libre se redresse pour suivre la ligne droite de ce canal.

Aucune de ces objections n'est donc fondée, mais y en eût-il une admissible, qu'elle se trouverait amplement compensée par l'avantage que nous venons de signaler et par le peu de douleur, le peu de gêne qu'occasionne une substance douce comme le tissu en question, qui, une fois dégagée de son mandrin conducteur, se moule sur les parties sans préjudice pour le canal dont elle est creusée pour laisser passer la substance à injecter. C'est aussi ce que le plus simple raisonnement devait faire pressentir. Que certains praticiens aiment mieux se servir de sondes métalliques, nous le concevons jusqu'à un certain point, mais celui à qui l'opération est devenue familière, et qui aura reconnu la nécessité de laisser un certain temps la sonde à demeure, trouvera dans les sondes flexibles, qui se moulent exactement sur les parties et en suivent les diverses inflexions, d'immenses avantages. Un de ces avantages consiste encore en ceci : 1° que la sonde flexible une fois introduite et fixée à l'aile du nez par une petite pince, l'opéré peut remuer et même ployer la portion de sonde qui reste visible à l'extérieur, sans avoir à craindre la moindre blessure ; 2° que dans les cas de conformation vicieuse des fosses nasales, ce qui est assez commun, elle peut à l'instant même recevoir toutes sortes de courbures.

Quant à la crainte qu'on semble avoir qu'en faisant pénétrer nos sondes, elles ne trouvent une telle résistance de la part des parois du canal, que le mandrin chemine seul, laissant le tube engagé derrière lui, ou bien que le mandrin dans son retrait n'entraîne avec lui le bec de la sonde par l'inflexion forcée qu'il lui communique en la parcourant de sa courbure dans toute son étendue, cette double crainte, disons-nous, ne serait fondée que si on supposait que le rapport de nos mandrins à nos sondes n'a pas été assez bien calculé pour que les premiers aient à la fois assez de force pour offrir une suffisante résistance, et assez de liberté pour avancer ou rétrograder aisément suivant le besoin.

Quoi qu'il en soit, aussitôt qu'il fut bien établi qu'une sonde creuse pouvait être introduite dans le pavillon de la trompe, on ne songea pas seulement à faire parvenir, par ce moyen, des liquides ou des substances gazeuses destinées à agir comme moyen médicamenteux sur l'intérieur même de l'oreille, mais on pensa aussi que des injections liquides pourraient détruire les obstacles que l'air rencontrait de la part de la trompe à pénétrer dans cet intérieur ; en un mot, on crut pouvoir utiliser les injections comme moyen désobstruant de la trompe. L'expérience apprit combien il fallait en rabattre des succès attribués à ce moyen employé tant comme ressource médicamenteuse pour l'intérieur de l'oreille que comme agent désoblitérant, et on reconnut que de deux choses l'une, ou bien les injections doivent être poussées avec force pour vaincre l'obstacle, et alors, comme le dit avec raison Vidal de Cassis, « elles agissent sur le tympan, sur les fenêtres rondes et ovales, et peuvent ainsi nuire aux membranes délicates qui sont en rapport avec les ouvertures ; » ou bien elles sont poussées avec douceur et leur effet devient nul pour l'obstacle, le liquide rétrogradant entre les parois du canal et la sonde. « Bien plus, ajoute cet éminent chirurgien, quand elles arrivent jusqu'à l'intérieur de l'oreille, le séjour du liquide y est toujours nuisible. »

La possibilité de faire pénétrer les sondes en gomme élastique plus avant dans la trompe que les sondes métalliques étant démontrée, on peut s'en servir, non pas seulement dans les cas d'embarras de la trompe pour y faire parvenir soit une colonne d'air, soit une bougie comme moyen physique de dilatation, mais encore pour attaquer les rétrécissements du conduit auditif interne par la cautérisation.

La grande difficulté est de faire pénétrer le caustique dans l'étroit pertuis qui forme le tiers interne de la trompe. Dans les rétrécissements de l'urèthre, on cautérise généralement au moyen d'un morceau de nitrate d'argent placé dans une sonde fénetrée ou bien déposée à l'extrémité de cette sonde, ouverte de manière à y faire une légère saillie. Mais il est évident qu'un appareil de cette nature, s'il pouvait être introduit dans le pavillon ou même dans la portion cartilagineuse de la trompe, quelque mince qu'il fût, ne le serait jamais assez pour traverser la partie osseuse. Or, voici comment nous opérons la cautérisation, ce à quoi se prête facilement nos sondes flexibles, et qu'on n'obtiendrait pas par les sondes métalliques.

Au lieu d'une bougie filiforme ou d'une corde à boyau, nous faisons glisser dans une sonde conductrice, introduite au degré voulu, un fil d'argent très fin bien recuit et tourné en spirale, autour duquel nous enroulons un peu de coton, imbibé, suivant le besoin, d'une solution ou de nitrate d'argent ou de nitrate acide de mercure. Ce fil, prenant la direction du canal, s'y comporte absolument comme une bougie, et le cautérise directement s'il a besoin d'une véritable cautérisation, ou en modifie simplement la vitalité s'il n'y a qu'un engouementchronique ou un simple embarras muqueux à combattre.

Telles sont, Messieurs, les questions sur lesquelles j'ai voulu fixer plus spécialement votre attention : les avantages des douches d'air comme moyen quelquefois curatif, et , toujours , comme moyen explorateur de l'oreille interne , la substitution des sondes flexibles aux sondes métalliques , enfin la cautérisation du conduit auditif interne.

NOTE

SUR

LES ADHÉRENCES DE LA PLÈVRE,

PAR M. LE Dr L. DUMÉNIL,

De Rouen.

~~~~~~~~~~~~~~

Le diagnostic des adhérences de la plèvre a reposé jusqu'alors uniquement sur l'existence de certains bruits désignés généralement sous le nom de bruits de frottement. Le caractère de ces bruits, qui donnent à l'oreille une sensation de sécheresse, leur origine à la superficie du poumon révélée par la conscience qu'a l'observateur de leur faible éloignement, leur persistance invariable dans les mêmes points après de fortes secousses de toux et une expectoration qui a débarrassé les bronches de leur contenu, telles sont les conditions auxquelles ce symptôme emprunte sa valeur. Malgré cela, il peut encore se rencontrer, dans certains cas, des difficultés. Les bruits de frottement ressemblent souvent, à s'y méprendre, à des râles humides et peuvent même simuler, comme j'ai eu l'occasion de l'observer récemment, le véritable râle crépitant; il n'est pas toujours aussi facile qu'on l'avance d'apprécier leur degré d'éloignement, et, enfin, si la toux et l'expectoration ne les fait pas disparaître dans des cas où ils sont accompagnés de véritables râles, ceux-ci, en cessant momentanément, modifient les phénomènes d'auscultation, de sorte que l'observateur est obligé d'établir la distinction des deux sortes de bruits : les uns invariables, et les autres susceptibles de changer.

Je crois avoir trouvé un symptôme de nature à rendre ce diagnostic plus facile et plus rapide; je ne me souviens pas d'avoir vu ce symptôme signalé dans les écrits qui ont passé sous mes yeux; mais peut-être mes recherches ont-elles été incomplètes.

Ce symptôme consiste dans un mouvement de retrait des côtes inférieures dans l'inspiration. J'avais observé plusieurs fois ce fait sans m'en rendre bien compte, lorsque sa manifestation des plus évidentes chez un homme qui avait eu une pleurésie à droite, compliquée de péri-hépatite, et la constatation à l'autopsie d'adhérences complètes sur un autre sujet où nous avions pu observer pendant la vie le phénomène lié à des bruits de frottement, sont venues fixer mon opinion sur la cause de ce retrait des côtes. Ce mouvement est
~~~~~~~~~~~~~~

quelquefois si prononcé, que, quand il existe d'un seul côté, le thorax
paraît projeté fortement d'un côté à l'autre. Dans d'autres cas, c'est
seulement un léger resserrement du bord inférieur du thorax ; ce
resserrement se fait sentir particulièrement sur la partie cartilagineuse qui forme les bords de l'échancrure médiane ; on voit ou l'on
sent par l'application de la main que ces parties sont attirées à chaque
inspiration vers la colonne vertébrale.

Quant à l'explication du mécanisme de ce mouvement, inverse de
celui qui a lieu dans l'état normal, la voici telle que je la comprends :
La base du poumon étant fortement unie au diaphragme ainsi qu'aux
fausses côtes, ces trois parties ne forment, pour ainsi dire, qu'un
tout, et leurs mouvements se font dans le même sens ; le diaphragme
entraîne avec lui la base du poumon qui est suivie par les côtes les
plus mobiles ; ce muscle n'agit plus directement sur la base du thorax
comme à l'état physiologique, il agit par l'intermédiaire du poumon,
dont le développement se trouve gêné lui-même par les adhérences ;
de là ce changement de direction imprimé au mouvement des côtes
par le diaphragme. Les fausses côtes obéissent, d'ailleurs, d'autant
plus facilement à cette traction indirecte du diaphragme, qu'elle n'est
contrebalancée par aucune autre puissance inspiratrice capable d'agir
avec une certaine énergie.

Si telle est, comme je le pense, la véritable explication du phénomène, son existence indiquerait des adhérences serrées et étendues
de la base des poumons à la face supérieure du diaphragme et aux
dernières côtes. Si j'en juge parce que j'ai observé à l'hospice général
de Rouen depuis le peu de temps que mon attention a été fixée sur
ce point, ce symptôme doit se rencontrer fréquemment, et les occasions de contrôler mon opinion devront se faire peu attendre pour
un grand nombre des savants distingués qui veulent bien apporter
parmi nous le tribut de leurs lumières.

DE L'ENDÉMIE GOITREUSE
DES RIVES DE LA SEINE,

PAR M. LE Dr VINGTRINIER,
De Rouen.

Si l'existence dans ce département d'un fait pathologique qui touche autant aux études de l'hygiène publique qu'à celles de la médecine, ne s'offrait pas aussi considérable et presque obligatoire pour le Congrès, alors qu'il siége à Rouen, je me serais gardé de prendre la parole et d'interrompre les intéressantes lectures des savants confrères dont la présence honore ici et justifie l'appel qui leur a été fait ; mais ce serait, je crois, une lacune difficile à expliquer dans nos travaux que de ne pas y voir figurer au moins quelque indice de la direction donnée un instant à l'attention de tous, sur le fait si remarquable que je me suis donné la mission de signaler ici.

Vous pressentez, Messieurs, que je désire vous occuper de l'*endémie goîtreuse*, endémie qui a fixé son siége à quelques kilomètres de Rouen, dans les cantons d'Elbeuf et du Pont-de-l'Arche.

Afin de ménager le temps du Congrès, je serai aussi laconique que possible dans l'exposé du caractère particulier de cette endémie, et dans l'énoncé des conséquences tirées des observations que j'ai faites dans diverses localités contaminées.

De l'endémie goîtreuse des rives de la Seine. — Pour tous les observateurs qui vont étudier les endémies goîtreuses et crétineuses là où elles se montrent dans tout le hideux de leur développement, comme dans les vallées des Alpes ou des Pyrénées, et qui parcourent ensuite les riches et pittoresques bords de la Seine, il est difficile de croire à l'existence d'un foyer à *endémie*, tant diffère l'aspect riant de ces lieux de celui de ces autres contrées si rudes et si agrestes.

L'endémie goîtreuse de la Seine n'a établi son siége que dans un très petit parcours des nombreuses sinuosités de ce beau fleuve qui mesure une étendue de 800 kilomètres, depuis la Haute-Bourgogne (la Côte-d'Or), jusqu'à la mer ; ce n'est que sur les rives de la presqu'île de Tourville et de celle en vis-à-vis, à Caudebec et jusqu'un peu au-dessus du Pont-de-l'Arche, c'est-à-dire un parcours de 20 kilom. au plus, qu'on trouve de *douze à quinze cents goîtreux* et peut-être davantage.

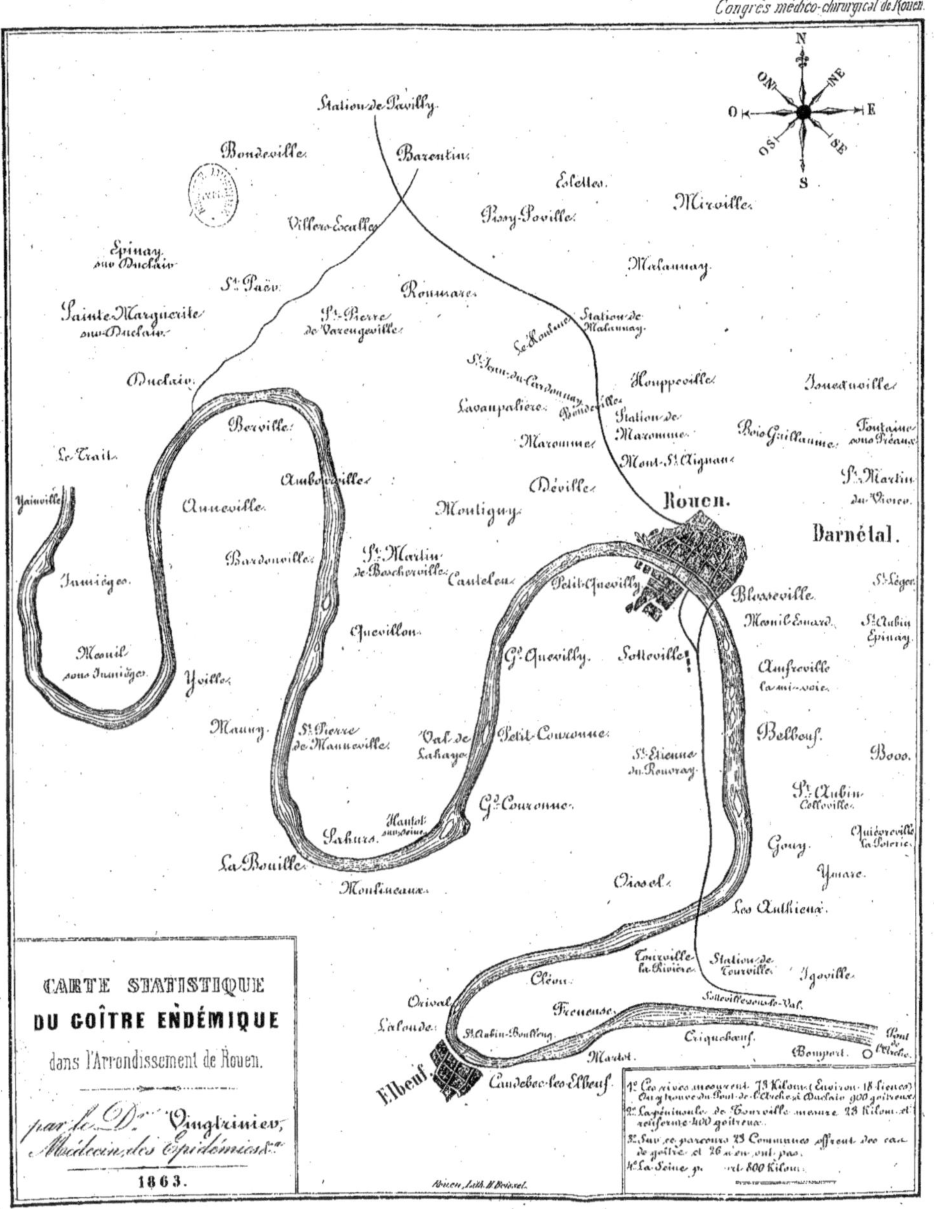
Station de Pavilly
Bondeville
Barentin
Escalles
Miroille
Villers-Ecalles
Pissy-Poville
Épinay
sur Duclair
Malaunay
St Paër
Roumare
Sainte Marguerite
sur Duclair
St Pierre
de Varengeville
Station de
Malaunay
Duclair
Le Houlme
Station de
Maromme
Houppeville
Touctuville
St Jean-du-Cardonnay
Bondeville
Berville
Lavanpaliere
Maromme
Bois-Guillaume
Fontaine
sous Préaux
Le Trait
Amboville
Déville
Mont-St-Aignan
St Martin
du Vivier
Yainville
Anneville
Montigny
Rouen
Darnétal
Bardonville
St Martin
de Boscherville
Cantelou
Petit-Quevilly
Blosseville
St Léger
Jumièges
Quevillon
Gd Quevilly
Sotteville
Mesnil-Esnard
St Aubin
Épinay
Mesnil
sous Jumièges
Yville
Amfreville
la mi-voie
Belbeuf
Booo
Mauny
St Pierre
de Manneville
Val de
Lahaye
Petit-Couronne
St Étienne
du Rouvray
St Aubin
Celloville
Hautot
sur seine
Gd Couronne
Gouy
Quittreville
la Potrrie
Sahurs
Ymare
La Bouille
Oissel
Les Authieux
Montincaux
Tourville
la Rivière
Station de
Tourville
Igoville
Cléon
Sotteville-sous-le-Val
Orival
Freneuse
Lalonde
St Aubin-Boulbeng
Criquebeuf
Pont
de
l'Arche
Mardot
Bonport
Elbeuf
Caudebec-les-Elbeuf
N
NE
NO
O
E
SO
SE
S
1.° Ces rives mesurent 73 Kilom. (Environ 18 lieues)
On y trouve du Pont de l'Arche à Duclair 900 goitreux.
2.° La péninsule de Tourville mesure 23 Kilom. et
renferme 400 goitreux.
3.° Sur ce parcours 73 Communes offrent des cas
de goitre et 26 n'en ont pas.
4.° La Seine p...rt 800 Kilom.
CARTE STATISTIQUE
DU GOÎTRE ENDÉMIQUE
dans l'Arrondissement de Rouen.
par le Dr Vingtrinier,
Médecin des Épidémies &c
1863.
Rouen, Lith. N Brierel.

La Seine coule là au milieu d'une très large vallée, que bordent, très au loin, de petites montagnes couvertes de belles futaies et ornées de vastes maisons de campagne ; c'est plutôt une grande et belle plaine, bien cultivée, qu'une vallée.

Là, point de torrents, d'eau de glaciers ou de neige, ni de boisements touffus ; l'air y circule librement ; l'eau est pareille, en cet endroit de la Seine, à celle puisée plus haut ou plus bas du cours. Les habitations sont généralement mieux tenues que dans beaucoup de campagnes, et les habitants, la plupart ouvriers de la fabrique de draps d'Elbeuf, vivent bien ; leur boisson est le cidre, et leur régime est plus souvent varié par les excès que par les privations alimentaires.

Le sous-sol est la craie, et le sol superficiel, arable, est une terre d'*alluvion*, mélange de sable jaune, d'argile grasse, de galets roulés et poudingues, etc., et enfin de *détritus* inconnus dans leur nature et leur origine ; l'ensemble donne aux terres l'aspect blanc-cendré de toutes les terres qui ont été inondées et lavées pendant des périodes séculaires.

Vingt-et-une communes se trouvent sur la rive gauche, vingt-six sur la rive droite, toutes voisines ; et de ces communes, vingt-six n'ont pas de goîtres et vingt-trois en ont, et c'est en nombre égal sur l'une et l'autre rive de la Seine.

On se demande nécessairement, pourquoi de toutes ces communes, se trouvant à peu près dans les mêmes conditions appréciables, les unes sont exonérées et les autres affligées.

Il faut donc qu'il ait été déposé sur ces bords ou dans ces plaines autrefois inondées, de place en place, des *détritus particuliers*, dont le dépôt séculaire fermente toujours et donne, par son contact avec l'air, des exhalaisons méphytiques, exhalaisons qui sortent de la terre, comme les brouillards, les vapeurs, ou les rosées.

Il est admis dans la science que c'est de la terre que sortent tous ou la plupart des germes des épidémies et des *endémies* surtout, et que c'est par l'air qu'ils nous sont transmis. Or, pourquoi l'endémie goîtreuse différerait-elle des autres endémies ?

L'étude que j'ai poursuivie depuis l'enquête commencée par ordre du Gouvernement en 1854, a été l'objet de plusieurs mémoires qui ont été publiés parmi les travaux du Conseil Central d'hygiène du département.

Je vais les résumer sous la forme de corollaires pour être aussi laconique que possible.

PREMIER COROLLAIRE.

Progrès des endémies. — En général, les endémies goîtreuses et crétineuses ne diminuent pas dans les populations agglomérées. Au contraire, le nombre des personnes atteintes augmente en raison de celui de la population, si celle-ci est en progrès.

C'est-à-dire que sa cause se montre de nos jours active et permanente au même degré qu'autrefois, surtout chez les femmes sédentaires.

Les relevés statistiques portent à un chiffre effrayant le nombre des goîtreux et des crétins.

DEUXIÈME COROLLAIRE.

État hygiénique des localités et des personnes. — La négligence dans l'hygiène des habitations, dans le soin des personnes et les vices des localités semblent partout concourir à la prédisposition et à la propagation de l'endémie, mais sans pouvoir la déterminer. En effet, tant de localités, tant d'habitations sont dans des conditions pareilles et sans être atteintes d'endémie goîtreuse, que l'on est conduit à conclure que ces causes de maladies de toute nature ne pourraient engendrer le goître, sans qu'une cause spécifique, locale et incessante, ne se produise et ne se perpétue dans les pays endémisés.

Mais quelle est cette cause et qui l'engendre? Tel est le problème pour le crétinisme et le goître aussi bien que pour les autres endémies.

TROISIÈME COROLLAIRE.

Les eaux. — La nature des eaux, si anciennement accusée de produire des goîtreux et des crétins, ne peut pas expliquer l'endémie.

Des pays placés dans les mêmes conditions sous le rapport des eaux, c'est-à-dire pourvus d'eaux de nature ou semblable ou différente, ou des pays manquant d'eau, ou encore fournissant des boissons spéciales aux habitants, certains pays, dis-je, ont ou n'ont pas d'endémie, malgré leur ressemblance et leur proximité.

Les eaux, comme l'air, en sortant du mystérieux laboratoire de la création, sont purs à leur origine et composées des seuls éléments que la chimie a découverts; l'impureté des eaux s'acquiert en traversant des terres putréfiées, c'est-à-dire des réceptacles de *détritus* provenant de matières animales ou végétales soumises aux lois de la décomposition.

QUATRIÈME COROLLAIRE.

L'iode. — La supposition, comme cause du mal, de la présence de certains alcalis et sels, ou de l'absence de l'iode dans les eaux comme dans l'air, est contredite par des analyses chimiques et par des faits. Il existe des crétins et des goîtreux dans les localités où l'eau des sources est la plus chargée d'iode et contient différents sels. (Analyses de M. Rebert de Chamberi).

CINQUIÈME COROLLAIRE.

De l'air. Emanations terrestres. — L'air, dans les pays contaminés, reçoit les modifications, le mouvement, les cours, les mélanges que la mobilité des vents amène dans toutes les contrées du monde ; ainsi, une cause d'épidémie peut-être jetée pour un temps par des vents qui ont traversé des marais ou une terre infectée en certaine saison, comme les Deltas, ou les rives du Nil ou du Gange, les marais Pontins ou autres (la peste, le choléra, les fièvres), mais une endémie séculaire existante en toute saison dans une localité circonscrite et n'existant pas à côté, dans une localité semblable en apparence, ne force-t-elle pas à supposer une cause locale ou un méphytisme né de cette cause ?

Ainsi, l'air d'une ville ou d'un hôpital, celui d'un cimetière, comme l'air d'un pays à endémie, restent chargés, selon nous, de miasmes, qui ne peuvent venir que d'un foyer *immobile*, faisant un dégagement permanent ; or, dans *les endémies, la terre seule* peut être le réceptacle immobile de la cause quelle qu'elle soit ; l'impureté de l'air s'acquiert pour sa facilité à absorber, à se mélanger à toutes les émanations qui s'échappent de la terre et de toutes parts. Or, de ces gaz méphytiques ou non, il en est qui sont trop pesants pour être entraînés, ainsi qu'il arrive de ceux qui donnent aux hôpitaux, aux habitations, aux ateliers, aux villes même, leur odeur particulière.

Le méphitisme gazeux, qui s'échappe des terres à goître, est sans doute trop lourd pour s'étendre et s'éloigner, et il reste au milieu des habitants dont les plus disposés par leur constitution contractent l'endémie, après plus ou moins de temps de séjour, surtout, si ce pays est humide.

SIXIÈME COROLLAIRE.

Humidité. — L'humidité a été regardée comme une des conditions les plus propres à favoriser le développement du goître et du crétinisme ; on l'a dite cause suffisante.

L'humidité, c'est-à-dire l'air chargé d'eau, rien que d'eau, ainsi qu'on l'observe dans mille vallées, ne pourrait jamais produire le goître sans l'addition d'une cause locale spécifique.

On peut admettre que, plus l'air d'un pays à endémie se trouve chargé d'eau, plus la maladie endémique se propage ou se contracte aisément.

L'eau et l'air sont des agents de dissolution et de propagation, et leur mélange augmente leur puissance dissolvante.

Septième Corollaire.

Les terres infectées.—La preuve de l'infection par un détritus spécifique, le même partout où l'endémie s'est fixée, se trouve évidemment
produite par les faits : des entraînements de terre par l'eau, ou des
éboulements, ont amené dans des pays sains des terres enlevées au sol
superficiel, et qui venaient de pays endémisés; et ces revêtements
forcés ont amené le goître et le crétinisme.

D'autres évènements plus heureux ont produit l'effet contraire ;
des entraînements de terre bonne et saine ont couvert des terrains
marécageux et goitrifères, et les crétins ou goîtreux ont disparu, il ne
s'en est plus reproduit.

La putréfaction a été étouffée, le dégagement méphitique ne s'est
plus produit, ainsi qu'il arrive dans un cimetière, lorsque les corps
sont profondément ensevelis.

Une autre preuve se trouve dans les heureux résultats produits,
dans la diminution ou la disparition des endémies, là où ont été faits
des travaux d'assainissement, des déboisements, des facilités dans le
cours des eaux et le dessèchement des marais ; là encore, où la tenue
des habitations, le régime alimentaire ont été améliorés, des citernes
construites, etc., etc.

Le résultat de ces travaux est, en effet, un obstacle à la putréfaction et aux dégagements gazeux méphitiques qui s'ensuivent.

Huitième Corollaire.

L'endémie ne se développe pas partout où se trouve des terres
d'alluvion.

Une condition unique se rencontre dans tous les pays à endémie,
c'est d'être sur un sol superficiel, nécessairement d'alluvions nouvelles
ou anciennes.

En trouvant des goîtreux sur le sommet des montagnes élevées,
sans eau vive ou dormante, au milieu d'un air vif et d'une belle végé-
tation, on pourrait douter que là se trouvent des terres d'alluvion,
mais la présence des galets roulés et tous les signes de séculaire inon-
dation prouvent l'existence des terres d'alluvion, là où on pourrait
en douter.

Pourquoi, dira-t-on , les endémies n'existent-elles pas partout où
se trouvent des terres d'alluvion ? La réponse est facile.

C'est que les terres d'alluvion sont le réceptacle choisi de place en
place par des essaims inconnus, à la manière des éméris, des coraux,
des huîtres, etc., ainsi qu'on en remarque partout tant de milliers,
dans les terres ou boues puantes des bassins des ports, etc., ou dans
les rives de tous les cours d'eau ; là, dans ces nids accumulés en
masse et putréfiés, il se fait un dégagement qui s'étend dans l'air

ambiant sans cesser d'adhérer au sol d'où ils sort comme la fumée d'un foyer. On sait bien que les bancs de coquille de toute espèce ne se rencontrent pas partout, de même que les végétaux. Il y a des conditions de naissance, des lieux d'élection pour les causes, j'allais dire les auteurs de cette influence. Les habitants sont soumis et succombent à cette influence *spécifique* des effluves, et, d'autant plus, qu'ils séjournent plus assidûment et plus longtemps dans ce milieu. C'est pourquoi encore, tous ceux qui s'éloignent du foyer, cessent d'être goîtreux (Exemple : les conscrits).

NEUVIÈME COROLLAIRE.

Diversité dans les localités.—On ne saurait trop insister dans l'étude de l'étiologie de l'endémie dont je parle sur la diversité, la ressemblance, ou le disparate des conditions dans lesquelles s'observent les localités contaminées; on verra qu'un seul lien les unit, c'est la condition de *terres* d'alluvion. La topographie, la géologie, l'altitude, la présence ou l'absence d'eaux, les eaux de torrents, de glaciers, de neiges, les eaux de cours calme ou sans cours, l'air des vallées, l'air des montagnes, les terres sèches ou humides, les terres humides sous-sol, les conditions de régime, tout se ressemble dans ce ténébreux assemblage, si ce n'est la présence des terres d'alluvion, soit qu'on les trouve dans les plaines ou les vallées submergées maintenant, ou dans des temps anciens, soit qu'on les trouve sur et dans des montagnes aussi autrefois submergées. Des cataclysmes ont soulevé ces terres devenues montagnes, au grand étonnement des observateurs des phénomènes qui ont successivement amené l'état actuel du globe terrestre, et devant lesquels il faut s'incliner.

DIXIÈME COROLLAIRE.

Cause locale. — Possibilité de la détruire. — L'admission d'une cause locale, sans nier l'influence secondaire de causes accessoires (non nécessaires), conduit à penser qu'il sera possible de sauver de la plus affreuse dégénérescence des milliers d'individus, disséminés parmi les plus belles populations, en assainissant les localités endémisées (1), la preuve en a été faite dans quelques localités, comme :

A Martigny (Suisse); à Rozières-aux-Salines (Vosges); à Battias (Alpes); à La Robertsau (Bas-Rhin); et dans d'autres localités notées par la Commission sarde.

Les nations gagnent assurément aux soins que les Gouvernements et les Sociétés savantes donnent aux espèces d'animaux utiles à

---

(1) Par le colmatage, le drainage, le marnage, le nettoiement des cours d'eau et le déboisement.

l'homme. On peut admirer les améliorations obtenues au profit des races chevaline, bovine, ovine, canine et même porcine. Mais remarquons-le, seule la race humaine est abandonnée à elle-même, et son intelligence ne la conduit à rien faire d'utile ni d'efficace devant les causes de maladies et de dégénérescence, pour se maintenir toujours et partout ainsi qu'elle est sortie de la création ; l'homme semble ne pas s'apercevoir ou se soucier de ces causes qui l'assiégent et l'accablent au milieu de la société, et l'une d'elles, celle dont je parle en ce moment, détermine non-seulement une difformité pénible et dégoûtante, mais encore, ce qui est pire, l'anéantissement des facultés de l'intelligence, l'arrêt ou les déviations dans le développement des organes, le crétinisme enfin.

N'est-il pas déplorable de constater que l'Europe civilisée compte un million de crétins !

TRAITEMENT.— Quant aux ressources thérapeutiques, nous pouvons dire qu'elles ont précédé le secours de l'hygiène, et elles sont efficaces, surtout si l'on éloigne les sujets du lieu d'infection et si l'on attaque le mal dès le jeune âge.

L'iode, dans ses diverses formes ou préparations, qu'il faut savoir varier, a été le remède le plus anciennement proposé sous la forme de *poudre d'éponge calcinée,* et la chimie a expliqué le mystère en découvrant *l'iode* dans l'éponge.

La découverte du savant et malheureux chimiste Courtois a permis de varier les formes de ce précieux spécifique, et l'on ne saurait trop répandre et populariser ce puissant moyen de servir l'espèce humaine dans sa santé et dans sa forme normale.

Voici le traitement auquel je me suis fixé depuis 1855, date du traitement gratuit fait parmi les populations goîtreuses des rives de la Seine :

1º Solution de teinture d'iode chargée d'iodure de potassium dans la proportion de 4 grammes de sel pour 30 de teinture.

On en fait prendre à tous les repas, dans la boisson ou dans la soupe, 3, 4, 5 gouttes à la fois, en tout, par jour, 12 à 15 gouttes ;

2º Tous les soirs, au coucher, une pincée de poudre blonde d'éponge calcinée, sous la langue. (Je connais une famille du Lyonnais qui a été guérie par ce seul remède) ;

3º Frictions sur le cou avec la pommade iodurée dans la proportion de 4 grammes d'iodure de potassium pour 30 d'axonge ;

4º Une cravate de sel sur le cou pendant la nuit ;

5º Un flacon contenant de l'iode métallique est suspendu dans les rideaux du lit ;

6º Quelquefois le sirop antiscorbutique est joint à ce traitement, ainsi que quelques préparations ferrugineuses, c'est-à-dire l'iodure de fer en pilules ;

7º Bon régime, habitation sèche et au soleil ;

8° Quand on peut, des bains de mer (seuls ils ont guéri, j'en ai eu la preuve) ;

9° L'éloignement des pays contaminés.

Il a été remarqué plusieurs fois que, dans un traitement, telle préparation d'iode ne réussissait pas, tandis qu'une autre amenait promptement du mieux.

Dépense pour un mois de traitement :

1° Teinture d'iode chargée d'iodure de potassium, à 4 grammes pour 30 de teinture, à 15 gouttes par jour, prises en trois fois, 36 grammes à peu près. . . . . 1 fr. 40 c.

2° Poudre torréfiée d'éponge blonde, 10 grammes. . » 90

3° Iode métallique à laisser évaporer 2 g. et flacon. . » 30

4° Pilules d'iodure de fer, 30 gr. . . . . » 75

5° Pommade à l'iodure de potassium au 8°, 24 gr. . . » 65

6° Pour tisane, décoction de feuilles mondées de buis » 10

Les vases et boîtes. . . . . » 50

Total . . . . 4 fr. 60 c.

Si on avait un grand nombre de goîtreux à traiter en même temps, on pourrait arriver à la diminution du quart.

En Savoie, plusieurs médications sont mises en pratique : M. le Dr Mottard, de Saint-Jean-de-Maurienne, préfère les eaux de Challes à toute autre ; les eaux de l'Echaillon sont aussi recommandées ; enfin une grande confiance est accordée, pour guérir les goîtres non invétérés, à ce remède, dont la formule a été publiée en décembre 1858 par M. Maire, dans le *Journal de Nancy*.

Hyposulfite de soude. . . . . 80 gr.

Bicarbonate de soude. 20

Eau distillée. 1000

Alcoolat ou teinture de broux de noix vertes. . 20

On fait dissoudre les sels alcalins dans l'eau distillée ; lorsque la dissolution est complète, on ajoute la teinture de broux de noix vertes.

Un autre traitement, bien plus expéditif, a été proposé, et, dit-on, très avantageusement pratiqué au Bengale.

C'est de faire des frictions sur le cou avec une pommade au bi-iodure de mercure pendant huit ou dix jours ; et un jour, après avoir couvert le goître d'une couche de pommade, s'exposer pendant deux heures à un soleil ardent, ayant le soin de bien couvrir la tête.

80 ou 100 centigrammes de bi-iodure de mercure bien porphyrisé pour 30 grammes d'axonge.

(Voir l'article inséré dans le *Bulletin de thérapeutique médicale et chirurgicale*, tome LIX, 2° livraison, 30 juillet 1860, p. 57.)

Quatre essais, faits par moi dans des conditions solaires insuffisantes, m'ont cependant fait consigner une diminution notable chez les quatre sujets en dix jours.

Je me propose de faire ce traitement à la saison d'été prochaine avec le plus grand soin.

M. le Dr Hervieux, de Paris, regrette que dans le travail de M. Vingtrinier on ne trouve pas une statistique eu égard aux sexes.

M. Vingtrinier répond que le goitre est de beaucoup plus fréquent chez la femme, parce qu'elle reste plus sédentaire dans le pays qui l'a vu naître.

DE L'OPÉRATION DU STRABISME,

PAR M. LE Dr É. MEYER,

De Paris.

L'opération du strabisme, qui, il y a vingt ans, avait suscité un si grand enthousiasme, n'est presque plus pratiquée en France ; des résultats peu heureux seuls en sont la cause. Pourtant, si on consulte les publications sérieuses et scientifiques de cette époque, des faits authentiques, soumis pendant longtemps à une vérification incrédule, mettent hors de doute et la possibilité de guérir le strabisme par l'opération et la solidité des guérisons obtenues par ce moyen. Aussi, en suivant avec attention l'exposition des cas opérés sans résultat avantageux, on pourra retrouver peut-être les causes de ces insuccès; et ceci est rendu d'autant plus facile maintenant, que les découvertes importantes de la physiologie, aidant si puissamment à la connaissance du désordre fonctionnel dont le strabisme est l'expression, ont été déjà mises à profit pour sa guérison de la manière la plus heureuse.

Les insuccès dont les opérateurs se plaignent peuvent, je crois, s'établir ainsi dans leurs différents degrés : 1° l'effet de l'opération est nul, le strabisme est resté le même ;

2° L'effet n'est pas assez grand; l'œil est un peu redressé, mais pas assez pour que les axes optiques puissent correspondre parfaitement ;

3° L'effet est trop grand ; il en résulte une direction de l'œil opposée à celle qui a nécessité l'opération.

Comme première cause de ces insuccès, nous reconnaîtrons un diagnostic mal fait.

Nous appelons strabisme l'impossibilité de réunir le regard des deux yeux sur le même point; mais ce défaut de correspondance des deux axes optiques n'est qu'un symptôme soit d'un obstacle matériel entravant les mouvements du globe, soit d'une modification pathologique dans l'innervation ou dans la structure des muscles, soit enfin de quelque anomalie dans l'appareil optique.

On comprend aisément qu'une affection qui peut dépendre de tant de causes différentes ne peut pas être attaquée avantageusement par le même moyen; que le traitement, au contraire, devra se régler toujours sur le point de départ auquel on doit rapporter leur effet final : *le trouble dans l'équilibre musculaire* que nous désignons sous le nom de strabisme.

Il n'est pas dans notre intention de répéter ici les symptômes généraux et le diagnostic différentiel des variétés du strabisme que nous avons tâché d'établir dans un autre travail (1) ; il nous importe ici de faire ressortir de nouveau l'impossibilité de prétendre au succès en voulant traiter *tous* les cas de strabisme par l'opération, sans tenir compte de la cause excitante.

Une de ces variétés de strabisme causée par des anomalies de réfraction en fournit une preuve éclatante. Après les observations remarquables de M. Donders, elle est la plus fréquente, car sur cent cas de strabisme convergent, il y avait soixante-dix-sept fois hypermétropie, et, dans les cas de strabisme divergent, la myopie s'observait au moins deux fois sur trois. Cela constaté, dit le célèbre professeur d'Utrecht, la première attention doit être de prévenir le strabisme en neutralisant ces anomalies par des verres adaptés à la vue. Pour cela, il faut s'y prendre de bonne heure et ne point laisser le muscle subir les effets d'une nutrition prolongée, quand il est dans l'état de raccourcissement. Mais si l'on rencontre l'affection déjà devenue chronique et le muscle raccourci, il y a indication forcée d'opérer. Alors la neutralisation de l'hypermétropie ou de la myopie par l'emploi des verres convexes ou concaves devra suivre immédiatement, si l'on ne veut pas que le strabisme se reproduise.

Si ainsi l'opération du strabisme est réellement indiquée pour.des cas déterminés et généralement pour ceux où la cause primitive a conduit au raccourcissement du muscle dans le sens duquel la déviation vicieuse s'est produite, la première condition du succès doit être de faire une opération qui réponde au but que l'on s'est proposé. Quel était ce but? Prolonger le muscle devenu trop court par la myotomie, après laquelle les portions séparées du muscle divisé devaient se réunir entre eux au moyen d'un prolongement intermédiaire. M. Lucien Boyer fut le premier qui mit en doute ce moyen de cicatrisation du muscle coupé, et démontra que la guérison qui suit la ténotomie des muscles oculaires est loin d'être la même que celle qui vient après la section d'autres muscles. Des expériences pratiquées sur des animaux, les autopsies faites sur des sujets morts plus ou moins longtemps après l'opération du strabisme, ont prouvé à l'évidence que les deux bouts du muscle coupé ne se réunissent plus entre eux ; aussitôt après sa section, le muscle se rétracte plus ou moins profondément et il en résulte un écartement entre ses deux bouts, qui est encore augmenté par l'action du muscle opposé. La portion antérieure s'a-

---

(1) *Du strabisme et spécialement des conditions de succès de la strabotomie,* Paris.

trophie généralement et finit par disparaître ; la portion postérieure contracte des adhérences avec le tissu cellulaire voisin, qui s'épaissit et, prenant l'aspect du tissu aponévrotique, établit une nouvelle continuité entre le muscle et la sclérotique. Il résulte de ce que nous venons de dire que le muscle coupé dans sa continuité perd sa portion antérieure, et que cette opération faite contre le strabisme, symptôme de raccourcissement d'un muscle de l'œil, diminue encore la longueur de ce dernier.

Le but que l'opération poursuit aujourd'hui est tout autre ; dans l'impossibilité de remédier directement à son raccourcissement, elle veut modifier seulement son influence sur le globe oculaire en reportant plus ou moins en arrière son insertion scléroticale ; dans cette intention, il faut conserver au muscle sa longueur primitive et faire reculer seulement son insertion, ayant soin de la détacher le plus près possible de la sclérotique.

Il est facile d'entrevoir que plus l'insertion du muscle sera près de la cornée, plus il attirera l'œil de son côté, et plus, au contraire, l'insertion sera éloignée, plus l'œil se redressera du côté opposé.

Il résulte de là que, pour opérer un œil dévié, il faudra reculer l'insertion du muscle dont le raccourcissement a produit le strabisme, et, autant que possible, d'une distance égale à l'étendue de la déviation.

Ce fut un grand progrès dans la question de la strabotomie, lorsque M. de Graëfe, après une observation prolongée et appuyée sur un chiffre considérable d'opérations, put établir les lois du procédé à suivre dans les différents degrés du strabisme ; il nous suffit ici de constater ce progrès ; les lois mêmes ont été exposées avec détail dans notre *Traité du strabisme* (l. c.).

Ceci explique aussi, en grande partie, les résultats peu avantageux dont nous avons parlé au commencement de ce travail, quand on attaque tous les degrés du strabisme par la même opération qui, adaptée à une déviation d'étendue déterminée, devait produire un effet trop faible pour les déviations plus grandes, un effet trop fort pour les cas plus légers.

Cette condition du succès, de faire l'opération conforme au degré de la déviation, a conduit alors à la nécessité de se rendre compte exactement de ce dernier. On le faisait au moyen de l'angle formé par l'axe optique de l'œil sain et par celui de l'œil strabique, angle de déviation qui, dans le strabisme convergent, a son ouverture en arrière ; il s'ouvre, au contraire, en avant dans le strabisme divergent.

Certes, rien ne peut être plus exact que cette méthode ; mais chaque fois ce serait un acte mathématique minutieux, et dès lors très incommode dans la pratique.

La considération de cette difficulté a conduit à fixer le degré de déviation d'après la mesure linéaire, que M. de Graëfe a été le premier, je crois, à appliquer au strabisme. Le malade, dit-il, doit fixer un objet situé tout droit devant lui, à une distance d'environ 3 mètres; la cornée de l'œil sain est alors au centre de la fente palpébrale, et l'on marque sur le bord libre de la paupière inférieure le point qui est situé perpendiculairement au-dessous du centre de la cornée; on cherche alors, avec le compas, le point symétrique sur la paupière inférieure de l'œil strabique, et en même temps on marque sur ce dernier le point palpébral situé sous le centre de la cornée déviée; la distance de ces deux points sur la paupière de l'œil strabique donne la mesure linéaire de la déviation (1). Plus habitué à la mesure linéaire qu'à la mesure des angles, qui est peu usuelle, l'œil de l'observateur acquiert bientôt une grande sûreté, ce qui est d'autant plus nécessaire qu'une mesure exacte de la déviation est devenue indispensable à la méthode d'opération que nous adoptons. Aussi, indiquerai-je ici un instrument que j'ai fait faire pour déterminer, de la manière la plus exacte, l'étendue de la déviation.

La figure 1 en donne la forme; la figure 2 fera, je crois, facilement comprendre son application : si un individu non strabique et dont les yeux sont en parfaite correspondance de mouvements regarde droit devant lui, ses deux cornées ont une position symétrique et se trouvent à peu près au milieu de la fente palpébrale, de sorte que si nous plaçons notre instrument et dirigeons l'une des deux aiguilles à marche correspondante perpendiculairement au-dessous du centre pupillaire de l'un des yeux, l'autre aiguille viendra se placer au-dessous du centre pupillaire du second œil et au point symétrique de la plaque sur laquelle elle marche ($a\ a'$).

Soit donné maintenant un cas de strabisme convergent de l'œil droit, auquel nous appliquions notre instrument, après avoir fait fixer par le malade un objet de la manière indiquée ci-dessus; l'œil gauche étant normalement dirigé, nous pointerons à l'aide de la vis (v) l'aiguille gauche a perpendiculairement au-dessous du centre pupillaire de cet œil, l'aiguille droite a' viendra alors se placer au point symétrique de l'autre côté, et indiquera où devrait être le centre pupillaire; à l'aide de l'aiguille droite mobile à la main b, nous marquerons le point qui est perpendiculairement au-dessous du centre de la cornée déviée, et la distance qui sépare cette aiguille b de l'aiguille a' sera la mesure linéaire de la déviation. La plaque est graduée en millimètres.

(1) Archives d'ophthalmologie, III, 1.

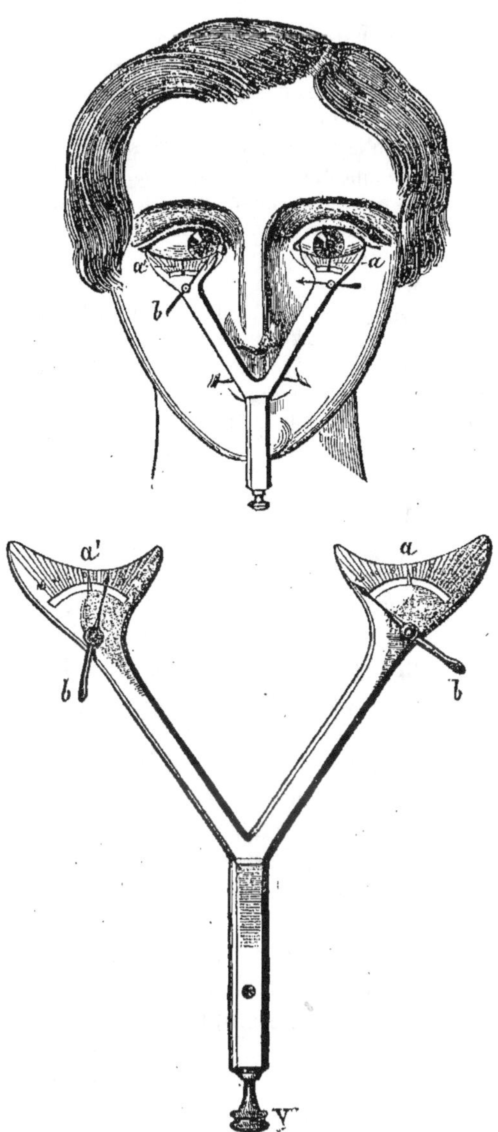

Pour le strabisme divergent, l'application est la même, et il est facile de voir que les résultats seront toujours d'une exactitude scrupuleuse, si le malade continue à fixer l'objet qui lui a été indiqué. Les deux branches de l'instrument étant mobiles, l'application peut se faire indifféremment pour quel écartement des yeux que ce soit.

A une autre occasion nous démontrerons comment le même instrument sert pour déterminer la distance des centres pupillaires des deux yeux, ainsi que la mobilité latérale des yeux à l'état normal et dans les différentes conditions pathologiques.

En résumant ce que nous venons de dire, les conditions de succès de l'opération du strabisme peuvent s'établir de la manière suivante :

1° Un diagnostic bien fait, qui éloigne les cas où l'opération ne peut être pratiquée avec un bon résultat ;

2° Une opération qui, sans pouvoir modifier la longueur du muscle, change son influence sur le globe, en reculant l'insertion scléroticale ;

3° Une correspondance exacte de l'effet opératoire avec le degré de la déviation, et conséquemment ;

4° Une mesure exacte de l'étendue du strabisme.

Discussion :

M. le Dr Vingtrinier, de Rouen, s'exprime ainsi :

Le principe sur lequel fut fondée, il y a une vingtaine d'années, je crois, l'invention de l'opération dite du strabisme, est le même sur lequel se fonde aujourd'hui la réminiscence de M. Meyer. On attribuait le strabisme, comme le fait notre honorable confrère, à l'inharmonie des contractions des muscles de l'œil, ou au raccourcissement de l'un d'eux.

Des sections faites habilement devaient faire obtenir le redressement de l'œil, et rendre *complet* la faculté visuelle, toujours affaiblie ou même *nulle* dans l'œil louche.

Mais, il est arrivé que l'opération n'a *jamais, jamais* été suivie d'un redressement *complet*, et que, souvent, elle n'a fait que changer la difformité sans l'amoindrir. Il est même arrivé que des accidents inflammatoires consécutifs ont fait perdre l'œil opéré ; j'en ai vu des exemples.

Il ne pouvait pas en être autrement, car la cause du strabisme n'est pas dans l'inégalité de l'action des muscles qui ont pour mission *d'obéir* à la rétine ; mais, uniquement dans une aberration dans la sensibilité et dans sa faculté de perception de la rétine.

La rétine ne percevant qu'imparfaitement, ne commande pas comme celle qui perçoit bien les images ; de sorte que les muscles cessent d'agir, mais c'est sans être ni paralysés, ni de force inégale; la preuve en est donnée par cette seule expérience : si l'on ferme le bon œil lorsqu'un objet fixe l'attention, l'œil strabiste se dirige aussitôt vers cet objet, le suit en tous sens, à droite, à gauche, en haut ou en bas,— donc les muscles n'étaient pas paralysés.

Un seul moyen peut remédier à cette paresse ou à cet affaiblissement de la rétine, c'est l'exercice forcé de l'œil louche, l'autre étant clos.

Si les hommes haut placés dans la chirurgie française ont abandonné une opération dont la théorie les avait tant séduits, c'est qu'ils ont reconnu, ainsi que je l'ai fait moi-même, après plusieurs opérations, qu'elle ne profitait pas aux personnes opérées, ni en faisant disparaître la difformité, ni en améliorant la vision.

C'est un délaissement consciencieux dans ma pensée. La soi-disant perfection apportée au procédé opératoire ne changera rien à l'état de la rétine, seule cause de la loucherie, et je crois que l'expérience en *fera justice* une deuxième fois.

M. Meyer répond par cette statistique : M. de Graëf a fait avec succès 4,500 opérations; en Angleterre et en Belgique on a également réussi.

M. le Dr Giraldès croit que l'opération du strabisme, faite par un bon procédé et une main habile, donne un bon résultat. Non-seulement l'œil est redressé, mais encore on y voit mieux; il y a équilibre musculaire et visuel. Ce qui a causé beaucoup d'insuccès en ce qui concerne cette opération, c'est qu'on l'a faite d'une manière peu méthodique, que l'on a mal suivi les indications et que l'on a négligé les contre-indications.

UN CAS DE RÉSECTION DU GENOU

COUP DE FEU PÉNÉTRANT DANS L'ARTICULATION FÉMORO-TIBIALE. — RÉSECTION DU GENOU. — GUÉRISON. — ANKYLOSE. — MARCHE FACILE,

PAR M. LE Dʳ AR. VERNEUIL,
De Paris.

Je fus appelé, le 23 septembre 1862, auprès du jeune Hugot, âgé de dix-huit ans, de grande taille, de bonne constitution, quoique maigre et peu vigoureux en apparence.

Deux jours auparavant, en jouant avec un pistolet, il s'était blessé au genou gauche. Le projectile avait pénétré à la face interne de l'articulation, un peu au-dessus du condyle interne. Il avait continué son trajet obliquement, de haut en bas et de dedans en dehors, et s'était perdu dans l'épaisseur de l'extrémité supérieure du tibia, après avoir fracassé l'extrémité articulaire du fémur.

La douleur avait été médiocre, et le blessé avait pu marcher quelque temps après l'accident. Le lendemain matin, M. le Dʳ Mouton, de Tanlay, et un chirurgien de la ville voisine avaient exploré le trajet de la balle et tenté de l'extraire, mais en vain. Le chirurgien proposa l'amputation de la cuisse. Les parents effrayés n'y consentirent point et préférèrent amener leur enfant à Paris. Le 23, on se mit en route, partie en voiture, partie en chemin de fer, et on exécuta sans coup férir un voyage de 60 lieues, qui ne fatigua pas trop le blessé. Le membre était du reste immobilisé, et le genou couvert d'une vessie remplie d'eau et de glace. Point de fièvre ; peu de douleurs ; gonflement médiocre de la région ; appétit.

Je ne tentai rien le même soir et je priai mon savant ami, le professeur Legouest, de me donner ses conseils. Le lendemain matin, la plaie, qui avait été agrandie déjà, était verticale, longue de trois travers de doigt, étroite, et à bords irréguliers. Le doigt arrivait de suite jusqu'à l'os et ne pouvait pénétrer dans le trajet du projectile, qui était encombré de fragments osseux. La sonde cannelée allait, à 5 centimètres environ de profondeur, heurter contre un corps lisse, résistant, mat, que nous crûmes être la balle, mais qui, en réalité, comme nous avons pu le reconnaître plus tard, n'était autre que la surface articulaire du tibia recouverte de cartilage.

Le chloroforme administré, la plaie fut largement débridée en haut et en bas; avec le doigt, les pinces et une gouge, nous enlevâmes de nombreuses esquilles et, entre autres, un fragment volumineux recouvert de cartilage sur une de ses faces et qui appartenait au condyle du fémur. L'articulation, ainsi largement ouverte, nous cherchâmes vainement la balle. A la fin, je m'aperçus qu'elle avait pénétré dans le tissu spongieux du tibia, au-devant de l'épine, et à une profondeur difficile à déterminer. Au reste, l'extraction n'eût été d'aucune utilité en présence des dégâts qu'avait subis la jointure.

Il n'y avait qu'à opter entre trois partis : l'expectation, le sacrifice du membre ou la résection du genou. Dès le lendemain, l'invasion d'accidents graves nous démontrait les dangers de la conservation intégrale du membre. L'amputation offrait peu de chances, car on sait quelle mortalité donne cette opération à la cuisse et pour cas traumatique. La résection, moins compromettante pour la vie, laissait de plus l'espoir de conserver un membre utile; aussi MM. Legouest et Mouton voulaient bien se ranger à mon avis : restait à savoir si elle était praticable. Tout dépendait de l'état dans lequel se trouvait le tibia. Nous résolûmes donc de procéder ainsi qu'il suit : ouvrir d'abord la jointure largement pour apprécier l'état des parties ; réséquer le tibia pour voir exactement jusqu'où la balle avait pénétré et quels dégâts elle avait causés; si les choses le permettaient, achever la résection, sinon amputer sur-le-champ au quart inférieur de la cuisse.

Rendez-vous fut pris pour le lendemain 25 septembre. L'état général avait bien changé. Le pouls était à 100, la peau chaude, l'œil brillant, anorexie, soif, un peu de délire, nuit sans sommeil, extrême sensibilité du membre blessé, tuméfaction considérable du genou. Il n'y avait pas un instant à perdre, nous opérions au quatrième jour au début de l'inflammation primitive qui paraissait devoir être très intense.

Pour avoir les coudées franches, je pratiquai l'incision en H, la branche interne répondait à la place agrandie de la balle, l'externe lui était parallèle et portait au niveau du ligament latéral externe, l'incision transversale passait sous la pointe de la rotule.

Deux artérioles insignifiantes furent ouvertes, l'une fut liée, l'autre cessa spontanément de donner.

L'articulation largement ouverte, il fut facile de reconnaître le point où la balle avait pénétré dans le tibia, c'était presque vers le centre de la portion articulaire ; du reste, le trou était étroit, rempli de menus fragments, et au pourtour il ne semblait y avoir ni fissures, ni éclats. Le stylet étant arrêté à une distance de 15 à 18 millimètres, j'abattis avec la scie à amputation le plateau du tibia, retranchant environ deux centimètres de cet os ; lorsque j'enlevai le fragment, je vis que la scie avait coupé très exactement la balle en deux moitiés ; je détachai sans peine l'hémisphère qui était enclavé dans le tissu spongieux et à l'aide de la gouge, j'abrasai la cavité cupuliforme créée ainsi par le projectile ; au voisinage le tissu osseux me parut entièrement sain. Je poursuivis donc l'entreprise à ma grande satisfaction, le condyle interne était brisé dans toute sa hauteur, il fallut donc réséquer toute l'épiphyse inférieure du fémur. La rotule qui était saine fut laissée en place ; la hauteur totale de la portion osseuse retranchée mesurait 6 centimètres, quatre pour le fémur et deux pour le tibia.

La synoviale était seulement injectée mais peu altérée du reste ; il fut donc inutile de la réséquer, aucune artère ne fut ouverte, aussi l'opération fut prompte et facile, les deux surfaces osseuses larges et d'égale étendue s'affrontaient exactement, quatre points de suture réunirent la plaie transversale et j'eus soin de mettre en contact les deux bouts du tendon rotulien ; les deux plaies latérales, au contraire, furent laissées béantes et mollement remplies de charpie fine. La jambe fut placée dans une gouttière et solidement assujétie par des lacs et des coussins ; pour tout pansement, je fis continuer l'application de la glace.

Le genou, après le pansement, avait repris une configuration presque naturelle ; aussi, lorsque le blessé fut réveillé et vit la balle extraite, il manifesta une vive satisfaction de la conservation du membre et ne soupçonna nullement la gravité de l'opération qu'il venait de subir.

Un suintement sanguin assez abondant et provenant du tissu spongieux se manifesta dans la journée et continua pendant vingt-quatre heures. Deux ou trois palettes de sang s'écoulèrent ainsi ; mais il ne se fit point d'épanchement dans la cavité de la plaie, grâce à la position déclive et à la largeur des plaies latérales.

Je passerai rapidement sur les suites qui furent fort simples : état moral excellent, douleurs locales presque nulles ; quelques vomissements dans la soirée et un peu d'agitation passagère, glace à l'intérieur, potion calmante, bouillon ; deux heures d'un bon sommeil amenèrent un grand calme, et le lendemain matin la fièvre avait notablement diminué, elle avait totalement disparu cinq jours plus tard.

Le 28, je remplaçai la gouttière par un appareil à volets latéraux au niveau de la jambe, et de la cuisse, le pied fut fixé solidement à une cinquième planchette mobile ; la région articulaire était tout à fait libre pour la facilité des pansements.

Je n'avais jusqu'alors changé que les pièces extérieures du pansement ; le 29, tout fut renouvelé, la suppuration était franchement établie et s'écoulait sans peine. La plaie transversale était réunie ; néanmoins, je laissai les points de suture qui, plus tard, se détachèrent spontanément ; je fus assuré de l'affrontement des surfaces osseuses par la crépitation très marquée qui accompagnait les moindres mouvements imprimés au membre ; je supprimai la vessie de glace et lui substituai des cataplasmes froids fréquemment renouvelés.

A partir de cette époque, les fonctions générales s'accomplirent si régulièrement que je ne conçus pas la moindre inquiétude sur la conservation de la vie : bon appétit, bonnes digestions, apyrexie, sommeil réparateur ; tout allait pour le mieux ; une constipation assez tenace réclama l'emploi réitéré de purgatifs légers. Le quinzième jour, la suppuration commence à diminuer, les plaies latérales sont remplies de bourgeons charnus, vermeils et un peu exubérants, que je reprime avec des bandelettes exerçant une légère compression. Le membre dans la rectitude est bien conformé, seulement le fémur tend à se porter légèrement en haut et en dehors ; je corrige cette tendance à l'aide de coussins et de bandelettes convenablement disposées.

Le genou seul présente une inflammation circonscrite à laquelle la jambe et la cuisse restent étrangères, il n'y a nulle menace de fièvre purulente ; cependant vers le vingtième jour, les phénomènes locaux acquirent un peu plus d'intensité, le cul-de-sac synovial devint douloureux, et il s'y montra un épanchement assez abondant qui céda à des applications émollientes et narcotiques, un peu d'œdème se manifesta à la jambe le long de la face sous-cutanée du tibia.

Au trentième jour les os étaient non-seulement en contact, mais déjà réunis. La jambe et la cuisse n'exécutaient que des mouvements restreints de latéralité, et les déplacements imprimés à l'une d'elles se transmettaient aussitôt à l'autre ; pensant qu'un léger degré de flexion serait ultérieurement plus favorable à la marche qu'une rectitude absolue du membre, je plaçai sous le jarret un petit coussin et je fis faire à la jambe et à la cuisse un angle obtus peu prononcé, bien entendu.

Au quarantième jour, la suppuration était si réduite que j'appliquai un appareil inamovible et que je commençai à faire lever le blessé ; six jours après je pratiquai une fenêtre à l'appareil pour renouveler le pansement et surveiller les plaies. L'interne est presque complètement cicatrisée. On panse tous les matins ; je permets l'usage de béquilles ; le pied, toutefois, ne doit pas toucher le sol du côté blessé.

A plusieurs reprises la suppuration augmenta et diminua ; le genou devint un peu douloureux ou tout à fait indolent ; les plaies se couvrirent de croûtes, puis fournirent de nouveau du pus. L'externe, fort rétrécie, devint fistuleuse ; je constatai avec le stylet l'existence d'une esquille au côté externe ; j'en fis l'extraction sans difficulté, c'était une mince lamelle de tissu spongieux, large comme une pièce de deux sols, et qui s'était détachée de la surface de section du tibia ; c'est le seul fragment osseux qui fit issue.

A la fin de décembre le malade se levait toute la journée, marchait avec des béquilles et commençait à appuyer le pied par terre. L'ankylose du genou était déjà tout à fait solide, et, n'eût été l'extrême pusillanimité du malade, la marche sans soutien eût été possible.

Un nouvel appareil inamovible fut appliqué et resta en place jusqu'au 15 janvier, où il fut remplacé par un bandage roulé simple. La santé générale ne laissait rien à désirer, l'embonpoint était revenu et toutes les fonctions s'exécutaient normalement. A la fin de ce mois, sans cause connue, survint du malaise, de la céphalalgie, de la fièvre; un érysipèle ambulant partit de la plaie externe, qui n'était pas complètement cicatrisée et que recouvrait une croûte assez large; l'incident n'eut pas de gravité, mais, comme la santé générale en avait souffert, je renvoyai le blessé à la campagne; il partit le 11 février. J'appris bientôt que l'air natal avait rétabli les forces, et qu'au bout de quinze jours il n'y paraissait plus. Les fonctions du membre gagnèrent de jour en jour; le malade abandonna d'abord une béquille, puis la seconde, et en mars il marchait avec une canne; les plaies étaient définitivement cicatrisées.

Mon excellent ami, M. le Dr Lefort, qui pendant toute cette cure voulut bien m'assister et m'aider de ses conseils, examina Hugot avec moi le jour de son départ. Nous constatâmes la solidité extrême de l'ankylose; le genou, grâce à la conservation de la rotule, avait subi très peu de changements et sa forme était presque normale; il était resté un peu fléchi et le pied reposait sur le sol dans une grande étendue. Quand le malade était dans la position verticale, le talon était distant du sol de deux travers de doigts seulement; nous fîmes la mensuration avec toutes les précautions imaginables et nous ne pûmes trouver que 4 centimètres de raccourcissement. Nous avions pourtant réséqué 6 centimètres de l'articulation; il faut donc admettre que l'épanchement plastique, interposé entre les surfaces osseuses, s'était ossifié et avait réparé une partie de la perte de substance.

Le 10 juin 1863, Hugot revint à Paris pour se faire faire un soulier convenable et pour me prier de constater le résultat définitif. Je le présentai à la Société de Chirurgie et nous retrouvâmes les choses dans le même état qu'au mois de février, sauf que la cicatrisation des plaies était définitive et que les larges plaies de l'opération étaient réduites à des lignes étroites. La marche est si bien rétablie que le malade peut faire deux lieues à pied sans la moindre fatigue, et qu'il se sert de son membre sans aucune gêne. La claudication est peu sensible, surtout avec une chaussure appropriée. J'ai fait supprimer le talon du soulier droit et j'ai fait mettre à gauche un talon de 3 centimètres, de sorte que l'inégalité de longueur est ainsi corrigée. Le pied n'a subi aucune déviation. La cuisse et la jambe sont moins volumineuses que du côté sain, et sans cette différence c'est à peine si on soupçonnerait que le membre a subi une mutilation quelconque.

En résumé, c'est un des plus beaux résultats qu'ait fournis jusqu'à ce jour la résection du genou, et il sera définitif, car le jeune homme a acquis tout son développement, de sorte qu'il n'y a point à craindre de voir un raccourcissement consécutif se produire par suite de l'inégalité de croissance des deux fémurs.

M. Verneuil termine en montrant les pièces anatomiques et l'appareil très simple dont il s'est servi pour maintenir le membre pendant la cure.

TRAITEMENT DE L'ASTHME ESSENTIEL

PAR L'ÉLECTRISATION,

PAR M. LE Dr POGGIOLI,
De Paris.

La communication de M. Poggioli consiste dans quatre observations, destinées à faire connaître un nouveau moyen, selon lui, plus rationnel et plus efficace que tous les autres pour le traitement de l'asthme, dit essentiel, névrose de l'appareil respiratoire.

Voici ce moyen : isoler le malade, le mettre en rapport avec la machine électrique par un fil conducteur, puis avec des tiges métalliques, et promener des courants le long du thorax, de haut en bas, particulièrement devant la bouche à moitié ouverte.

Chaque séance durera dix à quinze minutes; le nombre des séances doit quelquefois être porté jusqu'à quarante, une par jour ou une tous les deux jours.

On peut soumettre le malade à ce traitement au moment de la crise.

M. le Dr Bertillon, de Paris, objecte que les résultats ne sont pas contrôlés par des expériences authentiques; il voudrait aussi plus de détails sur la nature de l'électricité qu'on emploie.

M. Poggioli répond qu'il a, au contraire, joint à ses observations des attestations signées par les malades.

Le président du Congrès, M. le Dr Giraldès, de Paris, fait observer que cette manière de faire n'est pas ordinairement adoptée par les médecins, et que la parole de M. Poggioli devrait suffire, sans ces attestations. — Quant à la nature de l'électricité, il pense qu'il faut préférer l'électricité statique.

M. le Dr Godquin, d'Elbeuf, a, dit-il, en l'année 1848, guéri des asthmatiques par un courant doux d'électricité; depuis il a employé, dans cinq cas, avec un grand succès, les chaînes de Pulvermacher.

M. Poggioli dit qu'il a toujours agi avec l'électricité statique.

EMPLOI DU SULFATE DE QUININE

COMME TRAITEMENT SPÉCIFIQUE DE LA FIÈVRE DITE TIPHOIDE,

PAR M. LE D^r DE WOUVES,
De Paris.

Après avoir passé en revue les divers traitements proposés contre la fièvre typhoïde : les saignées, les purgations, les affusions froides, les mercuriaux et l'expectation elle-même, M. de Wouves préconise exclusivement le sulfate de quinine, et accorde à ce médicament une action telle, qu'il formule en terminant les conclusions suivantes :

« 1º Le sulfate de quinine est le spécifique certain de la fièvre dite typhoïde;

« 2º Par son emploi seul, elle est enrayée et guérie;

« 3º La durée du traitement ne doit pas excéder douze jours;

« 4º La convalescence est très rapide. »

M. le Dr Blondin, de Paris, fait remarquer que le traitement par le sulfate de quinine n'est pas chose neuve. — Encore faudrait-il nous dire quel était l'état des malades au moment de son administration; quel est le moment opportun pour le donner; à quelle dose on l'a prescrit; enfin, quel est le régime à faire suivre ultérieurement.

M. de Wouves répond qu'il ne prétend pas avoir découvert ce mode de traitement et qu'il n'a pas omis de citer ceux qui l'ont mis en usage avant lui. — Quant à la dose, on est allé jusqu'à 7 grammes par jour; il doute, lui, que l'on doive atteindre 2 grammes, et il ne dépasse pas 75 centigrammes à 1 gramme. — S'il a gardé le silence sur le régime ultérieur et sur les autres questions, c'était afin de ne pas abuser des moments de ses auditeurs.

M. le Dr Voranger, de Rouen, demande sous quelle forme M. de Wouves administre le sulfate de quinine.

Réponse : Dans du café.

EFFICACITÉ DU TRAITEMENT

DES

AFFECTIONS PULMONAIRES

PAR LES RESPIRATIONS DE POUSSIÈRES D'EAUX SULFUREUSES,

PAR M. LE Dr BOURGEOIS,
De Pierrefonds (Oise).

M. le Dr Bourgeois, laissant de côté tous les cas dans lesquels le traitement avait été trop compliqué ou qui ne fournissaient que trop peu d'éléments, a pris trente-deux observations de malades traités par lui pour des lésions *des voies respiratoires seulement*, à l'aide des *respirations d'eaux sulfureuses*, comme moyen principal et quelquefois unique.

Voici le résumé statistique de ces observations, fait par l'auteur lui-même :

Pneumophymies, 15. — Ce nombre exprime déjà près de la moitié des cas observés. Il peut se diviser en cinq simples ou peu avancés, neuf graves ou très prononcés, et un à la période ultime.

Tous ont été traités par les respirations sulfureuses à peu près exclusives, sauf un de la deuxième division à qui elles ont toujours paru contraires, qui a subi avec plus d'avantage les respirations d'eau de goudron pulvérisée et a fini par succomber.

Des cinq premiers, trois sont vivants, un incertain et l'autre a été emporté par la phthisie à la suite de couches. Le dernier malade présentant un cas extrême et en apparence désespéré a complètement guéri. Du groupe de neuf, trois sont morts des suites du mal dont ils étaient atteints, cinq sont encore vivants et l'autre est incertain.

Chrono-bronchites, 8. — L'un de ces cas dont les suites sont inconnues depuis plus d'un an était compliqué d'asthme et d'emphysème ; les sept autres sont guéris ou très sensiblement modifiés.

Congestions pulmonaires, 4. — Ces affections dont on a fait, peut-être à juste titre, un premier degré de la phthisie du poumon quand elles en étaient suivies, ont constamment cédé aux simples respirations sulfureuses accompagnées de boissons ferrugineuses et d'un moyen plus simple encore, consistant dans les respirations forcées d'air libre et naturel, sans craindre les prétendus dangers de l'oxygène que nous avons toujours plutôt recherché qu'évité.

Chrono-laryngites, 5. — Elles se présentent toutes chez des prédicateurs, avec cette différence chez l'un d'eux, qu'au lieu d'être simple comme chez les autres qu'une seule saison a mis en bonne voie de guérison, elle présentait la forme tuberculeuse, au moins à l'aspect laryngoscopique, malgré un état général excellent.

Le premier traitement datant d'un an a été tel que le malade a cru pouvoir user et abuser de l'organe de la voix pendant toute l'année, et qu'à son retour aux eaux, dans le courant de cet été, l'inspection des premières voies respiratoires ne laissait plus apercevoir aucun désordre, ce qui, du reste, était d'accord avec l'absence presque complète de douleurs, mais n'a pas empêché de reprendre un *nouveau* traitement de trois semaines à titre de perfectionnement, de consolidation et de prophylaxie.

M. Bourgeois continue ainsi :

Réflexions. — Une expérience de plusieurs années m'a acquis la certitude la plus formelle en faveur de la pénétration des liquides pulvérisés dans les voies respiratoires, conformément aux démonstrations rapportées par M. Poggiale et à l'opinion qu'il en a adoptée.

En ce qui concerne le refroidissement des liquides à la sortie des appareils pulvérisateurs, M. Poggiale le subordonne à juste titre au degré même du liquide, à celui de l'air ambiant et encore à des causes multiples. Ici, je dois déclarer que, conformément à ce principe, j'emploie pour les malades qui ne peuvent ou ne veulent pas participer aux séances communes, le néphogène ou appareil pulvérisateur de MM. Tirman et Mathieu, et que je fais constamment usage d'eau froide, c'est-à-dire sortant de la source à 15° environ.

Cette pratique se trouve justifiée non-seulement par les bons effets que j'en obtiens, mais même par les expériences faciles qui consistent à faire tenir dans la bouche du malade, pendant la séance, la boule d'un petit thermomètre qui y marque le même degré qu'avant et après l'épreuve, si le patient se tient à la distance ordinaire de 80 centimètres à 1 mètre du point d'émission de l'eau pulvérisée.

Cet emploi de l'eau froide a même sur l'eau chauffée l'avantage, non-seulement de contenir ses principes sous un volume moindre et dans des proportions naturelles moins favorables à la décomposition, il est encore une garantie contre la volatilisation des principes gazeux eux-mêmes, que l'on doit tendre à conserver.

Y a-t-il des modifications des liquides dans leur composition chimique par la pulvérisation ? M. Poggiale admet à cet égard une différence extrême entre les eaux qui contiennent du sulfure de sodium, comme la plupart de celles des Pyrénées qui n'éprouveraient qu'une altération insignifiante, et les eaux contenant de l'acide sulfhydrique qui perdraient jusqu'à 60 0/0 de leurs principes.

Mais cette appréciation, d'après M. Poggiale lui-même, ne peut en aucune façon se trouver exacte, attendu que les expériences sur lesquelles elle s'appuie n'ont été pratiquées que sur l'eau condensée, et recueillie après une séance dans des vases où elle a coulé à l'air libre et pendant un certain temps ; outre ces conditions destructives des principes gazeux, il y a lieu de faire remarquer un autre résultat de l'expérience, c'est qu'au moment même de la pulvérisation, l'eau, qui n'a encore subi aucun contact atmosphérique quand on a procédé avec précaution, porte son odeur caractéristique qu'il est facile d'apprécier même à quelque distance du nuage de poussière, et qu'après son écoulement dans les récipients elle a complètement perdu ce caractère physique.

Cette observation est précisément d'accord avec le résultat de l'analyse qui constate une perte de principe de 60 0/0 environ après la pulvérisation.

Mon expérience personnelle m'a appris, en effet, que l'eau de Pierrefonds, qui marque à la source 9° du sulfhydromètre de Dupasquier, en marque encore 3 quand elle a perdu une partie de ses principes au contact de l'air, comme après la pulvérisation.

Cette persistance de composition restreinte au tiers paraît attribuable aux sulfures contenus dans l'eau et rapproche les deux classes d'eaux sulfureuses dont nous venons de parler, à la seule différence des proportions, qui peut disparaître, soit par le fait d'une concentration plus grande dans les plus décomposables, soit au moyen d'un dosage plus élevé, ou, en d'autres termes, de séances plus longtemps prolongées. Or, l'expérience apprend encore que. dans le maniement des principes sulfureux naturels, il ne s'agit pour ainsi dire que d'infiniment petits.

Mais que par cette locution, qui a parfois sa raison d'être dans la médecine saine et vraie, on n'aille pas imaginer un rapprochement de cette élucubration insensée qui n'a été érigée en doctrine apparente que pour l'exploitation des ignorants et des niais, et que je suis heureux de pouvoir flétrir ici publiquement !

J'insiste donc sur la faible composition des eaux sulfureuses en général qui ne contiennent le plus souvent que quelques cent-millièmes de leur poids du principe spécifique ; celles qui en contiennent le plus ne vont guère qu'à un demi-dix-millième, et plusieurs des plus renommées ne présentent qu'environ la moitié de cette fraction.

Cette remarque s'applique encore plus particulièrement aux eaux sulfhydriquées dont le principe gazeux, quoique appréciable à l'olfaction, ne l'est pas toujours assez pour l'analyse quantitative.

De l'efficacité reconnue d'une si faible dose de médicament dans le traitement des affections de poitrine, par la simple ingestion dans l'estomac, suivant la méthode ancienne qui ne laissait parvenir qu'une très faible partie de ce principe déjà si réduit jusqu'aux poumons, j'ai cru pouvoir conclure, comme je le disais plus haut, que, par la méthode de la pulvérisation, la question des proportions de l'eau médicamenteuse est de médiocre importance, dès que la quantité peut en être indéfiniment augmentée.

Aussi bien, la question de temps ne peut même pas être prise en considération, attendu qu'avec le néphogène il est prouvé pour nous qu'une ou deux séances, de dix minutes par jour, ont produit autant et peut-être plus de bons effets que le même nombre de séances de quarante-cinq minutes chacune avec l'appareil primitif inventé à Pierrefonds.

A ce propos, je signalerai l'opposition des faits révélés par quelques-unes de mes observations, avec l'opinion émise dans ces derniers temps en faveur de la raréfaction de l'air dont on a fait la diète respiratoire comme méthode de traitement.

Mais cette théorie imaginée contre le principe et à l'occasion du néphogène peut être avantageusement combattue et renversée par une autre théorie à laquelle conduit l'observation de chaque jour.

Disons en passant que, dans le néphogène, l'air comprimé pousse et accompagne l'eau qu'il pulvérise et qu'il envoie directement aux parties malades, tandis que, dans l'appareil primitif, l'eau chauffée et plus ou moins altérée sort seule sous l'influence de la compression atmosphérique pour n'être pulvérisée qu'après sa projection sur une lentille qui la renvoie dans toutes les directions.

Pour le mode d'action des eaux sulfureuses, tous les praticiens savent, soit au titre d'universalistes que l'on a voulu désigner du titre singulier d'omnishommes, soit qu'ils se retranchent eux-mêmes dans la qualification étroite d'universalistes exclusifs, ils savent tous que les eaux sulfureuses produisent, à l'exemple des caustiques, une réaction ou inflammation substitutive qui manque très rarement.

Cette subinflammation, dont l'oxygène est précisément un élément indispensable, n'est cependant pas ordinairement considérée comme nuisible; personne n'est tenté de l'éviter, pas même les partisans de la diète respiratoire; on compte sur elle, on l'attend, on la désire; sa production favorise le diagnostic, et j'affirme pour mon compte que je fais souvent en sorte de la produire le plus promptement possible. Ce résultat, je déclare que je l'obtiens bien plus facilement avec les courtes séances du néphogène qu'avec les séances beaucoup plus prolongées de l'ancien système, qui ne répond pas souvent à mes besoins et que pour cette raison entre autres, je considère comme défectueux et digne de réforme.

De ce qui précède n'est-il pas permis de conclure que l'oxygène et même l'hyperoxygénation est d'un avantage beaucoup plus grand que la désoxygénation ou diète respiratoire.

A l'appui du même principe j'ajouterai qu'en dehors du traitement sulfureux ou concurremment avec lui, il m'arrive très fréquemment, à l'exemple de M. le professeur Piorry, d'employer les respirations forcées et fréquentes, soit pour dissiper, par l'introduction de l'air et une espèce de gymnastique interne, une congestion chronique des poumons, une hyperhémie simulant, au moins par la matité, un commencement de tuberculisation, soit pour aider la médication spécifique dans le cas de pneumophymie confirmée. Cette pratique est encore fondée sur l'hyperoxygénation et ne m'a jamais produit que de bons effets. On peut même remarquer que cette méthode ne se borne pas seulement aux cas de maladies des premières voies, mais aussi bien aux lésions les plus profondes et particulièrement aux cas de cavernes dont les parois paraissent se cicatriser et s'améliorer, sauf la survenance de nouvelles causes de destruction. Une observation entre autres offre un exemple remarquable de ces alternatives par suite de la production fréquente des pluies, de l'humidité, de la vapeur d'eau et conséquemment d'une moindre densité de l'air, ce qui équivaut à sa désoxygénation comme dans les salles ordinaires de respiration.

Ainsi, l'observation, comme le raisonnement, milite en faveur de la méthode de l'hyperoxygénation, et si des avantages ont été tirés de la méthode contraire, nous sommes porté à croire, non pas qu'elle agisse en sens contraire pour arriver au même but, mais que, dans les cas où elle est observée, elle agit d'une manière plutôt passive qu'active, c'est-à-dire sans s'opposer à l'action spécifique et substitutive ou subinflammatoire du principe sulfurique, mais aussi sans l'aider autant que l'hyperoxygénation qui agit dans le même sens, ce qui occasionne la lenteur d'action qu'il est quelquefois bon de rechercher, et qui fait que la méthode ainsi comprise ne nous paraît pas toujours à dédaigner.

Nous devons même dire que nous avons souvent recours à cette précaution, dans des cas particuliers pour lesquels un effet trop rapide aurait les inconvénients appréhendés par M. le professeur Trousseau.

Cette particularité nous fournit l'occasion de faire remarquer combien est souvent tardif l'effet des eaux sulfureuses sur les affections chroniques des voies respiratoires, à tel point qu'il faut souvent plus d'une semaine de traitement pour obtenir un commencement de la réaction attendue, et que l'effet curatif ou préventif ne se produit parfois qu'à long délai, comme par exemple d'une saison pour l'autre, de l'été pour l'hiver.

L'expérience seule peut guider à cet égard, et il faut, surtout dans les cas où l'expectative est permise, ne pas se décourager par la lenteur du traitement.

Nous avons cru pouvoir tirer les conclusions suivantes relatives seulement à l'efficacité thérapeutique des respirations de poussières d'eaux médicamenteuses et notamment sulfureuses :

1° Que la méthode des respirations est d'autant plus utile qu'elle s'adresse directement à la partie lésée ;

2° Que la proportion des principes médicamenteux, toujours extrêmement faible dans les eaux sulfureuses, peut être dosée indéfiniment par la longueur variée des séances ;

3° Que l'oxygène, loin de nuire au traitement, est une garantie de plus, au moins pour la rapidité de l'effet, comme agissant dans le même sens que le principe des eaux lui-même ;

4° Que la production de cet effet s'obtient incomparablement mieux avec le néphogène qu'avec l'appareil primitif ;

5° Que cependant, dans certains cas, la lenteur d'action est préférable à la rapidité ;

6° Et que, dans d'autres cas, l'effet se fait attendre pendant plusieurs mois après le traitement et ne doit même pas être obtenu plus tôt.

BAGNOLES DE L'ORNE

ET SES EAUX ;

DE LEUR VALEUR THÉRAPEUTIQUE,

PAR M. LE Dr BIGNON,
De la Ferté-Macé (Orne).

Avant d'indiquer la valeur thérapeutique des eaux de Bagnoles, M. Bignon traite plusieurs questions, à savoir :

1° Revue historique, bibliographique et critique ;

2° Situation géologique et climatérique ;

3° Installation thermale ;

4° Propriétés physiques et chimiques des eaux.

L'auteur divise l'étude de la valeur thérapeutique des eaux de Bagnoles en deux chapitres :

1° Propriétés thérapeutiques générales ou physiologiques ;

2° Propriétés thérapeutiques spéciales.

Enfin il conclut ainsi :

1° Les eaux de Bagnoles de l'Orne paraissent appartenir à la classe des sulfurées sodiques à faible minéralisation ;

2° Elles sont essentiellement toniques et reconstituantes : à ce titre elles peuvent trouver leur application rationnelle dans un assez grand nombre d'états pathologiques indiquant comme première ou principale indication l'emploi d'une médication réparatrice. — Les affections chloro-anémiques, le lymphatisme et la scrofule sont les principaux groupes que concernent ces applications communes, accessoires des eaux de Bagnoles.

3° Leur spécialisation thérapeutique s'adresse : Aux formes atoniques et flatulentes de la dyspepsie essentielle et symptomatique ; — aux formes atoniques du rhumatisme articulaire et musculaire chronique, aux paralysies et à la névralgie sciatique rhumatismales; — aux ulcères indolents et aux affections sécrétantes de la peau, l'eczéma en particulier;

4° Ces eaux sont d'une manière générale contre-indiquées aux personnes d'un tempérament nerveux-sanguin fortement accentué ou très irritables au point de vue fluxionnaire, hemorrhagique ou névropathique.

DE LA

DIARRHÉE CHOLÉRIFORME

DES ENFANTS,

PAR M. LE Dr HENRI DUCHESNE,
De Rouen.

Sous les dénominations de diarrhée cholériforme, choléra infantilis, catarrhe gastro-intestinal, les auteurs ont décrit une même et unique maladie.

Cette affection qui, par sa gravité et sa fréquence, est une des plus importantes du cadre nosologique, sévit le plus habituellement pendant l'été et le commencement de l'automne ; elle atteint les enfants depuis la naissance jusqu'à l'âge de deux ans environ, et elle fait d'autant plus de victimes, que les malades se trouvent dans des conditions particulières. Ainsi : l'extrême jeunesse des enfants, l'alimentation artificielle, le travail de la dentition, une affection gastro-intestinale concomitante, l'élévation de la température sont autant de causes qui donnent de la gravité au pronostic. Quant au diagnostic, il n'offre en général aucune difficulté.

Le caractère de cette affection est d'être épidémique ; un grand nombre d'enfants sont atteints en même temps d'accidents semblables.

D'après MM. Rilliet et Barthez, « les symptômes qui ont le plus de valeur pour le diagnostic et qui permettent de distinguer l'entérite cholériforme des autres variétés, sont, après une diarrhée prodromique, d'une durée variable, l'apparition de *vomissements incessants, accompagnés d'une augmentation de la diarrhée qui devient séreuse, d'une soif inextinguible, d'une altération profonde des traits, d'un amaigrissement rapide, d'un refroidissement des extrémités et d'une petitesse extrême du pouls.* »

J'ai souvent remarqué que, dans nos contrées, la diarrhée prodromique manque souvent, et que les accidents cholériformes se montrent quelquefois d'emblée.

Les vomissements peuvent aussi faire défaut, et il reste alors, comme symptôme prédominant, le flux diarrhéique ; de là, deux formes de la maladie :

1° La forme cholérique ; 2° la forme diarrhéique.

Dans cette seconde variété, sauf les évacuations par le haut, les autres symptômes restent les mêmes.

Je n'entreprendrai point de suivre pas à pas la marche de cette affection. Je me bornerai à signaler les symptômes les plus accentués, ceux sur lesquels on doit principalement se baser pour établir le traitement, tels que : la température de la peau, l'état du pouls, le facies des malades.

Pour moi, les déductions les plus utiles sont tirées de l'aspect des selles, de leur nature, de leur fréquence. Par leur seule inspection, on peut, non-seulement s'assurer de la gravité de l'affection, mais encore se rendre compte de l'état de l'intestin qui les fournit.

Après ce court abrégé des principaux caractères de cette maladie, je vais décrire les médications variées qui ont été employées pour la combattre.

Dans la première forme de l'affection, lorsque les enfants sont tourmentés par des vomissements et des selles incessantes, que leurs forces s'épuisent par ces pertes répétées, que leur peau est froide, le pouls filiforme, que les traits sont altérés et amaigris, tous les auteurs sont d'accord pour conseiller un traitement identique. Quelles sont, en effet, les conditions à remplir ?

Il faut réveiller la vitalité et s'opposer à ces déperditions excessives, cause de la faiblesse.

Pour rétablir la chaleur, un bain sinapisé sera le meilleur moyen ; dans les cas de médiocre intensité, un cataplasme de farine de moutarde sur l'abdomen ou un bain chaud salé suffira pour remplir ce but ; en même temps, on devra donner à l'enfant une potion légèrement stimulante et opiacée, ainsi qu'une tisane aromatique. Tel est le traitement qui compte le plus de succès dans ces circonstances.

Une fois que le médecin est parvenu à conjurer ce premier danger, son rôle n'est pas fini, car il est rare de voir la maladie s'arrêter ; dans le plus grand nombre des cas, les vomissements terminés, la diarrhée suit son cours.

On a alors à traiter, pour ainsi dire, la seconde forme de la maladie, forme non moins dangereuse que la première, mais qui laisse au moins au praticien le temps de chercher les remèdes et de les appliquer. Dans cette nouvelle phase, les selles changent habituellement de nature ; elles peuvent rester séreuses jusqu'à la fin, mais généralement elles finissent par devenir bilieuses, jaunes-verdâtres, ou d'un vert foncé. L'apparition de la bile dans les matières est considérée avec raison comme un symptôme favorable ; néanmoins beaucoup d'enfants succombent, bien qu'ils aient eu des selles de ce genre. Parfois les évacuations renferment un peu de sang ou des ma tières muqueuses ; dans quelques cas, une véritable dyssenterie finit par remplacer la diarrhée.

Si nous passons en revue les médications qui ont été employées, nous voyons que les moyens fournis par la matière médicale sont nombreux.

Au premier rang je placerai l'opium et ses composés ; ce précieux médicament, qui rend tant de services dans la thérapeutique des adultes, peut être aussi utile dans celle des enfants.

Je suis loin de partager l'aversion de certains praticiens contre cette substance. Avec MM. Cruveilhier, Vogel, Hufeland et Wiesemann, je ne crains pas de l'employer dans cette affection : son usage m'a été très avantageux. Je le prescris seul ou combiné à d'autres médicaments. La préparation à laquelle je donne la préférence est le laudanum de sydenham à la dose de 2, 3 ou 4 gouttes dans une potion, associée le plus souvent au sous-nitrate de bismuth ou à l'extrait de ratanhia. L'opium administré de cette manière a pour effet d'établir la tolérance des médicaments auxquels on l'adjoint.

Il a encore un autre avantage à mes yeux, c'est de procurer un peu de calme et de sommeil.

Je ne crains donc pas l'effet narcotique, puisque, au contraire, je le provoque dans de certaines limites.

Cette même substance, donnée en lavements ou appliquée comme topique sur la peau de l'abdomen, peut encore être très avantageusement employée.

Quant au sous-nitrate de bismuth, il ne doit pas être prescrit à une dose moindre de 2 à 3 grammes par jour, si l'on veut en retirer quelque effet utile.

L'extrait de ratanhia se donne dans une potion à la dose de 25 à 30 centigrammes.

Les *évacuants* ne sont pas applicables dans toutes les périodes de la maladie.

Un vomitif au début de la diarrhée est souvent très avantageux ; c'est de la poudre d'ipécacuanha dont on se sert de préférence.

Les *purgatifs* tels que le sel de seignette, le calomel, l'huile de ricin, modifient quelquefois en bien l'état de l'intestin, principalement dans le cas de diarrhée verte bilieuse ; mais ils ont une action débilitante dont on doit se défier, et l'irritation qu'ils peuvent occasionner est aussi à redouter.

Le *nitrate d'argent*, dans une potion à la dose de 1 à 3 centigrammes, a quelquefois réussi à arrêter les vomissements et les selles.

Plusieurs autres médicaments ont été préconisés : je citerai l'acétate de plomb qui paraît avoir donné de bons résultats dans les mains de quelques praticiens, mais son emploi me semble trop dangereux pour pouvoir jamais se généraliser.

Certains états particuliers réclament aussi une médication toute spéciale. Par exemple : quand l'haleine des enfants exhale une odeur acide, que leurs déjections offrent le même caractère, il est utile de combattre cette complication par les alcalins.

Outre les soins médicaux, il faut donner une égale attention aux soins hygiéniques ; l'alimentation des enfants joue un rôle trop important dans cette affection, pour que j'oublie d'en parler. Il est du devoir du médecin, dès que les accidents les plus graves sont conjurés, de chercher à soutenir et à rétablir les forces des jeunes malades par une alimentation appropriée. Les enfants au sein ont le lait maternel ; ceux qui n'ont pas le même avantage doivent être soutenus au moyen de bouillon de poulet, de thé de viande, de bouillon de bœuf dégraissé, auxquels on ajoute parfois du sucre pour mieux les aire accepter.

Le bouillon de bœuf, dans certains cas, peut tenir lieu de toute médication. Un enfant que je soignais, et qui était réduit au dernier degré du marasme, dut son rétablissement à ce seul moyen hygiénique.

Je bornerai mon travail à ces considérations thérapeutiques, et je m'estimerai heureux si j'ai pu contribuer à fixer le traitement de cette affection, dont la gravité est connue de tous ceux qui exercent l'art de guérir.

EXAMEN CRITIQUE

DE LA

LOI DE PRODUCTION DES SEXES DE M. THURY;

SES RAPPORTS AVEC LES LOIS DE LA SCIENCE CORRÉLATIVE,

PAR M. GEORGES PENNETIER,
De Rouen.

La loi de production des sexes, d'où découlent immédiatement des instructions pratiques pour obtenir à volonté des animaux mâles ou femelles, vient d'être formulée.

L'auteur, M. Thury, dans un mémoire plein d'intérêt, nous montre d'abord comment, par les voies de l'analogie, il a été conduit à cette découverte, et met ensuite sous nos yeux un chiffre imposant d'expériences à l'appui. Cette théorie ne manquera pas de provoquer les doutes que ses devancières, en pareille matière, ont fait justement surgir; je me propose donc, Messieurs, de vous la transmettre soumise à un examen critique, et de vous prouver que, d'accord avec les lois de la science corrélative, la loi de M. Thury offre tous les caractères d'un fait scientifique.

La biologie, hier encore au berceau, ne fait que commencer à élever la voix; il n'en est pas moins vrai qu'elle a déjà rendu plus de services qu'aucune autre science. La médecine, l'agriculture, les arts n'en sont que les applications, et à mesure qu'elle progresse, à mesure aussi l'humanité y trouve son compte. L'empirisme fait place à la certitude.

S'il est des vérités qui mettent des siècles à prévaloir parce qu'elles touchent de près certains intérêts; — la discussion sur les générations spontanées en est un évident témoignage; — il en est d'autres, par contre, qui font vite leur chemin. Lorsqu'en 1842, le Dr F. Pouchet formula les dix lois fondamentales de la fécondation des mammifères, il n'espérait pas, sans doute, les voir acceptées de sitôt. Elles avaient à peine eu le temps de franchir les distances, qu'elles étaient partout professées. Quand, dernièrement, un savant de Genève, M. Thury, compléta la liste des dix lois du physiologiste rouennais par la découverte d'une onzième, relative à la production des sexes, il ne s'attendait pas certainement à une aussi prompte adhésion. Patronnée aussitôt par de grands noms dans les sciences, elle fut de suite prise en sérieuse considération.

Inutile de montrer tout le parti que les agriculteurs peuvent tirer de cette dernière, si elle se confirme. Il suffit de la leur signaler et de les engager fortement à renouveler les expériences déjà faites et à publier les résultats obtenus.

La solution du problème qui nous occupe a longtemps été le rêve de nos pères. L'art de faire à volonté des garçons ou des filles a fait, au siècle dernier, le sujet de plus d'un livre. Mais, tombés depuis longtemps dans l'oubli, c'est à peine si les fauteurs de ces théories ont aujourd'hui, dans les œuvres sérieuses, les honneurs de la réfutation. Traitées de chimères, leurs assertions sont reléguées parmi les conceptions romanesques dont l'histoire des sciences nous offre plus d'un exemple.

« *Multa renascentur, quæ jam cecidere.* » Si rien, en effet, ne justifie les solutions émises jusqu'ici, les nouvelles recherches ne nous permettent plus de regarder le problème comme impossible à résoudre.

A chaque nouvelle théorie, objectera-t-on, des expériences ont été mises en avant, des faits ont été donnés; pourquoi donc reconnaître à ceux qu'on nous allègue aujourd'hui une plus grande valeur? La réponse est facile. Il s'agit de ne point confondre les faits bruts avec les faits scientifiques. « *Ce qui nuit le plus à la science, ce sont les faits mal observés. Wurtz.* »

Quelles sont donc les qualités d'un fait scientifique? Ces qualités connues, nous verrons si la nouvelle hypothèse peut les invoquer en sa faveur; si, en d'autres termes, elle a reçu la sanction de l'observation et de l'expérimentation.

Un fait *scientifique* doit, avant tout, être conforme aux lois naturelles et aux lois démontrées de la science corrélative; les circonstances dans lesquelles il se produit doivent être bien déterminées; enfin, il ne doit pas être isolé et doit fatalement se reproduire toutes les fois que des conditions identiques se présentent.

Or, M. Thury pose en fait que les agriculteurs peuvent désormais, à leur gré, faire produire à leur bétail des individus mâles ou femelles, et cela parce que le sexe dépend du degré de maturation de l'œuf au moment de la fécondation, et que ces degrés coïncident avec des époques parfaitement reconnaissables du rut. Examinons ces deux points.

Le savant professeur de l'Académie de Genève nous apprend, dès le début de son travail, comment, par la voie de l'analogie, il a été conduit à la découverte de la nouvelle loi biologique. Knight avait remarqué que la chaleur favorise la production des fleurs mâles dans les plantes dioïques, telles que les pastèques et les concombres;

M. Thury en conclut que la chaleur agit médiatement sur les plantes en déterminant une maturation plus achevée des organes, et que la production de l'élément mâle correspond à un développement plus complet. Rapprochant ensuite l'identité d'origine des étamines et des pistils, parfaitement démontrée depuis les immortelles découvertes de Wolf et de Gœthe, des résultats auxquels l'avaient conduit ses recherches anatomiques avec le professeur Hollard, il conclut, d'autre part, à l'identité originelle des appareils sexuels chez les animaux, ce qui, mis en regard du parallèle facile à établir entre les organes mâles et femelles des végétaux et leurs correspondants chez les animaux, nous donne une nouvelle analogie entre les deux règnes organisés. A mesure que la science fait de nouvelles conquêtes, à mesure aussi s'effacent les divisions établies naguère entre les membres divers du règne organique.

Partant des rapprochements qui précèdent, M. Thury est naturellement amené à admettre que l'œuf, au sortir de l'ovaire, ne peut par la fécondation donner naissance qu'à un individu femelle, mais, qu'arrivé à un certain degré de maturation, il est apte à produire un mâle, s'il vient à être fécondé. Jusque-là, ses données sont conformes aux lois naturelles et aux lois démontrées de la science corrélative. Le professeur Pouchet a parfaitement établi que, dans toute la série animale, l'ovaire émet ses ovules indépendamment de la fécondation.

Chacun sait que, chez les mammifères, l'œuf, depuis sa sortie de l'ovaire jusqu'à son arrivée dans l'utérus, franchit un canal pendant un temps fixe, mais plus ou moins long, suivant les espèces. Dans ce voyage, il subit des modifications importantes, de même que celui des oiseaux dans son parcours le long de l'oviducte. Il n'est donc pas étonnant que, se trouvant successivement dans des conditions anatomiques différentes, il puisse donner lieu à des produits différents, suivant l'époque et le lieu de la fécondation.

L'auteur des *Nouvelles observations sur les abeilles*, F. Huber, également de Genève, avait reconnu que, chez les abeilles, les accouplements tardifs produisent toujours des mâles; mais que, lorsque la fécondation a lieu de bonne heure, il en résulte des femelles; M. Thury constate, à son tour, que les oiseaux de basse-cour, chez lesquels aussi plusieurs œufs se détachent successivement de l'ovaire pendant la durée d'une même période génératrice, le même phénomène se produit. Les premiers œufs, moins développés, donnent des femelles; les derniers, plus mûrs, donnent naissance à des mâles. Le savant professeur fait cependant remarquer, pour éviter toute objection, que s'il arrive qu'une seconde période génératrice succède à la première, ou que les circonstances extérieures viennent à changer complètement, comme pour les pucerons en hiver, les derniers œufs peuvent ne pas atteindre le degré supérieur de maturation et donner de nouveau des femelles.

Sentant toute l'importance que la nouvelle théorie, appliquée à l'espèce bovine, pouvait rendre à l'agriculture, il entreprit avec M. Georges Cornaz, administrateur de la ferme de Montet, dans le canton de Vaud, une série d'expériences qui, toutes, ont donné les résultats prévus d'avance. Sur vingt-neuf expériences entreprises, ils ont obtenu *d'emblée*, sans aucun tâtonnement, *tous les résultats attendus* (1).

Les instructions pratiques pour obtenir à volonté des animaux de l'un ou de l'autre sexe, dans l'espèce bovine, se résument donc à bien connaître la durée et les signes de l'état du rut chez l'animal sur lequel on se propose d'agir, et, pour obtenir des génisses ou des taureaux, à faire saillir aux premiers signes de chaleur ou tout à fait à la fin de la période du rut (2). Bien entendu, on doit exclure

(1) « Moi, soussigné, Georges Cornaz..., certifie avoir reçu communication de M. Thury, professeur à l'Académie de Genève, en date du 18 février 1861, d'instructions confidentielles, ayant pour objet une vérification expérimentale de la loi qui régit la production des sexes sur les animaux.

« J'ai utilisé sur mon troupeau de vaches les données qui m'ont été fournies par M. Thury, et j'ai obtenu d'emblée, sans aucun tâtonnement, tous les résultats attendus.

« En premier lieu, dans vingt-deux cas successifs, j'ai cherché à obtenir des génisses; mes vaches étaient de race Schwitz, et mon taureau un pur-sang durham; les génisses étaient recherchées par les éleveurs, et les taureaux ne se vendaient que pour la boucherie. J'ai obtenu le résultat cherché dans *tous* les cas.

« Ayant, plus tard, acheté une vache pur-sang durham, il m'importait d'obtenir un taureau qui pût remplacer celui que j'avais acheté à grands frais et sans attendre le hasard d'une portée mâle.

« J'ai fait opérer suivant les prescriptions de M. le professeur Thury, et la réussite a de nouveau confirmé la vérité du procédé qui m'avait été communiqué, procédé dont l'application est immédiate et très facile.

« J'ai obtenu, outre mon taureau durham, six autres taureaux croisés durham-schwitz, que je destine au travail; en choisissant des vaches de même couleur et de même taille, j'ai obtenu des paires de bœufs fort bien appareillées.

« Mon troupeau est composé de quarante vaches de tout âge. En résumé, j'ai fait en tout vingt-neuf expériences, selon le procédé nouveau, et toutes ont donné le produit cherché, mâle ou femelle. Je n'ai eu aucun cas de non réussite. Toutes les expériences ont été faites par moi-même, sans intervention d'aucune autre personne.

« En conséquence, je puis déclarer que je considère comme réelle et parfaitement sûre la méthode de M. le professeur Thury, désirant qu'il soit bientôt à même de faire profiter tous les éleveurs et agriculteurs en général d'une découverte qui régénérera l'industrie de l'élève du bétail.

« Fait à Montet, ce 10 février 1863.

« Signé : Georges Cornaz. »

(2) La durée du temps de chaleur peut varier, de vingt-quatre à quarante-huit heures et plus, d'une vache à une autre.

de l'expérimentation les animaux chez lesquels les signes de chaleur sont vagues ou incertains, comme cela arrive souvent chez les vaches grasses ou renfermées. On doit rechercher les animaux vivant à l'air libre et parfaitement sains.

Ainsi que le fait remarquer le botaniste genevois, « il résulte de la manière même dont la loi qui régit la production des sexes a été déduite, que cette loi doit être générale et s'appliquer à tous les êtres organisés, c'est-à-dire aux plantes, aux animaux et à l'homme, » et là, encore, il est parfaitement d'accord avec les lois de la physiologie. Il est surabondamment démontré, en effet, depuis les beaux travaux du Dr Pouchet, que les phénomènes de la génération dans l'espèce humaine sont identiques avec ceux qui se manifestent chez les animaux supérieurs; que l'émission du flux caténal de la femme correspond aux phénomènes d'excitation de l'époque des amours chez les animaux; enfin, que la fécondation offre un rapport constant avec l'émission des menstrues et qu'il est possible de préciser l'époque où la conception est probable, de l'époque intermenstruelle où elle est physiquement impossible. (M. Pouchet assigne à la première les limites suivantes : du trois ou quatrième jour avant les règles au dixième ou douzième jour qui les suivent).

De nombreuses théories ont été émises relativement à la solution du grave problème qui nous occupe. Celles qui faisaient dépendre le sexe des ovaires ou des testicules ont seules joui d'un certain crédit. Pour les uns, l'ovaire droit développait des ovules mâles, le gauche des ovules femelles, et le résultat dépendait de la position de la femelle au moment de la copulation. Pour les autres, la faculté de donner naissance à des mâles ou à des femelles était attribuée au testicule droit ou gauche. Les faits ont depuis longtemps fait justice de ces hypothèses gratuites; mais, pour les raisons qui précèdent, nous nous croyons autorisé à considérer la loi de M. Thury comme réellement sérieuse, et à souhaiter que les agriculteurs la prennent en considération et multiplient les expériences.

L'Académie des Sciences a nommé une Commission chargée d'examiner la valeur de la nouvelle théorie qui, dès sa naissance, compte déjà des défenseurs illustres. Le savant doyen de la Faculté de médecine de Paris, M. Rayer, s'en déclare partisan, et l'un de nos plus habiles chimistes, M. Boussingault, dit avoir observé des faits corroborant d'une façon remarquable les assertions émises par M. Thury.

M. le Dr Bertillon, de Paris, oppose un fait relatif aux abeilles et signalé par une des autorités mêmes invoquées dans cette communication. On sait, en effet, d'après les observations de Riem, de Schirach et de Huber, que lorsqu'une ruche vient à être privée de *reine*, les *ouvrières*, agrandissant une des cellules ordinaires, donnent un surcroît de nourriture à la larve qui l'habite, et devait être une abeille *neutre*, et que, par ce moyen, elle devient une *femelle*.

M. Georges Pennetier répond que ce fait, loin d'être un argument propre à infirmer la *loi de production des sexes*, est, au contraire, de nature à la confirmer : il prouve, une fois de plus, que la question du sexe dépend d'une maturation plus ou moins achevée des organes.

M. le Dr J. Hélot, de Rouen, fait observer à son tour, qu'en admettant les opinions de M. Pennetier et en acceptant le fait pratique rappelé par M. Bertillon, on se trouverait en face de deux modes différents de production des sexes.

Mais, reprend M. Pennetier, le fait invoqué par M. Bertillon, au sujet des abeilles seules, n'infirme en rien la loi générale, pas plus que les déviations sexuelles que produit l'horticulteur n'infirment les lois de la physiologie végétale. L'agriculture, en effet, est à la zoologie, ce que l'horticulture est à la botanique.

QUELQUES CONSIDÉRATIONS

SUR UN CAS

D'OCCLUSION DE LA BOUCHE,

SUITE DE SPHACÈLE SCORBUTIQUE,

ET SUR LE

PROCÉDÉ EMPLOYÉ POUR EN EMPÊCHER LE RÉCOLLEMENT,

PAR M. LE Dr DESWATINES,

D'Eu.

Je m'empresse de répondre à votre pressant appel : le motif en est trop louable ; il intéresse trop la science et la société tout entière, pour qu'on y reste indifférent.

Vous avez, en effet, compris qu'en dehors des hôpitaux de la capitale et de nos grandes cités, il se passe journellement, dans nos trente-huit mille communes de France, une foule de faits intéressants au point de vue de l'art de guérir, se traduisant par des affections inhérentes à certaines contrées, à certaines industries, à certaines classes de la population, ou enfin produites par les accidents les plus variés : ces faits, que le praticien des campagnes, trop occupé ou dont la plume trop timide redoute la publicité, laisse enfouis dans l'oubli ou dans l'ombre, vous avez voulu les exhumer et inviter chacun à apporter, suivant sa force, sa pierre ou son grain de sable à l'édifice commun. Grâces soient rendues aux promoteurs de cette utile et généreuse idée. A vous, messieurs les architectes, de coordonner les matériaux épars que chaque travailleur s'est fait un devoir de vous présenter.

N'attendez pas de ces lignes tracées à la hâte ni style, ni science : c'est la relation pure et simple d'une observation prise parmi les faits les moins banaux de ma clientèle.

Occlusion de la bouche, suite de sphacèle scorbutique. — Restauration de la cavité buccale. — Moyen employé pour empêcher le recollement des lèvres.

Dans le courant du mois d'avril dernier, je fus appelé en consultation dans la commune de Fréville, à douze kilomètres de la ville d'Eu, près de l'enfant du sieur Victor Cherrier, chef de cuisine chez le comte d'Hardivillers. Cet enfant, alors âgé de quatorze à quinze mois, était dans le plus pitoyable état. Atteint depuis six semaines d'une gastro-entérite, il avait la face pâle et bouffie; ses lèvres excoriées, tuméfiées et livides étaient baignées d'une salive sanguinolente; les parois internes de la bouche étaient le siége de larges ulcérations à fond grisâtre, à bords vinacés; la langue, la voûte palatine étaient littéralement criblées de ces plaques pseudo-membraneuses caractérisant la forme la plus grave du muguet; l'haleine était des plus fétides; le pouls faible et fréquent; le ventre ballonné; les membres, flasques et décharnés, étaient piquetés de nombreuses pétéchies scorbutiques. — Sa position, comme on peut s'en rendre compte d'après cet aperçu, était donc des plus critiques et des plus alarmantes.

Par quelle série d'accidents ce pauvre petit être en était-il venu à un état voisin du marasme?

Il n'y avait aucune affection de ce genre dans le village, ni les environs. — L'habitation est sèche, exposée au soleil; les parents sont sains; l'enfant avait traversé sans encombre la première phase de la dentition; il était tenu très proprement et entouré de petits soins par une nourrice qui l'idolâtrait; comment, encore une fois, s'expliquer de pareils désordres?

Voici ce que m'apprit à ce sujet le médecin de la localité :

Les parents vont tous les ans passer avec leurs maîtres l'hiver à Paris. Pendant leur absence, la nourrice ayant à cœur de voir profiter l'enfant, le gorgeait d'aliments du matin au soir. Venait-il de prendre son biberon ou sa bouillie (il était élevé au petit pot), quelques instants après il mangeait du lard, buvait du cidre avec les gens de la maison, qui se seraient bien gardés de contrarier en rien les caprices de leur nourrisson. Qu'en advint-il? D'indigestions en indigestions, l'enfant fut pris d'une gastro-entérite des plus intenses et des plus rebelles, et tomba graduellement dans la triste position dont il vient d'être parlé.

Excès de nourriture d'une part; d'un autre côté, aliments disproportionnés à l'âge de l'enfant, telles étaient les causes évidentes de l'affection qui le conduisit aux portes du tombeau.

Si je ne craignais pas d'être trop prolixe, ce serait le cas de signaler ce qui se passe chaque jour au Tréport et dans les communes environnantes : entre autres abus, on y fait une effrayante consommation de bonbons, dits vermifuges. — La plupart des épiciers débitent cette drogue malfaisante. — Pour un oui, un non, les commères, qui voient des vers en tout et partout, administrent à tort et à travers leur trop fameuse panacée. — Aussi, Dieu sait le nombre des victimes de ces préjugés populaires!

J'en reviens à notre petit malade : Nous avions deux indications à suivre : 1° agir localement en arrêtant et modifiant les surfaces ulcérées; — 2° comme traitement général, arrêter les vomissements et la diarrhée, tonifier, raviver cette constitution si fortement ébranlée.

Un mélange de miel rosat et d'acide chlorhydrique, appliqué à l'aide d'un pinceau, tous les jours, sur les plaques gangrenées, satisfit à la première indication. On détergeait en outre les surfaces ulcérées de l'arrière gorge, de la langue et du palais, avec un autre pinceau imbibé d'une décoction d'orge édulcorée avec du sirop de mûres.

A l'intérieur, des boissons vineuses, des préparations de quinquina sous forme de sirop et d'extrait, puis graduellement des bouillons dégraissés; des frictions aromatiques et des demi-lavements à l'amidon et à l'eau de pavot, etc. remplirent la deuxième indication. —Cinq à six jours après, il s'était déjà manifesté un mieux qui nous donna l'espoir de le sauver. Les vomissements (1) avaient disparu, le ventre était moins ballonné, les selles plus rares, le pouls plus sensible, l'œil meilleur; sous les eschares superficielles qui commençaient à se détacher des parties cautérisées, apparaissaient, sur certains points, des surfaces rosées, indice d'une bonne et franche cicatrisation. — Aux moyens sus-indiqués, on ajouta quelques bains gélatino-sulfureux; le régime fut progressivement augmenté; bref, au bout d'une quinzaine de jours, l'enfant entrait en pleine convalescence. — J'en pris alors congé, l'abandonnant aux bons soins de mon confrère de Woincourt, qui était, par sa proximité, à portée de le voir et de le surveiller au besoin plusieurs fois le jour.

Huit jours ne s'étaient pas écoulés, que je fus de nouveau mandé en toute hâte près de l'enfant, que je croyais presque entièrement rétabli. —Or, voici ce qui s'était passé : mon confrère, parfaitement rassuré (qui ne l'aurait pas été ?) sur le sort de l'enfant, s'était à son tour retiré quelques jours après ma dernière visite, non sans avoir expressément recommandé d'interposer nuit et jour un corps gras quelconque entre les lèvres, qui n'étaient pas encore tout à fait cicatrisées. Les prescriptions furent-elles observées, ou l'adhérence eut-elle lieu en dépit de nos moyens d'action ? Toujours est-il que, quatre à cinq jours après notre mutuelle retraite, les lèvres de notre petit malade s'étaient complétement agglutinées. — On se ferait difficilement une idée de l'incurie des personnes de la campagne. La nourrice voyait

(1) Les vomissements avaient cédé à l'emploi de l'eau de seltz et de la préparation suivante :

Sous-nitrate de bismuth :   0,8 décigram.
Magnésie calcinée . . . .   0,8 décigram.
Poudre de cannelle. . . .   0,8 décigram.
Extrait thébaïque . . . . 0,03 centigram.

Pour huit paquets : un paquet matin et soir.

la bouche se fermer de jour en jour : il ne lui vint même pas à l'esprit d'appeler le médecin ! Le rétrécissement en vint à un tel point, que ni le biberon, ni l'extrémité pointue d'une petite cuiller à café ne pouvaient plus pénétrer dans la bouche : elle ne bougea pas plus qu'un terme, s'imaginant, dans sa simplicité, que les choses devaient se passer ainsi (*sic*). Cependant, il fallait alimenter l'enfant : son mari et elle eurent alors recours à un expédient qui dénote encore chez eux une certaine dose d'imagination : à l'aide d'une petite seringue, on lui glissait du laitage, du bouillon, de l'eau rougie.—La réflexion que la seringue pourrait bientôt devenir inutile les décida enfin à venir frapper à notre porte.

Qu'on juge de notre étonnement, en nous trouvant, mon confrère et moi, en présence d'une particularité bien rare, sinon unique dans nos annales chirurgicales !

L'enfant avait, à première vue, les lèvres totalement accolées l'une avec l'autre : ce n'est qu'en essayant de les écarter, qu'on apercevait dans leur milieu un petit trou circulaire, pouvant à peine admettre une grosse aiguille à tricoter. Les lèvres, ainsi froncées et projetées en avant, imprimaient à sa physionomie un singulier aspect; on aurait dit qu'il *faisait la moue ou qu'il voulait siffler.* — Tandis que nous étions en train de l'examiner, il fut subitement pris d'un accès de vomissement. (La nourrice lui avait seringué une certaine quantité de boisson peu de temps avant notre arrivée). Une partie du liquide repoussé par l'estomac s'accumulait d'abord dans la bouche qu'il distendait outre mesure, puis, sous un nouvel effort, *s'en échappait comme une fusée*, sous forme d'un jet continu, lancé à cinq ou six pieds en droite ligne; le reste, refluant dans l'arrière-gorge, jetait l'enfant dans de violents accès de suffocation. — Il était donc urgent de venir au plus vite à son secours. —Séance tenante, il fut procédé au rétablissement de l'orifice buccal de la manière suivante :

Un aide, placé devant une fenêtre, prit l'enfant sur ses genoux, lui maintint la tête immobile et légèrement penchée en arrière ; une autre personne, placée en arrière, s'empara de ses bras; un bandeau fut appliqué sur ses yeux, et ses pieds attachés l'un à l'autre avec une serviette, par précaution pour l'opérateur. — Un genou en terre, et placé face à face avec le premier aide, la peau étant bien tendue, je fis, à l'aide d'un bistouri à lame convexe, une première incision de droite à gauche, à partir du petit trou médian : je la fis assez grande pour permettre l'introduction d'un bistouri boutonné et la continuai un peu au-delà de la commissure des lèvres. — J'agis de même sur l'autre côté. — Cette prolongation de l'incision au-delà des commissures des lèvres était nécessitée par le rétrécissement de la bouche, suite des eschares mentionnées plus haut.

La soudure avait été si intime, que toute ligne de démarcation ayant presque disparu, mon incision dut comprendre toute l'épais-

22

seur des lèvres, au lieu d'une bride, d'un simple tissu cicatriciel plus ou moins épais, que je m'attendais, avant de commencer, à pouvoir trancher avec des ciseaux. — Par le fait même, je me trouvais inopinément en face, non pas d'une restauration, mais d'une véritable formation de bouche. Que faire? devais-je, d'après les préceptes, réunir, au moyen de quelques points de suture, la muqueuse à la peau? était-ce bien prudent de placer des ligatures ou des serre-fines sur des parties, la veille encore, le siége de graves lésions? Mon hésitation, mon embarras furent heureusement de courte durée : la muqueuse, au lieu de s'affaisser, de se replier à l'intérieur, était restée de niveau avec la surface incisée, et maintenue en respect par un réseau cicatriciel résultant des ulcérations multiples récemment guéries. La nature avait fait ce que l'art n'aurait peut-être pu que difficilement obtenir. Ma route, dès lors, était nettement tracée (1). Favoriser la cicatrisation des lèvres, les *maintenir écartées* sans gêner la respiration ou la déglutition de l'enfant, telles étaient les indications à remplir.

Jusqu'ici tout avait marché à souhait; restait la question du pansement. C'est à ce moment, et à ce moment-là seulement, que surgit une véritable difficulté. Avec un adulte, un linge cératé posé à plat, un bouchon, en forme de coin, placé entre les dents, auraient suffi; mais avec un enfant de quinze mois, impatient, rendu grognon par la souffrance, entouré de personnes douées d'une intelligence moins qu'ordinaire, il n'y avait pas à y songer. — On essaya un *petit rouleau de linge en forme de bâillon* : l'application en fut bien vite reconnue impraticable; il agissait surtout sur les parois des joues, qu'il refoulait en arrière, plissait en dedans la commissure des lèvres déjà trop disposée à se rejoindre, avait le grave inconvénient de gêner la respiration de l'enfant, dont les fosses nasales étaient presque constamment encombrées de mucosités; il aurait fallu, en outre, le déplacer et le remettre dix fois le jour pour faire boire ou manger le petit opéré; enfin, il devait amener une fatigue douloureuse dans l'articulation et les muscles de la mâchoire par leur distension permanente et forcée.

J'imaginai donc des crochets, en forme d'agrafes, composés de gros fil de fer. Le mari de la nourrice, serrurier de son état, à qui j'en donnai le modèle, remplaça Charrière. Ce fut l'affaire de cinq minutes.

Une branche interne, longue de 2 centimètres et demi à 3 centimètres, avait son extrémité libre émoussée et légèrement coudée,

---

(1) Quant à la petite hémorrhagie capillaire qui se produisit, quelques lotions froides en eurent promptement raison; nous n'eûmes pas même besoin de recourir au perchlorure de fer dont on s'était muni.

de manière à ne pas appuyer contre la paroi interne des joues. — Une branche externe, longue de 3 à 4 centimètres, était terminée par un œillet destiné à recevoir un ruban. — L'écartement des branches était environ d'un bon centimètre. Des bracelets de caoutchouc, dont hommes et femmes se servent en Picardie pour retenir leurs fausses manches, furent mis à contribution; j'en garnis mes crochets, en guise de tampon; un linge cératé y fut ensuite adapté, puis un ruban devant se rattacher par derrière, ayant été passé dans chaque œillet, j'en fis l'application (1).

De cette façon, notre but était parfaitement atteint : les lèvres étaient séparées; une légère traction exercée en arrière par les crochets sur chaque commissure les empêchait de se froncer dans le travail de cicatrisation; pas de fatigue pour la mâchoire restée libre de ses mouvements et n'ayant jamais aucune entrave; pas de gène pour la respiration; enfin, chose non moins importante, on pouvait administrer des boissons et des aliments sans toucher au petit appareil. — Les premiers jours, mon confrère voulut bien se charger de renouveler le pansement matin et soir; il suffisait pour cela de renouveler les linges cératés. C'était chose si facile, que la nourrice put s'en charger à son tour. Des excroissances charnues, qui s'étaient produites à l'encoignure de la bouche et sur le bord interne des lèvres, furent réprimées tous les deux ou trois jours avec un petit pinceau trempé dans l'*eau régale* et promené très légèrement sur les parties exubérantes. — Trois semaines après, les lèvres paraissant bien cicatrisées, les crochets furent enlevés. — Ils ne l'étaient pas de quatre jours, qu'un nouveau désappointement vint nous troubler au milieu de notre sécurité. Des brides s'étaient rapidement reformées, déjouant tous nos calculs, menaçant d'oblitérer de nouveau la bouche de l'enfant. — Cette fois, averti presque aussitôt par les parents, revenus depuis peu à la campagne, je pus détruire ces brides avec les doigts, sans avoir besoin d'instrument tranchant. — Les crochets, remis en place, y furent maintenus longtemps après la complète cicatrisation des lèvres, et ne furent mis à l'écart que lorsque nous fûmes bien convaincus que toute crainte de récidive avait complètement disparu.

A partir de cette époque, la guérison ne s'est pas démentie. — J'ai revu l'enfant tout récemment : il se porte à merveille, il boit, il mange comme s'il n'avait jamais rien eu, et commence à parler. — Toutefois, l'orifice buccal est resté un peu rétréci. — En dépit de mes incisions prolongées en dehors des limites naturelles de la bouche, en dépit de la traction exercée par les crochets, la nature a repris en partie ce que le bistouri avait cru gagner.

Il en est des lèvres comme des doigts palmés; leur complet écar-

(1) On se contenta d'appliquer du cérat avec le doigt sur la portion des lèvres qui n'était pas recouverte par les crochets.

tement, même avec perte de substance naturelle, c'est-à-dire résultat d'un accident, ou artificielle, est des plus difficiles à obtenir.

En résumé, je voulais, par cet exposé, signaler à mes confrères un cas assez rare, par ses complications, de sphacèle scorbutique; appeler leur attention sur la nécessité d'exercer strictement une surveillance longtemps continuée sur le malade pour empêcher et prévenir le recollement des lèvres; leur indiquer enfin le procédé nouveau et bien simple qui m'a, autant que possible, réussi. J'aurai atteint mon but si, le cas échéant, ces lignes peuvent leur être de quelque utilité.

Depuis le Congrès, la Commission a reçu de M. le Dr Deswatines trois lettres qui complètent l'observation qui précède; nous les reproduisons ici :

Eu, le 14 octobre 1863. — J'ai appris indirectement aujourd'hui même que la bouche de mon petit malade se referme. Au moment où je vous ai adressé mon mémoire, l'enfant était entièrement guéri et j'avais cessé de le voir.

Eu, 1er novembre 1863. — La nouvelle de la rechute m'est confirmée par la nourrice elle-même, mais elle n'a plus l'enfant, et, malgré mon désir, il m'a été impossible de le revoir.

Eu, le 16 novembre 1863. — Le père nourricier de l'enfant Cherrier de Fréville quitte à l'instant mon cabinet. — Voici ce qu'il m'a relaté : « On avait dit au père que je devais faire une longue absence. Cette absence prétendue coïncidant précisément avec le *recollement graduel* des lèvres de son enfant, il s'en est allé frapper à la porte des médecins d'Abbeville. »

L'enfant fut donc reçu, le 7 ou 8 octobre dernier, comme pensionnaire à l'hôpital. Les cinq médecins attachés à l'établissement, après s'être concertés, arrêtèrent l'opération que j'avais pratiquée deux mois auparavant.

Ils tentèrent la suture de la muqueuse à la peau, ce qui amena un gonflement énorme des lèvres et des joues.

L'enfant resta vingt-huit jours entre les mains de nos confrères d'Abbeville. Le croyant guéri, ils signèrent l'*excat.*

L'enfant n'était pas arrivé de huit jours à Fréville que la bouche se refermait de nouveau. Il est donc reparti depuis quelques jours à Abbeville pour y *subir* une nouvelle opération. Ce pauvre petit être est retombé dans un pitoyable état. Les médecins d'Abbeville n'avaient, ont-ils dit , et je les crois, rien vu de pareil.

Vous voyez, chers confrères, combien j'avais raison de signaler les difficultés qui surgissent à la suite de cette opération, et combien la nature prend à cœur de ressaisir ce que nous avons cru lui prendre avec le bistouri.

On est venu me prier de vouloir bien me charger de nouveau de cette cure, si cette dernière tentative vient à échouer. Je le ferai , si ce malheureux enfant résiste à toutes ces secousses.

EXHIBITION

DE

L'APPAREIL A BAINS DE VAPEURS,
PAR ENCAISSEMENT,

PAR M. LE Dr GROUT,

De Rouen.

§ I.

Je ne veux pas laisser finir le Congrès sans l'entretenir d'une grande amélioration introduite par l'administration des hôpitaux de Rouen dans le service médico-chirurgical de ses établissements, amélioration qui devrait être adoptée dans toutes les maisons civiles ou militaires où l'on s'occupe de la santé publique ; je veux parler de l'appareil des *bains de vapeurs*, de mon invention, et que je qualifie *d'appareil médical de précision pour l'administration des bains par encaissement de vapeurs sèches ou humides, simples ou composées, et des douches.*

Ce titre n'a rien de trop ambitieux, si je parviens à démontrer que mon système est non-seulement complet, mais qu'en outre de l'entière sécurité et de la surveillance facile du malade, il permet encore : 1° de donner instantanément le genre de vapeurs que prescrit le médecin ; 2° de graduer la progression du calorique utile de manière à avoir demi-degré à la minute ; 3° de parvenir à des températures aussi élevées que ce genre de médication comporte (50° Réaumur ou 62° centigrades) ; 4° de diminuer, d'arrêter, de supprimer à volonté cette chaleur ; 5° de chasser les vapeurs et l'air de la caisse avant le moment du départ, afin d'éviter au patient les odeurs nuisibles ou désagréables ; 6° de transformer le bain de vapeur humide en bain de vapeur sèche, et *vice versâ* ; 7° de chauffer le linge et le lit du malade pendant l'opération à même l'appareil et ses produits.

§ II.

Je n'ai apporté à cette séance que la partie portative de mon appareil, mais c'est la plus importante, puisque seule elle sert à la production et à la distribution des vapeurs ; la caisse qui est l'aboutissant

COUPE EN ÉLÉVATION D'AVANT EN ARRIÈRE.

Congrès médico-chirurgical de Rouen.

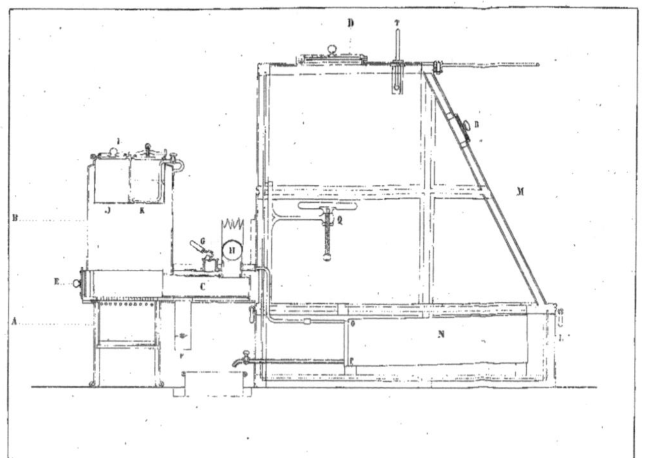

de ces vapeurs, n'a pas dû être transportée dans cette enceinte, en raison de la place trop considérable qu'elle aurait occupée et de la gêne qui s'en serait suivie pour l'auditoire. Mais voici des dessins coloriés et faits sur une échelle de 0 m 20 par mètre qui la représentent. Elle ne diffère pas pour la forme des caisses ordinaires à ces sortes de bains, mais elle s'en distingue par plusieurs circonstances que je vais énumérer : sa solidité et son immutabilité sont très remarquables. J'en ai une qui a plus de trente-cinq ans d'existence, qui a servi à plus de trois mille bains, et qui, malgré des changements dans sa contexture, n'a pas bougé. Cela se conçoit aisément quand on voit le bâti en bois de chêne dont elle est composée, relié dans les intervalles que laissent ses montants et ses traverses, par des feuilles de tôle clouées à points serrés. La porte est latérale ; le couvercle, troué pour laisser passer le cou, est composé de deux moitiés, l'une fixe, l'autre mobile et articulée, et qui glisse et s'ouvre horizontalement sur une tringle demi-circulaire ; il y a un siége mobile, pouvant être élevé ou abaissé ; un parquet, treillagé au centre, sert de plancher à travers lequel les pieds du malade peuvent ressentir la chaleur émanée d'un cylindre rempli de vapeur d'eau, et muni d'un tuyau de dégorgement pour la sortie de l'eau résultant de la vapeur condensée. Citons encore à la partie postérieure de la caisse, un trou dit de service fermé à volonté par un petit plateau circulaire en cuivre muni d'un tourniquet. Les vapeurs sèches et humides pénétrent dans l'intérieur de la caisse par sa paroi antérieure, c'est-à-dire du côté du dos du malade, en des points voisins du parquet.

§ III.

Examinons maintenant les pièces portatives que voici, qui servent à préparer et à distribuer les vapeurs : vous devez vous les représenter placées dans une chambre différente de celle de la caisse, mais elles ne sont séparées que par une simple cloison percée d'une porte et d'une embrasure, qui s'adapte exactement au pourtour de la paroi antérieure de la caisse.

Vous avez sous les yeux une sorte de colonne moitié cuivre, moitié tôle, composée inférieurement d'un *quatre-pieds* sur lequel repose perpendiculairement le vase cylindrique et s'appuie le prolongement horizontal postérieur de forme cubique. Le vase cylindrique est ce que j'appelle le *générateur*, et le cube ou prisme horizontal est le *calorifère*.

§ IV.

Pour bien concevoir le générateur, il faut se représenter un cylindre creux dont le fond est formé par une lame qui, rentrée carrément et à distance, constitue sur les côtés une double paroi, laquelle est échancrée en avant et en arrière pour servir de porte au four et de baie au tuyau de cheminée. Le four est constitué par ce fond rentré et par la plate-forme du quatre-pieds.

Le haut du cylindre a son bord abattu et incliné en dedans; il reçoit un vase dit *chauffoir-alambic*, qui engage dans sa cavité les trois quarts de sa hauteur, de sorte que le cylindre se trouve fermé hermétiquement et constitue une cavité sans ouverture ; mais pour y introduire de l'eau qui devra être convertie en vapeur, on a disposé supérieurement et du côté gauche un entonnoir à soupape de sûreté, admettant des rondelles de plomb, afin d'augmenter la tension de la vapeur et de lui donner au besoin un échappement ; il existe encore à peu de distance de l'entonnoir deux tuyaux, l'un pour perdre la vapeur au dehors, l'autre pour la conduire dans le cylindre chauffe-pieds de la caisse. Un niveau d'eau formé par deux robinets indique la hauteur de l'eau nécessaire pour le commencement et la fin du bain. On les voit au-dessus et à droite de la porte.

Le vase supérieur plongeant, dont nous venons de parler, est partagé transversalement en deux loges par une cloison verticale. L'antérieure sert à chauffer le linge, la postérieure à distiller les plantes qui y reposent sur un diaphragme treillagé et mobile. Un couvercle, surmonté d'une barre que retiennent deux supports et traversée par une vis de pression, maintient emprisonnée la vapeur, que lui a apporté un tuyau *intermédiaire* partant du cylindre et que vous voyez décrire sa courbe verticale ; mais il faut que cette vapeur, qui a traversé et amolli les plantes et qui s'est chargée de leurs principes médicamenteux, sorte de l'alambic : c'est à quoi sont destinés les deux tuyaux dont l'un, dit *tuyau du corps*, porte la vapeur dans la caisse et l'autre la dirige à l'extérieur dans le tuyau de douches que voici, et qui, en raison de ses deux charnières, peut se fixer et se ployer dans tous les sens.

D'après cette description, vous voyez que le générateur qui n'a que 0 m 56 de hauteur sur 0 m 36 de diamètre contient le feu, la cendre, l'eau, la vapeur humide simple, la vapeur humide composée, les plantes médicinales et le linge du malade.

§ V.

Le calorifère que nous allons examiner est traversé par la flamme et la fumée, par l'air extérieur et par les vapeurs minérales. Pour bien voir sa composition, j'enlève une petite feuille de tôle dite *agraffe*, qui retient les deux parties constituantes de cet organe et bouche une échancrure pour le passage de la cheminée ronde ; ensuite je retire la *cheminée carrée* qui est la pièce interne. Vous voyez, c'est un simple prisme quadrilatère, creux, ouvert par une extrémité qui est l'antérieure et offrant vers l'autre extrémité, mais en dessus, un bout de tuyau rond qui la continue et se rend au dehors au moyen d'un prolongement coudé.

L'enveloppe extérieure ou *gaîne* a la même forme, mais avec plus d'ampleur puisqu'il existe un petit espace entre les parois respectives de ces deux sortes de canaux ; l'extrémité antérieure de la gaîne serait bouchée s'il n'existait une ouverture carrée destinée à laisser passer le bout de la cheminée qui va s'appuyer sur le bord du quatre-pieds à l'endroit de la baie. La postérieure est grandement ouverte et s'appuie à son tour sur les bords d'un trou quadrilatère ménagé à la paroi antérieure de la caisse.

Au-dessous et vers le commencement de la gaîne existe un tuyau dit *prise d'air*, parce que c'est lui qui permet à l'air extérieur d'arriver autour de la cheminée et de là dans la caisse.

A gauche et en arrière se trouve un autre gros tuyau dit *d'évacuation*, parce qu'il fait communiquer la gaîne avec la cheminée, et permet à l'air et à la vapeur de la caisse de sortir à un moment donné et de se perdre dans le tuyau de cheminée.

Enfin, sur la face supérieure de la gaîne, en avant de la cheminée ronde, vous voyez une ouverture circulaire munie d'un petit bout de tuyau et d'un tampon qui lui sert de couvercle : c'est le trou dit de *projection* par lequel on jette sur la cheminée carrée qui est toujours rouge de feu les substances minérales dont on veut avoir les vapeurs.

Tous les tuyaux, ou conduits dont j'ai parlé, sont munis de robinets ou de clefs pour les tenir ouverts ou fermés au besoin.

§ VI.

Après vous avoir exposé la conformation de mon appareil, souffrez que je vous en dise le fonctionnement.

Lorsqu'on a introduit en quantité convenable l'eau dans le générateur et le combustible (bois de cotret) dans le four, lorsque les clefs des robinets ou des conduits ont été fermées, sauf celles des deux tuyaux du cylindre *chauffe-pied* et du tuyau *prise-d'air*, que la caisse a été close de toutes parts et munie de son thermomètre, on allume le feu ; la flamme se développe bientôt, si le tirage est suffisant, et se prolonge de plus d'un mètre dans le tuyau de cheminée ; en 25 minutes l'eau, après avoir frémi, bouillonné, se réduit en vapeurs : celle-ci arrive immédiatement dans le cylindre des pieds et en ressort par le tuyau de dégorgement après avoir chassé l'air qui y était contenu. A ce moment, on ouvre le tuyau de perte et on ferme celui de dégorgement. Presque toujours alors, par suite de la combinaison des pièces de mon système, le thermomètre accuse 32 à 34° Réaumur (40° centigrades). C'est l'instant d'entrer dans la caisse; en prévision de cela, on a entouré le cou du malade d'une serviette nouée en cravate, on lui a passé et noué la collerette de cuir qui doit se rattacher par le bas au pourtour du trou du couvercle; il est d'ailleurs recouvert d'un peignoir chaud.

Le servant ouvre rapidement la moitié mobile du couvercle et la porte d'entrée, fait asseoir le malade sur l'escabeau, referme porte et couvercle, assujétit la collerette, et reprend par le trou de service le peignoir dont le patient était entouré.

Là commence le bain; le sujet est dès le début plongé dans une atmosphère suffisamment chaude, les pieds appuyés sur le grillage qui le sépare du cylindre horizontal chauffé par la vapeur.

§ VII.

Si l'on se propose de donner un bain de vapeurs sèches, on continue de tenir la clef du tuyau prise-d'air ouverte, et alors quand au bout de 10 à 12 minutes, le malade commence à être en moiteur, on jette par le trou de projection et par petite dose la poudre de substance minérale prescrite; réduite promptement en vapeurs, cette substance est entraînée par le courant d'air dans l'intérieur de la caisse et forme autour du malade une atmosphère médicamenteuse dont une partie est absorbée; quand après 10 ou 15 minutes, le corps se couvre de sueurs, on cesse de projeter le médicament, car alors le corps n'absorbe pas; on attend que le malade ait suffisamment sué, ce qui s'effectue constamment aux températures de 44 à 50° Réaumur (55 à 62° centigrades); alors on songe à le retirer de la caisse; à cet effet, on commence par lui donner à travers le trou de service une serviette pour s'essuyer et un peignoir pour se vêtir; puis le servant ouvre le tourniquet du trou de service et la clef du tuyau d'évacuation; en même temps il ferme le conduit prise-d'air. Alors il s'établit un courant d'air postéro-antérieur qui en moins de deux minutes chasse dans la cheminée toutes les vapeurs contenues dans la caisse; cela fait, on ouvre le couvercle et la porte de cette caisse, le malade en sort essuyé et couvert, et gagne son lit qu'il trouve échauffé par les escarbilles de charbon provenant du cendrier et recueillies dans l'écuelle d'un moine : il doit demeurer dans ce lit le temps nécessaire pour ramener la peau à sa température primitive, c'est-à-dire 30 à 45 minutes.

§ VIII.

Lorsqu'on a l'intention de donner un bain de vapeurs humides, simples ou composées, on a soin de mettre pour ce dernier cas dans l'alambic les plantes portées en l'ordonnance du médecin ; les choses étant en l'état initial ci-dessus, on ferme le tuyau prise-d'air pour empêcher l'air chaud d'arriver dorénavant dans la caisse et on ouvre tout à fait le robinet du tuyau intermédiaire et à moitié celui du tuyau du corps. Les plantes se trouvent amollies et pénétrées par la vapeur d'eau, et lui cèdent leurs propriétés médicinales. Celle-ci, qui arrive ainsi chargée dans la caisse, entoure le corps du malade d'une atmosphère chaude et humide, dont partie se condense sur la surface cutanée et ruisselle le long du corps. On ne doit pas élever autant la température de ce genre de bain; elle serait moins bien supportée. Quand, après une demi-heure à trois-quarts d'heure de séjour, comme dans le cas précédent, la séance est terminée, on procède pour la sortie du malade comme nous l'avons dit.

§ IX.

S'il fallait donner des douches, on ferait sortir la vapeur de l'alambic par son tuyau, qui aurait été préalablement articulé avec le tuyau à charnières ; le malade serait conduit près du générateur et y recevrait la douche chaude et exempte de gouttelettes d'eau bouillante.

Tel est l'ensemble de moyens, à l'aide desquels on parvient à donner avec précision des bains véritablement hygiéniques ou thérapeutiques. On est toujours maître de ce que l'on fait, et on doit en outre consulter la tolérance du malade qui sert au besoin de guide ou de renseignements.

§ X.

La pratique médicale trouve dans l'emploi judicieux des vapeurs, le moyen de remplir des indications nombreuses. En effet, l'application du calorique détermine, suivant son degré et l'état de la peau, des actions centrifuges et des actions centripètes, et dans le dernier cas il survient : 1° un échauffement de toute la masse du corps, solides et liquides tout à la fois, disposition qui convient aux êtres faibles, aux vieillards ; 2° un mouvement d'absorption de toute la surface de la peau, coïncidant avec la présence des molécules gazeuses qui sont les plus faciles à être inhalées. Lorsque l'action centrifuge est produite, on voit survenir des sueurs qui déterminent des dépurations, des dérivations salutaires, des évacuations de sérosités épanchées, la résolution d'engorgements anciens.

Si les médecins qui nous ont précédé avaient eu en leur pouvoir des appareils aussi perfectionnés que les nôtres, le traitement par les vapeurs ne serait pas tombé dans le discrédit, l'incertitude où il est de nos jours. C'est un moyen puissant et trop ignoré. La génération actuelle saura le mettre à profit; si cela arrive, comme je l'espère fermement, je n'aurai perdu ni mes quarante années d'essais et de recherches, ni mes dépenses, ni mes fatigues. Déjà, les médecins de l'Hospice-Général de Rouen ont fait administrer en trois ans et neuf mois cinq mille cent quatre-vingt-seize bains. Précédemment, j'en avais donné et fait prendre sous mes yeux trois mille autres. Ce chiffre de huit mille bains a bien son éloquence. J'ajouterai, en terminant, que chaque pièce de mon appareil, après avoir été par moi étudiée rigoureusement, n'a été conservée et admise qu'après des changements, des modifications successives, jusqu'à ce que j'aie acquis la conviction qu'elle atteignait complètement le but auquel je l'avais destiné.

M. le Dr Voranger, de Rouen, demande quel est le prix de cet appareil.

M. le Dr Grout répond qu'il a été jusqu'à présent de 850 à 900 fr., mais que ce prix sera diminué.

M. le Dr Godquin, d'Elbeuf, croit que l'appareil de M. Grout conviendrait au traitement du choléra.

M. le Dr Grout répond qu'il n'a voulu désigner aucune maladie, laissant à chaque médecin l'appréciation des cas dans lesquels il devra conseiller les bains de vapeurs ou les douches.

DES INDICATIONS

DANS LE

TRAITEMENT DES MALADIES NERVEUSES,

PAR M. LE Dr A. LAURENT,

De Rouen (Saint-Yon).

On critiquera peut-être dès l'abord la dénomination si générale que j'ai adoptée et le terme de maladies nerveuses qui, pour un certain nombre, embrasserait tout le cadre de la nosologie. Il n'est aucune affection où le système nerveux ne joue un certain rôle et ne soit affecté d'une manière ou d'une autre, puisque dans toutes il y a des phénomènes morbides qui se rapportent aux fonctions spéciales du système nerveux. Mais, à notre avis, cette dénomination convient bien plutôt à toute maladie où le système nerveux occupe le premier rang et se trouve être affecté alors que toute altération des tissus autres que le tissu nerveux est postérieur à l'affection des nerfs, ou que le même tissu nerveux semble subir à part une modification pathologique en dehors d'un désordre fonctionnel ou d'une altération de l'économie.

Cullen avait désigné sous le nom de névrose un assez grand nombre de ces affections nerveuses, et depuis on est convenu de désigner par ce terme toute une classe de maladies le plus souvent sans fièvre, pouvant exister sans une lésion matérielle appréciable, et, dans ce dernier cas, ayant avec cette lésion des rapports plus ou moins éloignés de dépendance.

Cette expression, qui semble faire une catégorie tranchée, ne laisse pas d'avoir encore un vogue qui est loin de satisfaire un esprit philosophique. Que d'objections ne peut-on pas poser à cette définition de maladie sans lésion appréciable? Cette dernière expression est-elle exacte, et ne peut-on admettre, comme le fait fort judicieusement observer M. le Dr Landry, que, dans un grand nombre de cas, sans qu'il y ait de modifications dans la distribution des molécules nerveuses, la trame nerveuse, douée d'une susceptibilité particulière, se trouve affectée au contact ou à l'approche de certains liquides ou de certains fluides dans des conditions spéciales.

Cette manière de voir, que nous acceptons très volontiers et qui ne peut se rapporter à tous les cas, nous paraît dans le véritable sens de la clinique qui étudie les faits en eux-mêmes et qui ne borne pas ses vues à des données superficielles.

Toute cette vaste énumération de maladies nerveuses, dont l'esprit localisateur s'est fait une gloire, n'est bien certainement pour la grande majorité qu'une collection de phénomènes pathologiques qu'il faut rapporter à un petit nombre d'états morbides plus ou moins complexes, et dont la nature se déguise le plus souvent à nos yeux sous des apparences protéiformes. Il en résulte évidemment qu'on doit considérer très fréquemment ces prétendues maladies comme tout autant de manifestations pathologiques, comme tout autant d'expressions symptomatiques ou sympathiques d'affections plus générales qui atteignent toute l'économie.

Aussi rendons-nous grâce à la réaction qui s'opère tous les jours contre l'Ontologisme de Broussais et contre les exagérations de l'Anatomisme qui oublie que toutes ces parties se rattachent à un tout, à un ensemble, sous la dépendance d'une force primitive qui préside à la moindre division du travail.

Si l'on voulait remonter plus avant, on arriverait jusqu'à l'idée de maladie en général et à l'absence d'une philosophie médicale basée sur l'observation de l'homme et de sa véritable constitution.

L'autre terme de la question est le mot indication, qui est le résultat du jugement que le médecin porte sur ce qu'il doit faire pour éviter ou guérir une maladie. Il ne faut pas la confondre avec ce que M. Golfin a désigné sous le nom d'opportunité, et qui n'indique, suivant ce professeur, que la manifestation du mouvement favorable plus ou moins pressant que l'on doit se hâter de saisir pour remplir les indications.

Ceci nous conduit à la pathogénie des maladies nerveuses et à l'historique des différents systèmes qui, tour à tour, ont dominé le traitement des maladies nerveuses. L'énumération des théories qui ont cherché à expliquer la production de ces maladies ne manque pas d'être fort longue, et est la conséquence des idées qu'on s'est formé des fonctions du système nerveux. Si certains médecins, tels que Galien, Highmore, Lange, Pitcarn, Blackmore, ont considéré ces affections comme le résultat d'une lésion des humeurs, s'ils les ont attribuées aux fermentations du sang ou des autres liquides, à leur crudité, à leur viscosité, à leur fluidité, nous rencontrons d'autres médecins qui cherchent dans la modification des solides la cause intime de ces troubles pathologiques. Ainsi la tonicité, la mobilité, le relâchement, le resserrement, le racornissement des fibres, etc... les expliqueraient suffisamment (Boerhaave, Hoffman, Pomme, etc.). D'autres ont recours aux esprits animaux (Willis, Sydenham, Ridley), à l'âme (Stahl), à l'irritation (Broussais), etc.

Pour nous, qui ne pouvons nous faire une idée de la maladie sans accepter l'influence de cette unité qui préside à l'économie entière, toute maladie nerveuse ne peut se séparer d'une modification dynamique.

C'est d'après cela que, d'une manière générale, nous croyons devoir dire que l'état pathologique se traduit sous trois formes : l'exaltation, l'oppression et la perversion.

Nous suivrons dans le développement de notre sujet la division suivante, qu'adopte le professeur Golfin dans ses *Etudes thérapeutiques sur la pharmacodynamie* :

1° *Indications étiologiques*, — selon qu'elles se rapportent aux causes soit matérielles, soit morales;

2° *Indications élémentaires*, — selon qu'elles sont offertes par les affections élémentaires;

3° *Indications symptomatiques*, — selon qu'elles proviennent de symptômes confus, urgents ou dangereux, ou de symptômes qui doivent leur origine à des maladies dont la nature est inconnue, ou de symptômes dont la violence sur l'organe où s'exerce l'action sympathique peut donner lieu à des lésions organiques graves.

4° *Indications vitales ou réactionnelles*, — selon enfin que les indications sont puisées dans l'attitude, le degré d'énergie et le mode d'exercice de l'action de la force médicatrice qui peut être trop intense, trop faible ou irrégulier, ataxique.

Que deviennent ces formules, ces recettes prétendues spécifiques, ces remèdes contre les convulsions de toutes sortes, les névralgies, les analgésies, etc.?

Comment subordonner la thérapeutique à cette extrême variabilité d'aspect de ces manifestations pathologiques du système nerveux, à moins de se réduire à faire de cette misérable médecine du symptôme? et pourquoi s'arrêter devant des investigations plus approfondies dont l'importance est incontestable?

Que sont ces désordres de la motilité, ces douleurs à durée et à intensité si différentes, en présence des altérations du sang, des cachexies, des diathèses, des intoxications? états pathologiques qu'il faut scruter avec soin et qui nous conduisent à nous rendre compte du mode suivant lequel les symptômes que nous signalions plus haut s'enchaînent, se commandent, se subordonnent.

L'expérience vient démontrer tous les jours dans un centre de population très considérable, dans les villes manufacturières, etc., la valeur de ces connaissances médicales.

On ne saurait trop répéter l'importance des indications étiologiques. Nous aurons à citer quelques observations où nous montrerons l'influence de l'éducation physique sur le développement des sentiments, des affections et de l'intelligence; combien elle est puissante dans le traitement de toutes les maladies nerveuses et de l'aliénation mentale en particulier. Mais, d'un autre côté aussi, nous insisterons sur la part d'action qui revient à l'éducation morale et sur les conséquences qu'a la négligence de son emploi dans la direction imprimée à l'éducation en général.

Les affections morales forment généralement les causes les plus actives des maladies nerveuses.

On ne peut que difficilement, avec lenteur et persévérance, agir sur les causes prédisposantes. Pourtant, il ne faut pas oublier que cette action aurait lieu d'une manière plus efficace, si le malade faisait moins bon marché des conseils de son médecin; si, moins incrédule des véritables ressources de l'art médical et plus pénétré de la puissance de l'hygiène et de la thérapeutique réunies, il accordait plus de confiance au praticien qui cherche à favoriser les tendances réactionnelles capables d'enrayer l'influence de cet ordre de causes, parmi lesquelles l'hérédité doit être mentionnée d'une manière particulière.

Les indications puisées dans les causes déterminantes ont bien plus de valeur.

Il faut tenir compte de la complication des causes précédentes, et l'on aura le nœud de l'inutilité de nos efforts dans certains cas où le triomphe paraissait assuré.

Quant aux causes occasionnelles, leur importance est très minime. On doit s'appliquer à les distinguer des précédentes. Ce sont ces causes occasionnelles que les personnes chargées de nous renseigner nous accusent le plus souvent.

Les indications qui sont relatives aux affections élémentaires ont une importance très grande, puisque l'élément est dans la maladie, ce qui doit être l'objet du traitement direct. Nous puiserons dans les différents rapports que ces affections élémentaires peuvent avoir entre elles, tels que la prédominance d'une seule, le mélange plus ou moins distinct ou la combinaison de plusieurs, ou bien encore dans la manifestation d'autres affections élémentaires subordonnées aux précédentes et qui ne sont que l'effet d'une transformation, des ressources précieuses qui dirigeront la thérapeutique. Nous possédons des médicaments que nous pouvons opposer victorieusement contre les divers éléments. Nous n'échouons guère que devant leurs connexités et leurs intrications multiples.

On conçoit la pauvreté de nos moyens et la faiblesse de nos efforts lorsque nous nous trouvons forcés de nous adresser aux indications symptomatiques. Le symptôme n'est qu'un phénomène contingent, passager, produit par la maladie. Les formulaires sont remplis du nom des préparations qui attaquent le vomissement, la suffocation, les flatuosités, les gastralgies, les malaises, les palpitations, l'insomnie, etc., et l'on sait parfaitement si l'on guérit une maladie, en n'agissant que contre les symptômes que je viens d'énumérer, sans chercher à lutter avec le fond même qui entretient ces manifestations morbides. Ces indications ne deviennent de quelque utilité qu'alors que les symptômes, par suite de l'habitude, ont pris droit de domicile dans l'économie, et qu'un traitement approprié et en rapport avec les indications fournies par la maladie n'a pu ramener l'équilibre. Dans les cas invétérés, désespérés, ce n'est plus qu'une médecine palliative.

Les indications de la quatrième catégorie perdent de leur importance en raison des caractères mal dessinés que nous offre la force médicatrice dans la plupart des maladies nerveuses. On serait porté à croire bien souvent qu'elle se borne à des tentatives, à des ébranlements qui ne deviennent qu'une nouvelle cause d'épuisement. Mais si on ne trouve pas ces allures franches des mouvements spontanés de la réaction vitale, si les modifications favorables qui les suivent ne sont fréquemment que fugaces et d'une durée éphémère, ne doit-on pas quelquefois en accuser le défaut d'analyse clinique? n'est-on pas en droit de regretter qu'on ne sacrifie pas assez à l'étude de l'évolution des phénomènes morbides ou à celle des forces dont l'unité vitale peut disposer pour enrayer cette succession fatale? L'affection ne s'identifie avec l'organisme qu'après un temps long et des luttes qu'il appartient au praticien de reconnaître. Il faut que le médecin tienne compte de ces manifestations sourdes ou obscures et ne néglige pas d'en profiter. Aussi, dans certains cas, ne doit-il pas craindre, au prix d'une révolution quelquefois longue et pénible, d'autrefois brusque et rapide, de transformer ces impulsions de la force médicatrice? La personnification d'un grand nombre de manifestations pathologiques a fait beaucoup exagérer l'instabilité des maladies nerveuses et méconnaître leur véritable nature. De là, la signification de ces mêmes phénomènes morbides a été négligée et mal interprétée.

Tel est le résumé d'un travail que j'ai entrepris sur le même sujet. Mon but, en m'appliquant à cette étude, est de démontrer que, plus souvent que ne le ferait croire la pratique des empiriques, les maladies nerveuses fournissent de réelles indications qu'il faut sonder avec soin et persévérance.

OCCLUSIONS INTESTINALES

PRODUITES PAR LES CALCULS BILIAIRES,

PAR M. LE Dr DUCHAUSSOY,

De Paris.

L'Académie de médecine ayant mis au concours, en 1860, la question des étranglements internes, j'entrepris de dépouiller environ huit cents observations que j'avais pu réunir, et c'est avec ces matériaux que je composai le Mémoire qui remporta le prix. Pour remplir le vœu de l'Académie, ce travail fut fait surtout au point de vue de l'anatomie pathologique, mais je conservai cependant les nombreux documents qu'il me fournit sur les autres parties de l'histoire des étranglements internes. En les étudiant, j'ai pu me convaincre qu'ils reportaient bien loin le diagnostic vague et le traitement empirique de ce qu'on appelait encore, il y a peu de temps, *ileus* ou *volvulus*. J'espère que ce concours aura fait faire un grand pas vers la description complète des espèces si variées qu'on confondait sous cette dénomination.

. S'il était un sujet que l'anatomie pathologique pût seule bien éclairer, c'était assurément ce groupe morbide dans lequel la lésion joue un si grand rôle. Les conséquences pratiques qu'on peut tirer de cette connaissance des lésions sont d'une utilité évidente pour certaines espèces d'occlusions un peu mieux connues parce qu'elles ont été plus souvent observées. En choisissant pour objet de cette lecture les occlusions produites par les calculs biliaires, mon but a été de montrer que, même pour les espèces plus rares, cette utilité n'est pas moins bien établie ; et que, dans ces cas encore si peu étudiés, on peut presque toujours déterminer le siége de l'étranglement, très souvent en reconnaître l'agent, et déduire de ces deux données le traitement le plus rationnel.

Bien qu'elle m'ait paru très défavorable à une lecture de ce genre, j'ai conservé à ce Mémoire la forme que lui imprime la méthode analytique que j'ai suivie dans mes travaux sur ce sujet. Elle a, j'en conviens, les inconvénients d'une grande aridité ; néanmoins, j'es-

père, Messieurs, qu'en considération de l'exactitude de cette méthode et de l'importance du sujet, vous voudrez bien excuser la
fatigue qui en résultera pour l'esprit. Le zèle pour la science qui vous
a réunis dans cette enceinte me donne, d'ailleurs, l'espoir d'obtenir
votre bienveillante attention.

Des occlusions intestinales produites par les calculs biliaires. —
On peut trouver l'intestin obstrué par deux sortes de calculs
biliaires : les uns sont sortis de la vésicule avec le volume et la forme
qu'ils présentent dans l'intestin, et dès leur entrée dans le tube intestinal, ils ont donné lieu à des accidents d'occlusions plus ou moins
tranchés. Les autres, sortis des voies biliaires sous un volume médiocre, ont séjourné longtemps dans l'intestin, ils s'y sont accrus par
le dépôt de couches nouvelles que leur ont fourni les liquides intestinaux, et ils ont fini par acquérir un volume tel qu'ils produisent
l'obstruction. La première de ces deux espèces doit seule entrer dans
ce chapitre, la seconde appartenant, à notre avis, aux *concrétions
intestinales.* Un calcul biliaire leur sert, il est vrai, de noyau, mais
tout dans la production et la marche des accidents ressemble à ce qui
se passe dans les cas de concrétions intestinales, quelle que soit la
substance qui en constitue le noyau.

Les étranglements de cette espèce ont été l'objet de quelques considérations de la part de M. Maisonneuve (*Bullet. de la Soc. anat.,*
1834). M. Fauconneau-Dufresne a réuni les principaux faits, au
nombre de cinq ou six, dans son *Traité de l'affection calculeuse du
foie,* p. 268. Fidèle à notre manière de procéder, nous nous sommes
bien gardé d'aller puiser nos observations dans les monographies qui
traitent des calculs biliaires ; néanmoins, nous avons pu réunir un
nombre d'étranglements dus à ces agents, beaucoup plus considérable
que nous ne devions nous y attendre, d'après les études de nos pré-
décesseurs. Lorsque nous avons dressé notre statistique générale des
étranglements internes, nous avons pu en compter quatorze cas,
dans lesquels n'étaient pas compris ceux de Monod, Mayo, Broussais
et Puy-Royer ; c'était environ la quarante-troisième partie du total
des étranglements, et ce chiffre exprime, à notre avis, la fréquence
relative de cette espèce d'occlusion. En réunissant ces quatorze cas
aux quatre dont nous venons de parler, et y joignant deux exemples
que nos lectures nous ont fait rencontrer depuis la composition de
notre mémoire, nous aurons un total de vingt faits. Chacun d'eux a
bien réellement présenté tout l'appareil de symptômes qui caractérise
l'étranglement interne, différents en cela de beaucoup d'autres cas
dans lesquels on a vu des calculs biliaires donner lieu à quelques-uns
seulement de ces symptômes.

Index : Howship, *Arch. gén. de méd.,* 1re série, t. XXVII, p. 407.
— Renaud, *Bullet. de la Soc. anat.,* 1834. Puy-Royer, *ibid.* — Monod, *Bullet. de la Soc. anat.,* 1829. — Broussais, *Annales de la*

Doct. physiolog., 1827, août. — Barlow, *Arch. gén. de méd.*, 4e série, t. VIII, p. 94. — Peacock, *Path. soc. of London*, vol. 4, p. 255. — Ward, *id.*, t. III, p. 366. — Pye Smith, *id.*, t. V, p. 163. — Van der Byl, *id.*, t. VIII, p. 234. — Harby, *ibid.*, p. 235. — Thomas, *Médico-chirurg. transact.*, vol. 6, p. 98. — Brayne, *id.*, vol. 12, p. 255. — Watson, *id.*, vol. 31, dans le Mémoire de Phillips. — Marotte, *Union médicale*, 1856. — Ehrlich, *Gaz. méd. de Paris*, 1845, p. 167. — Buchner, *Arch.*, 4° série, t. XXVIII. — *Cat. off. Sᵗ Bartholomew's hosp.*, série 46, n° 84. — Scott, *Pathol. soc. of London*, 1858. — Wilson Duffin, *Half yearly abstract. by Ranking*, vol. 8. — Mayo, *Gaz. méd. de Paris*, 1843, p. 848.

L'occlusion par des calculs biliaires est une de celles dans lesquelles certaines causes prédisposantes sont le plus nettement accusées. Sur nos vingt malades, nous n'en trouvons que deux qui aient moins de quarante ans ; quatre ont de quarante à cinquante-cinq ; et les quatorze autres ont de cinquante-six à soixante-quinze ans. Si l'on recherche quelle est la proportion des sexes, on trouve cinq hommes seulement pour quinze femmes. La différence était encore plus tranchée dans les quatorze cas de notre statistique générale : nous avions treize femmes et seulement un homme. L'*âge avancé* et le *sexe féminin* sont donc des causes prédisposantes bien évidentes à l'occlusion par des calculs biliaires, et telle nous paraît être l'importance que leur donne la statistique, que nous aurons soin de les rappeler comme de très bons éléments de diagnostic. Ce que nous venons de dire de l'âge et du sexe se trouve d'accord avec ce que l'on sait de leur influence sur la formation des calculs biliaires. Sur quatre-vingt-douze cas réunis par M. Fauconneau-Dufresne, et comprenant les nouveau-nés, il y en a cinquante-cinq observés sur des sujets qui avaient passé cinquante ans ; et sur cent-douze cas où le sexe est indiqué, il a compté soixante-douze femmes et quarante-trois hommes. Si nos chiffres renchérissent encore sur ceux que nous venons de citer, c'est que les occlusions par des calculs biliaires sont rares comparativement à la fréquence de ces calculs, et cette rareté doit nécessairement rendre les différences encore plus saillantes.

Tout ce qu'on a dit de l'influence des tempéraments, des professions, de l'alimentation, des climats, sur la formation des calculs biliaires, n'a que très indirectement trait à l'histoire des étranglements qu'ils peuvent produire, et nous ne nous y arrêterons pas ; mais nous signalerons comme cause prédisposante très efficace de ces occlusions, *les diminutions du calibre de l'intestin dues aux déchirures et aux inflammations produites par le passage difficile de cholélites expulsées antérieurement.*

La recherche des signes commémoratifs fournit des renseignements d'une très grande utilité, au point même que, dans beaucoup de cas, la connaissance des antécédents peut à elle seule permettre de préciser l'origine du calcul. En effet, de tous les malades dont l'état antérieur à l'étranglement a été noté, nous n'en trouvons qu'un seul qui ait joui d'une bonne santé ; tous les autres présentaient des symptômes qui devaient attirer l'attention vers le foie ou le duodenum. Ainsi, le malade de Buchner était sujet à des coliques vives et à des vomissements, suivis de l'expulsion par en haut et par en bas de fragments de calculs noirâtres. Celle de M. Marotte avait eu depuis plusieurs années des accès de colique hépatique. Celle de Van der Byl était tourmentée depuis plusieurs années par de la constipation et des vomissements bilieux. Celle de Ward outre les vomissements et les douleurs de l'abdomen qu'elle avait depuis trois ans, présentait de l'œdème aux jambes et de la diarrhée. Un accès de colique hépatique avec ictère, des vomissements et de la constipation toutes les fois qu'elle chargeait son estomac, indiquaient depuis un an le siége primitif de la maladie chez la malade de Barlow. Celle de Howship était sujette depuis plusieurs années à une constipation opiniâtre et à de violentes douleurs d'estomac. Celle de Scott souffrait depuis cinq années d'une douleur dans la région de la vésicule du foie et avait eu une ou deux jaunisses Le malade de Wilson consultait depuis trois ans pour une affection du foie. Ces citations, auxquelles nous pourrions encore ajouter, démontrent surabondamment que presque toujours on trouvera dans les antécédents des signes très évidents d'une maladie du foie ou d'une altération du tube digestif au voisinage du duodenum ; dans certains cas, il sera facile d'établir que cette altération est sous la dépendance immédiate d'une lésion des voies biliaires.

Symptômes. — Malgré la sécheresse que présente l'étude détaillée et isolée de chaque symptôme, nous croyons cette étude tellement indispensable à qui veut fournir la description exacte d'une maladie peu connue, que nous n'hésitons pas à adopter encore ce mode d'exposition, nous réservant d'ailleurs de présenter un tableau d'ensemble concis, lorsque nous tracerons la marche et que nous étudierons le diagnostic différentiel.

Vomissement. — Dans presque tous les cas, c'est par un *vomissement subit* que l'attaque a débuté ; et, dans tous les cas, sans exception, les vomissements se sont reproduits sans interruption pendant toute la durée de la maladie. Quelques observateurs ont eu soin d'indiquer les caractères de ces vomissements ; ainsi Pye-Smith les a vus muqueux pendant trois jours, puis bilieux jusqu'à la fin de la maladie. Dans le cas du Musée de l'hôpital Saint-Bartholomée, on les a notés d'abord alimentaires, puis bilieux, puis stercoraux ; il en est de même dans celui de Puy-Royer. Scott a remarqué que les vomissements qui duraient depuis six semaines ressemblaient à la fin à du bouillon de bœuf, avec un dépôt brunâtre formé de globules sanguins altérés. Wilson y a trouvé une substance qui rappelait le marc de café.

L'étude de ce symptôme dans les occlusions par des calculs biliaires est une de celles qui montrent avec le plus d'évidence combien on est peu fondé à prétendre que les vomissements stercoraux ne peuvent se montrer que dans les occlusions du gros intestin. Dans six observations, on indique en termes très précis que les vomissements étaient stercoraux, et ce qui fait voir que les auteurs de ces observations ne donnaient pas ce caractère à la légère, c'est que plusieurs montrent ces vomissements passant successivement de l'état alimentaire muqueux ou bilieux à l'état stercoral, comme on peut en juger par l'exemple suivant dû à Howship :

Une femme de cinquante-deux ans, sujette depuis plusieurs années à une constipation continuelle et à des retours fréquents d'une violente douleur d'estomac, est prise d'une vive douleur à l'épigastre, avec constipation, froid et pâleur de la peau, petitesse du pouls, et vomissements *d'abord bilieux, puis stercoraux*. Rien ne peut modifier ces symptômes, et le quatrième jour, la malade, qui vient de prétendre qu'elle se trouve mieux, vomit trois pintes de liquide stercoral, est prise de sueurs froides et expire.

Autopsie. — Le duodenum présente, au point où il est adhérent à la vésicule biliaire, une ulcération large et frangée qui le fait communiquer avec le réservoir de la bile contenant un petit calcul. Toute la cavité du duodenum et du jejunum, considérablement dilatée, était remplie d'un *liquide stercoral*, semblable à celui qui avait été rejeté pendant la vie. Là où cessait la dilatation de l'intestin, on découvrit un calcul biliaire d'un très gros volume et solidement fixé : il avait deux pouces de long et un pouce et demi de large, et était de forme ovale aplatie (Howship, *Pratical remarks upon indigestion*. Lond., in-8, p. 184).

Si, dans les six observations où les vomissements avaient le caractère stercoral, nous recherchons quel point de l'intestin était le siége de l'obstruction, nous trouvons cette obstruction dans le duodenum (Howship ; à trente pouces du pylore (Pye Smith) ; sur le milieu de l'iléon (Van der Byl) ; sur l'iléon (Cat of Sᵗ Barth) ; sur l'iléon (Puy Royer). Dans le cas de Watson, le calcul fut rendu par l'anus, de sorte que nous ne pouvons dire où il s'était arrêté. Il est évident, après ces citations, que les vomissements peuvent présenter les caractères stercoraux, même quand l'obstacle existe sur un point élevé de l'intestin grêle ; ce qui ne veut pas dire que les matières vomies soient alors identiques à celles que l'on observe dans les occlusions du gros intestin ; nous nous sommes expliqué ailleurs sur ces différences. Mais, à en juger d'après les faits que nous venons de citer, ce n'est qu'après avoir présenté le caractère bilieux pendant plusieurs jours que les vomissements prennent le caractère stercoral.

Douleur dans l'abdomen. — Ce symptôme se montre soit en même temps que le vomissement, soit fort peu de temps après ; il a, à notre avis, une importance beaucoup plus considérable, au point de vue du diagnostic. Nous l'étudierons avec soin pendant la période de l'attaque, l'examen des antécédents nous ayant déjà fourni sur ce point des résultats qu'il suffit de rappeler.

Dans presque tous les cas, la douleur a été *violente et subite*. Quelquefois on a noté des nuances ; ainsi elle augmentait par la pression (Peacok, Van der Byl); elle revêtait la forme de coliques (Marotte); de tranchées (Brayne); et, dans ce dernier cas, il y avait du ténesme, qu'on peut expliquer par la situation du calcul. La durée de la douleur paraît avoir été celle de la maladie entière, avec des moments d'exacerbation. Son siége a varié, mais il a été précis pour chaque malade, et c'est un point qui doit être bien établi. Howship note une douleur violente à l'épigastre; Renaud la trouve très vive à l'épigastre et dans le flanc droit ; Barlow parle de douleurs abdominales très vives, avec exacerbations dans la région de la vésicule ; Van der Byl a constaté une douleur subite et violente dans la région iliaque droite ; Brayne indique des douleurs dans l'abdomen, mais surtout du côté gauche; à gauche du nombril (Wilson); il y eut d'abord un peu de douleur vers le foie, puis elle s'étendit à tout le ventre, (Pye Smith), etc... Lorsque nous présenterons l'anatomie pathologique, le lecteur n'aura qu'à rapprocher ce que nous dirons du siége des lésions, du siége que nous venons d'indiquer pour la douleur, dans chaque cas, et il se convaincra que la détermination du siége principal de la douleur conduit à celle du siége de l'obstacle. L'exemple suivant nous montrera comment la douleur change de place et suit les lésions, aux différentes phases de la maladie.

OBSERVATION. — *Gangrène et perforation de l'iléon, avec péritonite, causées par un gros calcul biliaire.*

Une femme de soixante-huit ans, très grasse et sédentaire, souffrait de temps en temps, depuis ces cinq dernières années, d'une *douleur près de la région de la vésicule du fiel;* une ou deux fois, les conjonctives étaient devenues jaunes. Depuis six semaines, cette malade éprouvait une *douleur très vive dans la région du cœcum* et avait des vomissements; l'abdomen était très distendu par des gaz, et très peu de matières fécales étaient évacuées. Des lavements d'eau chaude furent administrés chaque jour, et on employa aussi des fomentations, des minoratifs et des sangsues. La malade fut soulagée, mais le ventre continua à être distendu et douloureux, les garde-robes très rares. Des attaques semblables revinrent, et furent en dernier lieu accompagnées d'un collapsus profond, avec faiblesse et intermittence du pouls. Les matières vomies ressemblaient à du bouillon de bœuf et offraient un dépôt brunâtre formé de globules sanguins altérés. La dernière attaque eut lieu le dernier jour de l'année ; la malade se plaignit d'une douleur violente dans la région iliaque droite, et pour la première fois *dans la région hypogastrique ;* à cette douleur se joignait la sensation d'un froid intense ; la face et les mains devinrent glacées ; le pouls était fréquent et très petit ; la mort arriva le lendemain matin à six heures.

Autopsie. — Sous la peau de l'abdomen on trouve une couche de graisse d'environ un pouce d'épaisseur ; quelques gaz puants s'échappent de la cavité du péritoine. L'épiploon est chargé de graisse et épais de près d'un pouce ; il avait une teinte rouge due à l'injection des vaisseaux ; le péritoine était très enflammé sur le cœcum et présentait des taches rouges formées par des arborisations veineuses ; même aspect à l'hypogastre. Une tache blanche oblongue se voyait sur le péritoine de la paroi antérieure de l'abdomen vers l'hypochondre gauche ; elle était ancienne, lisse, et ressemblait à une couche de peinture à l'huile. Épanchement pseudo-membraneux.

Estomac naturel, duodenum plus rouge qu'à l'état normal, uni par des adhérences au commencement du colon transverse. Canal cholédoque à l'état normal ; jejunum et iléon fortement distendus par des gaz très puants : ces intestins sont d'un rouge sombre et leurs anses présentent de légères adhérences. Une portion de l'iléon, près de son origine, était d'une couleur ardoisée foncée, ramollie, s'écrasant sous le doigt ; on y trouva une ouverture à travers laquelle une plume d'oie pouvait passer, la membrane muqueuse était noire et gangrenée. Cette portion d'intestin *occupait la région hypogastrique ;* plus loin, *près du cœcum,* une autre portion d'iléon fut trouvée d'une couleur sombre ou ardoisée ; elle était complètement remplie par un corps globuleux et dur. Ce corps adhérait solidement à l'intestin ; c'était un calcul biliaire du volume d'une noix ; la paroi interne de cet intestin était noirâtre et présentait des taches brunes et rondes, ainsi que des ulcérations superficielles. La portion d'intestin comprise entre le calcul et le cœcum se rétrécissait brusquement ; tout le [gros intestin très resserré. La membrane muqueuse du cœcum ramollie ; le foie plus petit qu'à l'ordinaire et ramolli : il avait une couleur plombée, due probablement aux gaz de l'abdomen. La vésicule biliaire, légèrement adhérente aux parties voisines, ne contenait pas de bile, mais un calcul du volume d'une féverolle. Le conduit cystique était perméable. — (Scott Alison, *In path. Soc. of London,* 1858, p. 230.)

Constipation. — Ce signe est loin de présenter les mêmes caractères dans les différents groupes d'occlusions intestinales : tantôt la constipation alterne avec la diarrhée ; tantôt, pendant toute la durée de la maladie, on peut obtenir quelques petites selles ; tantôt une constipation complète et opiniâtre est suivie d'un dévoiement fétide dans les derniers jours ; tantôt la constipation est absolue : toutes différences qui s'expliquent aisément par la nature et par le mode d'action de la cause de l'occlusion. Dans presque tous les cas d'occlusion, par des calculs biliaires, la *constipation a été absolue,* ce qui nous enseigne que l'intestin a été parfaitement bouché par ces calculs.

Quelques observations font mention, il est vrai, d'une selle unique pendant la durée de la maladie ; mais on comprend qu'elle était fournie par les matières situées au-dessous de l'obstacle. Le plus souvent cette selle unique a été obtenue presque au début ; cependant Van der Byl a vu un lavement ramener quelques scybales dures, après dix jours de constipation absolue, puis il n'y eut plus de selle jusqu'à la fin de la maladie. Dans deux observations, Broussais et Monod, nous lisons que la constipation, avant d'être complète, avait été précédée de dévoiement. Dans un cas, après sept jours de constipation absolue, il sortit des matières présentant la forme rubanée, ce qui fit croire à l'existence d'un rétrécissement ; ce cas ne fait qu'une exception apparente à ce que nous avons dit de la persistance de la constipation dans cette espèce d'occlusion, car, au moment où les selles reparurent, l'oblitération avait cessé. Voici ce fait intéressant.

Femme de soixante-cinq ans, n'a pas eu de selle depuis le 19 février malgré l'emploi des moyens ordinairement usités. Le 24, le ventre est prodigieusement enflé, il y a des tranchées fréquentes, les extrémités sont froides, le pouls à peine perceptible, et le facies hippocratique ; il y a des vomissements incessants depuis le 19, jour où l'attaque avait commencé soudainement. L'huile de croton, qu'on administre, n'amène pas d'évacuation, mais la diminution de la douleur à l'épigastre ; de nouveaux purgatifs produisent une selle fétide et brune, et immédiatement les symptômes les plus dangereux se dissipent. Deux ou trois jours après, les selles deviennent naturelles sous le rapport de la couleur, car la forme des matières est rubanée, ce qui me fait soupçonner un rétrécissement de l'intestin ; mais peu après, ces matières reviennent au volume et à la forme ordinaires, et la malade se rétablit alors promptement. Le 11 mars suivant, elle m'apporta un calcul qu'elle avait rendu au moment de déjeuner, après avoir eu, pendant les deux jours précédents, un tenesme constant et des tranchées. Le 17 mars, un second calcul passa avec les mêmes symptômes, mais moins intenses ; le premier pesait 176 grains, le second 159. (Brayne, *Médico-chir., transact.*, vol. XII, p. 255.)

Cette étude du symptôme, fourni par la défécation, nous montre, comme celle des antécédents, une différence importante entre l'occlusion par les calculs biliaires et l'occlusion par les concrétions intestinales, différence que nous expliquons ainsi : le calcul biliaire tombé dans l'intestin a dû produire une occlusion brusque et complète ; les concrétions formées dans l'intestin ont agi lentement et ont moins hermétiquement bouché l'intestin, qui s'est dilaté à la longue sur leur passage.

Examen de l'abdomen. — Il n'a pas été fait dans la plupart des observations avec toute l'attention qu'il mérite, et n'a pas fourni par conséquent tous les résultats qu'il serait possible d'en tirer ; néanmoins, nous y trouvons des signes précieux.

L'aspect de l'abdomen offre quelque chose de remarquable dans la grande majorité des cas; c'est que la tuméfaction est loin d'être aussi considérable que dans les autres espèces d'occlusions; quelquefois même elle manque tout à fait, ainsi que l'ont noté Renaud, Barlow, Pye Smith; d'autrefois il y a de la distension, mais limitée à une petite portion de l'abdomen : c'est ordinairement à sa partie supérieure. C'est ainsi que M. Marotte a trouvé le ventre ballonné à l'épigastre et dans sa partie supérieure, plat au contraire à sa partie inférieure; que Broussais signale aussi ce contraste de la tuméfaction de l'épigastre avec l'état de la région inférieure du ventre, et que Monod a noté une légère élévation de l'épigastre avec production d'un bruit de liquide quand on donnait une secousse en ce point. Cette absence ou ce peu d'étendue du ballonnement s'expliqueront parfaitement, lorsque l'anatomie pathologique nous aura fait voir que très souvent cette espèce d'étranglement a son siége sur une portion élevée de l'intestin grêle, et nous trouverons là une confirmation complète des signes donnés par M. Laugier pour la distinction du siége de l'étranglement; car dans le petit nombre des cas où le calcul obstruait le gros intestin, le ballonnement était considérable. (Brayne, Scott).

La *palpation et la percussion* de l'abdomen peuvent révéler trois signes, qu'il est extrêmement utile de rechercher. C'est d'abord le point précis où la douleur est la plus vive, où elle augmente par une pression plus ou moins forte; puis l'existence de la matité au niveau de la tumeur, pendant qu'il y a de la résonnance partout ailleurs (Van der Byl). Outre cette matité on peut, dans certains cas, reconnaître le volume et la forme de l'obstacle, comme cela eut lieu dans l'observation de Renaud.

Femme de soixante-quinze ans, habituellement constipée. Le 11 janvier, après son repas, elle fut prise de vomissements qui continuèrent la nuit et les jours suivants. Le 14, jour de son entrée à l'infirmerie, elle avait des vomissements fréquents de matières d'abord alimentaires, puis bilieuses; point de céphalalgie, peu de soif; très vives douleurs à l'épigastre et dans le flanc droit; légère tension de l'abdomen; constipation. On sentait en palpant la région du colon, quelques tumeurs stercorales dures (cat., lav.). Le 15, vomissements verts abondants; face grippée; langue sèche, rouge à la pointe; abdomen moins sensible à la pression, plutôt empâté que tendu; peau chaude, pouls filiforme (cat., pot. huil.). Le 16, vomissements toujours bilieux, sans odeur; pas d'évacuations alvines; douleurs abdominales aiguës; pouls à peine sensible; extrémités froides; on croit sentir à travers les parois abdominales et du côté droit un empâtement et même un *corps arrondi* qui pouvait être l'obstacle au cours des matières fécales. Mort le 17.

Autopsie.—L'estomac, très dilaté, descendait jusqu'au bas de l'hypogastre; le duodenum était resté à sa place ordinaire, retenu par des adhérences avec la vésicule et le foie. Les tuniques intestinales étaient saines ; la partie supérieure de l'intestin grêle dilatée; la partie inférieure contractée. A la partie supérieure était une tumeur oblongue, très dure, de la grosseur d'un œuf de pigeon, formant obstacle au cours des matières fécales. Cette tumeur était un calcul biliaire ; des adhérences solides existaient entre la vésicule du fiel et le duodenum, et une large perte de substance, limitée par elle, faisait communiquer les deux cavités. Cette perforation ne paraissait pas très ancienne. Le gros intestin contenait des matières fécales très dures (Renaud, *Bullet. de la Soc. anat.*, 1834).

La palpation et la percussion peuvent enfin produire le déplacement du calcul. La sensation de ce déplacement peut être perçue à la fois par le médecin et par le malade ; le plus souvent, le malade seul en a conscience comme dans les cas de Watson et de Mayo où la pression des mains du médecin amena le déplacement et l'expulsion du calcul par l'anus. Il en fut de même dans celui de M. Marotte que nous allons rapporter en l'abrégeant : c'est un de ceux qui présentent le mieux la réunion des symptômes propres à cette espèce d'occlusion.

Femme âgée de plus de soixante ans, obèse ; atteinte depuis plus de vingt ans d'un emphysème du poumon gauche, et ayant chaque hiver un catarrhe pulmonaire. N'a jamais eu d'ictère, mais a des urines rares, rouges et très chargées de sels pendant le catarrhe annuel ; en outre, depuis dix ans, elle est prise, à des intervalles éloignés , d'une douleur subite, qu'elle appelle sa colique, et qui survient tantôt au commencement, tantôt à la fin ou au milieu du repas. En avril 1835, vers la fin de sa fièvre catarrhale annuelle, cette malade est prise tout à coup de douleurs suraiguës et exacerbantes dans la région de la vésicule. Cette région était tendue, résistante, douloureuse au moindre contact. Pendant les accès, les élancements se propageaient à tout l'abdomen ; mais ils avaient toujours la région de la vésicule pour point de départ. Pas de vomissements, pas d'altération de couleur des sclérotiques ni des urines. Ces douleurs reparurent un peu le lendemain, puis elles cessèrent.

En 1856, après avoir eu sa fièvre catarrhale , la malade ressentit, le 12 mars, des douleurs vives vers la vésicule du fiel ; ces douleurs augmentaient par la pression, mais étaient moins exacerbantes et s'irradiaient moins loin que la première fois. La palpation faisait sentir dans l'hypochondre droit une résistance profonde, assez brusquement circonscrite. En même temps, fièvre, paroxysme le soir, rareté des urines. Ces accidents durèrent près d'un mois avec des alternatives d'exacerbation et d'amélioration , et pendant tout ce temps il y eut de la constipation ; on ne pouvait obtenir de selles qu'à l'aide d'un verre ou deux d'eau de Pullna. Lorsque la fièvre et la tension de l'hypochondre disparurent, la malade conserva encore une amertume de la bouche qui lui donnait du dégoût pour les aliments, une soif vive et de la constipation.

Le 2 juin, retour de coliques, d'abord légères et éloignées, puis intenses et rapprochées, avec des exacerbations qui arrachaient des cris. Cette fois, le point de départ des coliques n'était plus dans l'hypochondre droit, mais entre l'ombilic et l'appendice xyphoïde. Elles naissaient au-dessus de l'ombilic et remontaient vers l'épigastre, où elles déterminaient des nausées et parfois des vomissements. La région correspondante était distendue et douloureuse à la pression; on y trouvait une sonoréité très prononcée; la peau n'était pas douloureuse. L'hypochondre droit était intact, sans douleur, sans tuméfaction. Dans les flancs et au-dessous de l'ombilic, la paroi abdominale affaissée par son poids, s'étalait en débordant les crêtes iliaques et rendait plus sensible la tuméfaction diffuse de la région épigastrique. Pas de chaleur à la peau; pouls petit, serré, soif vive, nausées continuelles, vomissements muqueux et bilieux.

Le 3 juin, les accidents, un peu calmés par la glace et les narcotiques, reviennent, les vomissements sont plus nombreux, plus abondants, ils ont une coloration jaune-verdâtre et une odeur qui rappelle celles de matières de l'intestin grêle. Dans la soirée les caractères des vomissements rappellent encore mieux les matières intestinales. Constipation. Le 4, les lavements purgatifs ont fait rendre quelques matières fécales durcies, sans soulagement; les vomissements se sont encore rapprochés, la face est grippée. M. Marotte, recherchant la cause de l'étranglement, explore attentivement et méthodiquement l'hypochondre droit et l'épigastre. Cette exploration fut d'abord pénible pour la malade; mais vers la fin et pendant la palpation de l'épigastre, elle dit qu'il lui semblait qu'on déplaçait la cause de son mal et qu'elle éprouvait moins de douleur; dès lors, cessation des nausées et des vomissements, disparition de la douleur, puis, dans la journée même deux selles liquides dont l'une contient un calcul biliaire ayant le volume et la forme d'un cerneau.

Examen de l'urine. — J'ai recherché si ce liquide fournissait quelques renseignements sur la nature de l'étranglement; dans les quatre observations qui en donnent les caractères, il n'a présenté rien de spécial. Tout au plus pourrait-on tirer de faibles inductions, si l'on apprenait que longtemps avant l'attaque la malade avait habituellement, comme celle de M. Marotte, des urines rares, d'un rouge foncé, et déposant promptement.

Ictère. — Ce symptôme, qui constitue un signe si précieux, n'a été noté que deux fois pendant l'attaque (Barlow et Thomas); encore dans ce dernier cas, ce fut après la cessation de l'étranglement qu'on s'en aperçut. Mais nous avons vu qu'on l'avait souvent mentionné dans les antécédents. La physiologie pathologique rend très bien compte de ces faits; car si le calcul doit obstruer les voies biliaires, ce n'est pas au moment où il produit l'occlusion et où il est engagé dans l'intestin grêle, mais à l'époque où il est encore contenu dans ces voies biliaires.

Symptômes généraux. — Les observations ne montrent rien de spécial à ce sujet ; ces symptômes sont ceux que nous trouvons dans la plupart des occlusions surtout quand elles se font par obstruction, c'est-à-dire qu'au début la maladie paraît toute locale et qu'à la fin son retentissement sur l'organisme se manifeste par un affaissement profond. Les symptômes ataxiques sont rares dans les occlusions ; aussi nous avons dû remarquer les crampes des extrémités notées par deux observateurs, Peacock et Pye-Smith, mais, sans y voir autre chose qu'un fait exceptionnel ; ces crampes se sont montrées le troisième et le quatrième jour.

Symptômes de voisinage. — La présence du calcul dans certaines régions de l'abdomen donne quelquefois lieu à des effets particuliers sur les organes voisins, et bien que ces effets puissent se rencontrer dans toutes les maladies où il y a pression produite par un corps dur, il est bon de les noter, en se souvenant qu'ils peuvent éclairer sur le siége précis du calcul. Dans le cas d'Ehrlich, la malade avait une incontinence d'urine, et éprouvait en même temps une douleur dans la région sacrée : ces deux symptômes s'expliquèrent très bien par la découverte d'un volumieux calcul dans le rectum.

ANATOMIE PATHOLOGIQUE.

Siége de l'étranglement dans l'intestin. — Dix-sept fois nous trouvons des renseignements suffisants pour éclairer ce point important. Dans cinq cas l'étranglement portait sur le jejunum ; dans huit cas sur l'iléon ; une fois on dit l'intestin grêle sans préciser, et trois fois seulement il s'agissait du gros intestin ; encore dans l'un de ces trois cas, l'étranglement avait-il lieu simultanément sur l'intestin grêle et sur le gros intestin. Aucune espèce d'occlusion ne nous a présenté cette fréquence relative de siége sur un point élevé du tube intestinal. Voici le cas de Ward, qui montre l'étranglement en deux endroits.

Femme de trente-sept ans, sujette depuis trois ans à de l'œdème aux jambes, à une diarrhée chronique, et ayant en outre quelquefois des vomissements avec une douleur vive dans l'abdomen. Meurt avec des symptômes d'étranglement interne.

Autopsie. — Les trois derniers pouces de l'iléon sont rétrécis et présentent une hypertrophie de la tunique musculaire et une destruction complète de la tunique muqueuse. Il en est de même dans le cœcum. Une simple saillie de fibres musculaires hypertrophiées indiquait la place de la valvule iléo-cœcale. L'iléon et le cœcum contenaient de gros calculs biliaires, lisses et usés par le frottement. Dans la partie supérieure de l'iléon on trouvait aussi une agglomération de calculs, formant une masse de deux pouces de long et d'un pouce un quart de large; à trois pieds du cœcum, autour de cette masse, l'intestin était épaissi et sa muqueuse ulcérée ; au-dessous, l'intestin était rétréci.

Siége de l'étranglement dans l'abdomen. — Onze observations seulement le font connaître ; huit nous le montrent dans la moitié droite de l'abdomen, soit entre l'épigastre et le flanc droit, soit dans l'hypochondre droit, soit dans la région iliaque droite. Dans un cas, l'étranglement était dans le petit bassin ; deux fois seulement on désigne le côté gauche.

Des calculs. — La plupart des obstructions ont été causées par des calculs uniques ; cependant sept observations nous en montrent plusieurs. Une fois, il s'agit de fragments d'une même pierre accidentellement brisée, Buchner ; le plus souvent, on trouve des pierres distinctes. Elles étaient au nombre de deux dans les cas de Brayne et de Monod, de quatre dans celui de Wilson, et leur nombre était encore bien plus considérable dans ceux de Puy-Royer et de Ward. Chez le malade de Van der Byl, un seul calcul produisait l'occlusion, mais un peu au-dessus il y en avait dix autres petits. Nous verrons bientôt, qu'outre les calculs qui obstruent l'intestin, on peut en trouver dans la vésicule biliaire.

La forme, et surtout le volume des calculs, peuvent présenter d'assez grandes variations. Le plus petit que nous ayons trouvé est celui de Barlow ; il n'avait que le volume d'une noisette, mais, dans ce cas, l'intestin était rétréci en différents endroits. Comme nous le verrons plus bas, l'occlusion était ainsi due à deux causes. Le calcul, qui obturait complétement le jejunum dans l'observation de Monod, présentait une forme conique assez régulière, il n'avait que 34 millim. de hauteur et 34 millim. à sa base ; il était légèrement renflé à sa partie moyenne.

L'observation de Thomas nous offre l'exemple d'une obstruction produite par un calcul relativement peu volumineux, si l'on considère que, selon toute apparence, cette occlusion a eu lieu dans le gros intestin ; en voici l'abrégé :

Femme de soixante-trois ans ; présente depuis le 20 novembre tous les signes d'un étranglement interne qui sont décrits en détail. Comme elle avait une hernie ombilicale irréductible, on crut qu'elle était la cause des accidents, et on proposa l'opération qui fut refusée. La douleur, à la pression, était surtout vive au côté gauche. Trois jours après, à la suite d'un redoublement de douleurs, une évacuation précédée d'un bruit extraordinaire, comme si un corps solide avait été expulsé avec force par l'anus, eut lieu, et, dans les matières, on trouva un calcul biliaire, de forme ovale, pesant 228 grains anglais (15 grammes), et ayant le volume d'un gros œuf de pigeon.

Les calculs décrits par Broussais, Watson et Renaud avaient à peu près le même volume. Celui de M. Marotte ressemblait à un cerneau.

Howship a trouvé un calcul de forme ovale, ayant 2 pouces anglais (50 millim.) de long et 1 pouce 1/2 (38 millim.) de large. Celui qui est décrit dans le catalogue de l'hôpital St Barth. était aussi ovale, et mesurait 65 millim. de long sur 38 de large.

Voici des exemples de pierres plus volumineuses encore et dont la forme s'éloigne de l'ovoïde : à l'autopsie de la malade de Van der Byl, on trouva le milieu de l'iléon oblitéré par un corps du volume et de la forme d'un bouchon de liége ; l'intestin était coudé en ce point, les surfaces péritonéales voisines étant unies par des adhérences récentes ; l'intestin était distendu au-dessus de l'obstacle, et rempli de matière féculente verte, au milieu de laquelle étaient dix petits calculs biliaires, anguleux. La muqueuse de l'intestin était congestionnée, couverte de lymphe en plusieurs endroits, et parsemée de beaucoup de petites ulcérations arrondies. Le corps obstruant était un calcul biliaire, parfaitement cylindrique, de près de 4 pouces anglais (10 centim.) de circonférence et de 1 pouce 1/4 (31 mill.) de diamètre. Pye-Smith a trouvé une masse oblongue de 4 pouces 1/2 anglais (113 mill.) de long, ayant la forme et le volume de la vésicule biliaire et obstruant complétement l'intestin. Buchner décrit une pierre à peu près cylindrique, dont l'extrémité supérieure est lisse et appointie : cette pierre est longue de 3 pouces anglais (75 mill.) et large de 5/4 de pouce (31 mill.) ; elle est brisée vers le tiers supérieur et les morceaux sont séparés par un intervalle de 1 pouce environ ; elle pèse 28 grammes. Le malade de Brayne rendit, à six jours d'intervalle, deux calculs biliaires qui parurent n'en avoir fait primitivement qu'un seul, l'un pesait 15 grammes et l'autre 10 grammes. Ward a trouvé à la partie supérieure de l'iléon une agglomération de calculs de 2 pouces (50 mill.) et de 1 pouce 1/4 (31 mill.) de large, et de gros calculs biliaires unis et lisses accumulés à la fin de l'iléon et dans le cœcum. Les quatre calculs de Wilson-Duffin, réunis ensemble, avaient une longueur de 6 pouces 1/2 (163 mill.) et leur poids était de 67 grammes. Enfin Puy-Royer a vu l'iléon exactement rempli par des calculs biliaires agglomérés, formant, par leur réunion, un cylindre continu qui se sépara en plusieurs pièces par la dessiccation.

Toutes ces citations ont bien fait connaître les variations de nombre, de forme, de volume et de poids qu'ont présentées les pierres par lesquelles l'intestin a été bouché ; nous n'avons rien à dire de leur structure intime, puisqu'elle ne diffère en rien de celle des calculs qu'on trouve dans la vésicule.

État de l'intestin au point obstrué. — Souvent l'intestin serre fortement le calcul (Howship, Scott, Monod, etc.) en conservant sa forme habituelle ; d'autres fois, l'intestin présente des poches qui logent les calculs, comme on le voit dans l'observation suivante d'Eward Wilson Duffin :

Homme de soixante-cinq ans ; il a plusieurs fois, depuis trente ans, consulté l'auteur pour des symptômes qui paraissaient se rattacher à une inflammation subaiguë occupant les parties profondes du foie; il était dyspeptique. Dans la nuit du 25 janvier, il fut pris de vomissements et de hoquets qui continuèrent pendant trois jours sans presque laisser d'interruptions; le troisième jour, il vomit environ trois pintes d'un liquide semblable à du marc de café; il éprouvait depuis quelque temps déjà un malaise un peu à gauche de l'ombilic, avec sensibilité au toucher au même endroit; il n'y eut pas de jaunisse, mais le malade arriva graduellement à une grande emaciation et mourut le 9 mars. A l'autopsie, on trouva, à gauche du nombril, deux anses d'intestin adhérent l'une à l'autre par de la lymphe de nouvelle formation, et dans une dilatation anguleuse ressemblant à *une poche* que formait cette portion d'intestin (le jejunum), on rencontra une large concrétion cunéiforme; une ulcération avait détruit toute la face inférieure de la vésicule du fiel; les bords de la portion qui restait se continuaient avec ceux d'une large ulcération qui perforait la paroi antérieure du duodenum. Le duodenum présentait *deux poches*, et le sommet de l'une d'elles était formé par la partie antérieure de la vésicule biliaire; trois gros calculs étaient logés dans ces poches.

Les altérations des tuniques intestinales, au siége même de l'obstruction, sont bien rarement légères, comme dans le cas de Peacock, où l'on ne vit qu'une simple congestion sans ulcération ni gangrène: nous avons vu dans le cas de Ward qu'autour de la première masse l'intestin était épaissi, et que sa muqueuse était ulcérée; au-dessous de ce point, il y avait un rétrécissement; près de la seconde masse, l'iléon était resserré, sa tunique musculaire était hypertrophiée, et sa muqueuse était entièrement détruite. Pye signale le ramollissement des tuniques de l'intestin et l'inflammation du péritoine autour du point étranglé. Van der Byl nous montre des adhérences récentes entre les anses d'intestin qui entourent le point obstrué. Sur la pièce n° 84 du Musée de St Bartholomée, on voit une rupture de la tunique péritonéale de la portion distendue, et les autres membranes, minces et tendues, sont aussi prêtes à se rompre. Dans le cas de Scott, l'iléon, au siége de l'étranglement, était d'une couleur sombre à sa surface externe; sa surface interne était noirâtre et présentait des taches brunes et rondes et des ulcérations superficielles. Dans l'observation de Buchner, il est à remarquer que la portion d'intestin la plus malade est située à quelques travers de doigts au-dessous du calcul; il y la à un resserrement considérable et une perforation.

État de l'intestin au-dessus de l'étranglement. — L'intestin, dit Howship, était considérablement dilaté et rempli d'un liquide stercoral semblable à celui qui avait été vomi. Renaut, Buchner, Peacock Scott et Monod signalent aussi cette dilatation produite par l'accumulation des liquides et des gaz; elle allait jusqu'à donner 8 pouces de diamètre à l'intestin dans le cas de Monod, pendant que la partie inférieure n'avait qu'un pouce ; la muqueuse, teinte en jaune et fortement injectée, contrastait avec la couleur noire de celle qui était au-dessous de l'obstacle. Van der Byl a trouvé des lésions plus avancées : l'intestin était distendu par des matières fécales vertes dans lesquelles nageaient dix petits calculs anguleux ; sa membrane muqueuse était congestionnée et parsemée d'un grand nombre de petites ulcérations arrondies. Pye Smith a vu le jejunum enflammé d'une manière croissante, depuis 13 pouces anglais (33 centimètres) jusqu'à 65 centimètres du pylore, et contenant des sécrétions mucoso-sanguinolentes. Cette dernière lésion est assez remarquable, parce qu'elle prouve l'inflammation violente et peut-être les déchirures que le passage du calcul peut produire. En voici une autre qui appartient encore plus spécialement à ce passage : le tiers supérieur et le tiers moyen du duodenum étaient rétrécis au point d'admettre à peine une plume (Barlow) ; nous verrons plus bas que tout le gros intestin présentait aussi, dans ce cas, un rétrécissement très considérable. Si l'on veut se reporter au cas de Scott, que nous avons traduit précédemment, on verra un exemple de lésions non moins graves, mais d'un ordre différent ; l'injection, le ramollissement, la gangrène et la perforation sont réunis sur la portion d'intestin supérieur à l'étranglement.

État de l'intestin au-dessous de l'étranglement. — Ordinairement vide et resserré par l'effet d'une longue vacuité, mais sans lésion grave. Scott a trouvé le cœcum petit, le colon transverse et tout le reste du gros intestin resserré ; la membrane muqueuse du cœcum était ramollie, mais sans vascularisation anormale ; dans ce cas, le calcul était dans l'intestin grêle, non loin du cœcum. Barlow nous montre un rétrécissement inflammatoire dans le cœcum et le colon ascendant : ce rétrécissement est encore bien plus prononcé dans le colon transverse descendant et dans le rectum, qui ont perdu tout à fait l'aspect du gros intestin et permettent à peine l'introduction du petit doigt. Pour s'expliquer ces lésions, de même que celles dont nous avons parlé pour la partie supérieure de l'intestin dans le même cas, il est indispensable de savoir que la malade avait déjà eu une attaque de colique hépatique un an avant.

État des autres organes. — Bon nombre d'observations mentionnent la réplétion de l'estomac par des matières semblables à celles des vomissements, et plusieurs indiquent la congestion et la réplétion de sa membrane muqueuse. Mais cette espèce d'étranglement présente un sujet d'étude tout spécial, c'est l'état de la vésicule biliaire. Le rapport fait par M. Maisonneuve à la Société anatomique, à l'occasion du fait de Renaut, fournissait déjà des renseignements utiles sur ce point ; nos observations vont nous permettre d'en faire un exposé très détaillé.

La vésicule biliaire peut disparaître complètement, sans laisser de

24

traces de ses parois (Pye Smith), et, dans ce cas, on a trouvé une large communication entre le siége qu'elle avait occupé et le duodenum. Il se peut que la face inférieure seule de la vésicule ait été détruite, ainsi qu'on l'a vu dans le fait de Wilson, où les bords de la portion qui restait se continuaient avec ceux d'une large ulcération du duodenum. D'autres fois, elle existe presque en entier, mais une ouverture faite à son fond correspond à une semblable ouverture faite au duodenum ; c'est ainsi que Peacock a vu la vésicule adhérente à la portion pylorique et à la courbure du duodenum ; une ouverture capable de laisser passer l'index existait entre le fond de la vésicule et la cavité de l'intestin ; mais les adhérences s'étaient déchirées en un point et laissaient ces deux cavités communiquer avec le péritoine ; cette vésicule contenait un petit calcul ; les conduits biliaires étaient perméables. Une ulcération large et frangée faisait également communiquer le réservoir de la bile avec le duodenum, et des adhérences unissaient ces deux organes dans le cas de Howship. Pareille perforation se retrouve dans le cas de Renaut, du catalogue de l'hôpital Saint-Bartholomée, et de Van der Byl ; ce dernier ajoute que la vésicule était contractée et convertie en une petite poche fibreuse ; l'ouverture, au moment de l'autopsie, était plus petite que le calcul auquel elle avait livré passage. Tout porte à croire que le rétrécissement du duodenum dont parle Barlow était le résultat d'une cicatrice à la suite d'une perforation datant d'une année. La présence de calculs dans la vésicule est notée dans les observations de Scott, de Buchner, de Peacock, de Puy-Royer ; la vésicule en contenait beaucoup dans le cas de ce dernier auteur, et l'un d'eux obstruait l'extrémité inférieure du canal cholédoque qui présentait au-dessus une dilatation extraordinaire. Broussais a trouvé une suppuration chronique dans le tissu cellulaire qui unissait la vésicule au foie : cette vésicule était, dit-il, squirrheuse, ce qui, en tenant compte des notions d'anatomie pathologique de l'époque de Broussais, signifie probablement qu'elle était convertie en un tissu dur fibreux, comme dans un cas cité plus haut. Monod a vu les mêmes lésions, mais il les a décrites avec plus de détail ; une perforation permettant, dit-il, la facile introduction du doigt, établissait une communication entre le duodenum et la vésicule. Un calcul biliaire d'une forme pyramidale, triangulaire, ayant six lignes de hauteur (14 mill.) était engagé par sa base dans cette ouverture, dont la circonférence était lisse et unie. Les parois de la vésicule avaient acquis beaucoup de densité et d'épaisseur ; le tissu cellulaire qui l'unissait au foie était en pleine suppuration. Un stylet introduit dans la vésicule pénétrait dans l'abcès situé entre le foie et cette poche. Celle-ci contenait un peu de bile ; le conduit cholédoque était libre, le conduit cystique très étroit et en partie obstrué.

En résumé, la vésicule peut être détruite complètement ; cela a lieu lorsqu'elle renfermait un calcul aussi gros qu'elle (Pye Smith). Elle peut offrir des pertes de ses parois plus ou moins considérables, suivant le volume des pierres auxquelles ces pertes doivent livrer passage. Elle peut ne présenter aucune perforation, si l'obstruction est produite par une agglomération de petits calculs dont chacun a pu sortir en dilatant le canal cholédoque (Puy-Royer). Mais ce dernier cas est le plus rare, et dans presque toutes les autopsies que nous possédons, nous retrouvons une communication plus ou moins large entre la vésicule et le duodenum. Les détails d'anatomie pathologique dans lesquels nous sommes entré font parfaitement deviner toute la physiologie pathologique de cette migration des calculs, et il me suffira d'en énumérer les principaux temps : inflammation adhésive entre le fond de la vésicule et le duodenum; ulcération des parois ainsi réunies, formation de produits nouveaux autour de cette ulcération, de manière à empêcher l'épanchement des liquides dans la cavité du péritoine ; passage du calcul dans le duodenum, et consécutivement suppuration et destruction des débris de la vésicule, ou bien, au contraire, resserrement des bords de l'ouverture (Van der Byl) et transformation de la vésicule en poche fibreuse épaisse. Si le malade guérit d'une première migration, l'ouverture du duodenum, en se cicatrisant, devient de son côté le point de départ d'un rétrécissement de cet intestin (Barlow).

Rappelons encore une fois ce fait important qui se rattache au passage des calculs dans l'intestin : *des rétrécissements cicatriciels et inflammatoires peuvent se former sur tout le trajet parcouru par ces calculs*; d'où il faut tirer cette conséquence qu'un sujet actuellement atteint d'une occlusion intestinale par un calcul biliaire court beaucoup de risques de ne pouvoir être délivré sans l'intervention de l'art, si ses antécédents nous apprennent qu'il a déjà été en proie à de violentes coliques hépatiques, suivies d'expulsion de calculs.

En terminant ce sujet, qu'il me soit permis de faire remarquer que, si les calculs biliaires volumineux produisent ordinairement l'occlusion intestinale, il n'en est pourtant pas toujours ainsi, même quand ils sont engagés dans une portion étroite de l'intestin, le duodenum, par exemple. L'obstruction peut être alors éludée, bien que de prime abord on puisse en douter, et voici l'une des manières dont l'intestin peut se débarrasser d'un calcul qui menace de l'oblitérer : M. Harley a trouvé dans le duodenum d'un cadavre destiné aux dissections un calcul biliaire pesant 29 grammes, mesurant 75 millim. de long et 94 millim. de circonférence. C'était certes plus qu'il n'en fallait pour obturer le duodenum ; il ne l'était pas cependant ; le calcul s'était logé dans un cul-de-sac, situé sur le côté droit de l'intestin, à égale distance du pylore et de l'orifice du canal cholédoque ; la paroi extérieure de ce cul-de-sac adhérait fortement aux parties voisines; de même que, dans les cas cités plus haut, la vésicule était très petite et entourée d'adhérences.

Marche de l'occlusion par les calculs biliaires. — La succession des phénomènes morbides suscités par cette espèce d'occlusion est assez conforme à ce que l'on observe dans la plupart des autres espèces. Le malade est d'abord pris par les vomissements, et nous avons dit qu'ils persistaient pendant toute la durée de l'occlusion, présentant successivement les caractères alimentaires, muqueux, bilieux, stercoral. Presque en même temps que les vomissements, survient une douleur vive dans un point du ventre : ces deux symptômes, dont l'apparition est souvent simultanée, se sont montrés brusquement. Puis le malade se plaint de ne pouvoir aller à la garde-robe, et si les lavements qu'on lui fait prendre amènent quelques matières, ce qu'on n'obtient ordinairement qu'après des tentatives réitérées, on peut se convaincre par l'aspect de cette selle et par l'impossibilité d'en obtenir une seconde, qu'elle n'est composée que de matières situées au-dessous de l'obstacle. Ordinairement, le ventre ne se ballonne et les anses d'intestin ne se dessinent à sa surface qu'au bout de plusieurs jours ; le plus souvent, ce ballonnement est bien localisé et peu considérable. L'état général ne devient alarmant, dans la plupart des cas, que vers la fin de la maladie. Quelquefois alors, la langue est sèche et rouge, le pouls plein et fréquent, et le malade agité ; le plus souvent, il n'y a pas les symptômes généraux d'une inflammation, mais ceux qui dénotent un collapsus rapide et profond ; faciès hippocratique, pouls filiforme, sueurs froides, stupeur ou conservation de l'intelligence. Dans certains cas, on a pu saisir bien manifestement les signes locaux de la péritonite lorsqu'elle est venue terminer la scène. En général, la marche de cette occlusion est rapide ; quelquefois, cependant, elle est relativement lente comme on peut le voir, dans le tableau suivant :

DURÉE						
de la maladie.....	4 jours.	6 jours.	1 an.	7 jours.	6 jours.	»
(auteurs)........	Howship.	Renaut.	Barlow.	Peacock.	Pye.	Van der Byl.
de l'étranglement...	4 jours.	6 jours.	2 jours.	7 jours.	6 jours.	13 jours.

DURÉE						
de la maladie.....	5 jours.	12 ans.	»	3 jours.	3 mois.	»
(auteurs)........	Catal. de St-Barth.	Ehrlich.	Buchner.	Thomas.	Marotte.	Brayne.
de l'étranglement...	5 jours.	»	6 heures.	3 jours.	2 jours.	5 jours.

DURÉE					
de la maladie.....	5 ans.	3 ans.	»	»	»
(auteurs)	Scott.	Wilson.	Broussais	Monod.	Puy-Royer
de l'étranglement...	42 jours. au moins.	42 jours.	6 jours.	7 jours.	26 jours.

Sur les seize cas dans lesquels la durée de l'étranglement est notée, il y en a douze où elle n'a pas dépassé sept jours. Il faut remar-

quer que les malades de Thomas, de Marotte et de Brayne ont
guéri.

Terminaison. — Lorsqu'un calcul biliaire engagé dans l'intestin
l'obstrue assez pour faire naître l'ensemble de symptômes qui caractérise l'étranglement interne, la terminaison est souvent funeste. Sur
nos vingt cas, il y a quatorze morts et six guérisons. Dans les cas de
guérison, les accidents d'étranglement ont quelquefois cessé assez
longtemps avant la sortie du calcul, son déplacement ayant suffi
pour les faire disparaître ; c'est ainsi que la malade de Watson ne
rendit le calcul que le lendemain de la cessation des accidents, et
que dans le cas de Brayne cette sortie n'eut lieu que seize jours
après pour le premier et vingt-deux jours après pour le second
calcul. Les malades de Mayo et de Marotte purent expulser leurs calculs peu d'heures après s'être senties soulagées.

Sur les quatorze cas qui se sont terminés par la mort, il y en a
cinq dans lesquels les autopsies ont montré la péritonite ; il ne faudrait pas croire que cette grave lésion, à laquelle on peut en grande
partie attribuer la mort, n'ait pas existé dans les onze autres cas,
mais le manque de détail des autopsies sur ce point nous laisse dans
le doute.

Pronostic. — En général, il n'est pas tout à fait aussi grave pour
cette espèce d'étranglement que pour beaucoup d'autres, puisque
nous comptons presqu'un tiers de guérisons. La gravité devient au
contraire très grande dans le cas particulier où le malade a déjà
rendu des calculs biliaires au milieu de violentes coliques hépatiques ;
cette remarque nous a déjà été suggérée par la description des rétrécissements que nous avons signalés dans le cas de Barlow. Voici un
autre fait qui montrera combien cette circonstance de l'expulsion
antérieure des calculs biliaires doit être prise en considération pour
le pronostic, les lésions produites par ce passage prédisposant beaucoup à une perforation de l'intestin :

Homme d'âge moyen, sujet à des coliques vives accompagnées de
vomissements et suivies de l'expulsion par en haut et par en bas de
fragments de calculs biliaires noirâtres. Après un accès assez intense,
pendant lequel les selles étaient décolorées, sans traces d'ictère, cet
homme soupe, se met au lit et meurt en six heures avec les symptômes d'une péritonite suraiguë.

Autopsie. — Péritonite et épanchement de matières intestinales ;
une anse de l'intestin grêle du côté droit, à une distance de plusieurs
mètres du duodenum, renferme un calcul intestinal qui ferme incomplètement l'intestin et permet le passage des matières liquides ;
au-dessus de ce calcul et jusqu'à l'estomac, l'intestin est dilaté et
rempli de liquides ; à quelques travers de doigt au-dessous, on
trouve un rétrécissement considérable avec gangrène et perforation
(Buchner).

Il est bien évident que, dans ce cas, ce n'est pas le calcul trouvé dans l'intestin qui a produit le rétrécissement, la gangrène et la perforation d'une partie de l'intestin dans laquelle il n'avait pas encore pénétré ; ce calcul n'obturait même pas complètement l'intestin ; la plus grande part des lésions qui ont amené la mort doit être attribuée au passage antérieur d'autres pierres biliaires.

Le pronostic sera aussi aggravé, bien qu'à un moindre degré que dans le cas précédent, lorsque le calcul sera arrêté dans une portion très élevée de l'intestin grêle. S'il est au contraire engagé dans le gros intestin, le pronostic deviendra beaucoup plus favorable.

Diagnostic. — Dans mes études sur les autres causes d'occlusion intestinale, j'ai fait voir que, presque toujours, on peut reconnaître qu'on se trouve en présence d'un étranglement interne, qu'on peut en préciser le siége, et qu'enfin on peut souvent en distinguer l'agent, en le différenciant des espèces voisines.

Je n'énumérerai pas ici les signes communs à la plupart des étranglements internes ; il me suffira de dire que, dans l'occlusion par les calculs biliaires, on les trouve très caractérisés. Cependant il faut se rappeler qu'ici cette partie du diagnostic présente une difficulté, tenant à ce que cette occlusion a souvent été précédée de coliques hépatiques, et que ces coliques ont de nombreuses ressemblances avec les étranglements internes. Dans quelques cas, comme celui de Marotte, lorsque l'occlusion survient, les symptômes semblent seulement s'aggraver sans que la maladie paraisse changer de nature. Il est donc bon d'être prévenu de cette particularité pour pouvoir reconnaître la ligne de démarcation.

L'étranglement étant constaté, comment en préciser le siége ? Les observations citées dans ce mémoire, nous fournissent pour cela des signes importants : en première ligne, le foyer de la douleur ; nous avons démontré qu'il correspondait au siége de l'étranglement. En indiquant ce foyer, le malade fera quelquefois connaître qu'il se déplace en même temps que le calcul. La palpation et la percussion exacte de l'abdomen pourront permettre au médecin de sentir et de délimiter l'obstacle, par le relief ou par la matité qu'il produit, comme nous en avons fourni des exemples ; l'aspect de l'abdomen indiquant ordinairement que l'intestin grêle seul est dilaté aide puissamment cette partie du diagnostic.

Enfin, pour reconnaître que l'occlusion est due à un calcul biliaire, plutôt qu'aux autres causes d'obstruction intestinale, on recherchera d'abord les commémoratifs. Ils apprendront que la maladie ne peut être attribuée à l'introduction de corps étrangers, tels que des noyaux de cerises, des épingles, etc., à des pelottes d'ascarides lombricoïdes, à des matières fécales endurcies ; pendant qu'au contraire, ils établiront que, depuis un temps plus ou moins long, le malade éprouve les signes d'une affection de la *vésicule biliaire ou du duodenum.* —L'âge avancé et le sexe féminin ont une influence tellement évidente sur la production de cette espèce d'occlusion, qu'on en fera un élément du diagnostic caractéristique. Si à ces signes on peut ajouter l'*ictère*, on arrivera bien près de la certitude. Elle sera complète, si l'on constate en outre une constipation absolue, un ballonnement peu considérable, une tumeur dure et peu volumineuse, en même temps que de la sensibilité existant encore au moment de l'étranglement dans la région de la vésicule et du duodenum, pendant qu'une autre douleur correspond au point où le calcul est parvenu.

S'il arrivait que la palpation fît reconnaître l'existence d'un calcul, et que le manque de renseignements ne permît pas de se prononcer sur son origine, on se rappellerait que, dans les occlusions par des concrétions intestinales, l'obstacle est presque toujours situé dans le gros intestin, pendant que les calculs biliaires sont presque toujours arrêtés dans l'intestin grêle ; que le volume des calculs intestinaux est ordinairement considérable et leur forme irrégulière, etc. ; qu'enfin, la durée de la maladie s'est montrée souvent très longue et s'est composée d'une série d'obstructions, ce qui n'a pas lieu pour les calculs biliaires.

Traitement. – L'indication à remplir est de faire cheminer le calcul dans l'intestin pour le faire sortir par l'anus. Divers ordres de moyens peuvent aider à atteindre ce but : les purgatifs, les antiphlogistiques, les dissolvants des calculs biliaires, les corps gras, les moyens mécaniques tels que le massage, les pressions, etc. ; mais ils ne sauraient être tous indifféremment employés dans tous les cas, et de plus, il faut songer que presque toujours c'est l'intestin grêle qu'il s'agit de désobstruer et non le gros intestin.

Les purgatifs, par exemple, ne peuvent, à notre avis, être administrés qu'avec beaucoup de discrétion. Dans le mémoire que nous avons déjà cité, M. Maisonneuve émet une opinion toute différente : « Dans les trois cas qui se sont terminés par la mort, dit-il, le calcul était libre dans l'intestin qui n'avait pas la force de l'expulser.... Le rôle du médecin doit donc être d'aider l'organisme impuissant, de solliciter les contractions péristaltiques de l'intestin... il vaudrait mieux alors pécher par trop de hardiesse que par trop de timidité.... Ce n'est pas là le cas de craindre une légère irritation du tube intestinal. Je crois donc qu'il importe d'user largement des purgatifs drastiques. L'huile de croton à la dose de trois, quatre ou cinq gouttes, la décoction de noix vomique, etc. Cette médication, quelque énergique qu'elle soit, ne produira pas de grands accidents, l'intestin n'offrant presque aucune trace d'inflammation. »

Un nombre d'observations plus considérables, et surtout des descriptions d'anatomie pathologique plus détaillées, doivent aujourd'hui faire soutenir la proposition inverse de celle que nous venons de reproduire. En effet, que l'on considère dans quel état se trouvent le duodenum et la vésicule biliaire peu après le passage du calcul dans l'intestin, et l'on redoutera, comme nous, la rupture d'adhérences encore faibles et la péritonite qui s'en suivrait. Que l'on se reporte aux descriptions que nous avons données de l'état de l'intestin au-dessus de l'étranglement, et l'on verra que l'inflammation, les ulcérations et la gangrène peuvent s'y rencontrer. Si l'on examine le siége même de l'obstruction, on y trouvera les mêmes lésions et de plus des perforations ; on remarquera, en outre, que le calcul est souvent fortement serré par l'intestin, contrairement à ce qu'avait vu M. Maisonneuve ; or, dans un tel état de choses, qui niera le danger des drastiques ? On ne saurait donc les conseiller d'une manière générale. J'ajoute qu'employés dans deux des cas cités par M. Maisonneuve, ils n'avaient produit aucun arrêt dans la marche fatale de la maladie. Les minoratifs ou même des purgatifs plus actifs pourront être utiles lorsque l'examen du ventre et les symptômes généraux permettront de croire que l'intestin n'est pas encore vivement enflammé. La méthode endermique peut être employée ici fort à propos pour l'administration de ces médicaments.

En traitant de l'occlusion par les concrétions intestinales, j'ai rapporté une curieuse observation démontrant les bons effets des huiles épaisses administrées à haute dose pour faciliter la progression de l'obstacle. L'analogie permet de croire que, dans les occlusions par des calculs biliaires, on en obtiendrait également de bons résultats.

Les médicaments dirigés contre les calculs de la vésicule biliaire, dans le but de les dissoudre, ne peuvent le plus souvent atteindre leur but. Mais ici, mis en contact direct avec le calcul dans l'intestin, ils peuvent agir efficacement ; c'est un moyen à essayer. Qu'on n'oublie pas dans la détermination des doses auxquelles on administrera ces substances, qu'on agit sur un intestin irrité, déchiré peut-être en quelques points de sa muqueuse par le passage d'un corps volumineux et dur.

Les antiphlogistiques et les réfrigérants peuvent être utiles lorsqu'on a lieu de croire à l'inflammation de l'intestin, dont l'effet doit être de serrer plus étroitement le calcul. Le dégorgement qu'ils pourront amener préparera le succès des moyens mécaniques.

Nous avons vu que plusieurs observateurs ont été assez heureux pour produire par la pression le déplacement du calcul. C'est là le premier moyen à employer ; on en usera avec persévérance, mais sans violence ni brusquerie. Si l'on ne réussit pas une première fois, on pourra s'aider des antiphlogistiques et même des stupéfiants, chloroforme, tabac, belladone, qui feront cesser les contractions spasmodiques ; puis on essaiera de nouveau d'obtenir le déplacement soit par le massage, soit par des pressions bien dirigées, comme on l'a fait avec succès pour des calculs intestinaux. Si le calcul s'arrêtait dans le rectum, ainsi que cela avait lieu dans le cas d'Ehrlich, au lieu d'employer une vrille pour le perforer et le diviser, comme il le fit avec succès, on aurait recours à des moyens moins dangereux, tels que les curettes, les brise-pierres, etc.

L'indication de l'ouverture de l'intestin est aussi rare ici que dans les cas de calculs intestinaux ; cependant, si tous les moyens que nous venons d'exposer avaient échoué, si la connaissance des antécédents, révélant le passage laborieux d'autres calculs, donnait la presque certitude que l'intestin rétréci ne pourra être franchi, devrait-on abandonner le patient à une mort certaine ? Pour un grand nombre d'autres espèces d'occlusions intestinales, nous n'avons pas hésité à préconiser la gastrotomie ou l'entérotomie. et nous en avons fait voir de très heureux résultats. Mais dans le cas présent, l'indication nous semble beaucoup moins formelle, par cette raison qu'aux dangers propres à l'opération viennent s'ajouter ceux des rétrécissements intestinaux, qui persisteraient sans doute après la gastrotomie. Néanmoins, l'ouverture de l'intestin serait la seule chance de salut pour le malade.

DE LA FORMATION DU TYPE

DANS LES VARIÉTÉS DÉGÉNÉRÉES,

ou

Nouveaux éléments d'anthropologie morbide, pour faire suite
à la théorie des dégénérescences dans l'espèce humaine,

PAR M. LE Dr MOREL,
De Rouen (Saint-Yon).

CONSIDÉRATIONS PRÉLIMINAIRES.

La théorie des dégénérescences dans l'espèce humaine repose sur
ce fait général et important qu'étant donné un principe maladif qui
s'attaque à la constitution des ascendants, ce principe, lorsque rien
ne s'oppose à sa transmission par voie héréditaire, devient pour les
descendants le premier terme d'une série de phénomènes pathologiques qui se succèdent, se commandent réciproquement, et qui
finissent par amener la décadence progressive de telle ou telle famille, et parfois même de telle ou telle race.

Cette décadence est fatale lorsque, étant admis ce principe maladif
chez un des descendants, il n'existe chez l'autre aucun élément régénérateur capable d'enrayer ou de modifier les transmissions héréditaires de mauvaise nature.

Dans le cas contraire, il est facile de concevoir que les conséquences
fatales de l'hérédité peuvent être conjurées. Il s'établit alors une
espèce d'oscillation ou *d'antagonisme* entre les éléments de transmission, qui tend à faire remonter vers un type supérieur des individus
menacés par la maladie d'un de leurs ascendants. J'insiste sur ce point,
qui est de nature à modifier les idées exagérées qui ont été émises
sur les destinées de ceux qui comptent dans leur ascendance des individus atteints d'aliénation ou de toute autre affection nerveuse.

Mais si, en dehors de ces considérations spéciales, qui importent
surtout au pronostic ainsi qu'à la prophylaxie et au traitement, nous
prenons la théorie des dégénérescences dans son acception la plus
large et la plus rigoureuse, nous sommes inévitablement amené à
considérer l'être dégénéré comme une individualité morbide dans
laquelle se sont accumulés et résumés les éléments qui ont altéré la

constitution des ascendants, troublé l'évolution de leurs facultés, dénaturé leurs tendances et vicié leurs instincts (1).

L'existence des êtres dégénérés se rattache donc invariablement à un fait de l'*hérédité morbide*, et c'est surtout dans l'étude des transmissions héréditaires de mauvaise nature qu'il faut rechercher les lois de *la formation du type dans les variétés dégénérées* (2).

Cette formation n'est pas l'effet du hasard. Elle doit dépendre de lois fixes et invariables. La preuve en est non-seulement dans la similitude du type physique, mais dans la similitude des penchants et des instincts, dans une certaine conformité de tempérament entre individus appartenant à la même variété maladive dans l'espèce.

L'emploi fréquent que j'ai occasion de faire du mot de *variété dans l'espèce* me fournit aussi celle de rectifier une erreur que quelques médecins m'ont attribuée, en prétendant que je donnais au mot *dégénérescence* une acception trop étendue. Mais l'idée qui se rattache au mot *variété* est déjà par elle-même de nature à ramener la question à ses véritables proportions.

Je n'ai jamais voulu faire allusion à la dégénérescence de l'espèce prise dans son acception étendue. L'espèce est immuable. Mais ce que

---

(1) Je suis heureux de voir que ces idées sur l'héridité tendent de plus en plus à prendre rang dans la science. Il y a même, dans cette manière de comprendre les phénomènes de l'hérédité, un côté qui par le bon sens naturel frappe l'esprit des personnes étrangères à la science médicale. Je ne puis m'empêcher de citer à ce propos les idées d'un de nos plus illustres poètes et historiens sur le mode qui semble présider à l'évolution des grands génies dans l'humanité : « Le génie, dit M. de Lamartine, semble s'accumuler lentement, successivement et *presque héréditairement* pendant plusieurs générations dans une même race par des prédispositions et des manifestations de talent plus ou moins parfait, jusqu'au degré où il éclot enfin dans sa perfection dans un dernier enfant de cette génération prédestinée au génie ; en sorte qu'un homme illustre n'est, en réalité, qu'une famille accumulée et résumée en lui, le dernier fruit de cette sève qui a coulé de loin dans ses veines. Ce phénomène de génie hérité, accumulé, croissant et enfin fructifiant dans un grand homme frappe l'esprit, en étudiant, dans l'histoire ou dans la biographie, les origines morales des hommes supérieurs. Une famille n'arrive pas à la gloire du premier coup ; il y a croissance dans la famille comme dans l'individu ; la nature procède par développement successif et non par exploisions soudaines ; un génie qui se croit né de lui-même est né du temps. (*Entretiens*, juillet, août, septembre 1863). »

(2) Si la dégénérescence des individus se rattache invariablement au fait de l'hérédité morbide, il ne s'ensuit pas que tous les individus qui ont été plus ou moins atteints par les conséquences de cette hérédité de mauvaise nature soient nécessairement des dégénérés. Entre cet état névropathique, bizarre, anormal, si l'on veut, qui aura été transmis par les ascendants, et cet autre état extrême de dégénérescence, vulgairement désigné sous le nom d'idiotie, il y a des degrés nombreux occupés par des variétés morbides qui peuvent se distinguer les unes des autres.

personne ne peut contester, c'est la possibilité de classer dans une même variété , ou, si l'on préfère, dans une même catégorie, certaines individualités morbides qui révèlent la communauté de leur origine par la manifestation des mêmes caractères de l'ordre physique, intellectuel et moral. On voit donc que, dans les études que je poursuis, il ne s'agit pas de la dégénérescence de l'espèce, qui est hors de conteste, mais bien des variétés qui, sous l'influence de certaines causes dégénératrices, se constituent d'une manière anormale au sein de l'espèce (1).

Caractères des dégénérescences. — Il existe des caractères généraux qui sont propres à tous les êtres dégénérés dans l'espèce ; j'en ai fait le sujet de mon *Traité des dégénérescences.* Il est des caractères particuliers qui appartiennent plutôt aux individus de telle variété maladive qu'aux individus de telle autre variété, et le but des recherches nouvelles que je poursuis, est d'appeler précisément l'attention sur ces caractères particuliers. J'ai l'espoir qu'en étudiant les procédés pathogéniques à l'aide desquels ces caractères se formulent , il ne sera pas impossible d'arriver à une connaissance plus exacte des lois qui président à la formation du type dans les variétés dégénérées.

En parlant des individus auxquels les parents affectés de maladies nerveuses ont légué un héritage funeste, Esquirol a dit : « Cette funeste transmission se peint sur la physionomie, sur les formes extérieures, dans les idées, les passions, les habitudes, les penchants des personnes qui doivent en être les victimes (2). » Esquirol ne s'est pas occupé d'une manière spéciale des conséquences de l'*hérédité morbide* dans les maladies nerveuses; il ne s'est pas placé au point de vue de la formation de *types maladifs nouveaux dans l'espèce.* Mais ce grand médecin a parfaitement entrevu qu'à l'aide de certains caractères de l'ordre intellectuel, physique et moral, on arrivait à reconnaître si les manifestations anormales observées chez les individus se rattachaient par voie de transmission héréditaire à l'état maladif des ascendants.

Physionomie. — La physionomie a rarement cette régularité et cette harmonie qui constituent la beauté physique. La mauvaise conformation de la tête imprime à la face un type disgracieux qui se révèle surtout par le défaut de symétrie des lignes. Beaucoup d'individus nés dans ces circonstances ont été sujets à des convulsions du jeune âge. Il n'est donc pas étonnant qu'ils soient souvent affectés de strabisme, qu'ils aient des tics et des mouvements spasmodiques qui

(1) Dans mon *Traité des dégénérescences,* j'ai eu principalement pour but l'étude de ces causes et celle des influences qu'elles exercent, d'abord sur la constitution des individus, et ensuite par voie de génération sur celle des descendants.

(2) Esquirol, *Maladies mentales,* tom. 1er, p. 62.

ajoutent encore à ce que nous avons dit du type disgracieux de la physionomie.

Formes extérieures. — La mauvaise conformation de la tête se fait surtout remarquer par un front bas et fuyant, et dans quelques variétés (chez les crétins), par le développement exagéré des pariétaux. Cette exagération influe sur la forme de l'occipital qui est aplati et comme effacé. J'ai désigné sous les noms de *têtes rachitique, asymétrique, microcéphalique* les principales variétés de têtes pathologiquement déformées dans l'espèce. Les vicieuses implantations des oreilles et les difformités de ces organes sont des phénomènes que j'ai souvent observés chez des individus entachés d'hérédité ; ces anomalies contribuent encore à rendre la physionomie disgracieuse. Le développement anormal des maxillaires supérieurs , la proéminence des lèvres (lèvres lippeuses), l'aplatissement et l'élargissement du nez sont des caractères qui appartiennent surtout aux variétés inférieures des dégénérescences de l'espèce. Dans ces mêmes classes, on remarque aussi une démarche incertaine, vacillante et tout à fait caractéristique de l'irrégularité avec laquelle l'influx nerveux se distribue dans les différentes parties de l'économie. En somme, ce que j'ai dit du défaut de symétrie de la tête et de l'harmonie de la face peut s'appliquer aux différentes parties du squelette. Il y a souvent défaut de proportion entre les membres supérieurs et les membres inférieurs, et si la claudication est fréquente, c'est que, d'une part, les maladies convulsives du jeune âge, et de l'autre les vices scrofuleux et rachitiques produisent des pieds-bots et des luxations spontanées du fémur.

Formes intérieures. — Le défaut de symétrie et de régularité n'est pas moins frappant pour les formes intérieures. Rien n'est plus commun que les anomalies des organes intérieurs. L'appareil du système de la génération est celui de tous qui offre les particularités les plus remarquables. J'ai souvent insisté sur la difficulté avec laquelle se propageaient les familles où l'hérédité des affections nerveuses faisait sentir son influence, sans compter que la stérilité des individus est un phénomène assez fréquent. Il faut aussi faire la part du peu de résistance des adultes ; en effet, les moindres maladies prennent souvent chez eux des proportions fatales, et la moyenne de l'existence des héréditaires est incontestablement moindre que dans les classes normales.

Enfin, ce qui est encore un obstacle à ce que les variétés dégénérées puissent faire des races capables de propager leurs infirmités physiques, de transmettre de génération en génération leur infériorité intellectuelle, ainsi que les tendances et les instincts dépravés qui leur sont propres, c'est qu'il n'est pas rare de rencontrer chez beaucoup d'individus appartenant à ces variétés un arrêt de développement absolu des appareils de la génération.

COROLLAIRES PRATIQUES.

Les termes d'*imbécillité*, d'*idiotie*, d'*idiotisme* sont encore ceux qui sont généralement employés pour désigner ces êtres malheureux, condamnés par le fait même de leur naissance à une infériorité absolue, incapables, en tout état de cause, de se suffire à eux-mêmes et de remplir une fonction utile à l'humanité. On a trouvé là, j'en conviens, un élément facile de classification, mais ces termes ne nous apprennent rien, ni sur l'origine des êtres dégénérés, ni sur la *formation du type* dans les variétés maladives auxquelles ces êtres appartiennent ; tout au plus servent-ils à désigner le degré de la déchéance intellectuelle que l'on remarque chez eux.

Il est temps cependant, on en conviendra sans peine, de renoncer à des classifications aussi stériles, et de fonder la science de l'*anthropologie morbide* sur des bases plus certaines. Depuis la publication de mon *Traité des dégénérescences*, mes efforts n'ont pas cessé d'être dirigés vers ce but ; et, dans mes communications aux Congrès de la Sorbonne, j'ai appelé, comme je le fais aujourd'hui, l'attention des médecins et des naturalistes sur ce point important.

En vain m'objectera-t-on que, « quelles que soient les différences dans les causes, que l'homme naisse idiot ou qu'il le devienne à la suite de convulsions, ou qu'il le soit parce qu'il a puisé dans le milieu où il vit les éléments de sa dégénérescence, il n'y a rien de mieux caractérisé, de plus facile à reconnaître, à décrire ou à classer que l'imbécille et l'idiot (1). »

Une pareille manière de voir n'ouvre à la science aucun horizon nouveau. Elle l'immobilise dans une classification qui, ainsi que je l'ai dit, ne nous apprend rien, ni sur l'origine des individus désignés sous le nom *d'imbécilles et d'idiots*, ni sur le caractère typique des diverses variétés dégénérées dans l'espèce.

L'histoire de ces caractères dans leur rapport avec les causes qui les produisent, en d'autres termes, l'étude de la *formation du type dans les variétés dégénérées* est cependant chose importante, à une époque où l'on se préoccupe avec juste raison des conséquences funestes de l'hérédité dans les affections nerveuses, et où des institutions se fondent pour l'éducation des imbécilles et des idiots (2).

_____

(1) Trélat, *De la folie lucide étudiée au point de vue de la famille et de la société*, Introduc., p. xiv.

(2) Je viens de visiter le magnifique établissement d'Earlswood, près de Londres, où plus de cinq cents enfants appartenant aux diverses variétés des dégénérés dans l'espèce humaine reçoivent, sous la direction d'un médecin instruit et de maîtres émérites et dévoués, une éducation destinée à réformer, dans les limites du possible, les tristes conséquences de l'hérédité morbide.

L'hygiène et la prophylaxie, le perfectionnement de la race humaine, la pédagogie dans ce qu'elle a de plus difficile, je veux parler de son application aux individus frappés de déchéance intellectuelle et physique, la médecine légale qui a si souvent à s'occuper d'une maladie monstrueuse dans l'ordre moral, sont également intéressés à ces études.

Comment empêcher la propagation des dégénérescences, si l'on ne connaît pas les lois de leur formation? Quelle méthode pédagogique emploiera-t-on si l'on ignore quelles sont les variétés capables de quelque perfectionnement et quelles sont celles qui sont vouées à la déchéance la plus absolue? (1)

D'ailleurs, les signes auxquels on peut reconnaître si un individu est entaché d'hérédité morbide ne se traduisent pas toujours à l'extérieur par des signes de dégradation physique facilement appréciables aux yeux de tous. Il est des caractères de l'ordre intellectuel et moral qui révèlent les conditions morbides apparues en naissant, et l'on doit prévoir les dangers de certaines transmissions héréditaires rien qu'à examiner la nature des idées, des tendances, des habitudes, des penchants et des instincts de beaucoup d'individus.

J'ai désigné sous le nom d'*aliénés héréditaires* une certaine classe de malades chez lesquels tout était à prendre en sérieuse considération, depuis les plus simples excentricités de caractère jusqu'à ces impulsions irrésistibles qui en font des êtres instinctivement méchants et pervers. L'existence de ces sortes d'aliénés serait vraiment incompréhensible si l'on ne se faisait pas une idée exacte de la manière dont les affections nerveuses, en se transmettant des ascendants aux descendants, se transforment souvent chez ces derniers au point d'imprimer à leurs actes le caractère de la fatalité. Combien donc n'importe-t-il pas au médecin de pouvoir éclairer les familles sur les conséquences d'un mariage consacré dans de pareilles conditions! Et lorsqu'il est

(1) La connaissance des causes qui amènent tel ou tel arrêt de développement est chose si importante à connaître, que cette cause étant connue, il est facile d'établir un pronostic. Il est, par exemple, des enfants parfaitement constitués à l'époque de leur naissance et dont l'intelligence ne laissait rien à désirer, qui à une époque déterminée sont pris de convulsions, éprouvent des accès répétés d'épilepsie, sont atteints d'une fièvre typhoïde grave ou de telle autre maladie. Il peut arriver que, sous l'influence de ces affections diverses, les enfants restent frappés *d'idiotisme*. Ce n'est pas là une dégénérescence proprement dite, c'est un accident qui a arrêté l'évolution du système nerveux. Et cependant, ces enfants sont moins éducables que les dégénérés proprement dits, dont quelques-uns offrent un développement singulier de quelques facultés partielles. J'en ai vu à Earlswood qui possédaient une mémoire extraordinaire, d'autres qui avaient des aptitudes pour la musique ou pour apprendre une profession mécanique. Les faits de ce genre ont été cités par Foderé à propos des crétins.

appelé à titre d'expert devant les tribunaux, n'est-il pas nécessaire qu'il ait par devers lui un *criterium* à l'aide duquel il puisse faire la part du crime volontaire et celle des actes malfaisants dus à une perversité native?

Chez ces individus que j'ai désignés sous le nom d'aliénés héréditaires, les signes de dégradation physique ne sont donc pas, ainsi que je le disais, toujours bien apparents. Ces malades n'ont pas encore franchi la limite où l'hérédité morbide se traduit par des caractères d'une signification absolue. En d'autres termes, les états maladifs de leurs ascendants ne se sont pas encore assez accumulés et résumés dans leur personne pour que l'on puisse les classer parmi les dégénérés proprement dits. Mais si, chez ces derniers, le type maladif est plus accentué, au point de vue des caractères physiques, on a pareillement un puissant élément de diagnostic dans les différences qui existent entre leurs idées, leurs penchants, leurs habitudes, leurs instincts, et selon qu'ils appartiennent à telle variété maladive ou à telle autre.

L'état de crétinisation ou d'alcoolisme des parents, les influences exercées sur la santé des individus par la constitution géologique du sol, par la mauvaise alimentation, par les industries nuisibles, etc., impriment à leurs descendants des caractères typiques spéciaux, tant au point de vue physique qu'au point de vue moral. J'en pourrais dire autant des mariages consanguins et d'une foule d'autres causes.

Telles sont les considérations qui m'ont engagé à étudier d'une manière plus spéciale les lois de la formation du type dans les variétés dégénérées, avec l'espoir de faire avancer la science de l'anthropologie morbide.

Les études de ce genre ne peuvent se passer de descriptions iconographiques. Je publie, en conséquence, une série de types nouveaux, et mes recherches ultérieures sur ce sujet seront corroborées par le même procédé.

Explication des Planches.

PLANCHE Nº 1.

ÉTAT NÉVROPATHIQUE DES ASCENDANTS. — TROIS SŒURS ALIÉNÉES. — RAISON DES DISSEMBLANCES DE L'ORDRE INTELLECTUEL, PHYSIQUE ET MORAL.

Cette planche représente trois sœurs, issues toutes trois de parents dont la santé laissait beaucoup à désirer, quant à ce qui concerne l'intégrité des fonctions nerveuses. Sans avoir été précisément aliéné, le père passait pour hypocondriaque, et l'hypocondrie des ascendants est une des névroses dont la transformation s'observe le plus fréquemment chez les descendants, en ce sens que l'état névropa-

ÉTAT NÉVROPATHIQUE DES ASCENDANTS.

Trois sœurs aliénées. Raison des dissemblances de l'ordre intellectuel, physique et moral.

FÉCONDITÉ BORNÉE.

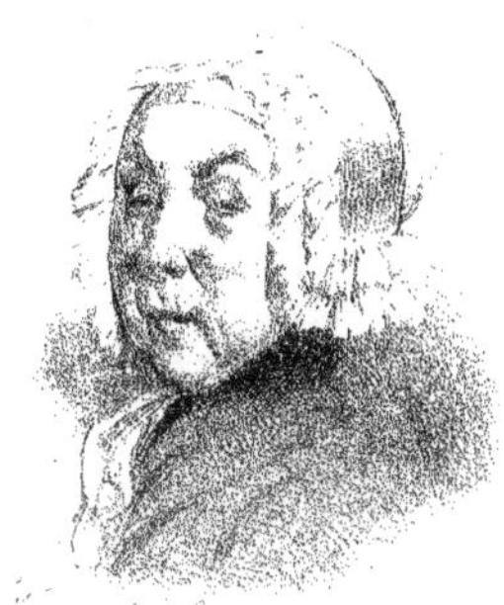

1. Caroline .... ? ans.
Intelligence plus excentrique
Délire des grandeurs

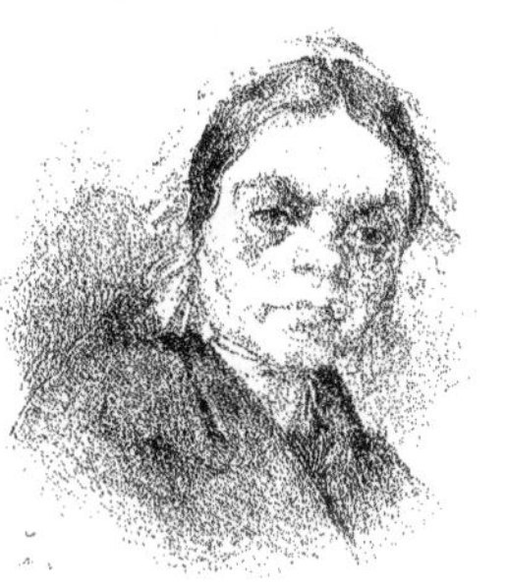

2. Alexandrie .. 45 ans
Mal intentionné. Tendances méchantes
Caractère dangereux

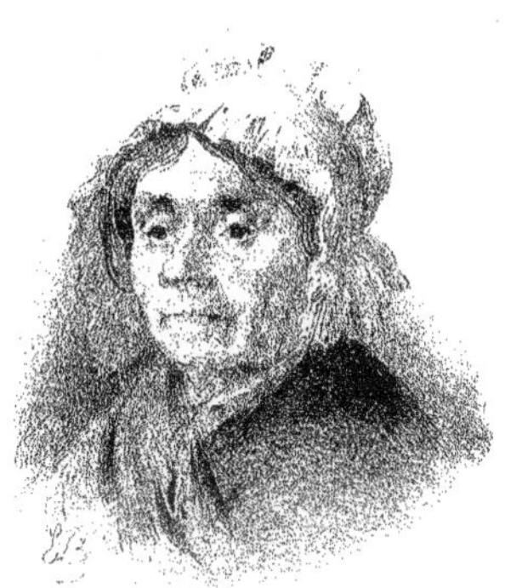

3. Victoire ....57 ans.
Intelligence très ordinaire.
Conservation des sentiments.

Paris, chez J. Baillière et Masson

thique de ces derniers offre souvent les caractères d'une véritable aliénation mentale.

« La mère des trois sœurs était sujette à cet état de surexcitation, d'éréthisme nerveux que nous savons, dit M. le Dr Moreau, de Tours, être si favorable au développement de la folie héréditaire (1). »

Dans un travail antérieur (2), j'ai fixé l'attention sur deux modes particuliers de transmission héréditaire. J'ai décrit l'hérédité *à forme similaire* et l'hérédité à *forme progressive,* ou, si l'on préfère, l'hérédité avec transformation chez les descendants du type maladif des ascendants.

L'hérédité à forme absolument similaire est rare en raison de cette espèce d'oscillation qui s'établit entre les éléments destinés à la création du type dans l'espèce, et qui fait que c'est tantôt le père et tantôt la mère qui apporte son contingent de régénération ou de décadence à cette même création. Il est cependant une forme de vésanie qui se transmet souvent avec ses caractères constitutifs, c'est la *folie suicide*. On a des exemples nombreux de familles qui ont disparu par suicide, et souvent les enfants se sont donnés la mort volontaire à la même époque et de la même manière que leurs parents. J'ai cherché bien souvent, sans pouvoir y réussir, à résoudre ce terrible mystère de psychologie morbide.

L'hérédité avec transformation chez les descendants du type maladif des ascendants est évidemment la plus fréquente. Ceci explique pourquoi il n'est pas rare de rencontrer dans une même famille tous les types des affections nerveuses, depuis la plus simple excentricité de caractère jusqu'à cet état de dégénérescence désigné sous le nom *d'idiotie.*

Les causes de ces différences doivent être recherchées dans les dispositions névropathiques elles-mêmes des ascendants. Les individus névropathisés sont des êtres excessivement mobiles et changeants. Il est dans la nature de la névrose dont ils sont affectés de les rendre tributaires des transformations les plus grandes dans leur état intellectuel, moral et physique. Il n'est donc pas étonnant que les enfants, dont la conception s'est opérée sous des influences morbides aussi diverses, présentent également de grandes différences, non-seulement au point de vue intellectuel et moral, mais au point de vue physique ; et ce fait explique encore pourquoi, dans une même famille, les facultés exceptionnelles d'un ou de plusieurs des enfants font un pénible contraste avec l'état d'infériorité des autres.

(1) Dr Moreau, de Tours : *La psychologie morbide dans ses rapports avec la philosophie et l'histoire,* p. 513.

(2) *Des caractères de l'hérédité dans les affections nerveuses,* par le Dr Morel. *Archives générales de médecine,* septembre 1859.

Les trois sœurs représentées dans la planche nº I sont une des preuves confirmatives de cette loi d'hérédité morbide.

La première a une intelligence plus complète que celle de ses sœurs, et son état hypochondriaque primitif s'est changé en délire des grandeurs.

La deuxième est un être excessivement borné, d'un naturel fantasque et méchant, au type physique disgracieux et à la tête mal conformée. Comparée à ses sœurs, cette femme est déjà bien plus dégénérée. — Les éléments morbides d'hérédité sont chez elle plus *accumulés*.

La troisième, sans avoir l'intelligence bien développée, a cependant des facultés affectives dont on trouve à peine le germe chez ses sœurs. Elle n'a pas de délire prédominant, mais elle eût été incapable, en raison de son caractère pusillanime et sujet à des terreurs étranges, de vivre sans soutien et sans tutelle dans le monde extérieur. Livrée à elle-même, elle se fût abandonnée spontanément, sans conscience, sans discernement, à des actes compromettants et d'une nature pour ainsi dire instinctive. C'est là encore un des caractères de l'hérédité morbide chez les enfants aliénés héréditaires ; ils ont des impulsions qui ne sont pas raisonnées. Ils ont des périodicités fatales avec manifestation d'actes extravagants que la raison ne domine plus, et qui semblent être amenés par une force aveugle indépendante de la volonté.

Les dissemblances physiques, chez les trois sœurs, ne sont pas moins remarquables que les dissemblances intellectuelles et morales. On chercherait en vain chez elles les traits caractéristiques de ce que l'on appelle vulgairement *un air de famille*. On dirait plutôt qu'elles sont issues de trois familles différentes. J'ai connu un des frères de ces trois femmes ; il n'avait avec elles aucune ressemblance, et son intelligence était, au contraire, très remarquable.

De ces faits on peut déduire les conclusions suivantes :

Les dissemblances excessives entre les caractères de l'ordre intellectuel, moral et physique, chez les enfants issus des mêmes parents, suffisent pour faire soupçonner chez ces derniers l'existence de certains états névropathiques bien définis.

Cette appréciation, à première vue, peut paraître exagérée, mais j'ai eu de nombreuses occasions de constater sa vérité. J'espère pouvoir en fournir ultérieurement d'autres démonstrations plastiques.

Un exemple, entre beaucoup d'autres du même genre, prouvera comment, par la simple observation des dissemblances de l'ordre intellectuel, physique et moral chez les enfants issus d'un même lit, on arrive à être fixé sur le point de départ des anomalies qu'ils présentent.

M. X... était un hypocondriaque avec tendance au suicide et d'une intelligence moins qu'ordinaire. Son frère lui était supérieur par les facultés intellectuelles et affectives. Chez l'un et l'autre la

MAUVAISES CONDITIONS MORALES DES ASCENDANTS. — TENDANCE A L'IVROGNERIE.

Manifestation du même Type, des mêmes dispositions intellectuelles et morales chez les descendants.

FÉCONDITÉ BORNÉE.

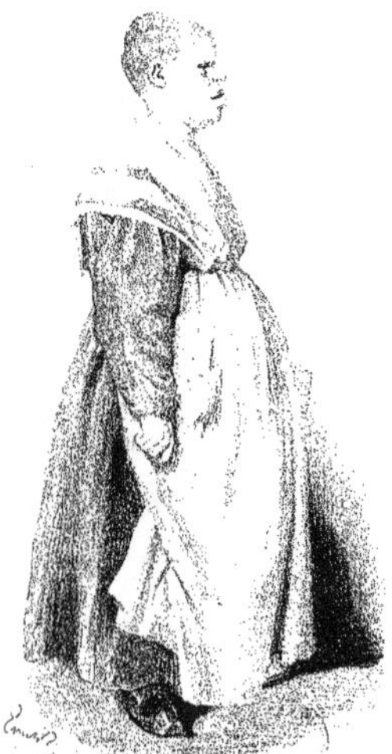

1. Victoire . . 22 ans.
Arrêt de développement intellectuel. Mauvais instincts.
Tempérament scrofuleux. Taille limitée.

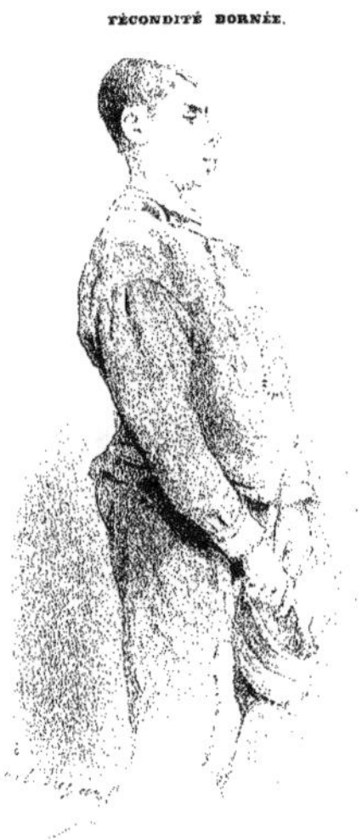

2. Charles . 18 ans.
Arrêt de développement intellectuel. Mauvais instincts.
Tempérament scrofuleux. Taille limitée.

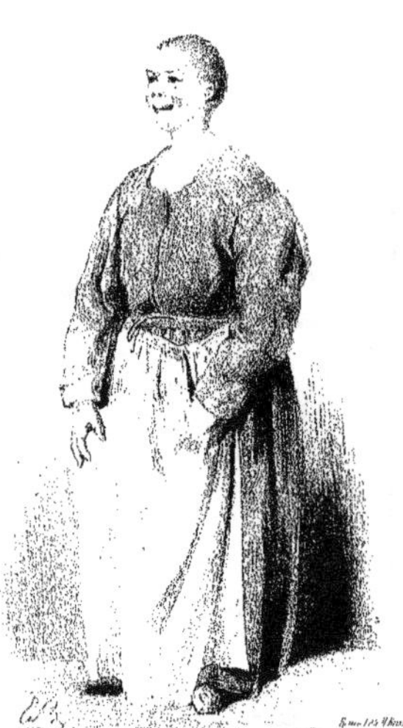

3. Victoire . 21 ans.
Arrêt de développement intellectuel. Mauvais instincts.
Tempérament scrofuleux. Taille limitée.

forme de la tête tenait de la constitution rachitique. Une sœur ressentait les phénomènes de l'hystérie la plus complexe qui se puisse imaginer, et sa préoccupation était de devenir folle. Une autre sœur était très intelligente, mais possédait dans sa plénitude les caractères du tempérament nerveux. Elle a un enfant très intelligent, mais malingre et nerveux. Une troisième sœur, d'un tempérament lymphatique et scrofuleux, était goîtreuse. Elle a été mariée à un homme ruiné par la débauche et par les excès alcooliques. Des trois enfants issus de ce mariage, l'aîné, assez intelligent, est mort presque subitement à dix-sept ans. La deuxième, fille d'une certaine capacité intellectuelle, est goîtreuse. La troisième, est une crétine confirmée (Asténogène de M. Baillarger). Entre les cinq individus composant cette famille, il est impossible d'établir la moindre analogie dans la ressemblance physique, pas plus que dans le tempérament, le caractère, les habitudes et les mœurs.

J'ai parlé, dans mes considérations préliminaires, du peu de viabilité des enfants dont l'existence est entachée par l'hérédité morbide, de la moyenne plus limitée de la vie chez les adultes, et de la promptitude avec laquelle ils succombent sous l'influence de la moindre maladie intercurrente. La famille des trois sœurs représentées dans la planche n° 1 en est un exemple frappant. De douze enfants, quatre seulement sont survivants ; les uns sont morts à la suite de convulsions dans leur jeune âge ; les autres ont succombé à des affections cérébrales spéciales (méningite, apoplexie). Une seule s'est mariée (Geneviève n° 1, *délire des grandeurs*.) Il ne lui reste qu'un enfant d'une intelligence très ordinaire, d'un caractère bizarre, et qui n'a jamais osé venir voir sa mère à l'asile dans la crainte de devenir fou.

PLANCHE II.

MAUVAISES CONDITIONS MORALES DES ASCENDANTS. — IVROGNERIE. — MANIFESTATION DU MÊME TYPE, DES MÊMES DISPOSITIONS INTELLECTUELLES ET MORALES CHEZ LES DESCENDANTS.

Fécondité bornée.

Dans le tableau n° 1, nous ne trouvions pas entre les trois sœurs issues du même père et de la même mère la moindre ressemblance. Dans le tableau n° 2, au contraire, nous remarquons une certaine similitude dans les formes physiques. Les têtes irrégulières de ces trois sujets, leurs lèvres lippeuses, la désharmonie dans l'ensemble de leurs formes extérieures établit entre eux un lien de parenté purement pathologique. Cette parenté de l'ordre maladif est complétée par les mêmes dispositions intellectuelles et morales.

Il serait plus juste de dire que l'on ne trouve chez eux aucun élément d'amélioration intellectuelle et morale. L'aptitude pour apprendre quelque chose n'a jamais existé ; il n'y a jamais eu que des manifestations d'instincts mauvais qu'il fallait réprimer et qui ont fait de ces malheureux individus des êtres dangereux lorsqu'ils sont livrés à eux-mêmes.

Les enfants conçus dans l'état d'alcoolisme des parents nous offrent les caractères les plus frappants des transmissions héréditaires de mauvaise nature (1). Voici comment je m'en expliquais dans mon *Traité des dégénérescences :* « Si l'imbécillité congénitale, l'idiotie sont les termes de la dégradation chez les descendants d'individus alcoolisés, un grand nombre d'états intermédiaires se révèlent à l'observateur par des aberrations de l'intelligence et par des perversions tellement extraordinaires des sentiments, que l'on chercherait en vain la solution de ces faits anormaux dans l'étude exclusive de la nature humaine déviée de son but intellectuel et moral (2).» Il importe de faire la part de l'influence exercée sur la constitution des parents par l'agent toxique.

L'étude de la formation du type dans les variétés dégénérées nous apprend la corrélation intime qui existe entre la nature de la cause et la nature de la dégradation intellectuelle, physique et morale qui en est la conséquence. J'ai eu l'occasion d'observer bon nombre d'enfants nés de parents qui avaient l'habitude de s'alcooliser, et j'ai remarqué que l'élément morbide qui dominait la situation et qui imprimait à l'organisme son cachet maladif spécial était *l'élément convulsif.* Beaucoup d'enfants nés dans les circonstances que je décris meurent de convulsions ou deviennent épileptiques. Quant à ceux qui ne sont pas *frappés d'épilepsie*, ils se signalent par un tel abaissement intellectuel, par de telles perversions des sentiments, avec manifestation d'actes dangereux qui dénotent une si grande irritabilité et une absence tellement complète de sens moral, qu'on peut dire de ces êtres dégénérés qu'ils ont *le caractère* ou *le tempérament épileptique.*

Je vais citer un fait qui prouve qu'avec la connaissance exacte des caractères propres aux différentes variétés des dégénérés, il est possible parfois de remonter de l'effet à la cause.

Une dame m'amenait un jour son fils, un jeune homme de trente ans, qui avait depuis sa première enfance fait la désolation de sa famille. Dès l'âge le plus tendre, il s'était montré indocile, indomptable. Son éducation intellectuelle avait été nulle par défaut d'aptitude au

---

(1) Voir mon *Traité des dégénérescences,* pag. 80 et 113, dans un chapitre spécial : *Dégénérescences héréditaires chez les enfants issus de parents alcoolisés.* J'ai cité plusieurs observations qui tendent à confirmer mes idées à ce sujet.

(2) *Traité des dégénérescences,* p. 80.

travail, et tous les moyens avaient été incapables pour réprimer ses mauvaises tendances morales. Cet enfant avait des dispositions instinctives pour l'incendie et le vol. Plus tard, il se livra à l'alcoolisme d'une manière effrayante, et ses dispositions au vagabondage le firent condamner plusieurs fois à la prison. Il était en un mot la honte et le fléau d'une famille respectable. Au point de vue du type physique et moral, il faisait contraste avec ses trois frères et ses quatre sœurs qui tous avaient conquis, grâce à leur travail, des positions honorables. Sa tête était mal conformée, il avait des tics convulsifs des muscles de la face, et ses lèvres lippeuses dénotaient un être inférieur de la catégorie de ceux représentés dans cette planche. Je n'hésitai pas à déclarer à la mère que dans mon opinion, son enfant avait été conçu dans des conditions anormales, et que sa constitution physique ainsi que son état intellectuel et moral dénotaient des conditions maladives chez ses ascendants. Après bien des hésitations, cette malheureuse mère finit par m'avouer que son enfant était le fruit d'une union adultérine, et que son père était un homme qui était mort par suite d'excès alcooliques.

Je pourrais citer plus d'un exemple où l'état de dégénérescence d'un enfant dans une famille reconnaissait une cause qui n'avait pas pesé sur les autres enfants de la même famille. Mais, sans avoir besoin de chercher toujours la raison du phénomène dans une *cause adultérine*, il arrive qu'à certaines époques de leur existence la condition morale des parents reçoit une atteinte funeste. De sobres qu'ils étaient, ils deviennent intempérants et se livrent aux plaisirs de la table. J'ai remarqué ce changement dans les habitudes et les mœurs, chez des individus qui s'étaient enrichis et qui avaient cherché dans une vie de plaisirs matériels à compenser les privations qu'ils avaient dû s'imposer antérieurement. Il n'y a pas lieu alors de s'étonner que les enfants nés dans ces conditions subséquentes en subissent les conséquences funestes et soient si différents de leurs frères ou sœurs.

Les trois individus représentés dans la planche n° II appartiennent aux types les plus inférieurs de l'alcoolisme chronique des parents, et nous pouvons en déduire une conclusion qui se trouvera confirmée par des faits ultérieurs. *Dans les variétés inférieures des êtres dégénérés, on peut remarquer chez tous les individus qui composent ces variétés un type physique similaire, une certaine conformité de tendances intellectuelles et morales, une manifestation identique de caractère, de mœurs, de tempérament, d'instincts. Ces analogies établissent entre individus dégénérés sous l'influence des mêmes causes un lien de parenté pathologique (1).*

(1) L'influence, que l'alcoolisme doit exercer dans la Seine-Inférieure sur la viabilité des enfants et sur la formation d'une dégénérescence spéciale de la race, ressort de chiffres malheureusement trop significatifs. En 1859, d'après

PLANCHE III.

FAIBLESSE INTELLECTUELLE DES PARENTS. — INTERVENTION DE L'IN-
FLUENCE EXERCÉE PAR LA CONSTITUTION GÉOLOGIQUE DU SOL.

Fécondité continue.

J'ai fait représenter ces trois types dans le but principal de confirmer ce que j'ai dit précédemment à propos des inductions que l'on
peut déduire de la ressemblance intellectuelle, physique et morale
des individus.

Ces trois filles sont très semblables entre elles et n'ont aucune
analogie de ressemblance avec les individus de la planche II. Aussi
faut-il rechercher les causes de leur formation typique dans d'autres
éléments pathogéniques. Autant les autres sont dangereux par la
nature de leurs actes, autant celles-ci sont inoffensives. La concentration maussade des traits chez les descendants des alcoolisés, leur
irritabilité native sont remplacées ici par l'expansion des traits de la
face et par la disposition continuelle à rire.

Ces manifestations de joie bruyante et communicative sont propres
à la race crétineuse. Elles dénotent le caractère enfantin qui se conserve indéfiniment chez ces êtres dégénérés, quoique, dans des moments donnés, ils soient disposés à l'irritabilité, alors surtout qu'on les
contrarie.

Ces trois filles sont nées de parents faibles intellectuellement. La
mère d'Adélaïde X..., trente-huit ans, et de Justine X..., trente-deux
ans, était goîtreuse. J'ai déjà cherché à établir dans mes travaux
antérieurs que la formation du type crétin devait être étudiée dans
les altérations de constitution subies par les parents affectés de goître
dans les contrées où cette affection est endémique (1).

Dans une communication à l'Institut (séance du 4 juin 1860), où je
signalais cinq variétés ou catégories de crétins et de goîtreux, j'ai
décrit de la manière suivante les crétins représentés dans cette
planche III :

« Les crétins de cette catégorie sont capables de se reproduire...

une note officielle qui m'a été donnée dans les bureaux de la régie, la quantité
d'alcool consommé à Rouen (100,000 habitants), a été de 2,220,486 litres à
50 degrés. La proportion est plus considérable encore, eu égard à la population, pour Darnétal, Elbeuf, Caudebec, Sotteville et autres centres manufacturiers.

(1) *Archives générales de médecine,* numéro d'août 1863. *Du goître et du
crétinisme.*

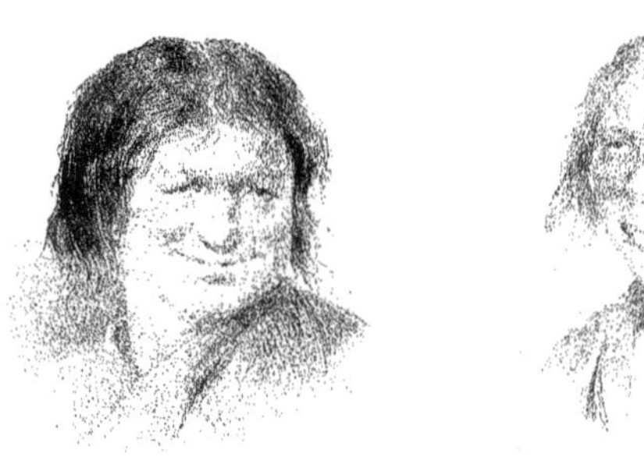

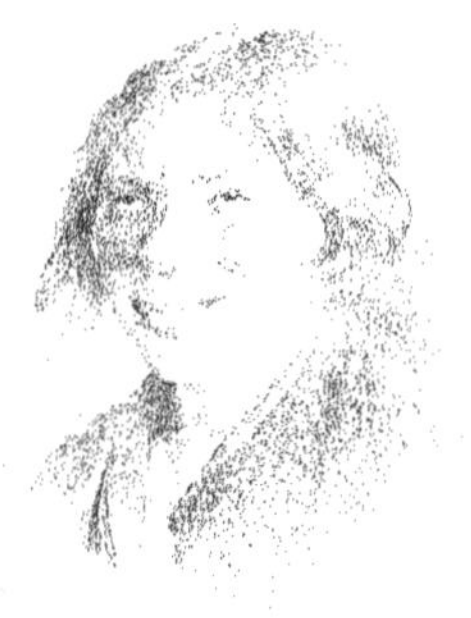

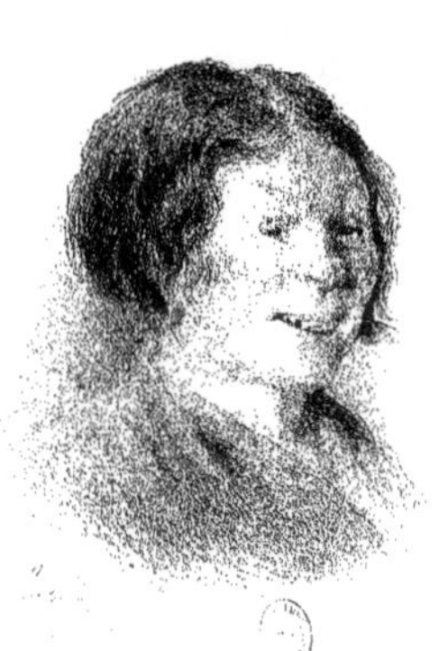

3 Justine ... 32 ans
Intelligence bornée. Caractère maussade.
Tempérament lymphatique.

FAIBLESSE INTELLECTUELLE DES PARENTS. INTERVENTION DE L'INFLUENCE EXERCÉR PAR L'INSUFFISANCE DE LA NOURRITURE. EXPRESSION IDENTIQUE DU TYPE PHYSIQUE. MÊMES DISPOSITIONS INTELLECTUELLES ET MORALES.

STÉRILITÉ.

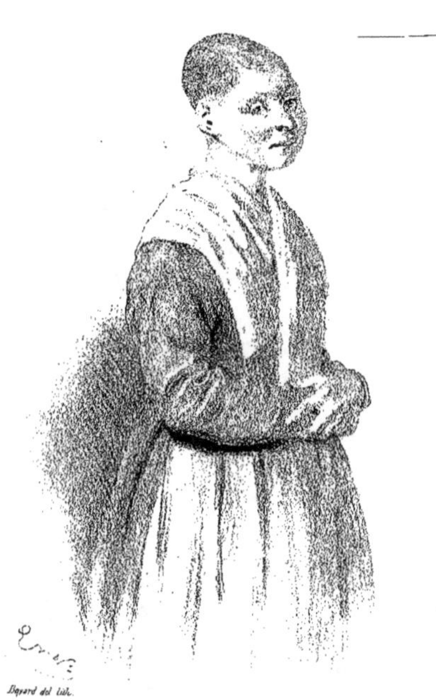

Bayard del lith.

1. Félicie.... 21 ans
Intelligence bornée, mais susceptible de perfectionnement.
Arrêt de développement des organes générateurs.

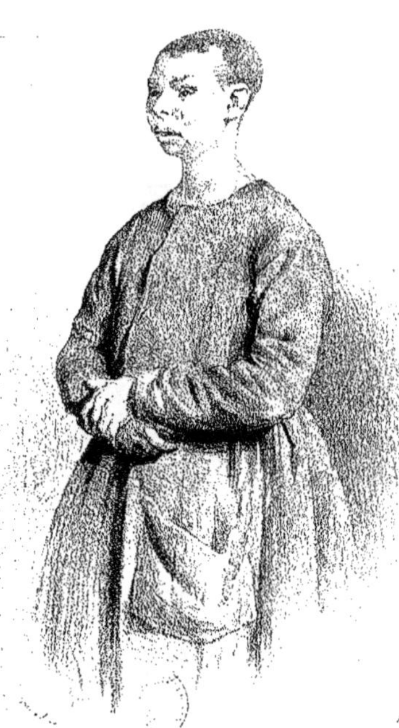

Kraem. Lith. H. Ni...

2. Victoire.... 22 ans.
Intelligence bornée, mais susceptible de perfectionnement.
Arrêt de développement des organes générateurs.

à Paris, chez J.B. Baillière et Victor Masson.

Ils ont la taille ordinaire des individus bien portants de la contrée où l'affection est endémique. Ils commencent cependant à se distinguer de ceux-ci par une conformation plus vicieuse du crâne. Ils ont souvent la tête aplatie à la partie postérieure et supérieurement, tandis qu'elle est très élargie latéralement... Ils offrent un développement plus grand des arcades zygomatiques, le nez est plus épaté, les lèvres plus grosses, le menton carré en raison du développement plus considérable du maxillaire inférieur; la distance de la racine du nez à la commissure des lèvres est plus grande, les os sont gros, les surfaces articulaires épaisses, dysharmoniques... Il y a généralement disproportion entre les extrémités supérieure et inférieure. La démarche est déjà incertaine et vacillante. Elle dénote un caractère de cette race. Le goître n'est pas toujours l'attribut des individus de cette catégorie... Ces crétins ne dépassent pas un certain niveau intellectuel... Ils sont susceptibles de bien peu de perfectionnement... La parole de plusieurs est lente et embarrassée. »

Je n'entre pas pour le moment dans d'autres détails sur la formation du type dans la race crétine, la plus importante de toutes en raison de ses variétés bien distinctes. Ce sera l'objet d'un travail particulier avec planches, M. le Dr Baillarger, ayant mis généreusement à ma disposition des types fort remarquables qu'il a rapportés de son voyage en Savoie; mais cette contrée n'est pas la seule qui nous offre des *specimen* de ce genre. Les trois types de la planche III appartiennent à la Normandie, et j'en produirai d'autres, plus significatifs encore, appartenant à la même région.

PLANCHE IV.

FAIBLESSE INTELLECTUELLE DES PARENTS. — INTERVENTION DE L'INFLUENCE EXERCÉE PAR L'INSUFFISANCE DE LA NOURRITURE, PAR LA MISÈRE. — EXPRESSION IDENTIQUE DU TYPE PHYSIQUE. — MÊMES MANIFESTATIONS INTELLECTUELLES ET MORALES.

Stérilité.

Les premières observations *d'anthropologie morbide* que j'ai pu faire dans la Seine-Inférieure m'ont fait connaître une décadence particulière de la race, qui doit se retrouver avec des caractères plus ou moins identiques dans les pays manufacturiers.

J'avais souvent été frappé de la disproportion extrême qui existait entre la constitution physique des enfants et leur âge réel. Plus d'une fois il m'est arrivé de donner huit ou dix ans à des enfants qui en avaient quinze ou seize, et des jeunes gens de quinze ou vingt ans nous offrent souvent le type d'enfants de quatorze ou quinze ans. Cet arrêt de développement se représente trop souvent dans cette contrée pour ne pas tenir à une cause générale. On peut en avoir malheureusement la preuve dans les tableaux de recensement pour exemptions du service militaire. Dans les tableaux que j'ai relevés de 1850 à 1859, j'ai constaté que sur 19,778 individus réformés il s'en est trouvé 7,894 désignés sous le titre de *defaut de taille* et de *faiblesse de constitution*, 1,932 sous la désignation un peu vague de *infirmités diverses*.

Il est incontestable que l'alcoolisme joue un rôle important dans la manifestation de ces infirmités, surtout si on fait attention que l'épilepsie et autres affections convulsives augmentent dans une proportion notable les cas d'exemption ; mais en dehors de cette cause spéciale, j'ai pu me rendre raison de l'arrêt de développement des enfants, rien qu'en rattachant la dégénérescence de ces derniers à l'état d'étiolement des parents, déterminé par l'insuffisance de la nourriture en dehors des excès alcooliques proprement dits. Tels parents avaient eu huit, dix et jusqu'à seize enfants, un ou deux seulement survivants, malingres, rachitiques et présentant les attributs physiques des deux jeunes filles de la planche IV : tête petite, insuffisante, fuyant en arrière, développement tardif de la puberté et parfois, comme dans ces deux cas extrêmes, *stérilité absolue*. Si on interroge les parents sur le genre de maladies auxquelles ont succombé leurs enfants, ils répondent qu'ils seraient embarrassés de le dire : *c'est comme une espèce de langueur, la nourriture ne leur profite pas.... ils vomissent ou sont soumis à des flux de ventre....* Quant à ce fait que *la nourriture ne leur profite pas,* on en a la preuve chez les enfants des crèches qui, malgré la bonne nourriture qui leur est donnée, sont enlevés dans une proportion effrayante par un état général de marasme, *cachexie de la misère* (1).

« Victoire, vingt-deux ans, est née d'un père peu intelligent. Son aïeule paternelle est morte dans une sorte d'idiotisme. Le fils de cette femme (de notre jeune dégénérée) était une espèce d'idiot inoffensif, et reconnaissant envers ceux qui soulageaient sa misère. Les sœurs de la petite Victoire sont employées dans une usine, mais ne gagnent presque rien en raison de leur peu d'intelligence. Les parents sont très pauvres et vivent misérablement. Cela ne tient pas à l'ivrognerie, mais à leur manque d'intelligence qui ne leur permet pas de subvenir aux besoins les plus pressants de l'existence, et par conséquent de se

---

(1) Dans un travail des plus intéressants : *Etudes sur la mortalité des enfants de la ville de Rouen, en général, et spécialement dans les divers éléments de la population,* M. le Dr L. Duménil a fait ressortir les causes principales de cette mortalité. Je ne signalerai que ce fait significatif : à Rouen, sur 10,000 enfants de moins d'un an, il en meurt annuellement 5,940. Pour Bordeaux, la proportion est, d'après le Dr Marmisse, de 25 à 26 0/0. La différence est donc de plus du double au désavantage de Rouen.

nourrir convenablement (renseignements fournis par le curé de la paroisse). »

Ainsi nous voyons que, dans la situation de la jeune Victoire, des éléments complexes ont concouru à sa dégénérescence. Nous constatons non-seulement la misère des ascendants, mais leur état d'idiotisme. Aussi ne faut-il pas s'étonner qu'il n'existât chez-elle aucun indice de puberté. C'est ce que l'autopsie nous a révélé, car cette fille est décédée à l'asile.

Voici quelques-uns des principaux résultats de cette autopsie. Nous avions surtout intérêt à examiner le squelette, parce que dans d'autres circonstances déjà nous avions remarqué que chez les dégénérés de cette catégorie l'ossification était tardive et souvent incomplète.

Clavicule. — Le point osseux de l'extrémité sternale n'est point ossifié; il est à l'état cartilagineux, ce qui, dans l'état normal, n'existe plus de seize à dix-huit ans. (Cruveilhier, *Ostéologie*).

L'apophyse coracoïde est soudée avec le reste de l'os. Les angles inférieurs sont cartilagineux.

Cavité olécranienne. — Elle est ossifiée, mais tellement amincie, qu'une légère pression du doigt suffit pour la briser.

Crâne. — Le tissu osseux des fontanelles est bien marqué, mais l'épaisseur des os du crâne est inégale. Exposées au jour, certaines parties sont transparentes.

Cerveau. — Le cerveau est pâle, décoloré, il existe une grande dépression des lobes antérieurs en raison de la prédominance des bosses sous-orbitaires. Le cerveau, dans son ensemble, ne pèse que 1,007 grammes, bien moins que ce que représente le poids moyen de cet organe, même chez les déments. Il n'y avait pas inégalité entre les hémisphères, comme M. le Dr Follet en a trouvé des cas remarquables chez les épileptiques; j'ai eu occasion de constater le même phénomène (1).

Le cœur est pâle, flasque, décoloré, comme atrophié (85 grammes). Le calibre des vaisseaux est généralement moindre que dans l'état ordinaire.

Appareil de la reproduction. — Cette fille n'avait jamais été menstruée et l'autopsie nous révéla ce que nous soupçonnions déjà. L'arrêt de développement des ovaires et de l'utérus était complet. Ces organes n'étaient pas plus développés que chez une enfant de six ans (2).

(1) Chez une épileptique de vingt-deux ans, dégénérée au dernier degré, et qui mourut à la suite de ses accès répétés, j'ai constaté avec M. le Dr Mourlon, alors interne de l'asile de Mariville, une atrophie considérable de l'hémisphère gauche en rapport, du reste, avec la configuration du crâne.

(2) J'ai constaté des faits de ce genre chez de jeunes enfants dégénérés de l'âge de quatorze à dix-sept ans. Dans la maison des jeunes détenus de Rouen et de la prison de Gaillon, la plupart de ces enfants avaient été condamnés

Les causes de la dégénérescence de la jeune Félicie (21 ans) ne sont pas moins significatives. « Seulement, à la misère excessive des parents, il faut joindre des causes d'immoralité qui n'existaient pas chez les parents de Victoire. La mère est, du reste, peu intelligente et ses autres enfants sont des espèces d'imbécilles. » (Renseignements fournis par le curé de la paroisse). — Félicie est complètement stérile.

Cette variété de dégénérés a généralement des instincts moins dépravés que les individus appartenant à la descendance des alcoolisés. L'état intellectuel est considérablement diminué, il est vrai, mais ces êtres malheureux sont encore capables de quelques perfectionnements. Victoire et Félicie ont appris à lire assez passablement, et elles ont montré assez de discernement pour pouvoir faire leur première communion.— Un caractère, qui est commun aux dégénérés de cette catégorie, est un état d'affaiblissement général de l'intelligence, sans que l'on puisse remarquer chez eux aucun de ces faits de dispositions natives exceptionnelles et d'aptitudes singulières que l'on a remarqués chez quelques enfants dépourvus d'intelligence et de discernement. M. Voisin a désigné ces enfants sous le nom de *génies partiels*. Ces sortes de dispositions congénitales, ces aptitudes innées, qui n'ont pas été mises en relief par l'éducation, se retrouvent parfois chez les descendants de parents aliénés, qui eux-mêmes se sont signalés par quelques facultés exceptionnelles et surtout par une grande prédominance de la mémoire. J'ai appelé l'attention sur ce fait dans mon travail *sur les caractères de l'hérédité des maladies nerveuses :* « C'est instinctivement que quelques-uns calculent, retiennent un air de musique, dessinent, font preuve d'une mémoire prodigieuse..... Mais ces mêmes individus qui sont l'expression la plus saisissante de la dégénérescence, par suite de transmissions héréditaires complexes, n'inventent rien, ne perfectionnent rien ; ils sont purement instinctifs (p. 14). »

PLANCHE V.

TYPES DE TÊTES DÉFORMÉES DANS LA SEINE-INFÉRIEURE. — OREILLES DÉFORMÉES CHEZ LES DÉGÉNÉRÉS. — DÉFORMATIONS PATHOLOGIQUES. — DÉFORMATIONS ARTIFICIELLES.

Je me suis proposé, dans ce tableau, de porter l'attention sur les déformations artificielles du crâne et sur les déformations de cet organe par l'influence héréditaire maladive. Il importe que l'on ne

pour leurs mauvais instincts. Il y avait parmi eux des enfants naturels, des fils et petits-fils d'anciens condamnés dont le souvenir s'était parfaitement conservé dans l'établissement.

TYPES DE TÊTES DÉFORMÉES DANS LA SEINE-INFÉRIEURE.

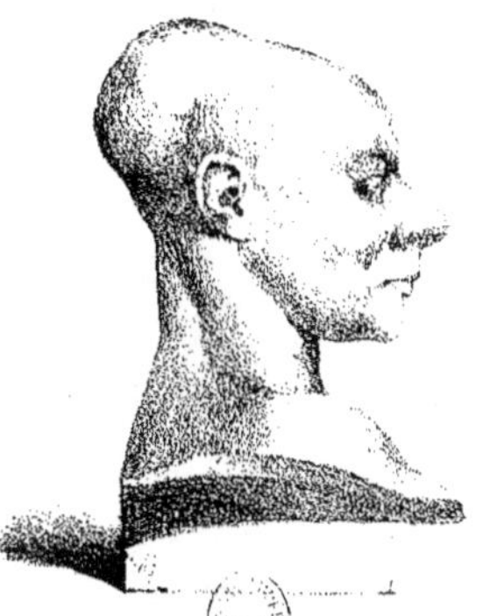

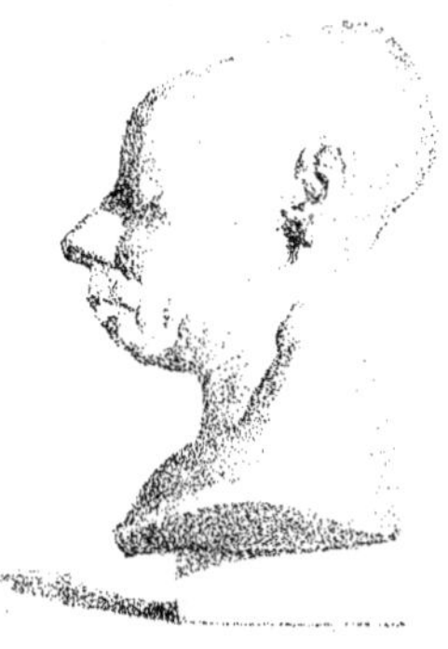

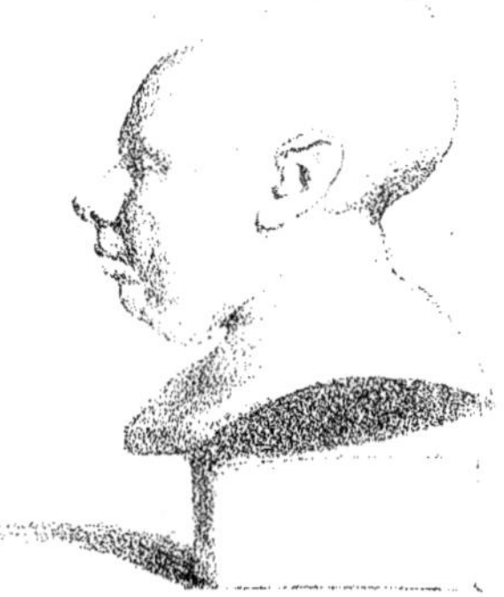

1. Intelligence très limitée.

2. Absence d'intelligence.

3. Absence d'intelligence.

OREILLES DÉFORMÉES CHEZ LES DÉGÉNÉRÉS.

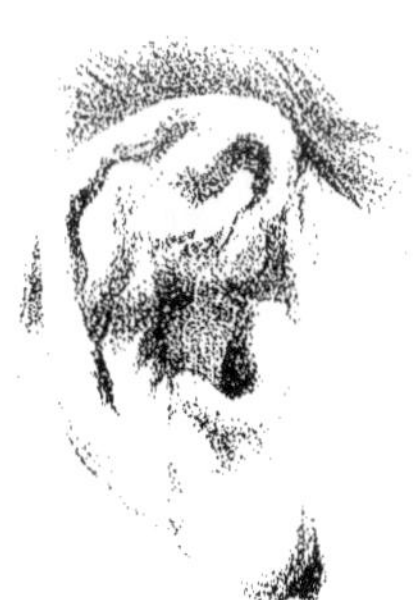

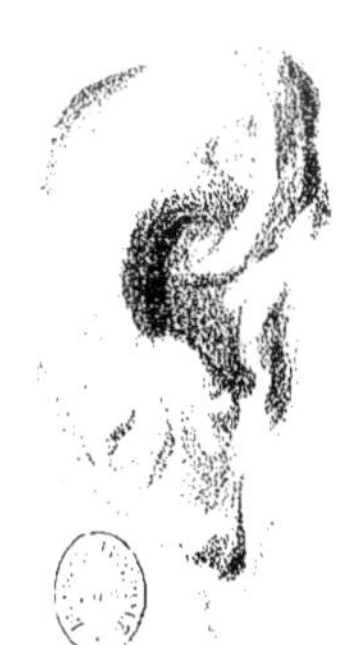

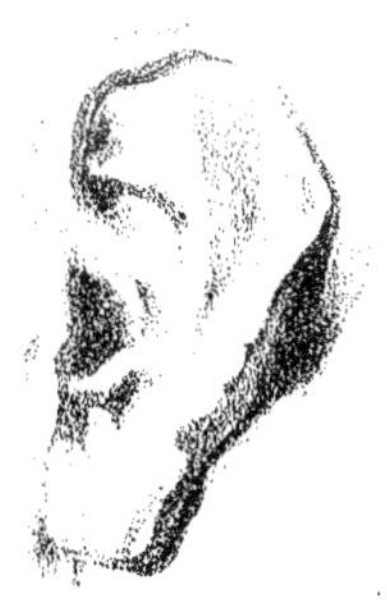

1. Oreille pathologiquement déformée.

2. Oreille congénitalement déformée.

3. Oreille congénitalement déformée.

Bayot d. del. lith. à Paris, chez J.B. Baillère et Victor Masson. Avenve, lith. H. Bossal

confonde pas ces deux ordres de faits, si l'on veut se faire une idée exacte de la formation du type dans les variétés dégénérées.

J'attache une importance secondaire aux conséquences que l'on a cherché à déduire de la mensuration des divers diamètres de la tête, dans leurs rapports avec la somme d'intelligence des individus. Je préfère puiser les éléments qui constituent les caractères des êtres dégénérés dans l'observation directe des faits pathologiques.

Les têtes pathologiques peuvent être réduites à un certain nombre de formes typiques, qui sont : 1° *la tête microcéphalique ;* 2° *la tête rachitique*, 3° *la tête asymétrique.*

Tête microcéphalique. — Représente une forme de tête qui, dans sa circonférence, ses différents diamètres, et conséquemment dans le poids de la substance cérébrale, est au-dessous de la tête normalement développée. Cette forme coïncide toujours avec l'absence ou l'abaissement considérable des facultés intellectuelles et affectives.

Deux éléments pathogéniques principaux président à la formation de ces sortes de têtes. 1° l'ossification prématurée des fontanelles ; 2° le défaut général de nutrition qui s'oppose, non-seulement au libre développement du crâne et du cerveau, mais qui se traduit encore par des arrêts de développement de l'organisme, et surtout par l'atrophie de l'appareil de la reproduction. Il se produit même sous cette influence de véritables monstruosités (voir planche IV. Les têtes des Aztecs, que j'ai eu occasion d'examiner il y a quelques jours, rentrent dans cette variété).

2° *Tête rachitique.* — La tête rachitique, ainsi que son nom l'indique, participe plus ou moins d'une maladie générale de l'organisme, qui affecte surtout le système osseux. L'élément rachitique n'est pas par lui-même un indice d'affaiblissement intellectuel, mais il est certaines formes de tête (celle de crétin par exemple) qui présentent l'expression la plus complète de certaines anomalies craniennes et cérébrales incompatibles avec une intelligence normale.

3° *Tête asymétrique.* — Cette tête se reconnaît, dit Virchow (1), à la simple vue qui permet de constater l'exagération de certaines parties aux dépens des autres. Une des conséquences de ces asymétries est de donner à la face, ou si l'on veut à la physionomie, un type des plus disgracieux. Les déviations des arcades orbitaires et du maxillaire supérieur impriment aux sourcils, aux yeux, à la bouche une direction vicieuse qui place ces parties en désharmonie complète les unes vis-à-vis les autres.

Le toucher complète l'idée que l'on peut se faire de ces sortes de

<hr>

(1) *Virchow. Untersuchungen über die entwicklung,* etc., ou recherches sur le développement du crâne dans l'état de santé et dans l'état de maladie, et de l'influence de ces causes sur la forme du crâne, sur la physionomie et sur la structure cérébrale. Berlin, 1857.

têtes, dont les proéminences heurtées et les enfoncements exagérés demandent à être reproduits par la photographie, ou d'une façon plus plastique encore par le moulage. Tantôt des proéminences anguleuses se rencontrent à la place des fontanelles, tantôt des enfoncements en forme de gouttières semblent partager les os de la tête en deux parties égales.

Les êtres dégénérés, désignés sous les noms *d'imbécilles et d'idiots*, présentent de nombreuses variétés de ces sortes de tête sans que l'on puisse cependant établir d'une manière absolue que toutes les têtes asymétriques appartiennent à des individus dépourvus d'intelligence. L'histoire infirmerait cette opinion si on la soutenait dans ses conséquences absolues.

Si maintenant on veut comparer à ces têtes pathologiques les types de têtes déformées dont j'ai donné les *specimen* dans la planche V, on ne pourra rapporter ces dernières à aucune des descriptions pathologiques ci-dessus désignées.

La raison de cette différence a été donnée par M. le Dr Foville en 1834 dans son ouvrage intitulé : *Déformation du crâne résultant de la méthode générale de couvrir la tête des enfants dans la Seine-Inférieure.* J'ai pu constater la justesse des observations de M. le Dr Foville, et les *specimen* qui existent à l'asile de St-Yon en 1863 sont absolument semblables à ceux que mon honorable et savant prédécesseur a figurés en 1834 dans son ouvrage avec figures.

Les degrés de ces sortes de difformités sont nombreux, et c'est là ce que l'on peut remarquer, non-seulement dans nos hospices, mais dans les réunions publiques où l'observateur ne manque pas d'être frappé par la vue de quantités de formes de têtes disgracieuses.

Si je voulais transporter cette question des déformations artificielles sur le terrain des influences qui en résultent pour le développement des facultés intellectuelles, je serais entraîné trop loin, mais je n'abandonne pas pour cela un sujet aussi intéressant pour mes *Etudes sur la formation du type dans les variétés dégénérées.*

Je me contenterai de dire qu'à l'exception de MM. d'Orbigny et Morton, qui ne font aucune allusion à l'état des facultés intellectuelles et affectives, mais qui signalent certains peuples à *têtes déformées* comme remarquablement vigoureux et agiles, les autres anthropologistes sont unanimes à reconnaître les inconvénients de pareilles pratiques. La mortalité des enfants nouveau-nés est énorme chez les peuples indiens où règne la méthode de déformer la tête, et les cas d'imbécillité, d'idiotie sont loin d'être rares chez ceux qui survivent. Les voyageurs les plus dignes de foi ont constaté la fréquence de l'apoplexie, et ils n'hésitent pas, en présence de la profonde déchéance intellectuelle et des instincts de férocité de quelques-unes des tribus du Pérou, des Andes, de l'Amérique du Nord et de la Polynésie. d'attribuer ces phénomènes à la méthode irrationnelle de comprimer les têtes des enfants au point de leur imprimer les formes les plus bizarres (1).

Est-il possible d'admettre que la déformation artificielle du crâne constitue une forme de tête dont le type se transmet par héritage et devient ainsi le caractère distinctif de certaines races ? C'est là une question réservée et dont je n'ai pas encore réuni tous les éléments. Tout ce que je puis dire, c'est que ces méthodes irrationnelles ne contribuent pas peu à la production de certaines affections cérébrales, et doivent rentrer dans l'ordre des causes qui produisent des dégénérescences dans l'espèce.

Oreilles déformées. — Quelques remarques sur la déformation des oreilles termineront ce que j'ai à dire pour le moment sur le sujet que je traite.

Les déformations des oreilles se rencontrent très fréquemment. Je ne veux pas induire de là que ce phénomène soit un indice de dégénérescence, mais il est rare qu'il ne se rattache pas à l'existence de l'état névropathique des ascendants.

Constatons d'abord que l'oreille subit deux sortes de déformations : 1° la déformation pathologique par suite de l'œdème de l'oreille chez les paralysés généraux (planche V, n° 1) ; 2° la déformation congénitale dont il y a plusieurs *specimens*, depuis l'insymétrie de ces organes, leur vicieuse implantation jusqu'à l'atrophie, et dans quelques cas l'effacement complet des différentes parties désignées sous les noms de : *helix, anti-helix, tragus* et *anti-tragus.*

Quant à ce qui constitue la forme, il en en est qui, par leur grandeur ou leur petitesse exagérée, sont en disproportion avec les autres parties de la face et impriment à la physionomie un type disgracieux.

Il est des oreilles qui, par la diminution des lobules, sont presque arrondies ; il en est d'autres qui, par le développement exagéré de cette dernière partie, ont une forme rectangulaire. Quelques-unes affectent la forme d'un triangle. Dans quelques cas, l'oreille se trouve éloignée de la tête et présente la forme d'une conque comme chez certains animaux.

Les déformations les plus ordinaires consistent dans l'aplatissement de l'oreille qui est amincie comme une feuille de papier. Le rebord

(1) C'est là ce qui a été constaté par M. Foville, et je ne puis que confirmer ses remarques. Le département de la Seine-Inférieure n'est pas le seul où de mauvaises habitudes hygiéniques amènent la déformation de la tête. L'ancien médecin de l'asile des Deux-Sèvres, M. le Dr Lunier, a fait sur ce sujet un travail des plus intéressants. Sur dix hommes qui lui ont offert la déformation caractéristique (déformation annulaire), il a trouvé : un idiot, deux imbécilles, deux épileptiques et cinq déments. Dans ce département, comme du reste dans celui de la Seine-Inférieure, les femmes présentent plus souvent que les hommes la déformation du crâne. M. Lunier l'a rencontrée trente-huit fois chez quatre-vingts femmes !

de l'helix disparaît plus ou moins. Chez quelques-uns, le pavillon est excessivement mince, aplati, transparent.

Enfin, la difformité la plus extraordinaire, mais la plus rare, est la disparition complète de l'oreille qui n'est plus représentée que par un lobule rudimentaire. J'ai rencontré un cas très curieux de ce genre chez un pensionnaire de l'asile d'Earlswood, en Angleterre, destiné à l'éducation des idiots et des crétins.

CONCLUSIONS.

La prédominance de tel ou tel élément pathologique chez les ascendants préside à la *formation du type* chez les descendants. Il en résulte que les individus appartenant aux variétés maladives dans l'espèce présentent en général des caractères de l'ordre intellectuel, physique et moral qui révèlent leur origine et permettent leur classement.

Le type rachitique des crétins s'explique par la prédominance du tempérament cachectique et scrofuleux des ascendants, qui, le plus ordinairement, sont goîtreux.

Les enfants nés sous l'influence de l'état d'alcoolisme des parents subissent les conséquences de l'état convulsif suivi de stupeur que détermine l'alcool chez ceux qui en font abus. L'épilepsie, l'hystérie, l'imbécillité et les infirmités, suite d'affections convulsives du jeune âge, se rencontrent fréquemment chez les enfants des alcoolisés. L'abaissement profond de l'intelligence, les tendances le plus instinctivement mauvaises ne se rencontrent que trop souvent chez ces êtres dégénérés qui se signalent encore par de vicieuses conformations du crâne, par un front bas et déprimé, par des lèvres lippeuses (planche II).

La cachexie déterminée par la misère et par l'insuffisance de la nourriture se révèle chez les descendants par des arrêts de développement dans l'organisme en général et dans certains appareils organiques en particulier. La puberté est tardive et incomplète. Dans quelques cas, la stérilité est le fait final qui indique l'extinction de la race (planche III).

Les grandes dissemblances de l'ordre intellectuel, physique et moral, entre enfants nés du même père et de la même mère, fixeront l'attention dans l'étude de la formation du type chez les variétés dégénérées.

Les parents névropathisés sont soumis à des phases d'excitation et de dépression; la nature de leur affection comporte des évolutions morbides d'une nature déterminée; aussi les enfants qui naissent sous des influences maladives aussi variées, seront très différents les uns des autres (planche I).

Lorsque dans une famille on rencontrera des organisations d'élite faisant contraste avec des organisations défectueuses, on devra se tenir en garde contre certaines conditions d'hérédité morbide léguées par les ascendants. Les excentricités de caractère, les aptitudes spéciales mais limitées, certaines formes vicieuses de la tête, les bizarreries, les originalités, les tics particuliers sont en général l'indice de conditions névropathiques chez les ascendants susceptibles à leur tour de se transformer chez les descendants, lorsqu'il n'existe aucun élément régénérateur capable de modifier l'hérédité dans une évolution progressive. Au contraire, lorsqu'une variété maladive dans l'espèce s'est constituée, grâce à l'accumulation de l'hérédité, on peut affirmer qu'un des caractères essentiels des conditions qui composent cette variété, est *la similitude du type physique*. Le niveau intellectuel est à peu près le même chez les individus. Ils ont les mêmes tendances, les mêmes instincts plus ou moins dépravés. Ils sont unis par les liens d'une *parenté pathologique* (planche III).

On observe des faits du même genre dans les races inférieures de l'espèce humaine. Il existe chez les individus qui les composent des caractères qui, évidemment, ne sont pas le résultat des influences climatériques auxquelles Buffon et d'autres naturalistes ont fait jouer un si grand rôle. Mais ce n'est pas là un motif d'infirmer l'idée de l'unité de l'espèce.

L'anthropologie morbide est destinée à donner la raison de ces différences. Il est très probable que la loi, qui préside à la formation du type dans les variétés dégénérées, est la même en vertu de laquelle se sont constituées à grand peine des races misérables, qui se propagent avec difficulté et qui, en raison de leur fécondité bornée, sont destinées à disparaître.

DE LA

CONFRATERNITÉ MÉDICALE,

PAR M. LE Dr AVENEL ,
De Rouen.

La pièce de vers de M. le Dr Avenel repose sur une fiction ;
il suppose que :

« Dans les fouilles de Pompeï,
« Un papyrus latin, d'origine romaine,
« Echappé par miracle au souterrain domaine,

fut exhumé de la poussière des temps. C'est ce manuscrit
antique que l'auteur vient traduire devant le Congrès. On
était en pleine fête d'Hippocrate :

« Où vivant de l'autel, chacun venait débattre
« Les intérêts de tous au sénat érudit.

Un médecin (d'une humeur tant soit peu chagrine) se
lève, et expose ses griefs contre le corps dont il fait partie.
Après avoir tracé plusieurs portraits, il fait en ces termes
l'éloge de la confraternité :

« Plus de rivalités, ni de haine jalouse ;
« Dans nos cœurs bien unis sonnons l'accord parfait.
« Sachons scarifier nos torts par la ventouse ;
« De l'oubli, du pardon érigeons le bienfait ;
« Plus de coups ténébreux, de guerres intestines ;
« Suivons toujours les lois de la fraternité ;
« Plus de sourdes rumeurs, de luttes clandestines,
« Un mot d'ordre pour tous : *franchise* et *loyauté !*

LISTE

DES TRAVAUX ENVOYÉS,

Mais qui n'ont pu être lus au Congrès.

————

Le Congrès, dont la durée avait été d'abord fixée à trois jours, a été prolongé autant que les exigences de la profession l'ont permis; deux séances de trois heures ont été tenues chaque jour, cependant un certain nombre de travaux, quoique très importants, n'ont pu trouver la place qu'ils méritaient.

La Commission a pu, il est vrai, faire lire par quelques membres du bureau certains mémoires dont les auteurs étaient absents; mais après avoir reconnu qu'elle ne pourrait en faire autant de tous, elle a procédé par la voie du sort pour déterminer l'ordre à suivre.

Voici la liste des travaux auxquels le sort n'a pas été favorable :

M. le Dr Andrieux, de Brioude (Haute-Loire), directeur de l'établissement hydrothérapique d'Auvergne, membre de diverses Sociétés savantes de Paris, maire de Brioude, a envoyé un mémoire intitulé :

De la névralgie générale (ataxie locomotrice progressive), observations et réflexions sur la nature, le diagnostic et le traitement de cette maladie.

26

M. le Dr Caradec (Louis), de Brest, ancien chirurgien de la marine, a envoyé un mémoire sur cette question :
De l'influence des climats chauds sur les européens.

M. le Dr Cazenave (J.-J.), de Bordeaux, membre correspondant de l'Académie impériale de médecine, a envoyé :
Une controverse à propos d'une fracture très oblique de l'extrémité inférieure sus-condylienne du fémur droit.

M. le Dr Chabrier (Achille), de Montpellier, chef interne à l'Hôtel-Dieu d'Aix, en Provence, a envoyé :
Une observation de fracture par action musculaire d'un cartilage costal.

M. le Dr Deleau (M.-T.), de Paris, médecin en chef de la Roquette, a envoyé un mémoire sur :
Le perchlorure de fer.

M. le Dr Hamon (L.), de Fresnay (Sarthe), membre de plusieurs Sociétés savantes, a envoyé une note sur :
Le traitement des fractures par un nouvel appareil amovo-inamovible (Bandage gélatiné alcoolisé).

M. La Folie, médecin à Saint-Saire (Seine-Inférieure), vaccinateur spécial, a envoyé des notes sur :
1° *L'ivrognerie ;*
2° *L'influence du travail dans les manufactures ;*
3° *L'angine de poitrine.*

M. le Dr Martineng, de Grasse, chirurgien de marine de 1re classe, chevalier de la Légion-d'honneur, a envoyé un mémoire intitulé :
Théorie physiologique.

M. le Dr Mercier, médecin major de 1re classe à l'Hôpital militaire de Rennes, a envoyé un mémoire intitulé :
Étude physiologico-psychologique sur le délire consécutif, dans la convalescence de la fièvre continue grave.

M. le Dr Moriarty, de Dieppe, a envoyé une note sur :
L'organisation et le caractère de la médecine à Rome.

M. le Dr Pons, de Bez, près le Vigan (Gard), a envoyé une dissertation sur :

La médecine au XIXe siècle.

M. le Dr Putegnat, de Lunéville (Meurthe), a envoyé un travail intitulé :

Sur un phénomène non encore décrit qui accompagne parfois la mixtion.

Que les confrères dont les noms précèdent sachent bien que leurs travaux ne seront pas laissés dans l'oubli ; ils seront lus dans les séances de la Société de médecine de Rouen, et reproduits, autant que faire se pourra, dans le journal l'*Union médicale de la Seine-Inférieure* que publie cette Société.

La Commission du Congrès, en apportant tous ses soins à
la publication de ce volume, a été heureuse de contribuer
ainsi à laisser dans l'avenir des traces de l'œuvre de la Société
de médecine de Rouen.

L'impression de cet ouvrage présentait des obstacles de
plus d'un genre, auxquels venait s'ajouter le désir de livrer
promptement au public médical un livre ardemment attendu.

Si nous avons pu lever tous les obstacles et obtenir l'as-
sentiment de la plupart de nos confrères, que l'honneur
revienne tout entier à la Société de médecine de Rouen que
nous sommes fiers de représenter !

Notre tâche est aujourd'hui entièrement terminée. Nous
ne demandons d'autre récompense que de voir chaque année
une des villes de France organiser un nouveau Congrès.

La Commission du Congrès :

MM. H. Duchesne, *président ;* Morel, A. Laurent,
L. Duménil, Mélays, et J. Bouteiller,
secrétaire.

Rouen, le 15 décembre 1863.

LISTE DES MEMBRES

DE LA SOCIÉTÉ DE MÉDECINE DE ROUEN.

Au 30 Septembre 1863.

Bureau,

MM. DUCHESNE , président.
Douvre, vice-président.
Grout, secrétaire du bureau.
Bouteiller, secrétaire de correspondance.
A. Laurent, trésorier-archiviste.

Membres résidants, MM.

Aubé.	Hélot (J.).
Ballay.	Lebrument.
Broc.	Levasseur (Paul).
Caneaux,	Lévesque.
Daubeuf.	Melays.
Desbois.	Morel.
Duménil (L.).	Nicolle.
Derocque.	St-Evron.
Flaubert.	Preisser.
Gressent.	

BUREAU DU CONGRÈS :

Président,
M. le Dr Giraldès, de Paris.

Vice-Présidents,
MM. les Drs

Duchesne (H.), de Rouen.	Verneuil (Ar.), de Paris.
Morel, de Rouen.	Maire, du Havre.

Secrétaire,
M. le Dr Bouteiller (J.).

Secrétaires-adjoints,
MM. les Drs Laurent (A.) et Douvre.

BIBLIOGRAPHIE DU CONGRÈS.

Liste des Ouvrages envoyés à la Société de médecine de Rouen,
à l'occasion du Congrès organisé par elle.

*De l'appareil électrique à friction; — Brosse électro-médicale et de ses
applications au traitement des maladies*, par M. Nos-d'Argence;
Paris, 1863.

*Choléra de Toulon, appréciation des causes qui le rendirent si ter-
rible, et moyen d'en atténuer les funestes effets en cas de réappari-
tion*, par M. Martineng, docteur-médecin; Toulon et Paris, 1848.

*Des convulsions nerveuses pendant le travail d'un accouchement à
terme; quelles sont les indications à remplir et les moyens à employer*, par les Drs Henri Duclos et Jules Bouteiller, de Rouen;
Paris, 1852.

*Electro-physiologie; expériences constatant l'électricité du sang chez
les animaux vivants*, par le Dr H. Scoutetten; Paris, 1863. —
*Lettre de M. J. Bellard sur ce sujet, et réponse de M. le Dr Scou-
tetten*; Metz, 1863.

Esquisse de la topographie médicale de la plaine du Forez, par F.
Poyet, D.-M.-P.; Saint-Étienne, 1863.

*Essai sur l'hygiène publique, considérée dans ses rapports avec l'ins-
truction primaire*, par le Dr Demarquette; Douai, 1863.

Essai sur la névralgie intercostale, par le Dr Lecadre, du Havre;
Paris, 1855.

*Essai sur la topographie médicale du canton d'Ay (Marne), première
partie*, par J.-L. Plonquet; Paris, 1855. — *Seconde partie*,
Paris, 1856.

*Étude architecturale et hygiénique sur la prison du dépôt de con-
damnés*, par M. le Dr M.-T. Deleau; Paris, 1863.

Études sur la mortalité dans la ville de Rouen, par M. le
Dr L. Duménil, médecin adjoint à l'Hospice-Général; Rouen,
1863.

*De la fièvre puerpérale devant l'Académie impériale de médecine, et
des principes de l'hygiène et de l'organicisme appliqués à la solution de cette question*, par le Dr L.-L.-J.-F. Martineng; Paris, 1860.

La folle décorée, ou épisodes de la vie d'un médecin, par le Dr Pulé-gnat, de Lunéville; Nancy et Lunéville, 1863.

Histoire des trois invasions épidémiques du choléra-morbus, au Havre, en 1832, 1848 et 1849, 1853 et 1854, par le Dr Lecadre, du Havre; Paris, 1863.

De l'importance du chlorure de sodium, du sulfate de soude et du sulfate de magnésie, en hygiène et en thérapeutique, par J.-L. Plonquet; Epernay, 1859

Lettre au docteur Simplice à propos de ses Causeries sur la congestion apoplectiforme (Union, n° 24, du 23 février 1861), par M. le Dr Martineng; Grasse, 1861.

Lettre à M. le docteur Louis Bouyer, à Saint-Pierre-de-Fursac, à propos de son observation de diathèse purulente, publiée dans l'*Union*, n° 56, 1862, par le Dr Martineng; Grasse, 1862.

Mélange de médecine et de chirurgie pratiques, par Alfred Liégard, D.-M.-P.; Caen, 1837.

Nécrologie : — Le Dr Lucas-Championnière, fondateur et rédacteur du *Journal de Médecine et de Chirurgie pratiques*, par M. le Dr Lecadre, du Havre; Havre, 1859.

Notice sur l'établissement hydrothérapique d'Auvergne, par M. le Dr Andrieux, de Brioude (Haute-Loire); Paris, Brioude, Clermont-Ferrand, 1857.

De la physionomie des aliénés, par M. le Dr A. Laurent, médecin adjoint de Saint-Yon; Paris, 1863.

Rapport sur les affections épidémiques qui ont régné au Havre et dans ses environs durant l'année 1859, par le Dr Lecadre; Havre, 1860. *De la rétroversion de l'utérus, du troisième au cinquième mois de la grossesse, et de sa réduction par un nouveau procédé*, par le Dr Godefroy, de Rennes; Paris, 1862.

La Térabdelle ou machine pneumatique, opérant à volonté la saignée locale et la révulsion aux principales régions du corps humain, par le Dr Damoiseau, d'Alençon; Paris, 1862. — *La Térabdelle ou sangsue mécanique*; Alençon, 1863.

Traité pratique sur les applications du perchlorure de fer en médecine, par M. le Dr M.-T. Delcau; Paris, 1860.

Variété nouvelle de monstre double parasitaire, famille des polyméliens, genre notomèle, par le Dr Jules Bouteiller, de Rouen; Paris, 1857.

TABLE ALPHABÉTIQUE

DES AUTEURS.

TABLE DES MATIÈRES

CONTENUES DANS CE VOLUME.

ERRATA :

Page 12, ligne 38e, *au lieu de* M. Gilbert d'Hercourt, *lisez* : M. Gillebert
d'Hercourt.

Page 125, ligne 7e, *au lieu de* phénomènes antérieurs, *lisez* : phénomènes
ultérieurs.

Page 126, ligne 8e, *au lieu de* les ligaments larges et les ovaires, *lisez :* les
ligaments larges avec les ovaires, *et effacez* la virgule qui suit le mot
intervalle.

Page 131, ligne 15e *effacez* utérines.

Page 132, ligne 1re, *au lieu de* utérines, *lisez* : internes.

Page 133, ligne 9e, *au lieu de* hémorrhagie *lisez :* ménorrhagie.

Page 177, dans le titre, *au lieu de* M. Gilbert d'Hercourt, *lisez :* M. Gillebert
d'Hercourt.

Page 304, ligne 35e, *au lieu de* dans sa faculté, *lisez :* dans la faculté.

Page 349, ligne 26e, *au lieu de* vogue, *lisez :* vague.

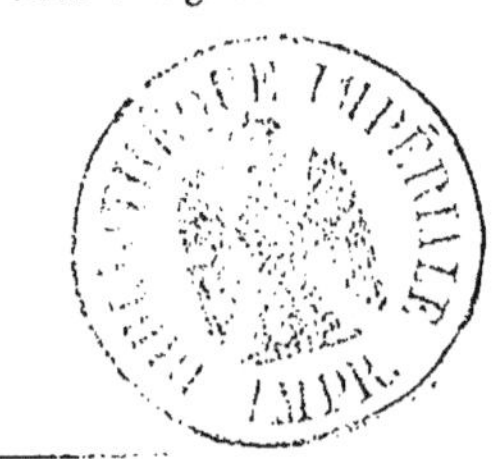

ROUEN. — IMP. H. BOISSEL.

TRIPIER. Manuel d'électrothérapie. Exposé pratique des applications de l'électricité à la médecine et à la chirurgie, par le Dr Aug. TRIPIER. Paris, 1861, 1 joli vol. in-18 jésus avec 100 figures intercalées dans le texte. . . . . 6 fr.

TROUSSEAU. Clinique médicale de l'Hôtel-Dieu de Paris, par A. TROUSSEAU, professeur de clinique interne à la Faculté de médecine de Paris, médecin de l'Hôtel-Dieu, membre de l'Académie de médecine. Paris, 1861-1862, 2 vol. in-8 de chacun 800 pages. L'ouvrage complet . . . . 20 fr.
— Séparément, tome second, 1862 . . . . 10 fr.

VALLEIX. Guide du médecin praticien, ou Résumé général de pathologie interne et de thérapeutique appliquées, par le Dr F.-L.-I. VALLEIX, médecin de l'hôpital de la Pitié. *Quatrième édition*, revue, corrigée, augmentée par les Drs V.-A. RACLE et P. LORAIN, médecins des hôpitaux de Paris. Paris, 1859-1861. 5 beaux volumes grand in-8 de chacun 880 pages. . . . . 45 fr.

VIDAL. Trait de pathologie externe et de médecine opératoire, avec des Résumés d'anatomie des tissus et des régions, par A. VIDAL (de Cassis), chirurgien de l'hôpital du Midi, professeur agrégé à la Faculté de médecine de Paris, etc. *Cinquième édition*, revue, corrigée, avec des additions et des notes, par le Dr FANO, professeur agrégé de la Faculté de médecine de Paris, ex-prosecteur de la même Faculté. Paris, 1861. 5 vol. in-8 de chacun 850 pages avec 761 figures intercalées dans le texte. . . . . 40 fr.

WOILLEZ. Dictionnaire de diagnostic médical, comprenant le diagnostic raisonné de chaque maladie, leurs signes, les méthodes d'exploration et l'étude du diagnostic par organe et par région, par E.-J. WOILLEZ, médecin des hôpitaux de Paris. Paris, 1861, in-8 de 932 pages. . . . . 11 fr.